社区保健

（第2版）

主　编　汤仕忠
编　者　（以姓氏笔画为序）
王蓓蓓　冯　旭　刘根娣　朱欣佚　任利群
汤仕忠　李艳华　陈亚华　郑惠芳　范　群
洪大容　郭　斐　胡晓玲　胡　凯　赵维英
孔庆芳　唐洪丽　谢玉兰

东南大学出版社
·南　京·

内 容 提 要

本书为全科医生岗位培训系列丛书之一，主要介绍以社区为范围的保健、以家庭为单位的保健、社区自我保健、社区妇女保健、社区老年保健、社区特殊人群保健、社区亚健康人群保健等。本书内容丰富、实用性强，可作为全科医生岗位培训教材，也可作为全科医生专业教材，同时可供全科医生参考。

图书在版编目（CIP）数据

社区保健 / 汤仕忠主编，王蓓蓓等编.–2版
–南京：东南大学出版社，2009.1（2019.7 重印）
（全科医生岗位培训系列教材 / 陈永年主编）
ISBN 978-7-5641-1458-9

Ⅰ.社… Ⅱ. ①汤… ②王… Ⅲ.社区 – 医疗保健 – 技术培训 – 教材 Ⅳ. R1

中国版本图书馆 CIP 数据核字（2008）第 174506 号

社区保健（第 2 版）

出版发行	东南大学出版社
出 版 人	江建中
社　　址	南京市四牌楼 2 号
邮　　编	210096
经　　销	江苏省新华书店
印　　刷	兴化印刷有限责任公司
开　　本	787mm × 1092mm　1/16
印　　张	17.5
字　　数	443 千字
书　　号	ISBN 978-7-5641-1458-9/R·116
印　　次	2009 年 1 月第 2 版　2019 年 7 月第 10 次印刷
印　　数	30001~32000
定　　价	32.00 元

（凡有印装质量问题，请与我社读者服务部联系。 电话：025–83792328）

序

社区卫生服务是卫生服务体系的重要基础。积极推进和发展社区卫生服务,是卫生工作贯彻“三个代表”重要思想的具体体现,是卫生改革的重要举措。通过发展社区卫生服务,建立新型的城乡卫生服务体系,可以把群众的大部分健康问题经济、有效地解决在社区,对于保障人民群众基本医疗和预防保健服务的供给,建立新型的医患关系,提高群众健康水平,具有极为重要的意义。

全科医师和社区护士是社区卫生服务的主要提供者,要提高社区卫生服务机构的服务水平,必须要有大量合格的全科医师和社区护士。按照卫生部的要求,根据我国的国情,在大学本科毕业后全科医师规范化培训制度没有建立之前,对基层具有执业资格,已经从事或即将从事社区卫生服务的医、护人员进行岗位培训,是解决全科医师和社区护士来源的主要途径。全科医师和社区护士岗位培训工作关系到社区卫生服务专业队伍的建设,各市卫生行政主管部门应当给予高度的重视,积极做好培训的宣传发动和组织工作。各社区卫生服务机构也应从队伍建设的长远考虑,积极组织本单位的医、护人员分期分批参加培训。

为满足全科医师和社区护士岗位培训工作的需要,我厅组织省内有关医学院校和医疗卫生单位的专家,制订了统一的全科医师和社区护士岗位培训教学计划和大纲,并在此基础上编写了配套的培训教材,这对于统一培训的规格、保证培训的质量是很有必要的。培训教材的参编者都是我省医学院校多年从事这方面教学的骨干教师和有关医疗卫生单位的专家。编者们在编写过程中参考了大量的国内外资料和文献,总结、吸收了国内开展社区卫生服务的经验，力求做到实用性、科学性和可读性相结合。这些教材不仅可以供全科医师和社区护士岗位培训使用，还可以作为从事社区卫生服务工作的专业人员的参考书。我希望培训教材能为提高我省社区卫生服务人员的业务技术水平和服务质量，推动社区卫生服务健康发展发挥积极的作用。我也希望承担培训工作的院校，在培训工作的实践中及时总结经验，不断了解全科医学和社区卫生服务的新进展，以便于以后教材的修订。

这些教材的编写和出版得到了各有关医学院校和医疗卫生单位，特别是东南大学出版社的大力支持，教材的参编人员付出了大量的辛勤劳动，在此，对这些单位的有关同志和有关部门一并表示感谢。

江苏省卫生厅厅长 周珉

2004 年 6 月

再版前言

《社区保健》一书出版后，经过几年的使用，发现本书还有不足之处。最近卫生部对全科医生培训大纲作了修改。根据本书使用过程中老师和学生提出的建议，参考卫生部全科医师培训教材大纲提出的要求，对本书作了修订。这次再版突出了社区重点人群(儿童和青少年、妇女、老年人、社区特殊人群)保健的内容，保留了亚健康人群保健内容，增加了"社区临终关怀"章节。这次再版，删去了以社区为范围的保健、以家庭为单位的保健和个人保健三个章节，以避免与该系列其他教材内容上的交叉与重复。

在本书编写过程中，更强调实用性和可操作性，以适于社区和基层工作者实际需要。

随着社区卫生服务事业的迅速发展，本书可能不会完全满足需求，并且我们在社区保健方面的知识和经验有限，在编写中难免出现问题和不足，希望读者给予批评指正，以利于我们在再次修订中加以补充和改正。

汤仕忠

2009 年 1 月

前　言

社区保健工作是社区健康和个体健康的重要保障。我国的社区卫生服务工作，起步于20世纪80年代，在政府和主管部门的重视和支持下，在全科医学专家和社区卫生服务工作者的努力下，正进入了一个方兴未艾的时期。社区卫生服务的发展，需要培育出一支适合于社区卫生服务工作的全科医生队伍。转型教育是目前我国大多数地区全科医生队伍培养的主要形式。本书是对基层医疗卫生工作者和一、二级医院专科医生进行全科医生转型培训的配套教材之一。

本书是在全科医学理论框架的指导下，在参考社区医学、卫生保健学和预防医学的基础上，结合社区卫生服务任务、工作特点以及作者参与社区卫生服务实践的体会编写而成的。

本书共分九章。第一章绪论概要地介绍了社区保健的发展史、健康与影响健康的因素、疾病与疾病的"三级"预防以及社区保健的内容、工作计划和评价；第二章到第四章分别从社区、家庭和个体的角度介绍了保健的内容和方法；第五章到第九章重点介绍了妇女、儿童、老年人、职业人群、残障群体和亚健康人群的社区保健内容和方法。

鉴于我们的水平有限，加之编写时间仓促，本书难免存在不当和不足之处，恳请广大读者提出宝贵意见。

编　者

2004年6月

目 录

第一章 绪 论

第一节 社区和社区保健的含义

社区是一个社会学概念，最早(1881年)由德国学者F. Tonniestc提出，认为社区是以家庭为基础的历史共同体，是血缘共同体和地缘共同体的结合。我国著名社会学家费孝通指出："社区是若干社会群体(家庭、民族)或社会组织(机关、团体)聚集在某一地域里所形成的一个生活上相互关联的大集体。"世界卫生组织认为一个有代表性的社区，其人口数量为10万～30万，面积在5 000～50 000平方公里。20世纪90年代，卫生部提出我国的社区可分为三个类型:以街道为基本单位的城市社区、以乡镇为基本单位的农村社区和以城乡结合的小城镇为基本单位的城镇社区。国内也有学者将社区分为生活类型的社区和功能类型的社区。前者以居民居住的区域划分，后者按社会团体、工矿企业等所在的区域划分。

实际上，由于人群大小和共同利益多寡的弹性很大，加上各学科都有自己的范围和侧重面，要给社区下一个统一的定义是困难的。从社区保健的角度出发，社区的概念应该包括一个特定的人群、一系列与其健康有关系的影响因素、一定的服务范围、实施保健的理想场所以及一组可利用的有效资源。

社区保健是指在预防为主的思想的指导下，社区卫生保健服务机构根据国家现行的保健制度，组织一定的人力、物力和利用现有条件，在社区范围内，对不同群体和个体实施的保健服务。其目的是维护健康、促进健康以提高生活质量和延长寿命。

根据社区保健的目的，社区保健工作范畴包括三个方面:①预防:即通过各种预防措施和方法，最大限度地控制疾病和不良健康状况的发生。②保护:即通过各种保护措施和方法，最大限度地降低外界危害因素对疾病和不良健康状况导致的后果和影响。③促进:即针对某一特定的健康问题，设法增进现有的健康状况。我国社区保健的服务对象主要是妇女、儿童、青少年、中老年和其他特殊人群。

社区保健是以社区整体为研究和服务对象，强调社区保健工作者与社区人群的互动和协调，来共同解决社区人群的健康问题和需求，以适应我国社区卫生服务工作发展的需要，更符合控制传染病，特别是诸如"非典"、禽流感等特发传染性疾病的要求。

第二节 社区保健的发展史

一、中国古代的社区保健

卫生保健和预防的思想和实践，在我国古已有之。殷墟的出土文物证明，当时人们已知道了除虫、排水、清扫等干预外界大环境的公共卫生措施，同时也懂得了洗脸、洗手、洗澡等调整小环境的个人卫生措施。从《商书·说命》中的“有备无患”一词中，可以看出夏商时代的祖先已经朦胧地认识到预防疾病的重要性。古代有关预防的经典名词出自《周易》中的“君子以思患而预防之”。中国最古老的医书《黄帝内经》提出“人与天地相参也，与日月相应也”，提出了天、地、人一体的思想，提出“圣人不治已病治未病，不治已乱治未乱”，并提出了很多摄生的理论和方法，认为摄生可以延年益寿、防病治病。《左传》中有论“土厚水深，居之不疾”，注意到了良好的自然环境可以防治疾病。唐代医学家孙思邈在其著作《千金要方》里提出“上医治未病之病，中医治欲病之病，下医治已病之病”的观点，已与现代预防医学的三级预防概念相接近。对“瘟疫”这种传染病，当时的医学家采取让其他人“回避”的“隔离”措施并服用药物进行预防和控制流行；在“天花”的预防上，宋代就发明了“人痘种花”的方法。宋代以后，由于社会的落后保守，限制了我国医学事业的发展，直到新中国成立前，我国的预防保健事业基本上是一片空白，处于极端落后的状态。

二、近代社区保健的发展

19 世纪末期，工业化国家的社会和卫生工作者在总结历史上传染性疾病，特别是暴发性传染病对人类造成了极大的危害的教训和与之斗争经验的基础上，用实验的方法，通过对个体和人群的观察分析，研究环境对疾病和健康的影响，并从环境和人群着手，动员社会的力量，采取广泛的措施改善环境。同时，依靠突飞猛进的科学技术，使用被人们称为“魔弹”的传染病疫苗、抗生素和维生素类药物，以强有力的疗效，使威胁人类生命的主要疾病在 20 世纪 40 年代得到了控制，导致在发达国家完成了以传染病和营养不良性疾病为主要对象的第一次卫生革命，进而把胜利成果推向广大的第三世界。

随着传染性疾病的控制和营养不良性疾病的减少，人类的健康水平得以提高，平均寿命得到了大大的延长，但随之而来的冠心病、糖尿病、脑血管病和恶性肿瘤以及工业和环境污染所引起的慢性非传染性疾病的发生率大幅度提高。同时，一些新的病毒性传染病如艾滋病、“非典”又在全世界范围内流行，严重威胁着人类的生命和健康。另外发现，介于健康和疾病之间的亚健康状态的人群的比例越来越高。人们经过长期的临床观察和实验研究发现，除生物因素外，心理、社会因素在疾病的发生中也起着重要的作用，疾病的发生实际上是生物、心理和社会因素综合作用的结果。人们的健康观和对疾病发生的认识，跳出了单一生物医学模式的束缚。世界卫生组织 1948 年成立时在宪章中就明确提出“健康不仅仅是没有疾病和病痛，而且要有健全的身心状态和社会适应能力”。1977 年，美国医生 G. L. Engle 首先提出了生物-心理-社会医学模式，认为“为了理解疾病的决定因素以及达到合理治疗和卫生保健模式，医学模式必须考虑到病人及其生活环境，并通过医生的作用和卫生保健制度来对付疾病的破坏作用”。生物-心理-社会医学模式的提出，使卫生保健学由对个体疾病的研究发展到对社区人群健康的研究。人类卫生史上，迎来了以健康促进为着眼点的，以健康人、病人及其家庭为服务对象的，以社区为主要工作地点和以防治慢性病、老年退行性疾病、生活方式病为主要内容的第二次卫生革命。

三、新中国社区保健的发展

1949年以前，由于帝国主义侵略和频繁的战乱，使中国的医药卫生处于极度落后状态，社区保健一片空白。新中国成立后，中国共产党和人民政府为改变这一局面，提高国家的卫生事业和人民健康水平，做出了一系列重要的举措。解放初期，先后成立了中央人民政府卫生部及各大行政区军政委员会卫生部，统一领导全国和各大行政区的人民卫生工作，并召开了卫生行政会议，初步确定了“预防为主”的卫生工作总方针，将卫生工作的重点首先放在保证生产建设和国防建设方面，面向农村、工矿，依靠群众开展卫生保健工作。1949年9月召开的中国人民政治协商会议通过的“共同纲领”中规定：“提倡国民体育，推广卫生医药事业，并保护母亲、婴儿和儿童的健康。”1950年8月7日在北京召开了第一届全国卫生工作会议，会议在毛泽东同志“团结新老中西各部分医药卫生工作人员，组成巩固的统一战线，为开展伟大的人民卫生工作而奋斗”题词的指引下，结合中国革命战争中已有的卫生工作经验，明确规定了“面向工农兵，预防为主，团结中西医”——我国卫生工作基本方针。1952年底，卫生部召开了第二届全国卫生工作会议，会议根据开展爱国卫生工作的经验总结和周恩来同志的指示，在卫生工作基本方针上，加上了将“卫生工作与群众运动相结合”的第四项方针。根据我国卫生事业的四大方针，我国的基层卫生保健组织，乡、县、省级卫生防疫站和国家卫生防疫中心相继建立，形成了一个从下到上的社区保健网络。1956年1月中共中央在《全国农业发展纲要》(草案)中，提出了除四害和消灭危害人民健康最严重的疾病的要求。在党和政府一系列正确方针指导下，经过广大卫生防疫人员和全国人民的共同努力，我国的卫生状况很快得到了好转，原来严重威胁我国人民健康的传染病，如天花、霍乱、白喉、麻疹、流行性脑脊髓膜炎、乙型脑炎和脊髓灰质炎等疾病的发病率和死亡率大幅度下降；各种地方病如大骨节病、碘缺乏病得到了有效的控制。我国的卫生事业进入了一个崭新的阶段，人民的健康水平得到了很大的提高。

随着传染病的控制和人民生活水平的提高，以及经济发展中出现的生存环境的变化，我国的疾病谱也发生了明显变化，心血管病、脑血管病、恶性肿瘤的发病率和死亡率上升到了前三位。我国政府在认真总结建国40多年来卫生事业发展的经验和教训的基础上，于1991年3月的全国人大七届四次会议上明确规定，我国新时期的卫生工作方针是“预防为主，依靠科技进步，动员全社会参与，中西医并重，为人民健康服务”。这一方针是对50年代我国制定的卫生工作四大方针的继承和发展。为了让卫生工作更好地为人民服务，1997年1月《中共中央、国务院关于卫生改革与发展的决定》中明确提出了我国新时期的卫生方针是“以农村为重点，预防为主，中西医并重，依靠科技与教育，动员全社会参与，为人民健康服务，为社会主义现代化建设服务”。与此同时，我国的卫生立法工作也逐步加强，《传染病防治法》、《食品卫生法》和《劳动卫生法》等多部卫生法规相继公布实施，使我国的卫生保健事业进入了一个快速发展的时期。

在1997年1月《中共中央、国务院关于卫生改革与发展的决定》中同时提出了“加快发展全科医学，培养全科医生”的战略任务，作出了“改革城市卫生服务体系，积极发展社区卫生服务，逐步形成功能合理、方便群众的卫生服务网络”的决策，为始于20世纪80年代末的全科医学事业的发展提供了前所未有的机遇。以人的健康为中心、家庭为单位、社区为范围、需求为导向，以妇女、儿童、老年人、慢性病人、残疾人等为重点，以解决社区主要健康卫生问题、满足基本医疗卫生服务需求为目的，融预防、医疗、保健、康复、健康教育和计划生育技术指导为一体的社区卫生服务工作蓬蓬勃勃地开展起来。社区保健作为社区卫生服务的主要任务之一，在全科医学理论的指导下，正以新的工作方式为新世纪我国人民的健康水平发挥着它的重要作用。

需要指出的是，我国的部分地区，特别是经济欠发达的农村地区和一些边远地区及老区，由于医疗保障体系还不配套，社区的保健组织机构和卫生服务制度还不健全，加上卫生投入的不足，虽然国家采取了许多重大卫生措施，如免疫接种、食盐加碘、农村改水改厕等，但仍有传染病流行，社区保健的任务还相当繁重。值得注意的是，“非典”和禽流感的出现，艾滋病在我国的迅速蔓延，恶性肿瘤、心脑血管疾病的发病率、死亡率的逐年上升，均向我国的社区保健工作者提出了严重的挑战。

第三节　健康与影响健康的因素

一、健康的概念

不同时代对健康有不同的理解。对健康最早粗浅的认识为“无病”就是健康，或者把健康用作疾病、伤残、功能障碍等的反义词。这一概念早在20世纪30年代就被否定。因为这种定义过于简单，也没有什么实际意义。《辞海》对健康的解释是“指人体各器官系统发育良好，功能正常，体质健壮，精力充沛，并具有良好的劳动效能状态”。有人认为健康是机体功能的统计学正常状态；有人则将健康定义为“生活活动的某一阶段，机体任何一个层次的结构与功能、生理与心理、机体（包括心理）与环境特别是社会环境都各自保持着稳定与有序的一种统一状态，并保持在相对正常的范围之内”。对健康最具权威性的定义当属世界卫生组织（WHO）。1948年WHO在其宪章中将健康表述为“一种身体上、心理上和社会上的完满状态而不仅是没有疾病或虚弱现象”。1978年国际初级卫生保健大会上所发表的《阿拉木图宣言》中，重申关于健康的标准为除身体健康外，还应包括心理健康和社会交往方面的健康，从而深刻、全面地将生物、心理、社会三者都包括在“健康”的定义中，将健康引申为了一个社会概念。1990年WHO在有关文件中论述健康时，提出健康包括躯体健康、心理健康、社会适应良好、道德健康四个方面。从世界卫生组织对健康概念的论述中，我们可以发现，健康的概念随着社会的发展和进步，其涵盖面进一步扩大，表明健康不仅仅是卫生部门的责任，而且是全社会的共同责任。从道德健康理解，每一个人不仅要对自己的健康承担责任，还要对他人、对社会承担责任。

二、健康的标准

从健康的概念中可以看出，健康是一种极为复杂的综合状态，而且随着社会的进步和医学科学技术的发展，人类对健康的理解在不断加深，因此使衡量健康的指标不仅难以确定，而且不易量化。WHO 提出的健康标准，对卫生保健工作具有现实的指导意义，它包括以下 10 个方面：

1. 有充沛的精力，能从容不迫地担负日常生活和繁忙工作而不感到过分紧张和疲劳。
2. 处事乐观，态度积极，乐于承担责任，事无大小，不挑剔。
3. 善于休息，睡眠好。
4. 应变能力强，能适应外界各种变化。
5. 能够抵御一般感冒和传染病。
6. 体重适当，身材匀称，站立时头、肩位置协调。
7. 眼睛明亮，反应敏捷，眼睑不易发炎。
8. 牙齿清洁，无龋齿，无疼痛，牙龈颜色正常，无出血现象。
9. 头发有光泽，无头痛。
10. 肌肉丰满，皮肤有弹性。

三、影响健康的因素

影响人群健康的因素是多种多样的。目前认为，影响人群健康的因素主要包括环境因素、生活方式因素、卫生服务因素和遗传因素（表 1－1）。

表 1－1　影响人群健康的因素

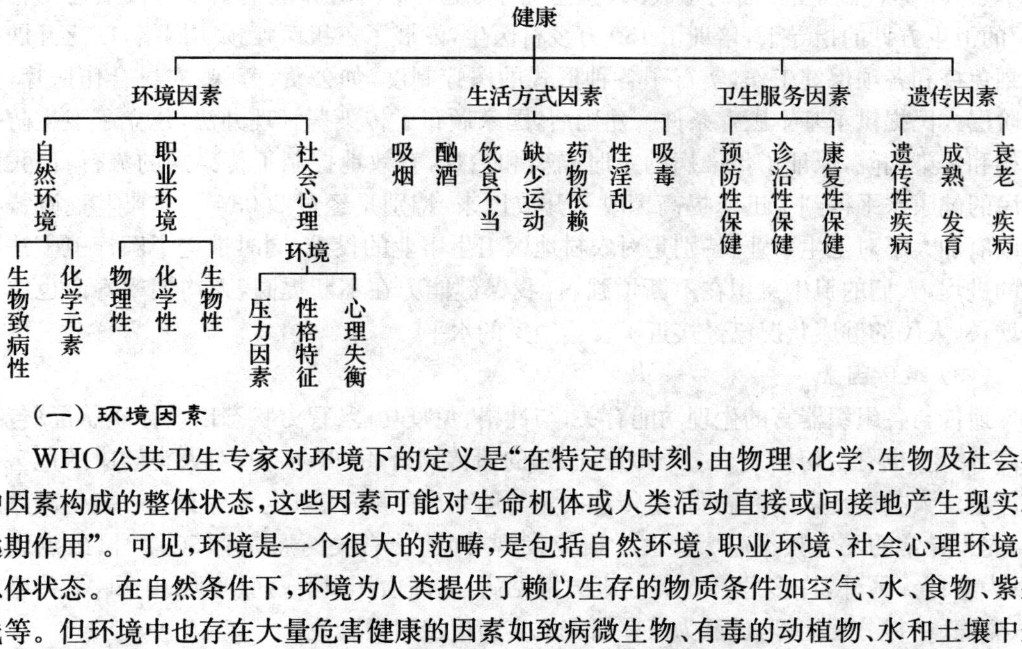

（一）环境因素

WHO 公共卫生专家对环境下的定义是“在特定的时刻，由物理、化学、生物及社会各种因素构成的整体状态，这些因素可能对生命机体或人类活动直接或间接地产生现实或远期作用”。可见，环境是一个很大的范畴，是包括自然环境、职业环境、社会心理环境的总体状态。在自然条件下，环境为人类提供了赖以生存的物质条件如空气、水、食物、紫外线等。但环境中也存在大量危害健康的因素如致病微生物、有毒的动植物、水和土壤中过量的某些元素或自然放射性物质、异常的气候、地质性破坏等。此外，在人类生产、生活活动中如果不注意保护环境，也会带来许多损害健康的不良因素，如生活过程中产生的“三废”（污水、粪便及垃圾、废气）、工业生产中产生的“三废”（废气、废水、废渣）对大气、水和土壤的污染，交通运输工具使用中产生的噪声、振动和各种废气，通讯设备产生的微波和其他电磁辐射，医用和军用的原子能产生的放射性废弃物和漂尘等。健全的社会组织、社会科学发展程度、社会教育普及都能使自然环境发挥有利于人类生存和健康的积极作用；反之，会危害人类健康。例如，经济上的贫困、文化的落后和无知、社会风气的败坏以及职业上的过劳等都可直接或间接造成精神上、生理上和身体上的创伤，损害健康，导致疾病。

（二）生活方式因素

生活方式是人们生活过程中的习惯化的行为模式，是人们生活活动的总和。生活方式包括人的饮食、睡眠习惯、烟酒嗜好、文化生活和体育活动、风俗习惯，以及人们生活的目的和对生活的态度等。人的行为和生活方式受家庭、文化、社会、风俗的影响。另外，个人精神和心理状态等，也对人的健康有直接的影响。影响人们健康的生活方式的因素主要有：①吸烟；②酗酒；③不良的饮食习惯，包括高盐、过热或过冷饮食、过量使用佐料、暴饮暴食以及家庭中不使用公共筷、勺等；④缺乏体力活动和体育锻炼；⑤不规律的生活和工作习惯，如作息时间不规律、超负荷工作、缺少社会活动等。另外，不良的精神心理状态和道德观，如消极、被动、情绪不愉快以及自私、贪婪等也会对人的健康产生不良甚至严重的影响。

（三）卫生服务因素

卫生服务包括预防性保健、治疗性保健、康复性保健、社会医疗保障制度、医疗卫生设施和利用以及社区内、外医疗健康服务组织的数量和质量，都与人群健康保健和接受医疗服务的可能性有直接关系，因而对人群健康产生影响。我国是一个发展中国家，地大物博，人口众多，人均收入还低于某些发展中国家，但党和政府十分重视卫生保健事业。在20世纪50年代制定的“面向工农兵、预防为主、团结中西医和卫生工作与群众运动相结合”的卫生方针的指导下，培训了150万乡村医生，发展了三级医疗预防网络，广泛开展了计划免疫和各项保健工作，实行了各种形式的医疗制度，如公费、劳保、农村合作医疗，为各阶层人民提供了基本医疗条件。建国后，国家颁布了传染病管理办法，建立了卫生防疫机构和传染病院，保证了传染病的及时隔离和治疗，有效地控制了传染病的流行，使我国人民的健康水平得到了迅速提高。改革开放以来，特别是经过2003年“非典”考验后，我国政府加大了对卫生事业，特别是对农村地区卫生事业的投入，同时推进了医疗卫生法制化的进程，人们的卫生意识在不断增强，自我保健能力在不断提高，人均期望寿命也在不断增长，人民的健康状况已经接近了发达国家的水平。

（四）遗传因素

遗传与各组织器官的生理功能有关，与性格、免疫功能、智力状态以及体质状况（包括身高、体重）也有密切相关。迄今为止，已知的遗传病有4 000多种，对人类健康的危害十分严重。人类遗传学研究表明，遗传性疾病与胎儿出生顺序、双生子等有关。出生次序越高，先天异常的发生频率越大。医学研究发现，同遗传有关的癌症有50多种，致癌因素5%为遗传。另外，许多危害人类健康的常见病，如高血压、糖尿病、哮喘、中风、某些心脏病、癫痫、精神分裂症等，也已为一些研究证实与遗传因素有关。

第四节 疾病与疾病的三级预防

一、疾病的概念

疾病是一个普通而含糊的概念。疾病中的“疾”是指不易觉察到的小病，如不适、不畅，也就是介于有病与无病之间的状态，是一种“亚临床”状态或称“亚健康”状态；“病”是指已经发展到具备临床诊断疾病标准的必备条件及相应充分条件(有明显临床症状和体征)时的状态。广义的疾病应包括前病、休(静)止期病等“亚临床”状态及病原体携带者等。

人们对疾病本质的认识是随着生产力的发展和科学技术的进步而不断深入的，同时也受到哲学思想的深刻影响。与对健康的认识一样，人们对疾病的认识也是随着医学模式的转变而不断深入的。古代神灵主义医学模式认为疾病是妖魔入侵人体的结果；自然哲学医学模式认为疾病是人体四种体液不正常的混合所致；15 世纪形成的机械论医学模式把人当成自己发动的机器，而疾病则是机器出现了故障；18 世纪末期形成的生物医学模式，则从生理学和病理学角度去认识健康和疾病，认为疾病是由于器官和系统功能或状态发生了变化。生物医学模式把疾病看成是外来的或独立的实体而设法消除。它的缺陷是无法解释某些疾病的心理因素、社会因素以及疾病造成的种种心身不适，无法解释生物学与行为科学的相关性，更无法解决慢性病人的心身疾患和生活质量降低的问题。自 19 世纪末期以来，随着预防医学、流行病学、行为科学、心身医学和医学哲学等领域研究的发展，系统论的思维逐步被接受，终于导致现代医学模式(生物-心理-社会医学模式)的产生。生物-心理-社会医学模式使人们对健康和疾病有了全面、系统的认识。

二、疾病的基本特征

以现代医学模式认识疾病，其基本特征概括如下：

1. 疾病是有机体生命活动过程中的一种运动形式，是一种和健康并存于一个连续统一体中的动态过程(图 1-1)。

2. 生物因素、心理因素和社会因素与疾病的过程有着密切的关系。

3. 疾病是在一定条件下，机体对一种或多种致病因素作用的应答反应的结果。

4. 这种应答反应的结果表现出机体的机构和功能的变化，并对外环境(自然的和社会的)有影响。

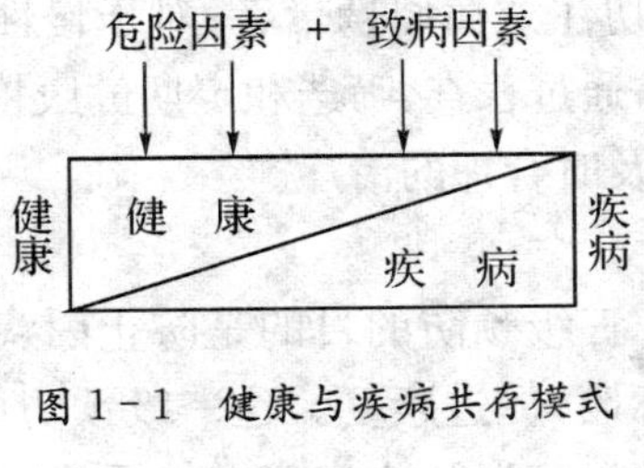

图 1-1 健康与疾病共存模式

三、疾病的三级预防

在社区范围内对疾病进行三级预防，是将疾病变化的全过程的医疗服务纳入社区预防和保健的轨道和保障社区人群健康的重要措施。三级预防是根据疾病的自然史确定的预防级别，并根据预防级别和目标，提出各项预防措施（表1－2）。

表1－2　疾病的三级预防措施

疾病的自然史	易感染期		征候前期	临床期	发病后期	死亡
预防级别	一级预防		二级预防		三级预防	
目　标	促进健康	特殊保护	早期诊断/适当治疗	限制残疾	促进康复	
措　施	进行健康教育 注意合理营养 注意个性发展 提供合适的工作和休息场所 婚姻和性教育 优生优育 定期检查	实施预防注射 培养个人卫生 改进环境卫生 避免职业伤害 预防意外事件 摄取特殊营养 祛除致癌物质 慎防过敏来源	发现病例 筛选检查 特殊检查 治疗/预防疾病恶化 避免疾病蔓延 避免并发症/继发症 缩短残疾期	适当治疗以遏止疾病恶化/避免进一步的并发症及继发疾病 提供限制残疾和避免死亡的设备	心理生理和职能的康复 提供适宜的康复医院、设备 医院作业疗法 长期护理	

（一）一级预防

一级预防又称病因预防。在这一阶段，疾病并未发生，但某些危险因素已经存在，如肥胖、血胆固醇增高、病原体的感染以及有吸烟、酗酒等不良行为。这一级的预防主要是减少个体暴露病因的机会或降低个体对致病因素的易感性，从而达到避免危险因素发生作用的目的。此级预防包括改善环境、促进健康和特殊保护三个方面。改善环境包括保护生活和生产环境、防止环境污染、做好消毒和灭虫、灭鼠等，目的是消除环境致病因素，是一级预防的首要任务，是预防疾病的根本。促进健康方面强调个人自我保健、注意合理营养、调适个性发展以及开展健康教育、普及优生优育和进行定期体检等。特殊保护的措施主要包括：①做好计划生育工作；②做好计划免疫工作；③对特殊的生活和工作环境实行经常性的卫生监测和监督工作；④做好地方病的预防、控制和监测；⑤做好重点人群的预防保健工作。

（二）二级预防

二级预防也称“三早”预防，即早期发现、早期诊断、早期治疗。这一级的预防是通过“三早”来防止疾病临床前期或临床初期的变化，使疾病在早期就被发现和治疗，避免或减少并发症、后遗症和残疾的发生。这一级的预防，对传染病要加强管理，严格疫情报告，除及时发现传染病人外，还要密切注意病原携带者；对于慢性病，根本办法是做好宣传和提高医务人员的诊断、治疗水平，通过普查、筛选和定期健康检查以及群众的自我监护，及早发现疾病初期病人，使之得到及时合理的治疗。

（三）三级预防

三级预防亦称康复治疗。三级预防的目的是防止因疾病而致残，恢复病人生活与劳动能力，达到病而不残，残而不废，促进康复。这一级预防可分限制残疾和促进康复两个阶段。限制残疾是借助适当的治疗以防止疾病继续恶化，提供良好的设备来限制残疾的升级和减少病人死亡，使暂时性残疾不形成永久性残疾，争取使残疾状态消失而恢复正常功能。促进康复是使遭受永久性残疾的病人，能恢复相对独立生活的能力，减少对他人的依赖，能扮演正常的社会角色。

第五节 社区保健的内容、工作计划和评价

一、社区保健的内容

社区保健的主要任务是研究社会、环境、社区生活习俗、个人生活行为和心理状态对健康和疾病的影响，并通过改善社区卫生状况、健康教育、人群不良习惯和行为的干预以及促进人群自我保健等措施，达到增进健康、预防疾病、提高社区人群的生活质量和延长寿命的目的。作为现代医学的主要学科之一，现场调查、流行病学调查、医学实验、卫生统计学和临床医学是社区保健研究问题和解决问题的重要工具和方法(参考本系列教材的其他书目)。作为社区卫生服务“六位一体”的重要组成部分，社区保健工作的基本内容有：

1. 做好社区卫生保健的规划工作，并与政府和相关部门合作，组织人员、物力等资源，实施社区卫生保健工作。

2. 以社区为范围的保健，包括社区健康教育、社区环境和生活卫生保健、社区内工厂(矿)的劳动卫生和学校卫生、农村劳动卫生，以及社区特殊人群和社区康复保健等。

3. 以家庭为单位的保健，包括家庭环境、卫生、心理卫生保健等。

4. 培养健康的生活方式、养成良好的卫生习惯、合理营养和增进心理健康的自我保健。

5. 社区妇女、儿童保健。

6. 社区老年人保健。

7. 亚健康人群保健。

8. 协助政府和相关部门做好社区卫生规划工作。

二、社区保健的工作计划

计划是对未来行动方案的一种统筹设计，是根据实际情况和存在问题，为了达到某一目标，科学地制订行动方案，并提出在什么时间内，由谁来负责和执行这一方案。制定好社区保健的工作计划是做好社区保健工作、保证社区全面发展、提高居民健康水平和生活质量的重要条件。

(一) 制定社区保健计划的原则

1. 社区保健工作计划的制订，从理念上要有社会发展大系统和卫生系统的整体观念；应与社会主义市场经济体制相适应，并将其纳入区域卫生规划和社区卫生服务的整体计划中。

2. 制定社区保健工作计划要与社区内人群的健康状况、对卫生保健的需求和可利用的卫生资源紧密结合，并注意公平与效率、均衡发展与重点突出相结合。

3. 制订计划应注重目标定量，确定具体的指标，重点、速度、规模均要有明确要求。指标既是要求达到的标准，同时也是评价工作成效的客观尺度，一定要在调查研究的基础上确定，以确保其科学性和可行性。

4. 近期计划与远期计划、过去工作和现在计划以及与今后计划间要相互衔接，以保持其连续性。

5. 计划的制订应注意效果分析，要充分分析影响结果的各种因素，从而控制和避免不良因素对计划效果的作用和影响，必要时可进行有效性论证。

（二）社区保健计划的分类

社区保健计划可根据作用时间、作用范围和项目以及执行情况进行分类：

1. 根据作用时间分

（1）长期计划：就社区保健提出一些重大的方针政策、纲领式的目标、工作任务的比例关系和发展速度等。

（2）中期计划：一般指五年以内的计划，时限最少应在一年以上，如农村改水和改良厕所计划、社区人群“慢病”控制计划等。

（3）短期计划：通常指一些短期内能完成的具体工作计划或短期内的工作安排，时间一般在一年以内，如针对社区内一定人群的健康教育计划等。

2. 根据范围和项目分

（1）主要作用于社区范围的计划，如社区环境保护、农村劳动保护、计划免疫和传染病的控制等。

（2）主要作用于家庭的保健计划，如饮食和营养、家庭心理等。

（3）主要作用于个人的保健计划，如生活方式干预计划等。

3. 根据执行情况分

（1）指令性计划：是指由各级政府或主管部门统一制定、统一下达给社区或执行单位必须严格执行的计划。

（2）指导性计划：是一类只规定完成任务的方向、目标要求和指标，对完成任务的方法、步骤不作硬性规定的计划。

（3）科研性计划：由政府或主管部门根据卫生发展工作的需要进行招标，或者由社区卫生服务以及其他卫生医疗机构根据社区保健工作的实际需要自主申报的科研项目。这类科研性计划必须按照科研标书或计划书要求严格执行。

（三）制定社区保健计划的程序和方法

1. 制定社区保健计划的程序为保证社区保健计划的科学性、有效性和可行性，社区保健计划的制订应该在认真学习和研究国家卫生发展规划以及社区卫生工作方针、政策和相关文件后，在对社区居民卫生保健需求进行充分调查和分析的基础上，提出社区保健方面需要解决的问题；除政府和主管部门的指令性任务外，问题提出后是否能列入本社区卫生保健的工作计划、何时列入工作计划应根据本社区经济、发展规划和可利用的社区卫生资源等情况而定，并根据这些确定目标来制定可用定性或定量的方法加以描述、测量的具体指标；在目标确定和指标明确的基础上制定工作策略，并通过借鉴、比较、分析选择最优化的实施计划；要制定对计划实施全过程的监督方案、计划执行效果的评价指标和根据具体情况调整计划的预案（图1-2）。

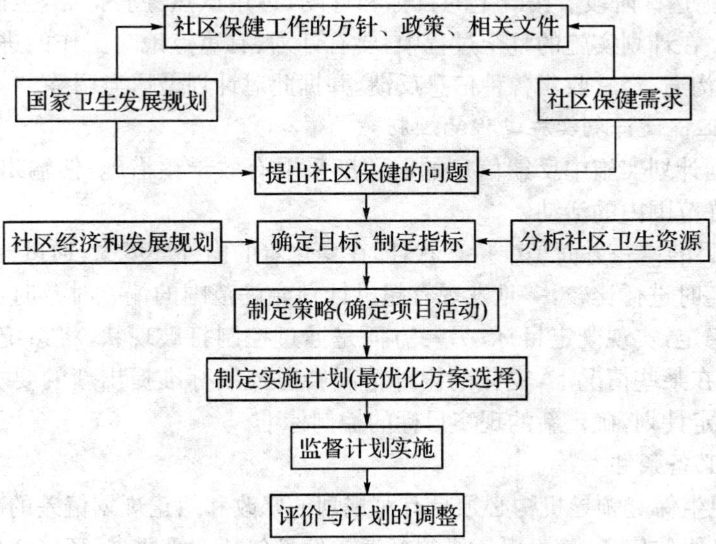

图 1-2 制定社区保健计划的程序

2. 制定社区保健计划的方法

(1) 社区基本情况调查:调查内容包括:①社区的历史沿革、自然地理与气候特征、经济发展、政府及社会组织机构以及社区服务等;②国家、地方有关卫生工作的方针、政策以及上级部门要求;③社区居民对卫生保健的需求;④居民的营养状况、生活行为方式;⑤社区环境状况;⑥居民健康状况如常见病、传染病和慢性病发病情况;⑦社区不同人群发病情况,高危人群情况及特殊卫生需求;⑧居民求医行为和医疗卫生保健费用消耗及补偿方式。根据调查结果,分析社区人群健康状况、特征、变动规律以及影响人群健康的社会的、自然的和遗传的主要危险因素。

(2) 确定工作重点及目标:对调查到的资料进行综合分析,找出影响居民健康的主要问题,反复权衡,确定工作重点,以便合理使用卫生资源。根据工作重点进一步提出预期达到的目标及实现目标的各项具体指标。

(3) 制订工作方案及方案优化工作:目标确定后,需进一步制定为实现该目标采取的策略、方法和措施,如工作步骤、资源利用、卫生服务的组织等。在实际工作中可有数个方案供选择,故存在方案优化问题。在供选择的方案不多的情况下,有时凭经验即可以得出关于最优化方案的结论;如供选择的方案有许多个,则需要在各个指标间做出一定选择,或用"满意性"指标代替全优化指标。

(四) 社区卫生保健计划的实施

计划的实施即是将计划付之行动的过程,包括了以下三个密切相关的环节。

1. 实施准备阶段 实施准备阶段的工作包括:①建立必要的组织管理及情报系统;②积极与领导层沟通,取得他们的支持;③制定宣传计划,动员社区居民参与;④采取多种形式培训管理人员和技术骨干。

2. 实施试点阶段 对计划的合理性、目标的科学性及策略措施的可行性进行论证,并作必要的修改完善。

3. 全面实施达标阶段　按既定的目标和计划，运用试点经验指导，全面推行计划，并实现预定目标。在计划实施的整个过程中，要有计划、有重点地对工作的进度和质量进行检查，加强信息沟通，经常收集各种信息反馈，并据此对计划做适当调整。

（五）对社区保健计划实施过程的控制

控制是根据计划实施中反馈信息的偏差度采取有效干预措施，使输出给定值之间的偏差保持在允许范围内的活动。

1. 控制的目的　一方面是维持现状，即在变化着的内外环境中，通过控制对计划的执行结果与标准随时进行比较，一旦发现有超过计划允许范围的偏差时及时予以纠正，使系统的活动趋于稳定，实现既定目标；另一方面是通过控制打破现状，将系统状态引到一种新的预期状态，在某些情况下，变化的内外情况会对控制标准提出新的要求，管理者要打破现状，修改原定计划，确定新的现实目标的控制标准。

2. 控制的必备条件

(1) 社区卫生保健领导机构必须具有对规划的修改和纠正规划偏差的决策权。

(2) 掌握必要的信息，信息渠道必须畅通。信息包括上级要求、环境变化、执行规划的进度和质量、资源及来自各方面的反应等。

(3) 具备处理情况的能力。管理者必须善于在各种信息间发现问题，找出偏差及其发生原因，并能提出处理关键性问题的措施。

(4) 规划要具灵活性。规划实施中发生的偏差，有的是工作失误、安排不当所致，也可能是由于规划本身不符合实际造成的。如系后种原因，则必须对标准或规划进行修改。

(5) 资源保证。

(6) 控制工作应讲究经济效益，即所采取的控制技术和控制方法能以最小投入找出偏差原因(包括潜在的)。

(7) 控制工作必须有客观标准，即所有标准均可测量考核，避免掺杂任何主观因素。

(8) 控制工作应面向未来，应建立积极有效的控制系统。目前，多采用反馈控制和间接控制(着眼于发现工作中偏差，跟踪找出造成不良后果的原因，追查个人责任，使之在实践中改正、提高)的方法，易造成损失和被动。应提倡更多地采用前馈控制和直接控制，着眼培养更好的管理人员，使之能熟练掌握管理的概念、技术、理论，运用自如，以系统观点改进管理工作，防止由于管理不善而导致的偏差。

3. 控制的基本过程

(1) 确定标准：有效的控制首先要确定有效的标准，缺乏有效标准是无法进行控制的。为了便于考核，标准必须以定性、定量的指标反映出来。这些指标必须是高度综合的、反应敏感的、易于控制的。

(2) 衡量成效：即用既定的标准衡量评价实际工作的成效，这步程序实际上是控制过程的反馈。

(3) 纠正偏差：在实践中，系统的运动所呈现的"现实状态"往往与人们所期望的控制目标——系统运动的"理想状态"不一致，即发生某种偏差，称目标差。要促使目标差改变，达到控制的目的，就必须采取反馈控制或称闭环控制(即利用反馈信息使系统获得新的控制)，进行多次施控，反复调节。对社区卫生保健规划实施过程中难免出现的一些新问题，必须认真分析其产生原因，充分利用反馈控制原理及时调整，以保证实现预期目标。

三、社区保健工作的评价

评价的目的是了解社区保健工作的进展及客观效果，进而帮助实施者总结经验，寻找差距，进一步改进和完善社区卫生保健规划，使社区保健各项活动更切实际、效率高、效果好。计划与实际成绩比较首先要确定目的、目标和相应的评价标准，并确定一定阶段内应该达到的目的和指标，将规划实施后取得的成绩与计划目标的有关指标做比较、分析。

（一）社区保健评价的指标

反映和评价社区保健状况的主要指标有：

1. 发病率指一定时期内，在可能发生某病的社区人群中，新发生某病的病例数，由每10万人口或每千人口计算。发病率表示人口中新发病例的频数，也可用来描述疾病分布、探讨发病因素和评价防疫措施的效果，在一定程度上反映社区保健工作的效果。

2. 患病率指某社区人群每千（或万、10万）人中，现患某种病的病例数。如检查的时间为特定某一天，则称为时点患病率；如指的为一段时间，则称为期间患病率。一般用于病程较长的疾病的统计研究。

3. 死亡率指每年平均每10万人口中因某病死亡的人数，如婴儿死亡率、孕产妇死亡率是反映社区卫生保健水平的重要指标。

4. 病死率指平均每百名某病病人中的死亡人数。

5. 平均（期望）寿命指一个地区或国家0岁的婴儿平均期望活到的年龄。

6. 疾病死因构成。

7. 其他

（1）社区个人（家庭）健康档案的建档率、慢性疾病的管理率。

（2）社区内计划免疫工作的“四苗”接种覆盖率。

（3）食品卫生监督覆盖率。

（4）孕产妇（婴幼儿）系统管理率和低体重儿出生比例。

（5）社区康复点覆盖人数和精神病人管理率。

（6）社区健康教育开展情况以及控烟率、盐摄入量、参加体育锻炼人口比例。

（二）评价个体健康水平的指标

1. 生长发育指标　评价生长发育的指标包括形态、机能、性成熟等项目。常用指标有身高、体重、血压、心率、肺活量、胸围、皮褶厚度等。

2. 营养状况指标　可用生长发育指标来衡量。此外，还可用血清蛋白、血清胆固醇、血清甘油三酯、血清钙等测定值来评价。

3. 心理健康状况指标　目前常用的心理健康状况指标主要有：

（1）人格：又称个性，是反映一个人心理品貌的指标。目前较为通用的人格测量是明尼苏达多相人格调查表（MMPI量表）。此外，还有艾森克个性量表（EPQ量表）等。

（2）智力：是人的心理功能的重要表现。目前智力测验常用米克斯勒（Michley）智力量表，用智商（IQ）表示人的智力水平。

（3）情绪和情感：情绪是人接触客观事物以后引起的一种主观体验。相对稳定的情绪称情感，如道德观、审美观等。任何情绪活动都伴随着生理和心理的变化。不良情绪可导致心身疾病发病率增加。人的情绪和情感都可通过言语、动作和姿态来衡量。对一些较单纯的情绪可用主观报告，对一些病态情绪如抑郁、焦虑、忧虑等也可采用相应的量表来测量。

4. 疾病情况与个体健康状况水平　关系较密切的疾病有高血压、心脏病、脑血管病、肝脏疾病、糖尿病、恶性肿瘤和感染性疾病（如肺炎、支气管炎、血吸虫病等）。疾病发生年龄的早晚、疾病的严重程度、康复时间的长短和程度在一定程度上反映了个体自我保健的成效。

（三）反映卫生消费变化情况的指标

1. 人均卫生费用

人均卫生费用＝［公共支付卫生费用（元）＋个人支付卫生费用（元）］÷ 年中人口数

2. 卫生费用占社区国民收入使用总额的比重　该指标反映社区对卫生保健事业的支持程度。

卫生费用占社区国民收入使用总额的比重
＝社区卫生费用总额÷社区国民收入实际使用总额

（四）社区保健评价的方法

对社区保健工作的评价应做到自我评价和上级评价相结合，定期评价和不定期评价相结合。社区保健评价的主要方法包括：①抽样调查：随机抽取一个有代表性的单位作为评价对象，用以估计整个社区卫生保健的工作状态，这种方法省时、省物、省人力，因观察单位少，能深入细致和准确地加以评价，缺点是资料不够全面，对有些单位的特殊性兼顾不到。②典型调查：该方法除有抽样调查的优点外，其最大的优点是能细致地发现评价中存在的问题，并便于及时解决问题。③实地考察：深入现场对几个问题具体进行调查研究，与典型调查不同的是，实地考察更注意到掌握第一手资料的重要性，这就能更深入地了解问题的本质，找出解决问题的方法。④开座谈会：这是当对某些问题搞不清楚或者对有些决策意见不统一时，召集有关人员，开小型会议，听取大家的意见，然后加以分析，收集正确意见，再做客观评价的一种方法。⑤资料分析：这是评价社区卫生保健、评价居民健康状况的重要方法。此方法是通过广泛征集，仔细调查、分析人口、疾病、生长、发育以及保健意识等统计指标，结合社区、社会、自然等多种因素进行分析，进一步了解社区保健与这些因素的关系，为研究疾病、死因，制定卫生措施、规划和具体评价提供科学依据的一种简单而现实的好方法。

具体的评价方法有：

1. 对照比较　通过计划实施前后、计划实施地区与未实施地区和对照实验等方法来评价卫生保健计划工作的效果。

（1）计划实施前后比较：在同一社区内对某一卫生保健计划实施前后的情况进行评价。首先要确定评价的目的、目标以及评价的标准，然后收集有关指标的资料，再对这些资料进行准确的统计和分析，最后比较计划实施前后指标的变化情况。此方法适用于实施时间较短、范围较窄的卫生保健计划，如计划免疫效果的比较。

（2）计划实施地区与未实施地区比较：选择两个社区，一个社区实施计划，而另一个不实施该计划，然后通过调查收集有关资料，分析相关指标，并比较这两个社区相同指标之间的差异。此方法适用范围较广，如生物制品接种效果的评价。

（3）对照实验比较：在社区内随机抽样选择一个研究人群，将该人群随机分为两组（其中一组为实验组，另一组为对照组），并使这两组人群在年龄、性别、文化和行为习惯等方面具有齐同性。在实施某项卫生保健计划后收集实验组和对照组在实施前后的有关数据，然后对这两组计划实施前后的两次指标数据的差别进行分析判断。该方法多用于社区内某些疾病防治计划项目的比较评价。

2. 时间趋势预测评价　时间趋势预测评价是将卫生保健计划前的预期值与计划执行后的实际值进行比较评价，主要适用于评价有长期变化趋势的卫生保健指标（如婴儿死亡率、孕产妇死亡率）的评价。时间趋势预测评价首先应明确评价的目的、目标和相应的标准，然后收集计划实施前若干时期（年或月）有关指标的数据，再将所收集到的数据做相关分析，并计算出计划实施期内和期末的预期值，最后比较预期值与实际值的差异，并做出分析。

3. 卫生经济学评价　在评价卫生保健计划的效果时，不但要从社会效益角度加以分析，也应从卫生经济学方面进行评价，分析计划项目投入与产出比。

(1) 成本效果分析：成本是指在社区实施某项卫生保健计划方案的整个过程中所投入的全部财力资源、人力资源和物质资源的消耗。分析的目的既要充分考虑卫生保健计划所消耗的成本大小，更应着重分析该计划所取得的社会效果。这种有用效果是由各种使用价值构成的，是满足人们各种需要的属性，其大小应用明确的指标来衡量。如评价某项疾病防治计划的效果，即可用人群中在计划实施前后所防治疾病的发病率或死亡率的变化来衡量。

(2) 最小费用分析：是指当比较两个备选的方案时，若两种方案最终所获得的效果较为接近，其细小的差异又可忽略不计，即可采取投入成本的大小来选择。一般以投入费用最小的方案为首选方案。

(3) 成本效益分析：该方法以货币的形式来衡量卫生计划或项目的成本投入与效益产出。效益是用货币表示社区卫生保健的有用效果。其主要内容就是研究任一方案是否超过它的资源消耗的机会成本。机会成本就是将同一卫生资源用于另一最佳替代方案的效益，换句话说，做某一件事的机会成本就是以同样的资源做另一事所能获得的好处。只有效益不低于机会成本的方案才是可行的。该方法可用净社会效益法和效益成本比法等方法进行分析。

净社会效益＝直接效益＋间接效益－直接成本－间接成本

若净社会效益大于0，则该社区卫生规划在经济上是有效的。

效益成本比＝(直接效益＋间接效益)/(直接成本 ＋ 效益成本)

效益成本比应大于1，才是可以考虑被接受的方案。效益成本比法实际就是使用有限的资源获得最大效益的一种评价决策的方法。

(4) 成本效用分析：该方法将产出效果转化成某种心理、生理性需求满足指标，或生命质量指标。这种生命质量指标反映人们对健康水平和生活能力的满意程度，称为价值或效用。通常采用质量调整生命年（QALYs）和失能调整生命年（DALYs）来反映生存状态的综合概念，包括人们的健康状况（如生理的、心理的、功能的、社会幸福感等）和社会环境状况（如经济的、家庭的、工作的等）。

（汤仕忠　孔庆芳）

第二章　儿童和青少年保健

第一节　儿童保健的目标和任务

一、儿童保健的目标和任务

儿童是祖国的未来和希望，他们的身心健康直接关系到民族的素质和国家的前途。保证儿童健康是对发展社会生产力的一种投资。人类的发展，社会的进步，需要一代人接一代人的不断努力和创造，而科学技术的进步，国家经济的发展，乃至整个社会文明的高度发展，从根本上讲都取决于人口素质的提高。不健康的儿童很难成为精力旺盛且有创造能力的人才。

儿童是指 0～14 岁的人群，从胎儿、婴儿、幼儿、学龄前儿童发展到学龄儿童。他们在形体上、生理上和心理上不断发生变化，是一生中生长发育最快的阶段，也是奠定身心健康的基础阶段。儿童的免疫功能尚不健全，缺乏独立生活和保护自己的能力。因此儿童作为社区重点人群，必须从胎儿期开始进行保健，通过全面系统的保健工作，达到优生优育，提高人口素质的目的。

儿童保健工作的基本任务是根据小儿生长发育的特点，对他们进行预防保健指导，不断降低发病率和死亡率，增强儿童体质，促使儿童身心正常发育，健康成长。目前，我国儿童保健工作已由防治小儿常见病和多发病发展到研究儿童的体格发育和心理卫生，由单纯的生物医学模式向生物-心理-社会医学模式发展。

随着医学模式的转变，儿童保健工作由单一服务逐步扩展到系统服务；由只注意身体的健康逐步发展为身心健康的全面要求；由单纯的妇幼保健机构承担其任务，逐步发展为全社会、各医疗卫生部门都来承担儿童的预防保健工作。儿童保健系统管理工作目前在全国不少地方已经开展，其内容也不断扩大，由简单的问诊检查，发展到系统的喂养指导、科学育儿知识宣传、心理咨询、生长发育监测与评价及定期健康检查，这些工作将对儿童的身心疾病做到早预防、早发现、早治疗。

二、儿童保健系统管理

为了更好地保证社区儿童的健康，需要对儿童保健进行主动的系统管理。在国内开展了主要针对 7 岁以内的儿童，重点是新生儿和 3 岁以下婴幼儿的儿童保健系统管理。

儿童保健系统管理的运行程序，在城市是以街道或居委会为单位，由所在辖区的医疗保健机构承担工作，并根据其能力大小实行就近划片包干责任制。在农村依靠三级妇幼保健网络，以乡为单位，实行分级分工负责制，乡村配合，共同做好儿童保健系统管理工作，疑难儿转县（市）级以上医疗保健机构处理。其保健系统管理措施包括：

1. 建立儿童保健系统管理的保健卡(册)　婴儿出生后即建立系统保健卡(册),做到一人一卡(册),并交由承担系统保健的机构管理。

2. 开展新生儿访视　婴儿出生并返家后,由妇幼保健人员到产妇家中随访,做好记录,填写系统保健卡(册)。在新生儿期要求访视3～4次,至少访视2次(初访、满月访),对体弱儿应酌情增加随访次数,并专案管理。访视中,除了解和观察一般情况外,要进行全身检查,指导合理喂养和护理。

3. 定期健康体检　儿童保健系统管理要求对0～6岁儿童,重点是3岁以下婴幼儿进行定期的健康体检,时间为1岁以内每季度1次,1～2岁每半年1次,3～6岁每年1次。体检时填写保健卡(册、表)。有条件的地方可适当增加体检次数和项目,体弱儿应专案管理。

4. 生长发育监测　为了及早发现生长缓慢现象,适时采取干预措施,保证儿童健康成长,儿童保健系统管理要求根据实际情况推广使用小儿生长发育检测图来进行生长发育检测。这种方法指标单一,简便易行,只需连续地测量小儿体重,绘出体重曲线,即可动态观察婴幼儿生长发育趋势。要求1岁以内测体重5次,1～2岁测3次,2～3岁测2次。

5. 体弱儿的管理　对儿童保健门诊和系统管理中发现和筛选出的体弱儿要进行专案管理。体弱儿是指低体重儿(出生体重小于2 500 g)、早产儿、弱智儿,佝偻病活动期、Ⅱ度以上营养不良、中度以上缺铁性贫血、反复感染,以及患先天性心脏病、先天畸形、遗传代谢病等疾病的儿童。对体弱儿要采取针对性措施,定期访视,指导家长正确护理喂养,注意保暖,防治感染等。要督促患儿就医,建立专案病历,制订治疗方案,定期复诊治疗。待患儿恢复正常情况和疾病治愈后,转入健康儿童系统管理。

6. 健康教育　在儿童健康特别是系统管理中,健康教育是必不可少的,要采取多种形式,利用各种媒介大力宣传优生、新生儿护理、科学喂养、营养、疾病防治、健康行为等儿童保健知识,提高广大群众的保健意识,养成良好的卫生习惯。适时利用医疗保健服务,促进儿童健康成长。

(郭斐　汤仕忠)

第二节　小儿生长发育

一、小儿生长发育规律

(一) 生长发育的概念

生长发育是指从受精卵经历胎儿、儿童、青春期到成年期的整个过程。生长发育是儿童不同于成人的重要特点,生长是指细胞繁殖增大和细胞间质增加,表现为组织器官身体各部以至全身的长度和重量的增加以及身体成分的变化,为量的改变,可以用测量方法表示其变化。发育是指细胞和组织的分化及功能的不断完善,心理、智力的发展和运动技能的获得,为质的改变。生长发育过程基本结束时个体达到成熟,形态、功能全面达到成人水平。各器官、系统功能基本完善,骨骼钙化完成,性器官具有繁殖子代的能力。

生长发育虽有不同的概念和内涵，但在人体生长发育过程中是相互依存、密不可分的。在器官的生长过程中，伴随形态的逐渐增大，重量的逐渐增加，必然表现出功能的分化和增强，而器官的功能完善又必须在生长达到一定程度才能实现。在某些场合下，这两个词可以互相替代。如可将“身高生长”说成是“身高发育”；而在另一些场合下不能替代，如“性发育”不能说成是“性生长”。

（二）小儿生长发育的一般规律

生长发育过程中因遗传、环境多种因素的不同，导致生长和发育有早有晚，速度有快有慢，个体差异很大。每个儿童的生长发育都有其特殊性，又都遵循着一些普遍的规律。了解生长发育的一般规律，不但有助于评价儿童的生长发育现状，而且能在很大程度上了解其既往的发育史和未来的生长潜力，因此，要想对儿童少年的健康生长提供科学指导，必须首先了解生长发育的一般规律。

1. 生长发育的连续性和阶段性　生长发育在整个儿童时期不断进行，但各年龄阶段生长发育的速度不同。例如，体重和身长在生后第一年，尤其在前三个月增加很快，出现生后的第一个生长高峰，第二年以后生长速度逐渐减慢，至青春期生长速度又加快，出现第二个生长高峰。

2. 各系统器官发育不平衡　各器官系统发育顺序遵循一定规律，有各自的生长特点，以适应环境的变化。如神经系统发育较早，脑在生后 2 年内发育较快；淋巴系统在儿童期迅速生长，于青春期前达高峰，后逐渐下降到成人水平；生殖系统发育较晚；其他系统如心、肝、肾、肌肉的增长与体格生长平行。各系统发育速度的不同与其在不同年龄的生理功能有关。

3. 生长发育的一般规律　生长发育遵循由上到下、由近到远、由粗到细、由低级到高级、由简单到复杂的规律。如出生后运动发育的规律是：先抬头、后抬胸，再会坐、立、行（由上到下）；从臂到手，从腿到脚的活动（近到远）；从全掌抓握到手指拾取（从粗到细）；先画直线后画圈、图形（由简单到复杂）；先会看、听、感觉事物，认识事物，发展到有记忆、思维、分析和判断（由低级到高级）。

4. 生长发育的个体差异　儿童生长发育虽按一定的规律发展，但在一定范围内受遗传、环境的影响，存在着相当大的个体差异，每个人生长的“轨道”不会完全相同。儿童的生长发育水平有一定的范围，所谓的正常值不是绝对的，必须考虑影响个体的不同的因素，才能做出较正确的判断。

（三）青春期的生长规律

青春期是儿童到成人的过渡期，受性激素的影响，在体格发育上出现生后第二个高峰。青春期的体格生长发育有明显的性别差异，男孩的身高增长高峰约晚于女孩 2 年，但每年身高的增长值大于女孩，因此男孩比女孩高。一般地说男孩骨龄 15 岁、女孩骨龄 13 岁时，身高发育达最终身高的 95%。不论男孩、女孩，在青春期前的 1～2 年中生长速度略有减慢。女孩在乳房发育后（9～11 岁）、男孩在睾丸增大后（11～13 岁），身高开始加速生长，1～2 年生长达第二个高峰，女孩身高平均每年增加 5 cm，男孩平均每年增加 8 cm。在第二生长高峰期，身高增加值约为最终身高的 15%。第二个高峰提前者，身高停止增长也早。相反，第二个高峰延后者，青春期身高发育较慢，但最终身高达正常范围。

青春期体重的增长与身高平行，同时内脏器官发育。女性耻骨与髂骨下部的生长与脂肪堆积，臀围加大。男性则有肩部增宽，下肢较长，肌肉发达的体形特点。

二、影响生长发育的因素

（一）遗传

细胞染色体所载基因是决定遗传的物质基础。小儿生长发育的特征、潜力、趋向等由父母双方的遗传因素决定。种族和家族的遗传信息影响深远，如皮肤、头发的颜色、面型特征、身材高矮、性成熟的迟早、对营养素的需要量、对传染病的易感性等。在异常情况下，严重影响生长的代谢缺陷病、内分泌障碍、染色体畸形等，更与遗传直接有关。

（二）性别

男、女孩生长发育各有其规律与特点。如女孩的青春期开始约较男孩早 2 年，但最终成人期平均身高、体重却较男孩小，这是因为男孩青春期虽然开始较晚，但其延续时间较女孩为长，故最终体格发育明显超过女孩。又如，女孩的语言、运动发育略早于男孩等。故在评估小儿生长发育水平时应分别按男、女孩标准进行。

（三）营养

小儿的生长发育，包括宫内胎儿的生长发育，需充足的营养供给。当营养供给比例恰当，加之适宜的生活环境，可使小儿生长潜力得到最好的发挥。宫内营养不良的胎儿不仅出生时体格生长落后，严重时可影响脑的发育，其成人期高血压、糖尿病、肥胖病的发生率高于宫内营养正常的小儿。生后营养不良，特别是第 1～2 年严重营养不良，影响体格发育，使机体免疫、内分泌和神经等调节功能低下。

（四）疾病

疾病对生长发育的干扰作用十分明显。急性感染常使体重减轻；长期慢性疾病则影响体重和身高的发育；内分泌疾病常引起骨骼生长和神经系统发育迟缓；先天性疾病，如先天性心脏病、肾小管酸中毒、糖原累积病可使生长迟缓。

（五）孕母情况

胎儿在宫内的发育受孕母生活环境、营养、情绪、疾病等各种因素的影响。如妊娠早期的病毒性感染可导致胎儿先天畸形；孕母严重营养不良可引起流产、早产、胎儿体格生长以及脑的发育迟缓；孕母妊娠早期受到某些药物、X 线照射、环境中毒物和精神创伤的影响，可使胎儿发育受阻。

（六）生活环境

家长和医务工作者不能忽视生活环境对儿童健康的重要作用。良好的居住环境，如阳光充足、空气新鲜、水源清洁、无噪音、居住条件舒适，配合好的生活习惯、科学护理、良好教养、体育锻炼、完善的医疗保健服务等都是促进儿童生长发育达最佳状态的重要因素。反之，则带来不良影响。随着社会的进步、生命质量的提高和生活环境的改善，在一定程度上促进了儿童生长的发育状况。

综上所述，遗传决定了生长发育的潜力，同时这种潜力从受精卵开始就受到一系列环境因素的作用与调节，形成了个人的生长发育模式。因此，生长发育水平是遗传与环境共同作用的结果。

三、体格生长的常用指标及测量技术与方法

体格生长应选择易于测量、有较好人群代表性的指标来表示。一般常用的体格生长

指标有体重、身高(长)、坐高(顶臀长)、头围、指距、胸围、上臂围、皮下脂肪厚度等。

(一) 体重

体重为各器官、系统、体液的综合重量。其中骨骼、肌肉、内脏、体脂、体液为主要成分。因体脂与体液变化较大，体重在体格生长指标中最易波动。与身高(长)等指标相比，体重易于测量，结果亦较准确，是最易获得的反映儿童生长与营养状况的指标，儿科临床上也都用体重作为计算药量、静脉输液量等的依据。

新生儿出生的体重与其胎次、胎龄、性别以及宫内营养状况有关。我国 1995 年九市城区调查结果显示，平均男婴出生体重为(3.3±0.4)kg，女婴为(3.2±0.4)kg，与世界卫生组织的参考值一致(男 3.3 kg，女 3.2 kg)。新生儿出生后体重生长应为胎儿宫内体重生长曲线的延续。新生儿出生时体重受宫内影响大，生后与营养、疾病等因素密切相关。新生儿出生后由于摄入不足、胎粪排出和水分丢失等可出现暂时性体重下降(3%～9%)，称为生理性体重下降，在生后 3～4 日达最低点，以后逐渐回升，7～10 日应恢复到出生时的体重。生后如及时喂哺可减轻或避免生理性体重下降的发生。

小儿体重的增长不是等速的，年龄愈小，增长速率愈快，也就是说，儿童随着年龄增加体重的增长逐渐减慢。我国 1975 年、1985 年、1995 年调查资料表明：正常足月新生儿生后第 1 个月体重增加可达 1～1.5 kg，生后 3 个月体重约等于出生时体重的 2 倍。第 1 年内婴儿前 3 个月体重的增加数约等于后 9 个月体重的增加数，即 12 个月龄时婴儿体重约为出生时的 3 倍，是生后体重增长最快的时期，系第一个生长高峰。生后第 2 年体重增加 2.5～3.5 kg，2 岁时体重约为出生时的 4 倍。2 岁至青春前期体重增长减慢，年增长值约 2 kg。因儿童越小体重增长越快，为非等速增加，进行评价时应以个体儿童自己体重增长的变化为依据，不可用“公式”计算来评价，也不宜以人群均数(所谓“正常值”)当作“标准”看待。当无条件测量体重时，为便于医务人员计算小儿用药量和液体量，可用以下公式估计体重：

$$<6\text{ 月龄婴儿体重}=\text{出生时体重(kg)}+\text{月龄}\times 0.7\text{(kg)}$$

$$7\sim 12\text{ 月龄婴儿体重}=6\text{(kg)}+\text{月龄}\times 0.25\text{(kg)}$$

$$2\text{ 岁至青春前期体重}=\text{年龄}\times 2\text{(kg)}+7\text{(或 8)(kg)}$$

测量方法：

1. 测量体重应在晨起空腹时将尿排出，脱去衣裤鞋袜后进行，如不能脱掉衣服，称后将衣服减掉即可。平时于进食后 2 小时称量为佳。

2. 体重的测量以 kg 为单位，精确到 0.1 kg。

3. 将体重计放在平整的地面上，确定踏板下的挂钩连接完好，测量 1 岁以内儿童的体重最好选用杠杆式秤，如钩秤、磅秤等。

4. 检查零点：把游码放到“0”刻度上，观察杠杆是否水平居中，若不居中(偏高或偏低)，可调节杠杆侧端螺丝。当体重计改变位置时应重新检查“0”点。

5. 测量时，被测者平静站于踏板，两眼正视前方，两臂下垂。体检者站在被体检者右方，记录者站在被体检者前方，首先将体重秤上的粗游码置于接近被测者体重的整数刻度上；然后再调整上面的细游码直至杠杆呈正中水平位置，此时，读取两游码读数，两数相加，即为被测者体重，精确到 0.1 kg。测量完毕后将两游码归零。

6. 6～7 个月以内的婴儿测量时将小儿平躺于秤的卧板上；6～7 个月以后的小儿如果能坐，也可坐在磅秤的座凳上进行测量；1～3 岁可坐位测。

（二）身高

身高指头顶到足底的全身长度。3 岁以下儿童立位测量不易准确，应仰卧位测量，称身长。立位与仰卧位测量值相差 1～2 cm。因 3 岁以下儿童身高参照值均为仰卧位测量获得，故无论合作与否，3 岁以下儿童均应仰卧位测量，以便评价。

身高（长）增长与种族、遗传、营养、内分泌、运动和疾病等因素有关，但短期之内疾病与营养不会明显影响身高。身高（长）的增长规律与体重相似，年龄愈小增长愈快，同样出现婴儿期和青春期两个生长高峰。出生时身长平均为 50 cm，生后第一年身长增长最快，约为 25 cm，1 岁时身长约 75 cm，为出生时身长的 1.5 倍。第一年身长增长规律与体重相似，前 3 个月增长 11～12 cm，与后 9 个月的增长量相当。第二年身长增长速度减慢，年增长 10 cm 左右，即 2 岁时身长约 85 cm。2 岁以后身高（长）增长平稳，每年增高5～7 cm。如 2 岁以后每年身高（长）生长低于 5 cm，为生长速度下降。2～12 岁身高（长）的估算公式为：年龄×7＋70 cm。身高在进入青春早期时出现第二个增长高峰，其增长速率达儿童期的 2 倍，持续 2～3 年。女孩进入青春期较男孩约早 2 年，故女孩在 10～13 岁时较同龄男孩为高；但因男孩的青春发育期虽开始晚，但持续时间较女孩长，故男孩最终成人身高通常较女孩为高。

组成身高的头、脊柱和下肢等各部分的增长速度不是一致的。生后第一年头部生长最快，脊柱次之；至青春期时下肢增长最快。故头、躯干和下肢在各年龄期所占身高的比例不同。有些疾病可造成身体各部分的比例失常，这就需要测量上部量（从头顶至耻骨联合上缘）和下部量（从耻骨联合上缘至足底）帮助判断。初生婴儿上部量大于下部量（中点在脐上）。随着下肢长骨的增长，中点下移，2 岁时在脐下；6 岁时在脐与耻骨联合上缘之间；12 岁时即位于耻骨联合上缘，即上、下部量相等。

测量方法：

1. 身高的测量以 cm 为单位，精确到 0.1 cm。

2. 测量前校正　保证立柱杆与踏板垂直，上测板与立柱垂直，两个带刻度立柱杆上下滑动自如，测量时零刻度杆（第一刻度杆）应完全拉出，测量读数应以另一刻度杆（第二刻度杆）的刻度为准。

3. 3 岁以下小儿量卧位的身长　小儿去鞋袜，仅穿单裤。仰卧于量床板中线上，助手固定儿头使其接触头板。此时，儿面向上，两耳在一水平上，两侧耳珠上缘和眼眶下缘的连接线构成与底板垂直的想象平面。测量者位于小儿右侧，左手握住双膝，使两下肢互相接触并贴紧底板，右手移动足板，使其接触两侧足跟。双侧有刻度的量床应注意两侧读数一致；若用无围板的量床或携带式量板，应注意足板底边与量尺紧密接触，使足板面与后者垂直，读刻度，记录到 1 mm。

4. 3 岁以上小儿和青少年量身高　测量时被测者脱去鞋、袜、帽和衣服，仅穿背心和短裤衩，立于木板台上，取立正姿势，两眼直视前方，胸部稍挺起，腹部微收，两臂自然下垂，手指并拢，脚跟靠紧，脚尖分开约 60°，脚跟、臀部和两肩胛角间（如利用墙壁钉软尺测量时，则是两肩胛角）几个点同时接触立柱，头部保持正直位置。测量者手扶滑测板，使之轻轻向下滑动，直到板底与颅顶点（颅顶部正中线之最高点）恰好相接触，待校正符合要求后读取滑测板底面立柱上所示数字。注意测量者的眼睛要与滑板在同一水平。

（三）坐高

坐高是头顶到坐骨结节的长度。与测量身长一致，3 岁以下儿童仰卧位测量，称为顶臀长。坐高的增长代表头颅与脊柱的发育。由于下肢增长速度随年龄增加而加快，坐高占身高的百分数即随年龄而下降，由出生时的 0.67 降到 14 岁时的 0.53。

测量方法：

1. 坐高的测量以 cm 为单位，精确到 0.1 cm。

2. 3 岁以下小儿量顶-臀长，取卧位。准备工作，助手固定儿头及身体的方法、测量者位置，均同测身长的要求。测者左手提起小儿小腿，膝关节屈曲，同时使骶骨紧贴底板，大腿与底板垂直，移动足板使其压紧臀部。

3. 3 岁以上量坐高　被测者坐于坐高计的坐盘或有一定高度的矮凳上，先使身躯前倾，骶部紧靠墙壁或立柱，然后坐直，两大腿伸面与身躯成直角而与地面平行，大腿与凳面完全接触，并互相靠拢，膝关节屈曲成直角，足尖向前，两脚平放在地面上（可用木板放在脚下调整高低），头及肩部位置同测身长要求。令被测者挺身，移下头板使头顶接触，读刻度至 0.1 cm。注意坐凳高度要合适，过高过低皆会影响读数。

（四）指距

指距是两上肢水平伸展时两中指尖的距离，代表上肢长骨的生长。正常人指距值略小于身高值，如指距值大于身高值 1～2 cm，则有长骨生长异常的可能。

测量方法：以 cm 为单位，精确到 0.1 cm。双臂侧平举，与躯干垂直，测量两侧中指尖之间的距离。

（五）头围

头围的增长与脑和颅骨的发育密切相关。胎儿期脑发育较全身各系统的发育快，故出生时头相对大，头围平均 32～34 cm。与体重、身长相似，第一年前 3 个月头围的增长（6 cm）约等于后 9 个月头围的增长（6 cm），即 1 岁时头围为 46 cm。生后第 2 年头围增长减慢，约为 2 cm，2 岁时头围 48 cm。2～15 岁头围仅增加 6～7 cm。因此，头围的测量在 2 岁以内最有价值。

头围大小常与儿童身高有关，生后第 1 年头围约为 1/2 身长＋10 cm。头围大小与双亲头围有关，较小的头围常提示脑发育不良。婴幼期连续测量头围比一次测量更重要，头围增长过速往往提示脑积水。

测量方法：被测者取坐位、立位或仰卧位，测量者位于儿童右侧或前方，用左手拇指将软尺零点固定于头部右侧眉弓上缘处，软尺经枕骨粗隆及左侧眉弓上缘回至零点。长发或梳辫者，应先将头发在软尺经过处向上、下分开，使软尺紧贴头皮，以免影响准确性。

（六）胸围

胸围的大小与肺和胸廓的发育有关。出生时肋骨是垂直于脊柱的。6 个月后随婴儿坐、站动作的发育，由于重力的作用，改变了肋骨与脊柱的关系，肋骨向下、向外逐渐达成人形状，形成正常的胸骨角。这种骨骼的变化改善了膈的作用，增加胸腔容积，腹肌有效地参与呼吸运动，由腹式呼吸逐渐过渡到胸腹式呼吸。

小儿出生时胸围小于头围 1～2 cm。1 岁左右胸围约等于头围。1 岁至青春前期胸围应大于头围（约为头围＋年龄－1 cm）。头围与胸围的增长在生长曲线上形成头、胸围的交叉，此交叉时间与儿童营养和胸廓的发育有关。发育较差者头、胸围交叉时间延后。

测量方法：3岁以下小儿测量时取卧位，让婴儿平躺在床上，两手自然平放，将软尺零点固定于乳头下缘，使软尺接触皮肤，经两肩胛骨下缘绕胸围一圈回至零点，读取的数值即是胸围。3岁以上测量时取立位，两手自然下垂，测量方法同上。

（七）上臂围

上臂围的增长代表上臂肌肉、骨骼、皮下脂肪和皮肤的发育。1岁以内的小儿上臂围增长迅速，1～5岁增长缓慢，约1～2 cm。因此，有人认为在无条件测体重和身高的地方，可用上臂围测量评价5岁以下小儿营养状况：上臂围＞13.5 cm为营养良好；12.5～13.5 cm为营养中等；＜12.5 cm为营养不良。

测量方法：

1. 以cm为单位，精确到0.1 cm。

2. 令被检者穿短袖上衣，上臂暴露，保持立正姿势，右臂放松并且右上臂与下臂保持90°角，掌心向上。检测者用触摸的方法确定肩峰最上缘位置和肘部鹰嘴位置，将测量尺的零刻度放置在此处，另一头放置在肘部鹰嘴的位置，拉直测量尺，测量两点的距离。

3. 上臂长度测定后，测量尺不要离开上臂，用计算器算出上臂长度的一半，然后用化妆笔画"＋"标志出上臂一半的位置，横线与测量尺平等，竖线与测量尺垂直。

4. 测量尺轻贴住皮肤，不应压入软组织。

四、与体格发育有关的各系统的发育

（一）骨骼发育

1. 头颅骨发育　除头围外，还可据骨缝闭合及前后囟关闭时间来衡量颅骨的发育。婴儿出生时颅骨缝稍有分开，于3～4月龄时闭合。出生时后囟已很小或已闭合，最迟6～8月龄闭合。前囟出生时直径为1～2 cm，以后随颅骨发育而增大，6月龄左右逐渐骨化而变小，在1～1.5岁闭合。前囟检查在儿科临床很重要，如脑发育不良时头围小、前囟小或关闭早；甲状腺功能低下时前囟关闭延迟；颅内压增高时前囟饱满，脱水时前囟凹陷。颅骨随脑发育而长大，且发育先于面部骨骼（包括鼻骨、下颌骨）。1～2岁后随牙齿萌出、咀嚼动作发育，面骨开始加速生长发育，鼻、面骨变长，下颌骨向前凸出，下颌角倾斜度减小，颌面比例发生变化，颅面骨由婴儿期的圆胖形变为儿童期的长脸形。

2. 脊柱的发育　脊柱的增长反映脊椎骨的发育。小儿生后第一年脊柱生长快于四肢，以后四肢生长快于脊柱。新生儿出生时脊柱无弯曲，仅是轻微后凸。3个月左右随着抬头出现颈椎前凸；6个月后能坐时，出现胸椎后凸；1岁左右开始行走，出现腰椎前凸。至6～7岁时，这3个脊椎自然弯曲才为韧带所固定。生理弯曲的形成与直立姿势有关，是人类的特征，有加强脊柱弹性的作用。椎间盘的继续形成是青春后期躯干继续增长的主要原因。此时期应注意儿童坐、立、走姿势和选择适宜的桌椅，以保证儿童脊柱的正常形态。

3. 长骨的发育　长骨的生长发育是从胎儿到成人期逐渐完成的。长骨生长主要依靠其干骺端的软骨骨化和骨膜下成骨作用，使之增长、增粗，当其干骺端骨质融合标志长骨停止生长。随着年龄的增长，长骨干骺端的软骨次级骨化中心按一定顺序及骨解剖部位有规律地出现，即骨化中心出现的多少可反映长骨的发育成熟程度。因此，用X线测定不同年龄儿童长骨干骺端骨化中心的数目，并将其标准化，即为骨龄。小儿出生时腕部尚无骨化中心，股骨远端及股骨近端已出现骨化中心。因此判断长骨的发育时，婴儿和骨发育明显延迟的儿童应加摄膝部X线骨片，年长儿摄髋部X线骨片。骨龄在临床上有重要诊断价值。因骨发育与生长激素、甲状腺素、性激素有关。如甲状腺功能低下症、生长激素缺乏症，骨龄明显延后；真性性早熟、先天性肾上腺皮质增生症，骨龄超前。因正常骨化中心出现的年龄差异较大，诊断骨龄延迟时一定要慎重。

（二）牙齿的发育

见第八节“儿童和青少年常见健康问题及干预方法”。

（三）脂肪组织与肌肉组织发育

1. 脂肪组织的发育　表现为脂肪细胞数目的增加和体积增大。脂肪细胞数目增加从胎儿中期开始到1岁末达高峰，以后数目增加减速。2～15岁时脂肪细胞数目增加约5倍。脂肪细胞体积的增大从胎儿后期至出生时增加1倍，以后逐渐减慢，学龄前期至青春前期脂肪细胞大小变化不大。青春期生长加速时，脂肪细胞体积又增大。全身脂肪组织占体重的百分比与生长速度一致：出生时占体重的16%，第1年增加至22%，以后逐渐下降，5岁时为12%～15%。青春期第二生长高峰时，此百分比有明显性别差异，女孩为24.6%，是男孩的2倍。皮下脂肪占全身脂肪的50%以上。皮下脂肪测量不仅可反映全身脂肪量的多少，还可间接判断体成分、体密度以及肥胖和营养不良的程度。实际工作中常测量二头肌、三头肌、肩胛下角和髂上四个部位的皮脂厚度，很少测量腹部皮下脂肪。

2. 肌肉组织的发育　肌肉组织的发育包括肌纤维的数目与体积的增加，有性别的差异。胎儿期肌肉组织发育较弱，出生后随着活动增加骨骼肌逐渐发育，基本上与体重增加平行。儿童肌肉纤维较细，间质组织较多。小儿生后肌肉的生长主要是纤维增粗，5岁后则肌肉增长明显。肌肉发育有性别差异，男孩肌肉占体重比例明显大于女孩。新生儿肌肉张力较高，以四肢屈肌为著。随着大脑皮质的发育，1～2个月后肌张力逐渐减退，一般上肢到2.5月龄、下肢3～4月龄肌张力正常，肢体可自由伸屈活动。

肌肉的发育与营养状况、生活方式、运动量密切相关。让婴儿从小经常进行被动或主动性的运动，如俯卧、翻身、爬行、行走、体操、游戏等，可促进肌肉纤维增粗、肌肉活动能力和耐力增强。可通过观察儿童主动运动的灵活程度和被动运动时肌肉的抵抗程度，触摸肌肉发达情况以及用握力来检查儿童肌肉发育情况。肌肉发育异常可见于重度营养不良、进行性肌萎缩等病症。

（四）生殖系统发育

生殖系统的发育通过下丘脑-垂体促性腺激素-性腺轴调节，可分胚胎期性分化和青春期生殖器官、第二性征及生殖功能发育两个过程。胚胎期性分化从受精开始，青春期生殖系统迅速发育，持续6～7年。青春期分为三阶段：青春前期，女孩9～11岁，男孩11～13岁开始性腺、性器官发育，出现第二性征，具有生殖能力，身高生长加速，为2～3年；青春中期，出现第二生长高峰，第二性征全部出现，为2～3年；青春后期，女孩17～21岁，男孩21～24岁，身高生长停止，性发育完全成熟，为3～4年。青春期发育的年龄与第二性征出现顺序有很大的个体差异。性早熟指女孩在8岁以前、男孩在10岁以前出现性发育，即青春期提前出现。女孩14岁以后、男孩16岁以后无第二性征出现为性发育延迟。

1. 男性生殖系统发育　包括男性生殖器官的形态、功能发育和第二性征发育。男性生殖器官包括睾丸、附睾、阴茎。第二性征发育主要表现为阴毛、腋毛、胡须、变声及喉结的出现。青春期以前睾丸体积不超过3.0 ml，长径不足2.0 cm，阴茎长度不足5 cm，功能处于静止状态。睾丸增大是男性青春期的第一征象。青春期睾丸体积18 ml（12～20 ml），长径约4.0 cm，阴茎约12 cm。首次遗精是男性青春期的生理现象，较女孩月经初潮约晚2年，多在青春中期，阴茎发育1年左右或第二生长高峰之后出现。男性性发育顺序一般是睾丸、阴茎、阴毛、腋毛、胡须、喉结、变声，全部经历2～5年，个体差异大。身高生长突增与阴茎增大同时或睾丸增大一年后开始，睾丸增大2年后身高达生长高峰。出生时男婴睾丸大多已降至阴囊，一般1岁内都降到阴囊，少数未降者称隐睾。除隐睾外，睾丸发育异常可见脆性X染色体综合征（过大）、先天性睾丸发育不良等。

2. 女性生殖系统发育　包括女性生殖器官的形态、功能发育和第二性征发育。女性生殖器官包括卵巢、子宫、输卵管、阴道。第二性征发育主要表现在乳房、阴毛、腋毛的发育。青春前期卵巢发育非常缓慢，月经初潮时卵巢尚未完全成熟，重量仅为成人的1/3，性功能随卵巢成熟才逐渐完善。女性性发育顺序一般是乳房、阴毛、初潮、腋毛。乳房发育是第二性征中发育最早的征象，多数情况下阴毛、腋毛发育时间与乳房发育时间相近。月经初潮是性功能发育的主要标志，大多在乳房发育1年后或身高生长高峰之后出现。X染色体任何部分缺失均使卵巢发育不良。

（郭斐　汤仕忠）

五、小儿行为和心理发育

（一）小儿行为和心理发育规律

儿童行为发育既是连续的过程，也呈阶段性。儿童心理行为发育具有明显的定向性和严格的程序性，遵从从感知运动到情绪、动机到社会交往能力的发展，遵从从直觉行动思维到具体形象思维和抽象逻辑思维的规律。心理行为的发育可因发展速度、达到的发展高度以及成熟的时间呈现多样性的发育模式。儿童心理行为发育具有明显的年龄特征，同时又有个体差异，形成不同的个性和气质特征。

1. 儿童认知发育

（1）儿童感知觉的发育：感觉器官（视、听、嗅、味、皮肤、本体感受器）把感觉到的各种信息（个别的、外部的特征），经过大脑的加工，与原有的经验结合，形成对事物整体的、本质的、规律性的认识。这是感知过程，前者称之为感觉，后者称之为知觉。

儿童感知觉发育有如下特征：

①婴儿感觉功能发育：胎儿的听觉相当灵敏，这是胎教的理论依据之一。新生儿对声音反应迅速，甚至能区分200 Hz和1 000 Hz的声音。2个月龄的婴儿已能辨别不同人说话的声音和同一个人说话时不同的语调，6个月龄时能区分父亲或母亲的声音，叫婴儿名字时有应答性反应。3～4个月龄的婴儿头转向声源，8个月眼和头同时转向声源。婴幼儿能听到0～20 dB的响度，若只能听到21 dB以上响度的声音刺激则有听觉障碍。

新生儿对光的反应敏感，出生时已有瞳孔对光反应，出生12～48小时，2/3婴儿两眼追踪移动的红环或红线球，3～4个月能辨别彩色和非彩色，并表现为对明亮、鲜艳的色彩特别是红色感兴趣。新生儿能区分人脸和非人脸，出生后2周可区分妈妈与爸爸的脸。

出生3～5周的婴儿，视觉集中时间仅为5秒，3个月龄时达7～10分钟。4～12周的婴儿两眼随物体移动180°，12～20周看自己的手，能看见75 cm远的物体。

出生之前，胎儿的嗅觉和味觉相关的神经已髓鞘化，新生儿的嗅觉和味觉功能发育相对完善。哺乳时，新生儿闻到乳香就会寻找乳头，3～4个月龄时能区别愉快和不愉快的气味，7～8个月龄时开始分辨出芳香的刺激。出生2小时的新生儿即对糖水表示愉快，对柠檬汁表示痛苦。4～5个月龄婴儿对食物的任何改变出现非常敏锐的反应。

新生儿已出现痛觉，但不甚敏感，易出现泛化现象。新生儿触觉敏感，有些原始反射与触觉的敏感性有关。新生儿温度觉灵敏，能区别牛奶的温度是否太高或太低，3个月龄的婴儿能区分31.5～33 ℃水温的差异。

②儿童知觉发育：5～6个月龄的婴儿即出现深度知觉，如婴儿爬到“视觉悬崖”边上时，出现退缩反应。但儿童深度知觉发育持续时间很长，6岁前往往因判断不准确而跌到或撞到。

1岁，出现空间和时间知觉，“藏猫”游戏提示儿童理解空间和时间交替出现，这种空间和时间的概念要与视觉和动觉相连系。

2～3岁儿童能辨别各种物体的属性如冷、热、软、硬等，5～6岁能区分同样体积但重量不同的两只盒子。

3岁，开始理解今天、昨天、明天的时间概念，但对上午、下午、晚上的理解要到5～6岁，而今年、去年、明年的时间知觉要到6岁以后。

3岁儿童开始辨别红色，对黄、蓝、绿的准确辨别要到4～6岁。

5～6岁的儿童以自我为中心分辨左右，而以对方为中心分辨左右则要到7～8岁。

(2) 儿童语言发育：语言是社会现象，包括语音、语义和语法三个部分。语言分口头语言、书面语言和体势语言。而言语则是个体现象，既发出的声音。当言语以一定的词汇并按一定的语法规则表达时，即是口头语言。

语言发育的年龄特征：儿童语言发育经历语言准备和语言发展两个时期，理解先于表达，由发声到说出单词到说出句子，句子的结构从简单到复杂。

哭是新生儿第一个反射性的发音，1月以内的婴儿哭、叫声未分化，1月后，与不同的需要相联系，如饥饿、不适、疼痛等。

1月后，婴儿开始出现非哭叫声，发声器官反射性出现a、o、u、e等元音，进而出现n、k、p、m等辅音，不具有信号意义。

5月左右，婴儿出现咿呀学语，以重复的音节出现，如ba-ba、da-da、ma-ma，类似人类语言中的爸爸、大大、妈妈等，但无实际意义。9月龄达高峰。

10～12月，婴儿开始出现第一个有意义的词，如“爸爸”、“妈妈”等。我们也可把儿童出现有意义的词看作单词句，因为单词含有句子的成分，如表达一种需要。1.5～2岁出现双词句或3词句，如“妈妈抱”。3岁出现多词句和简单复合句，词汇量急剧增加。4～5岁词汇和表达能力加强，句子中代词使用量增加，但人称代词的正确使用还要到6岁以后。7岁左右出现内部语言，如默读、默想。

8～9个月的婴儿能理解大人说出的不能做什么，理解大人要求他表示欢迎、再见等，但往往需要与动作相联系。对语言的社会含义的理解要有一个相当长的过程。

(3) 儿童注意和记忆发育：注意是人们心理活动指向并集中于一定的人或物，起维持某种心理活动的指向性作用，是一切认知活动的开始。记忆是对事物的识记、保持和记忆。

新生儿不存在有意注意，强烈的声光刺激，红色物体的刺激，可引起无意注意。2～3个月婴儿对人脸、活动的物体感兴趣。5～6月开始出现集中注意。1岁儿童可出现10～15秒的随意注意，鲜明、新颖、变化的事物能引起儿童的注意。趣味和新奇的刺激可使2～3岁儿童集中注意10～20分钟，5～7岁儿童可主动注意15分钟，7～10岁可集中注意20分钟。

2～3个月婴儿对从眼前突然消失的玩具出现短暂的惊讶，表明婴儿有段时记忆，3～4个月认识熟人和生人，9～12个月明显惧怕生人，即婴儿期记忆基本以识记为表现形式。对人或物的再认1岁的潜伏期几天，2岁可达几周，3岁时延长至几个月。再现的潜伏期在2岁达几天，3岁时延长至几星期，4岁达几月。

(4) 儿童思维的发育：思维是人脑对客观现象间接概括的反映，需借助语言实现的一种心理活动。思维的间接性表现为人类可借助于已有的知识、经验来理解和把握没有直接感知到的事物或其属性，推测或预测事物的发展过程。思维的概括性表现为对某一类事物共同本质的反映；或是对事物之间本质联系的反映。

儿童思维发展的年龄特征：9个月左右的婴儿期开始出现思维的萌芽，出现所谓的"物体的衡常性"，即物体在眼前消失后，婴儿注视物体消失的地点或从消失的地方寻找。

1～3岁，幼儿出现直觉行动思维，是思维的初级形式。直觉性是指可对事物的外部特征进行概括，如妹妹是比自己小的女孩，此时儿童不能理解"小姨"是妈妈的妹妹，带有明显的自我中心性质。行动性是指依靠动作进行思维，如把木棍当作长枪、马、拐杖等，离开具体事物，思维即告停止。

学龄前期，出现表象思维，有一定的形象思维成分。表象性是指通过对事物外部形象的概括来描述外部世界。如：出示苹果、梨、西瓜图片，学龄前儿童多以"圆的、有皮、能吃、甜的"进行描述。此期儿童思维还以自己的生活经历、认识、愿望等来代替事物的实质，如问火柴能在水中浮起来，而石头不能浮，回答因为火柴轻或火柴小；再问火柴能浮而针为什么不能浮，则回答因为针小会沉下去。

学龄期，具体形象思维为主，出现Piaget所称之的体积、重量和数量守衡。如图2-1所示，上下两排纽扣数量相等，但学龄儿童在数的概念形成并能计数之前，问及"上下两排纽扣数量多少"时，多数儿童会回答下排多，显示学龄前期儿童不能理解纽扣的数量不因排列疏密而数量发生变化。同时也反映学龄前儿童思维中的"自我中心"成分（如排的越长，数量越多）。学龄儿童开始出现抽象思维，但此时抽象思维仍带有明显的具体形象性成分，如在理解"贫苦"的概念时，往往与"三毛"的经历相联系。

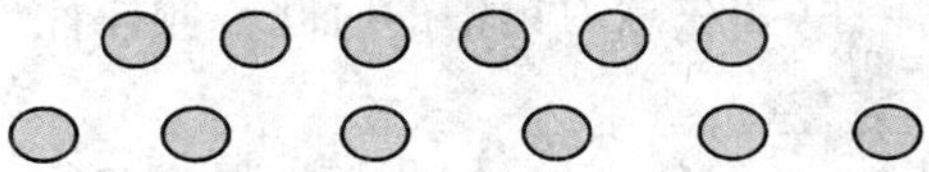

图2-1　数量守衡实验

2. 儿童情绪活动　情绪或情感是人们对事物或观念所引起的主观体验或客观表达，通过某种外在或内在的活动以至行动表现出来。情绪多指外在的表达，如喜、怒、哀、乐、悲、恐、惊；情感是内心的体验，为高级的情绪体验。由于情绪和情感均具有社会性，在日常生活中并无严格区别。

情绪发育有如下年龄特征：新生儿期是一种泛化的激动状态，分化为愉快、不愉快两种情绪，都与生理需要的满足与否有关。6～12 个月龄时快乐的情绪进一步分化为得意与怜爱。3～6 个月龄婴儿，出现愤怒、厌恶、恐惧，其中恐惧情绪在 3 岁时达高峰，多表现为对动物、黑暗的恐惧。16 个月以后，幼儿出现嫉妒情绪。3 岁以后，随着儿童社会生活的增加，基本的情绪活动都出现，经常发脾气是这一时期儿童情绪不稳定的表现。学龄前儿童出现初步的社会性情感和道德体验，如信任感、安全感、同情感、友谊感和荣誉感。

3. 社会行为发育　儿童社会行为是指个体与他人或团体交往过程中所表现的行为，包括对人、对己的态度，对社会规范的认识与尊重，对事物价值的判断以及作为社会成员所具备的社会能力。儿童社会行为最早出现在出生后 1～2 月，以社会性微笑为表现形式，发展对母亲和其他亲人的依恋，有利于发展儿童的安全感和社会行为。游戏是一种有目的、有系统的社会活动，能促进儿童对社会关系和社会行为的发育。这里以儿童依恋行为的发展历程为例，说明儿童社会行为发育的年龄特征及其对儿童教养的意义。

儿童依恋发育具以下年龄特征：Bowlby 根据长期对早期失去母亲以及对长期或短期与父母分离的婴幼儿的研究，认为婴幼儿依恋经历四个发育阶段。

(1) 第一阶段：从出生到 8～12 周。婴儿对刺激作出反应，但不能对不同的人作出不同的反应。当看到人走动，用视觉追踪；当人走过来，微笑、发声。

(2) 第二阶段：12 周～6 月。对其他人仍友好，但对母亲或其他带养者反应更频繁。

(3) 第三阶段：7 月～2、3 岁。通过身体移动和信号（微笑、发声）表示与认识的人保持贴近的意向。反应具有选择性，如对母亲打招呼，对陌生人感到不安。

(4) 第四阶段：2～3 岁。认识到自己的行为与母亲或其他带养者的反应及行为的关系，以自己的良好行为，获得亲近的人的微笑和爱抚。

3 岁以后，儿童的依恋行为减弱。

4. 儿童个性发育　个性是一个人整体的精神风貌，是个人在处理环境关系时表现出来的一定的行为倾向性以及在思想方法、情绪反应和行为风格等方面心理特征的总和。个性结构包括三个层次，一是个性的倾向性，它决定个人活动的动力，如需要、动机、兴趣、信念、理想和世界观；二是个性心理特征，表现为一个人典型的心理活动与行为，包括能力、气质和性格；第三个层次是个体对自身的个性倾向、个性特征的认识与评价。个性品质的健全有利于儿童活动和交往的效率，有利于增强儿童的社会适应能力，有利于处理好人际关系。

(1) 儿童气质发育：气质构成了儿童以后个性发展重要的生物学基础，它决定儿童在行为方式上的表现，如心理活动的速度（如知觉快慢、思维的灵活性）、强度（如情绪体验的强弱、意志努力的程度）、稳定性（如注意力集中的时间）、倾向性（如情绪表达的外显或内隐）。

①气质的稳定性与可塑性：一般认为，婴幼儿与生俱来的行为表现即为气质的反映。20 世纪 70 年代，Thomas 和 Chess 等发表了对婴儿气质前瞻性研究报告，包括活动水平、节律性、注意力转移、与环境的接触能力、适应性、注意广度和持续性、反应强度、反应阈值和心境等，并根据上述 9 个特征以及行为表现，将儿童分为 4 种类型：易于相处儿童（easy child），占 40%；兴奋缓慢儿童（slow-to-warm-up child），占 15%；抚养困难儿童（difficult child)，占10％；混合型儿童，占35％。

研究结果发现，不同气质类型儿童以后发展情况特别是行为问题的出现率不同。难以抚养儿童在5岁时约50％被评定为有行为问题。

气质也具有可塑性，当在外部或内部条件的影响和要求下，原来气质被掩盖或转换，从而更好地适应环境。

②儿童气质与教养：Hippocrates 把人的气质分为多血质、黏液质、胆汁质和抑郁质4种类型，但更多的人表现为混合型。任何一种气质类型都有积极的一面和消极的一面，气质通过影响人的意志行为、情绪表现等影响儿童的发展。

对儿童气质评定意义在于两个方面。第一是帮助父母了解和接受婴幼儿从小表现出的行为特征，避免强烈的焦虑和自责。第二，不同气质类型儿童采取不同的教养方式，抚养困难型儿童在父母教育和引导下，可以不出现行为问题；在不良的环境下，安静的儿童可能出现退缩行为，一名活动适度的儿童，可能出现多动。父母的气质特征与儿童的气质特征不一致时，就会因教养问题而出现心理压力和亲子之间的适应困难。研究表明，父母与儿童之间“适应良好”是儿童行为表现良好的重要前提。

抚养困难型儿童的教育与管理的重点应放在改善环境以适应其气质和行为特征，而不是要改变抚养困难型儿童气质本身。气质虽然不是一成不变的，但也无充分证据提示通过心理治疗和行为矫正方法可以改变儿童的气质。

(2) 儿童自我意识的发展：儿童对自己、对世界的认识和评价，关系到儿童自尊、自信感的形成以及社会的适应。自我意识的发展是在成人社会中逐渐形成和发展起来的。儿童自我意识的发展有如下规律：

①从轻信他人评价到自己独立评价：学龄前期儿童，囿于家长、老师、儿童读物、电视等对事物和行为的评价，此时儿童最常用的一句话是：“书上说的”、“爸爸讲的”。随着知识和社会活动的增加，学龄儿童开始以自己的眼光、行为标准评判事物、评价他人和自己。

②从外部行为品质到内心品质评价：对“好孩子”的评价，学龄前儿童评价标准可能是不打架、听话；小学中高年级学生则以学习认真、守纪律为评价标准。

③从对自己的积极评价到对自己的全面评价：3岁儿童认为自己漂亮、聪明，不能评价自己的不足方面。随着年龄的增长，逐渐发展为对自己的客观与全面的评价。

④从比较笼统到比较细致的评价：学龄前儿童对人对物的评价总是笼统的“好”或者“坏”，而学龄儿童能对其说出一二三来。

5. 儿童运动发育　儿童运动发育受遗传和环境因素的共同作用，其顺序和进程遵从一定的规律，前一步未完成，后一步不会发育。儿童运动发育的程序性包括以下几个规律：①头尾发展律：儿童运动发育首先表现为头的控制，然后是躯干发育，最后是下肢的发育。即儿童粗大运动总是沿着抬头、翻身、坐、爬、站、走、跑、跳的顺序发育；②近侧发展律：从躯干开始，接近躯干的肌群先发育，远离躯干的肢段动作后发育，如上肢发育沿着肩头、上臂、肘、腕、手、手指的顺序发育；③由粗到细：粗大运动先发育，精细运动后发育。如3个月以前的婴儿高兴时出现“手舞足蹈”，4～5个月婴儿取眼前玩具用整个手臂，6个月左右婴儿可用拇指和其余四指指端取物，9月婴儿可用拇指和示指拿小糖丸或米粒；④先正后反：婴儿手的运动表现为先抓后放，如6个月以后的婴儿出现倒手，即把一个手的玩具换到另一个手中，此时儿童出现摔玩具现象；儿童先起坐是从坐位站起，后从立位坐下；

儿童走路是先向前走而后向后退。

（1）大运动的发育

①抬头：新生儿颈肌无力，从仰卧位扶至坐位时头竖直仅3～5秒，到2个月方能间歇地勉强地仰头，4个月扶坐时能抬头稳。

②翻身：是最早的运动发育。7个月可有意从仰卧位到俯卧位或从俯卧位到仰卧位。

③坐：新生儿腰肌无力，3～4个月扶坐时背脊呈弧形，5～6个月能伸臂向前撑身躯稍坐，呈三脚架样，8～9个月独坐稳，11个月扶床栏从卧位坐起。

④爬：天寒穿肥厚衣服的婴儿不爬，故爬不能用作评估发育的项目。新生儿俯卧位时已有反射性的匍匐动作；2个月时俯卧位能交替踢腿，这是匍匐的开始；3～4个月时可用手撑起上身数分钟；7～9个月用手或肘撑胸腹在原地转动身体，8～9个月能从坐位卧下胸腹贴地爬；约1岁用手与膝"四脚爬"，约1.5岁能爬上台阶。

⑤站、走、跳：新生儿双下肢直立时稍可负重，可出现踏步反射和立足反射；但直至2～3个月，扶立时只见下肢肌张力增高而不能负重，5～6个月时双下肢可负重，并上下跳动，8～9个月立位时腰、髋、膝关节能伸直，10个月时可扶走，11个月时可独自站立片刻；13～15个月间能独走，18个月时可跑步和倒退行走，在搀扶下两脚一起登楼梯，24个月时可双足并跳，从最低一级台阶跳下，30个月时会独足跳1～2次。

（2）细动作的发育：手的技能在使用中不断纠正偏差和抑制牵连动作而达到熟练，让婴儿耍弄玩具有促进作用。用手操作的速度则随年龄的增长而提高。

新生儿两手紧握拳，3～4个月时握持反射消失，可自行玩手，看到物体时全身乱动，并企图抓爬，6～7个月时出现换手与捏、敲等探索性动作；9～10个月时可用拇、示指拾物，喜撕纸，能随意放掉手中物，12～15个月时学会用匙，乱涂画，18个月时叠2～3块方积木，2岁时可叠6～7块方积木，会翻书。

（二）小儿行为和心理发育的监测方法和评价

儿童心理行为发育评价可用测验法、晤谈法、观察法和问卷法。与儿童的父母、带养者、老师等知情者或儿童本人进行晤谈，可了解儿童的行为表现特点、心理活动状况；在自然或实验条件下观察儿童活动，可评价儿童的行为特征；问卷法以儿童行为表现或心理症状作为项目构成问卷，由知情者评定或自己评定，可作为判断行为问题或其他行为特征的筛查工具；儿童保健工作还应关注到儿童发育的不同功能，运用标准化的测量工具——儿童发育量表，评价儿童发育水平和发展潜力。

1. 儿童发育筛查　目前，在我国得到广泛应用的儿童心理发育筛查表是丹佛发育筛查试验（DDST）。其次，50项智能筛查量表、绘人试验、图片词汇测验（PPVT）以及中国儿童发展中心编制的"CDCC婴幼儿智能发育量表"、原上海医科大学儿童医院编制的"0～6岁儿童智能发育筛查测验"和杭州大学儿童生长发育和智能发展研究中心编制的"儿童智力筛查量表"等也得到应用。同时丹佛发育筛查试验修订本Denver-Ⅱ自1990年发表以来，也在我国局部地区得到试用。现择其一二予以介绍。

（1）丹佛发育筛查试验（DDST）：美国Cororado大学医学院William K. Frankerburg等通过对美国丹佛0～6岁儿童智能发育研究，编制出丹佛发育筛查试验（Denver developmental screening test，DDST），并于1967年公开发表。近40年来，DDST在很多国家应用并在十余个国家进行了修订（本土化），我国亦于20世纪70年代末由北京和上海儿科学工作者进行了修订，随后成为儿科和儿童保健工作者筛查儿童发育迟缓的重要工具之一。北京市儿童保健所已制定北方6市正常儿童再标准化丹佛发育筛查试验(DDST-R)。

①DDST结构：DDST由四个分测验组成，即个人与社会行为、细动作与适应行为、语言和大运动等，在发育儿科学上把上述四个具有某一共同特征的能力称之为能区。

②DDST作用：对可疑儿童进行初步判定；对有高危因素儿童进行发育监测；观察早期治疗和干预训练的效果。

③DDST结果判断：先在记录表上准确划上年龄线，在年龄线上的项目均应进行测验，然后向左进行，直至每个能区至少有三个项目通过(通过的项目用“P”标记)停测；继向右进行，直至每个能区有三项失败(用“F”在该项目的横条上50%处标记)停测。在年龄线左侧的3个项目不通过时，用“F”记录的同时，用红笔醒目地标记出，表示该项目发育迟缓；通过年龄线的项目不能通过时，仅用“F”表示，不必用红笔标记，不能认为发育迟缓；如有些项目检查时婴儿拒绝不肯表演，用“R”标记；儿童无机会或无条件的项目(如没骑过三轮车)，用“NO”标记。结果判断如下：

a. 异常：两个或更多能区具有两个或更多项目迟缓，或一个能区具有两项或更多项目迟缓，加上一个或更多能区具有一项迟缓和同能区通过年龄的项目都失败。符合上述两个条件之一者即可判断。

b. 可疑：一个能区具有两项或多项迟缓，或一个或更多能区具有一项迟缓和同能区通过年龄线的项目都失败。对异常及可疑有发育障碍者需在2～3周后复试，必要时作诊断性发育测验。

c. 无法解释：评定为“NO”项目太多，最后的结果无法评定。

d. 正常：无上述情况。

DDST从多个维度(能区)评价了儿童的心理行为发育，帮助我们了解儿童发育里程碑发育的程序性和时间性；同时，其检查、评价方法也是我们了解其他的儿童发育评价方法的基础。

(2) Denver-Ⅱ：1990年，Frankenburg等又对DDST作了大幅度修订并进行标准化，称之为Denver-Ⅱ。修订后的Denver-Ⅱ有如下特点：

①选用项目易于操作与评分：Denver-Ⅱ由125个项目组成，比DDST增加了20个项目，不含难以指导和解释的项目，减少了20%由家长汇报可以通过的项目。

②修订了较多的语言能区项目：经修订和增加的项目共39条，比DDST多了12条，各个项目定义明确。

③新增了项目的警告性评价：即被试未通过的项目是75%～90%儿童能通过的项目，则评定为C，以引起家长重视。

④制订了新的常模。

⑤增加了行为评定量表：包括四个方面，即顺从性、对周围环境的兴趣、恐惧性和注意持久度。

⑥提供新的指导训练手册。

这些特点都是过去20多年运用DDST经验总结，使Denver-Ⅱ除了保持快捷而全面评定儿童发育水平特点外，其准确性亦有较大提高。

(3) 50项智能筛查量表：50项智能筛查量表是一种测验儿童综合性能力的筛查工具，

也可作为儿童入学资格测验，原为美国儿科学会（AAP）编制的“入学准备试验”，适用于4～10岁儿童。20世纪80年代初由我国儿科学工作者进行了修订，适用于4～7岁儿童。

①量表结构：50项智能量表由包括回答问题及操作两大类共50个项目组成，内容包括6个方面，详见表2-1。

表2-1　50项智能量表内容

能　区	项目数	项　目　内　容
自我认知能力	13项	对身体、特征的认识，如指出身体部位、说出姓名、描述家庭住址
运动能力	13项	包括精细运动和粗大运动，如足跟对足尖前进及倒退、独立、跳、穿衣裤、打活结、用筷子
记忆能力	4项	含瞬时和短时记忆，如复述数字、句子及故事内容、完成简单指令
观察能力	6项	对局部内容和局部推论整体的能力，如指出图画中的缺损或错误、拼图
思维能力	9项	包括概念、判断和推理能力，如左右概念、日期概念、事物之间的联系、对故事情节进行分析推理
常识	5项	与生活实践相关的常识，如认识颜色、指出几何图形、说出动物名称以及食物来源

②结果分析：每项回答错误或不通过，记0分；回答正确或通过，记1分。原量表给出各年龄组异常及可疑的分数范围，我国修订后以智商（IQ）表示，根据离差概念对结果定性，即IQ低于70为低智能，IQ 70～84为中下智能，85～114为中等智能，115～129中上智能，高于130为高智能。

（4）0～6岁儿童智能发育筛查测验：0～6岁儿童智能发育筛查测验是根据我国国情和儿童发育特点而编制的智能发育筛查方法，由原上海医科大学儿科医院研制，全国六家单位协作完成了全国城市常模的制定。经局部试用和信度、效度研究发现，该测验有较好信度和效度，可在全国推广应用。

①测验的结构：该测验由120个项目组成，采用运动、社会适应和智力三个分测验，以语言和操作作为反映儿童智力的内容。在项目编排上，以1∶1∶2分属于0～96个月、30个年龄组，克服了DDST对4岁以上儿童筛查项目不足的缺点。

②结果分析：以每通过1题记原始分为1分，分别计算三个分测验原始分，总和为原始总分。原始总分及智力分测验的原始分可转换为发育商（DQ）和智力指数（MI）。定性、定量地反映儿童发育状况。

（5）绘人试验：绘人试验（Drawing-a-person Test）于20世纪20年代由Goodenough予以标准化，是最简单的智力筛查试验，无需语言表达，适用于各种不同语言背景的儿童。仅需1张27 cm×21 cm大小的白纸，1支铅笔，1块橡皮。首都儿科研究所修订本根据改进的日本小林重雄50分评分法，适用于5～12岁儿童。根据儿童所画人像的完整性、协调性和各部位的组合，对50项内容评分，粗分转换成智商，可反映儿童视觉、听觉、动作协调、思维、理解记忆、空间能力等方面的能力。

2. 发育诊断　发育诊断性量表一类是用于评估儿童最佳表现，如发育测验、智力测验和学业成就测验；还有一类是评定儿童典型表现，如性格评定量表、兴趣评定量表、气质评定量表等。多是个体测验，部分是适合于年龄稍大学龄儿童的团体测验。测验结果用发育商数(简称发育商)(developmental quotient，DQ)、智力商数(简称智商)(intelligence quotient，IQ)等表示。

诊断性发育量表必须有心理学专业训练或专门训练的人员施行，在技术上应严格按照标准步骤进行，注意人际交流技巧，与被试者保持良好的关系；除向家长客观介绍测验结果外，必须对测验结果保密。

(1) 盖塞尔发育量表：盖塞尔发育量表(Gesell Development Schedules，GDS)是最经典的儿童心理测验量表之一。GDS测验内容包括适应性行为、大运动、精细运动、语言和个人-社会性行为5个方面，测查儿童神经发育功能的成熟程度和心理发育水平。GDS适用于出生至6岁的儿童，根据儿童在4周以内、4周、8周、16周、28周、40周、52周、15月、18月、2岁、3岁、4岁、5岁、6岁这14个关键年龄的发育状况，计算发育商(developmental quotient，DQ)。

(2) 贝利婴幼儿发育量表：贝利婴幼儿发育量表(bayley scale of infant development，BSID)是标准化程度最好的儿童发育测验之一，适用于2月～2.5岁的婴幼儿。由心理量表、运动量表和行为记录3部分组成，其中心理量表测查儿童感知觉的准确性、语言功能、记忆和简单的解决问题的能力。运动量表由粗大运动和精细运动项目组成。国内有原湖南医科大学精神卫生研究所修订本(长沙地区的常模)。

(3) Peabody图片词汇测验：Peabody图片词汇测验(Peabody picture vocabulary test，PPVT)适用于2～18岁儿童和青少年。由175张图片组成，每张图片有4幅画，当主试读一词，被试即指出相应的图片。PPVT所需时间短，不用操作和言语，可适用于特殊儿童。测验成绩与标准的智力测验所测定的智商高度相关。国内有上海新华医院的修订本。

(4) 韦氏学龄前与学龄初期智力量表和韦氏儿童智力量表：英文全称分别为Wechsler preschool and primary scale of intelligence(WPPSI)和Wechsler intelligence scale for children(WSIC)。前者适用于4～6.5岁儿童，后者适用于6～16岁儿童。这两套智力量表结构相同，即都由言语分量表和操作分量表组成，每个分量表由5～6个分测验组成(如WPPSI言语分测验由常识、词汇、算术、理解、背诵、类同测验组成；操作分测验由动物房、图画补缺、迷津、几何图形、木块图案测验组成)，可以评定学龄前和学龄儿童总智商、言语智商、操作智商，分析不同分测验的量表分，比较言语智商和操作智商的差异。WPPSI国内有原湖南医科大学精神卫生研究所的修订本。WISC分别有北京师范大学等单位的修订本及原湖南医科大学精神卫生研究所的修订本。

3. 儿童心理发育评定结果解释　测验方法信度、效度的研究，测验项目、样本抽样和测验过程的标准化，是儿童心理发育评定结果正确解释的基础。

(1) 信度：信度(reliability)是指测试方法结构本身的合理性、稳定性和可靠性。信度的评价可通过间隔一定时间的重测，评定两次结果的一致性，称之为重测信度；可比较两个测试者同时对一个儿童的测试结果进行评分，比较两者评分的一致性，称之为评定者之间的一致信度；对测试同一内容的不同测试项目按奇偶分半，比较分半项目测试结果评分的一致性，称之为分半信度；运用统计学方法，分析同一发育能区测验项目评分间的变异程度，称之为内部一致信度，如Cronbach系数(简称α系数)。

(2) 效度：效度(validity)是反映测验结果是否符合测验设计思想的指标。效度的评价可用已有的测验同时对同一受试进行测验，比较测验结果的一致性，称之为平行效度；可与该测验所评定的能力相比较（如智力测验结果与学习成绩间相比较）；还可通过数理统计学方法（如因子分析）分析项目的共因子是否反映了测验设计的思想，称之为结构效度。

例如筛查量表的灵敏度、特异度、阳性预测值的评定方法见表 2-2。

表 2-2　筛查量表效度评价表

筛查结果	诊断结果（临床或其他标准化测验）		合　计
	是	否	
异常	a	b	a+b
正常	c	d	c+d
合　计	a+c	b+d	a+b+c+d

筛查表的灵敏度=[a/(a+c)]×100%

特异度=[d/(b+d)]×100%

阳性预测值=[a/(a+b)]×100%

灵敏度反映了人群中有异常的儿童通过筛查量表查出为异常（阳性）的可能性；特异度反映了正常儿童被筛查为正常的可能性；阳性预测值反映了筛查量表的预测效度，即筛查阳性儿童被证实为异常的比例。一般认为，灵敏度和特异度以 75%或 80%为宜。许多筛查量表灵敏度不高，假阳性者不高，阳性预测值往往不低。一次性的发育筛查很难发现轻度发育异常儿童，需要提倡发育监测工作，把发育筛查量表作为儿童发育监测工具之一，提高发育筛查的效度。

（3）标准化：标准化指测验项目是对所测查的行为的抽样，测验项目评分和结果解释统一，制定测验结果评定的正常值（又称常模）的样本人群抽样具有代表性。一个标准化的测验又称之为量表（scale），如上述的盖塞尔量表、韦氏学龄前与学龄初期儿童智力量表等。

（4）划界值：筛查性测验由研究者根据常模提出正常或异常的划界值，如 DDST 提出异常、可疑和正常的划界标准。选择有代表性的样本（全国或地方的抽样获得），运用相应的测验进行检查，结果用统计学参数如均数、标准差、百分位数等表达，即为常模（norm）。划界值（cut-off point）常根据统计学原理作出，如以均数+2 SD 或均数-2 SD 点作为异常的划界值，个体的测验结果高于前者或低于后者，则判断为异常。

（5）儿童心理发育水平：儿童心理发育水平常用发育商表示。儿童心理测验是以正常儿童的行为模式判定受试被观察到的行为模式，发育商是由发育测验所评定的发育年龄（developmental age，DA）与实际年龄（chronological age，CA）比值，公式为：

$$发育商=(DA/CA)\times 100$$

当发育年龄与实际年龄一致时，发育商为 100，当发育年龄大于实际年龄时，发育商大于 100。由于发育商有其理论的缺陷，现多已不用。

智商现用 Wechsler 提出的离差智商的概念，即以 100 为均数，15 为标准差，以个体儿童偏离均数多少个标准差反映智力水平。其公式为：$IQ=100+15(\bar{x}-\chi)/SD$

公式中 $\bar{x}$ 为某年龄组常模均数，χ 为个体实测值，SD 为常模标准差。

这样，根据统计学原理，个体 IQ 在平均值 2 个标准值以下即 IQ<70 判定为异常，表

示该儿童智力低下。如果某儿童 IQ<70,同时伴有社会适应能力障碍,可诊断为精神发育迟滞(mental retardation)。

通过离差法原理评定的发育商或智商,其发育水平或发育等级见表 2-3。

表 2-3　儿童发育商(DQ)或智商(IQ)等级划分

DQ 或 IQ	等　级	所占比例/%
130 分以上	上等(超常)	2.3
116～130	中上等	13.6
85～115	中等	68.3
70～84	中下等	13.6
70 分以下	下等(低下)	2.3

(6) 儿童发育能区的平衡性:儿童发育诊断性测验通常由多个维度分测验组成,可测验儿童多方面的发育状况或智力,结果可获得发育商或智商、各分测验的量表分。有些测验还可通过因子分析评定的共因子,计算因子分等。现以韦氏学龄前和学龄初期儿童智力量表中国修订本(称之为中国韦氏幼儿智力量表)(C-WYCSI)为例,分析儿童智力发育的平衡性:C-WYCSI 可获得儿童总智商(FIQ)、言语智商(VIQ)、操作智商(VIQ)、10 项分测验量表分,分析 VIQ 与 PIQ 分离(相差 12 分或 15 分以上)、分测验离散现象(相差 3 分以上)等,以反映智力发展的不平衡性。

4. 儿童行为问题评定　对儿童行为的评估,可用观察或实验方法进行。近 30 年来,出现大量的评估儿童行为的评定量表(rating scale),为儿童行为的评定和研究提供了标准化的工具。

(1) 儿童行为问题及其评定:儿童行为问题是指一类偏离了一般儿童发育轨迹、影响儿童心理健康和社会适应的情绪症状和行为方式。

①儿童行为问题分类:儿童行为问题可以是单项行为症状,如对黑暗或动物的恐惧、吸吮手指、咬指甲等,这些行为偏离持续时间短,程度轻,往往随年龄增长而消失。

儿童行为问题还以一组综合征出现,如外向性行为,如多动、攻击、破坏,违拗;内向型问题,如退缩、交往不良、焦虑、抑郁等。多动不仅活动过度,还伴随注意缺陷、行为冲动等;焦虑可表现为紧张不安,毫无根据的害怕,严重时出现心跳加快、手心出汗、面色潮红等自主神经兴奋症状。在许多综合性的行为评定量表中,各种因子名称如躯体化、抑郁、焦虑、恐惧、多动、攻击等即是某一类行为症状的集合。

②儿童行为问题评定方法:儿童行为问题评定可用标准化的评定量表(问卷),通过他评或自评进行。他评由父母、教师和其他知情者和监护人填写评定量表,自评是由独立理解能力的学龄儿童或青少年自己评价。评定量表由统一的项目组成,每个项目有标准化的评分系统(0,1 或多级评分),总分或因子分查相应的常模或划界分,作出是否有行为问题的界定。

有的行为评定量表只评定儿童单项行为,如 Conners 多动指数用于评定儿童多动行为;多数行为评定量表可评定儿童多项行为或行为问题,如 Conners 儿童行为量表(父母问卷)适用于 3～17 岁儿童,评定品行问题(因子Ⅰ)、学习问题(因子Ⅱ)、心身障碍(因子Ⅲ)、冲动-多动(因子Ⅳ)、焦虑(因子Ⅴ)和多动指数。

行为评定还可以由检查者的观察与检查，或者根据定式检查表（询问表）检查、询问父母、儿童和其他知情者。

儿童行为问题评定量表中的项目以行为问题的症状表现组成，每一评定量表由几条乃至上百条组成，以有（1）、无（0）或多级评分（如根据行为问题表现的频度或强度评定为0、1、2、3、4 五级），计算总分、因子分、阳性项目数等。

（2）Achenbach 儿童行为量表：儿童行为问题评定量表种类繁多，这里介绍 Achenbach 儿童行为量表。

Achenbach 儿童行为量表有用于家长、教师和智龄在 10 岁以上的儿童自评的 3 套评定量表，在我国均有其修订本，以适用于 4～16 岁儿童行为评定量表（Child Behavior Checklist，CBCL）在儿童保健学界应用最多。CBCL 第一部分为儿童和父母的人口统计特征信息；第二部分为社交能力评定，包括体育活动情况、课余爱好、参加团体和组织情况、课余职业和劳动、交友、与家人及其他儿童相处情况、在校学习成绩等 7 个方面。第三部分为本量表的主体-行为问题评定项目，共 113 条，其中第 56 条有 8 小项，第 113 条为“其他”，项目举例、意义、评分方法见表 2－4。

表 2－4　CBCL 行为问题部分举例

项　目	评　分			项　目	评　分		
1. 行为幼稚，与年龄不符	0	1	2	71. 感到不自然或发窘	0	1	2
3. 喜欢争论	0	1	2	73. 性方面的问题	0	1	2
5. 举动像异性	0	1	2	75. 害羞或胆小	0	1	2
7. 喜欢吹牛或自夸	0	1	2	77. 比大多数孩子睡得多	0	1	2
9. 老是想某些事情，不能摆脱	0	1	2	79. 语言问题（如口吃）	0	1	2
11. 喜欢缠着大人或过分依赖	0	1	2	81. 在家偷东西	0	1	2
13. 糊里糊涂，如在云里雾中	0	1	2	83. 收藏自己不需要的东西	0	1	2
15. 虐待动物	0	1	2	85. 怪异想法	0	1	2
17. 好做白日梦	0	1	2	87. 情绪突然变化	0	1	2
19. 需要别人经常注意自己	0	1	2	89. 多疑	0	1	2
21. 破坏家里或其他儿童的东西	0	1	2	91. 声言要自杀	0	1	2
23. 在校不听话	0	1	2	93. 话太多	0	1	2
25. 不与其他儿童相处	0	1	2	95. 乱发脾气或脾气暴躁	0	1	2
27. 易嫉妒	0	1	2	97. 威胁他人	0	1	2

每项按最近 6 个月内的行为表现记分，明显有或经常有，记 2 分；有时有，记 1 分；无或很少有记 0 分。根据 118 项（112 项，加 56 题的另 6 项）在不同性别年龄组的行为表现，进行因子分析，得 4～5 岁、6～11 岁和 12～16 岁男女儿童组有不同的因子（行为症状群），每一因子冠以临床综合征名称，如躯体化诉述、分裂样症状、抑郁、社交退缩、攻击、违纪、多动等。并根据常模的划界分评定儿童有无某项行为问题。

需要指出的是，CBCL 评定的儿童行为问题，仅为筛查性质；所赋予因子名，不代表临床相应的心理障碍。对筛查有明显的行为问题儿童，需要及时到当地的精神卫生中心进行诊治。

5. 儿童社会适应能力测试 儿童社会适应能力指儿童适应赖以生存的外界环境的能力,即个体对其周围自然环境和社会需要的应付及适应能力。

(1) 测试量表:一般采用日本 S-M 社会生活能力检查量表(修订版),即"婴儿-初中生社会生活能力量表",简称 S-M 量表。S-M 量表适应年龄为 6 月～15 岁,测试项目共 130 项,分为 6 个行为能力区,即:

①独立生活能力:包括进食、脱穿衣服、料理大小便、个人与集体、清洁卫生状况等。

②运动能力;包括走路、上阶梯、过马路、认识交通标志等。

③作业:包括抓握物品、画图、剪图形、解系鞋带等。

④交往:包括叫名转头、说话、懂简单指令、交谈、打电话等。

⑤参加集体活动:包括做游戏、值日、参加文体活动等。

⑥自我管理:包括想自己独干、不随便拿别人东西、控制自己不提无理要求等。

(2) 测试方法

①计算年龄:用测查日期减出生日期得到小儿的实际年龄(年、月、日)。

②指导语:对儿童家长、每日照料孩子的人或经常与孩子接触的人说:"此项检查是为了了解您孩子的各种生活能力而进行的,与幼儿园或学校的成绩无关。其中有项目可能不能完成,这是因为您的孩子还小,请认真考虑您孩子的日常表现后,坦率地回答。我们对您的真诚合作表示感谢。"

③记录符号:"O":表示通过,指孩子对该项目会(基本上会),或认为有机会就会;"×":表示不通过。指孩子对该项目不会(不太会),或认为有机会也不会。

④操作起止:从相应的年龄段第一项开始提问,如连续 10 项通过,则认为这以前的项目均已通过,可继续向下提问,直至连续 10 项不能通过,则认为这以后的项目均不能通过,检查即可停止;如开始 10 项未能通过,应继续向前提问,直至连续 10 项均能通过,方可继续向后提问。

⑤记录和汇总得分:通过一项得一分;操作结束后,分别计算出各能力区得分和总得分(即"粗分")。

⑥计算标准分:查"粗分与标准分换算表"将总得分换算成标准分(表 2－5)。

表 2－5 粗分与标准分换算表

标准分	6 月～1 岁	1～1.5 岁	1.5～2 岁	2～2.5 岁	2.5～3 岁	3～4 岁
5	—	—	—	—	—	—
6	—	—	—	<2	<4	<6
7	—	—	—	2～11	4～15	6～17
8	—	<3	<8	12～20	16～23	18～28
9	<4	3～9	8～17	21～29	24～32	29～40
10	4～10	10～25	18～37	30～48	33～53	41～65
11	11～14	26～33	38～47	49～58	54～63	66～76
12	15～18	34～40	48～57	59～67	64～73	77～88
13	>18	>40	>57	>67	>73	>88

续表 2-5

标准分	4～5岁	5～6岁	6～8岁	8～10岁	10～12岁	12～14岁
5	<5	<9	<30	<38	<63	<70
6	5～16	9～22	30～42	38～52	63～74	70～80
7	17～28	23～37	43～54	53～66	75～86	8 l～91
8	29～40	38～51	55～67	67～80	87～97	92～102
9	41～5 l	52～65	68～80	81～95	98～109	103～113
10	52～74	66～95	81～106	96～124	110～125	114～126
11	75～88	96～109	107～119	>124	>125	>126
12	89～100	110～123	120～131	—	—	—
13	>100	>123	>131	—	—	—

⑦结果评定：根据标准分值，查评定结果表即可对小儿的社会适应能力进行评定（表2-6）。

表 2-6　评定结果表

标准分	评定结果
≤5	极重度
6	重度
7	中度
8	轻度
9	边缘
10	正常
11	高常
12	优秀
13	非常优秀

（唐洪丽）

第三节　小儿营养

一、营养基础

合理的营养是维持小儿健康成长的重要因素，对以后的健康和长寿也有极其深远的影响。

（一）能量代谢

能量是人体维持生命和一切活动的基础，依靠食物中的碳水化合物、脂肪和蛋白质三大生热营养素供给。碳水化合物、蛋白质和脂肪在体内的实际产能分别为：16.8 kJ/g（4 kcal/g）、16.8 kJ/g（4 kcal/g）、37.8 kJ/g（9 kcal/g）。儿童能量的需要与年龄和状态有关。小儿对能量的需要包括5个方面：

1. 基础代谢 基础代谢是机体维持生命最基本生理活动所必需的能量，是在清醒、静卧、情绪平静，餐后10～14小时，于室温20～25℃环境中测定的能量消耗。基础代谢可因年龄、性别、体重、气候和遗传等因素不同而异。婴儿基础代谢的能量需要约占总能量的60%。如果用单位体重或体表面积计算，小儿较成年人高。基础代谢的能量婴儿每日平均约需230 kJ (55 kcal)/kg，并随着年龄的增长而逐渐减少；7岁时每日约需184 kJ (44 kcal)/kg；12岁时每日约需126 kJ (30 kcal)/kg，与成人相仿。不同器官在基础代谢中所占的比例也随年龄而有所不同，如婴幼儿期脑代谢占总基础代谢的1/3，到成人期则减少到1/4；而肌肉消耗的能量在婴儿期仅占8%，成人期则占30%。婴幼儿期基础代谢的消耗，性别之间差别不大。

2. 食物的热力作用 人体摄取食物而引起的机体能量消耗额外增多的现象，称食物的热力作用。食物的热力作用与食物成分有关。三大生热营养素中以蛋白质的热力作用最高，可使代谢增加30%，而脂肪和碳水化合物有"节能"作用，分别增加代谢4%和6%。婴儿时期食物中蛋白质含量较高，此项能量约占总能量的7%～8%，采用混合膳食的年长儿则约占5%。

3. 活动消耗 活动所需的能量相差极大。不同年龄组的小儿、同一年龄组中不同的个体、同一个体在不同的时间内所消耗的能量均差异很大。好哭多动的婴幼儿比年龄相仿的安静孩子，所需能量可高3～4倍。婴儿需能量63～84 kJ/g (15～20 kcal/g)，到12～13岁时，约需126 kJ/g (30 kcal/g)。

4. 生长所需 这部分能量为小儿所特需，其需要量与小儿的生长速度成正比，即随年龄增长逐渐减少。6个月以内的婴儿每日需要的能量可高达167～209 kJ (40～50 kcal)/kg，6个月到1岁时需能量63 ～84 kJ (15～20 kcal)/kg，以后渐减，约为20 kJ (5 kcal)/kg，至青春期又增高。

5. 排泄消耗 每天摄入的食物不能完全吸收，有一部分食物未经消化吸收就排泄至体外。摄入正常食物的婴幼儿此项损失通常在10%以内，当腹泻或消化功能紊乱时可成倍增加。

以上五部分能量的总和就是儿童总的能量需要。每日所需要的总能量在生后第一周的新生儿为250 kJ (60 kcal)/kg，第2～3周约为419 kJ (100 kcal)/kg；2～6个月婴儿需461～502 kJ (110～120 kcal)/kg；6～12个月需419～461 kJ (100～110 kcal)/kg。为了方便起见，一般可按下列方法估算：婴儿每日为460 kJ (110 kcal)/kg，以后每增加3岁减去42 kJ (10 kcal)/kg，到15岁时为250 kJ (60 kcal)/kg。

(二) 蛋白质

蛋白质是构成人体细胞和组织的基本成分，也是保证人体一切生理功能的物质基础。在人体的化学组成中，其含量约占成人体重的20%，仅次于水。人体每天所需要的能量大约有10%～15%来自蛋白质。小儿处于生长发育阶段，蛋白质不仅用于补充日常代谢的损耗，而且用以供给生长中不断增加的新组织需要，故对蛋白质需要量相对更高。人体的蛋白质实际上都处在不断的合成与分解的动态过程中，估计每天约有3%的蛋白质参与更新。蛋白质的更新率远远高于氨基酸的吸收，说明氨基酸可以被再利用，但有些氨基酸在蛋白质更新过程中被释放并降解。不同年龄的人，体内蛋白质合成率不同，新生儿的合成率最高，因此新生儿食物中50%的蛋白质用于生长发育，早产儿可高达80%，1岁时为20%。1岁以后，随着生长速度的下降，按体重折合的蛋白质需要量和用于生长的蛋白质比例均逐渐减少，2～3岁时仅11%用于生长发育。除了蛋白质以外，婴幼儿对必需氨基酸的需要量及种类也多于成人。小儿生长发育期间较成人多一种必需氨基酸，即组氨酸。精氨酸、胱氨酸、酪氨酸和牛磺酸为早产儿所必需（又称半必需氨基酸或条件必需氨基酸）。牛磺酸在视网膜、脑、心脏及肌肉中含量很高，具有多种生理功能，尤其是在脑神经细胞的成熟和分化过程中起重要作用，牛磺酸缺乏可导致大脑发育受阻。蛋白质的质量取决于必需氨基酸的种类和比例，如果某一种必需氨基酸过多或过少，就会干扰另一些必需氨基酸的利用，故必需氨基酸之间存在着一个相对的比值，以适应机体蛋白质合成的需要。食物中蛋白质必需氨基酸比值愈接近人体必需氨基酸需要量比值，则该食物蛋白质的生物学价值就愈高，愈能为机体所充分利用。一般动物性蛋白质为优质蛋白质，植物性食物中仅大豆中的蛋白质富含赖氨酸，故质量较高。因此，将各种食物混合食用，其蛋白质中必需氨基酸的种类和数量可以互相补充，提高食物的生物价值，这就是蛋白质的互补作用。婴幼儿生长旺盛，因此蛋白质的供给量比成人要多。人乳蛋白质生物学价值高，因此哺人乳的婴儿每日只需蛋白质2 g/kg体重；牛乳蛋白质生物学价值略差，故牛乳喂养者约需3.5 g/kg体重；植物蛋白质的利用率更低，全靠植物蛋白质供给营养的婴儿每日需要4 g/kg体重。1岁以后蛋白质需要量逐渐减少，直到成人的每日1.1 g/kg体重。

（三）脂肪

脂肪为脂肪、胆固醇、磷脂的总和，是人体能量的重要来源，也是机体能量的主要储存形式。脂肪主要分布在皮下、腹腔、肌纤维间，具有保护脏器、组织和维持体温的作用；脂肪可作为脂溶性维生素的载体，并促进其吸收。脂肪可分三类：饱和（不含双键）、单不饱和（含有双键）及多不饱和脂肪酸（含有2个以上的双键）。人体不能合成、必须由膳食提供的不饱和脂肪酸如亚油酸、亚麻酸，称必需脂肪酸。亚油酸在体内可转化为多种不饱和脂肪酸，如亚麻酸和花生四烯酸，故亚油酸是最重要的。必需脂肪酸主要来源于富含多不饱和脂肪酸的植物油，但不同种类的油，亚油酸和亚麻酸的含量及其相对比值的差异很大。红花油、葵花籽油、玉米油含亚油酸很高而亚麻酸不足；亚麻籽油含亚麻酸最高，而亚油酸很低；大豆油含丰富的亚油酸和亚麻酸，是比较理想的平衡必需脂肪酸来源。花生四烯酸和二十二碳六烯酸（DHA）分别由亚油酸和亚麻酸在体内经过脱饱和以及链延长转化而来，它们在婴儿大脑和视网膜发育中起重要作用。如膳食中缺乏，可导致大脑和视觉功能受损。花生四烯酸也是高生物活性产物前列腺素、血栓素和前列环素的前体，它们几乎参与了所有细胞代谢活动，与炎症、免疫、过敏、心血管病等重要病理过程有关，在调节细胞代谢上具有重要作用。膳食中亚油酸缺乏，会影响人体的正常机能，表现为皮肤角化、伤口愈合不良、生长停滞、生殖能力减退、心肌收缩力降低、免疫功能下降和血小板凝集障碍等。脂肪所提供的能量占婴儿总能量的45%（35%～50%），随着年龄的增长，脂肪所提供的能量占总能量的比例下降。年长儿为25%～30%，必需脂肪酸提供的能量至少不应低于脂肪所提供的能量的1%～3%。

（四）碳水化合物

碳水化合物是人体最主要的供能营养素，还可与脂肪酸或蛋白质结合成糖脂、糖蛋白和蛋白多糖，参与细胞的多种生理活动，是构成机体重要物质的组成成分。碳水化合物主要以糖原储存在肝脏和肌肉中，但不超过体重的1%，该储存量比蛋白质和脂肪少得多，而人体每日所消耗量比体内储备量大得多，因此必须保证经常供给。对婴幼儿每日碳水化合物供给量较成人相对要多；2岁以上儿童膳食中，碳水化合物所产的能量应占总能量的50%～60%。保证充分碳水化合物摄入，提供合适比例的能量来源是很重要的，如碳水化合物产能大于80%或少于40%都不利于健康。

(五) 维生素和矿物质

维生素是维持机体正常代谢和生理功能所必需的一类有机物质。人体需要量甚微，但体内不能合成或合成量不足，故必须由食物供给。维生素种类很多，化学性质与生理功能各不相同。根据其溶解性可分为脂溶性与水溶性两大类。

1. 脂溶性维生素　脂溶性维生素(A、D、E、K)的共同特点为：主要改变复合分子及细胞膜的结构，为高度分化组织的发育所必需；分子特异性不高，均有前体；由于易溶于脂肪和脂肪溶剂中，故可大部分贮存在体内，不需每天供给；通过胆汁缓慢排出。因此摄入不足症状出现较迟，而过量可致中毒。

2. 水溶性维生素　水溶性维生素(维生素B族和维生素C)的特点：主要参与辅酶的形成，有高度的分子特异性，没有前体。因易溶于水，其多余部分可迅速从尿中排泄，不易储存，故需每日供给；缺乏后症状迅速出现，过量时一般不易发生中毒。

(六) 水

水是一种重要的宏量营养素，人不吃食物可存活数周，但若没有水，数日即会死亡。水参与机体的一切代谢和生理功能，对于维持人体内环境稳定起着关键作用。正常人从饮水和食物中获得水。食物在体内氧化时也可产生一小部分水，称食物内生水或代谢水。按体重计算，小儿全身含水量相对比成人多，且年龄越小，含水量越多；新生儿占78%；1岁时约占65%，以后渐降，并趋恒定，至成人期为体重的60%～65%。脂肪不含水分，因此肥胖小儿体内水相对较少。体内水的分布也因年龄而异，每日水的需要量与年龄、能量消耗、食物种类、肾功能成熟度等因素有关。婴儿新陈代谢旺盛，水的需要量相对较多，为150 ml/(kg·d)，以后每3岁减少约25 ml/(kg·d)。

(七) 膳食纤维

膳食纤维主要是来自植物细胞壁的非淀粉多糖类，不被人类肠道消化酶水解，故常以原形排出。具有生理功能的膳食纤维有纤维素、半纤维素、木质素、果胶、树胶、海藻多糖等。膳食纤维有吸收大肠水分，软化大便，增加大便体积，促进肠蠕动等功能。膳食纤维在大肠被细菌分解，产生短链脂肪酸，降解胆固醇，改善肝代谢，防止肠萎缩。

二、小儿喂养

(一) 母乳喂养

婴儿从宫内生活环境转换到宫外后，及时建立正确的喂养方式是喂养成功的保证。母乳是婴儿最理想的天然食品和饮料，可作为4个月以内婴儿最佳的营养来源。但由于各种乳制品、优质代乳品不断增多，并且有些代乳品厂商采用不正当的推销手段以及母亲对母乳喂养的重要意义认识不足，母乳喂养率急剧下降。世界儿童问题首脑会议曾指出，要降低婴儿的死亡率，关键在于提高母乳喂养率。为此，世界卫生组织和联合国儿童基金会为保护儿童的生存和健康，已把母乳喂养作为重大措施之一，并在全球范围大力提倡母乳喂养。我国从中央到地方各级卫生组织也大力加强母乳喂养的宣教工作，并制定一系列有利于母乳喂养具体落实的政策，故近年来母乳喂养率已缓步回升。

1. 人乳的特点　人乳含有近百种成分，同一乳母产后不同时期乳汁成分差异很大。产后4～5日以内的乳汁称为初乳；5～14日为过渡乳；14日以后的乳汁为成熟乳。初乳量少，每天15～45 ml，色黄，质略稠，脂肪含量较少而蛋白质含量特别高（主要为免疫球蛋白），比重较高，维生素A、牛磺酸和矿物质的含量颇丰富，对新生儿的生长发育和抗感染能力十分重要，因此更应重视生后5天内的母乳喂养。过渡乳总量有所增加，含脂肪最高，蛋白质与矿物质含量渐减，其中乳铁蛋白和溶菌酶仍保持稳定水平，而SIgA、IgG、IgM和C3、C4则迅速下降。成熟乳蛋白质含量更低，比重为1.030。

(1) 蛋白质：人乳中蛋白质在产后第1天最多，以后很快下降。人乳蛋白质以乳清蛋白为主，酪蛋白较少（乳清蛋白∶酪蛋白为6∶4）；而牛乳以酪蛋白为主（二者之比为1∶4）。乳清蛋白在婴儿胃内形成的蛋白质凝块细小柔软，适合婴儿消化吸收。

(2) 脂肪：人乳能量的50%由脂肪提供，是婴儿所需能量的主要来源。人乳含不饱和脂肪酸较多，初乳中更高，有利于婴儿脑发育。人乳的脂肪颗粒小，还含有脂肪酶，故较易消化和吸收。

(3) 碳水化合物：人乳中的碳水化合物主要是乙型乳糖，占总量的90%以上。乙型乳糖有利于脑发育，有利于双歧杆菌、乳酸杆菌生长，抑制大肠杆菌的生长，故母乳喂养儿消化不良的发生率较低。乙型乳糖可产生B族维生素，促进肠蠕动。

(4) 维生素：人乳中维生素D含量较低，应鼓励家长带婴儿尽早户外活动，促进皮肤光照合成维生素D，或适当补充维生素D。人乳中维生素K的含量较低，仅为牛乳的1/4，故母乳喂养儿应适当补充维生素K。

(5) 矿物质：人乳中电解质浓度低、蛋白质分子小，适宜婴儿不成熟的肾发育水平。人乳矿物质易被婴儿吸收，虽然人乳含钙量低于牛乳，但人乳中钙、磷比例适当，含乳糖多，钙的吸收率远高于牛乳；人乳中铁含量与牛奶相似，但铁的吸收率（50%）远高于牛乳（10%）；人乳中含低分子量的锌结合因子——配体，易吸收，锌利用率高。

(6) 免疫成分：人乳除了含有适于新生儿的各种丰富的营养成分外，其与牛乳或配方奶最重要的区别在于人乳具有增进婴儿免疫力的作用。其原因在于它能提供较多的免疫因子。

①分泌型IgA（SIgA）：初乳含丰富的SIgA，早产儿母亲乳汁的SIgA高于足月儿。由于受分泌片的保护，SIgA在胃肠道内不受酸碱度影响，不易被消化酶破坏，可附着于黏膜上皮，结合肠道的细菌、病毒和过敏原，有抗感染和抗过敏作用。当母亲与某些病原菌接触时，人乳中特异性SIgA浓度增加，因此保护婴儿免受病原菌侵犯。此外，人乳中尚有少量IgG、IgM抗体及一些特异性抗体，能抵抗大肠杆菌、志贺杆菌和沙门菌感染。

②乳铁蛋白：乳铁蛋白是一种铁结合蛋白，是人乳中重要的非特异性防御因子。初乳中乳铁蛋白含量最高，并在生后1年内持续存在。其与乳清蛋白结合，正常情况下呈铁不饱和状态（1/3铁饱和度），因此对铁有强大的螯合能力，能夺走大肠杆菌、白色念珠菌和金黄色葡萄球菌赖以生长的铁，从而抑制其生长。牛乳中乳铁蛋白含量很低，由于制作过程中被破坏，配方奶中含量也很低。虽然人乳中铁含量低，但耐受蛋白水解酶的乳铁蛋白能促进铁与小肠黏膜刷状缘的特殊部位结合，有利于对铁的吸收，因此母乳喂养儿在6个月

前不易发生缺铁性贫血。

③溶菌酶：是一种非特异性保护因子，含量为牛奶的 3 000 倍，与母亲营养状况无关。溶菌酶成分稳定，不受加热和冷冻的影响。初乳中溶菌酶含量较高，产后 1 个月下降，但以后又逐渐升高，甚至超过初乳中的浓度。溶菌酶可促进乳酸杆菌生长，水解细菌细胞膜上的粘多糖，溶解细胞膜而杀伤细菌。此外，尚有乳过氧化酶、抗葡萄球菌因子、补体和双歧因子等，后者能促进双歧杆菌生长。这些因子在预防婴儿肠道和全身感染中起重要作用。

④细胞成分：人乳中含有大量免疫活性细胞，初乳中更多，其中 85%～90%为巨噬细胞，10%～15%为淋巴细胞。免疫活性细胞释放多种细胞因子而发挥免疫调节作用。

2. 母乳喂养的优点

(1) 营养丰富易消化吸收：人乳是婴儿最理想的食物和饮料，能满足婴儿生后前 4～6 个月的生长需要。人乳中含有最适合婴儿生长发育的各种营养素，并且质和量会随着婴儿的生长发育不断变化，以适应婴儿的需要，最适合婴儿胃肠功能的消化和吸收。

(2) 增进婴儿免疫功能：人乳中含有丰富的抗体、活性细胞和其他免疫活性物质，可增强婴儿抗感染能力。

(3) 母乳几乎为无菌食品，可直接喂哺，方便、卫生、经济、温度适宜。

(4) 母乳喂养可密切母亲和子女的感情。母亲在哺喂过程中，通过对婴儿的触摸、爱抚、微笑和言语，与婴儿进行感情交流，使婴儿在母亲怀中感到十分安全，无比温馨、舒适和快乐。这种逐渐形成的母婴之间的依恋关系对婴儿早期智力开发和今后身心健康发展有重要意义。母亲哺乳时还可密切观察婴儿变化，及时发现某些疾病发生。

(5) 母乳喂养可促进乳母子宫收缩，有利于子宫复原。

3. 哺乳要点

(1) 产前准备：大多数健康的孕妇都具有哺乳的能力，但真正成功的哺乳则需孕妇身、心两方面的准备和采取积极的措施。应从孕妇妊娠期开始即加强进行母乳喂养优点的宣传和增强信心的教育；孕妇应保持良好的健康状态、合理营养、充足睡眠、防止各种有害因子(物理、化学、生物因子)的影响等。

(2) 乳头保健：妊娠后期应注意加强对乳房的保护，每日用清水(切忌用肥皂或乙醇之类)擦洗乳头，可防止乳头皲裂及乳头内陷。乳头内陷者用两手拇指从不同角度按捺乳头两侧并向周围牵拉，每日 1 次到数次。哺乳后可挤出少许乳汁均匀地涂在乳头上，乳汁中丰富的蛋白质和抑菌物质对乳头表皮有保护作用。

(3) 正确的喂哺方法：出生后头 2 周建立正常母乳喂养至关重要。分娩后开始给新生儿哺喂母乳称为“开奶”。近年来多主张在正常分娩、母婴健康状况良好的条件下，尽早开奶。新生儿娩出 30 分钟，母亲就可把婴儿抱在怀中进行第 1 次吸吮。婴儿一出生就具备吸吮反射，尽管此时并无乳汁分泌，但婴儿及早适应母亲的乳头，并通过有力吸吮的刺激对以后乳汁的正常分泌和母婴相依感情的建立有重要作用。最好母婴同室，以便母亲能够根据婴儿的需要进行喂哺。不要严格规定哺乳次数和间隔时间，婴儿睡醒啼哭时就可喂哺，以婴儿吃饱为度。一般情况下，最初几日母乳分泌量较少，应坚持按需要喂哺母乳，不要因担心婴儿吃不饱而急于给婴儿喂糖水或牛乳，这样会使婴儿对母乳的吸吮强度降低而影响乳汁分泌。大多数健康的婴儿生后数周即可建立自己的进食规律。一般开始时

1～2 小时哺乳 3 次，以后 2～3 小时喂 1 次，逐渐延长到 3～4 小时 1 次。哺乳前对乳腺和乳头进行湿热敷 3～5 分钟，同时按摩乳房可刺激射乳反射。除分娩后最初几天乳母可采取半卧位哺喂外，一般宜采用坐位哺乳，哺乳一侧的脚稍垫高，有利于母亲的脚休息。抱婴儿斜坐位，其头、肩枕于母亲哺乳侧的上臂肘弯处，用另一手的手掌托住乳房，用拇指、食指轻夹乳晕两旁，当婴儿脸触到母亲乳房时，即会转向乳房，张嘴将整个乳头和大部分乳晕含入口中。一般每次喂哺时间不超过 20 分钟，应尽量让婴儿吸奶到满足为止。哺乳完毕后用食指轻压婴儿下颌，将乳头轻轻拔出。然后将婴儿竖直，头部紧靠在母亲肩上，用手掌轻拍婴儿背部，以帮助其排出胃内空气。哺乳后一般应将婴儿保持于右侧卧位，以利胃排空，防止反流或吸入造成窒息。

若婴儿每次喂哺后即感满足，玩笑自如或哺喂后立即熟睡 2～4 小时，每周体重有定量的增长，皆为婴儿获得足够乳汁的表现。婴儿每周应称体重 1 次，称量时应穿同样的衣服，方可得知准确的体重增加数量。如母亲哺乳前乳房不胀，每次喂哺后婴儿仍吸住奶头不放，吸奶后不安宁或入睡后经常惊醒，每周体重增加不理想，皆为婴儿未能获得足够乳汁的表现。

产后早期的泌乳量往往不多，故哺以两侧乳房可促进乳汁分泌。两侧乳房的先后应交替进行。若一侧乳房奶量已能满足婴儿需要，可将另一侧的乳汁用吸奶器吸出。下次用另一侧乳房哺喂，每次哺乳应让乳汁排空，以刺激乳汁分泌。

(4) 断乳：随着婴儿逐渐长大，母乳的质与量已不能完全满足其生长发育的需要，同时婴儿的消化功能也逐渐完善，乳牙开始萌出，咀嚼功能加强，可逐步适应母乳外的其他食物，从流质食物转为半固体和固体食物。断乳是一个过程，断奶的具体时间无硬性规定，但一般主张 8～12 个月是完全断乳的适当时期。在正式断奶前就要开始采取过渡措施，即生后 4～6 个月起即应逐渐添加辅食，为完全断奶做准备。骤然断母乳由于突然完全改变婴儿的饮食内容，常使婴儿不能适应而导致营养不良。断奶期间应逐渐减少哺乳次数，增加辅助食品，并试用奶瓶或杯、匙喂。当婴儿对乳汁需求减少时，母亲的乳汁分泌也逐渐减少，因此不会引起乳房胀痛。婴儿患病或酷暑严冬，可延至婴儿病愈、秋凉或春暖季节。牛奶或代乳品缺乏的地区，如母乳量尚多，可考虑在增加辅助食品的条件下仍保留直至1岁半。母亲月经来潮并非断奶的理由，产妇有时在产后 2～3 个月即有月经，经期内乳汁可减少且易引起婴儿消化不良。但经期后若所喂哺的婴儿体重照常增加，仍可继续喂哺。

(5) 不宜哺乳的情况：乳母患活动性肺结核、严重心脏病、糖尿病、恶性肿瘤、严重精神病等，应立即断乳。乳母如再次怀孕即使流产后也应断母乳。乳母患急性传染病时，可将乳汁挤出，经消毒后哺喂。乙型肝炎的母婴传播主要发生在临产或分娩时，是通过胎盘或血液传递的，因此乙型肝炎病毒携带者并非哺乳的禁忌证。

（二）部分母乳喂养

因母乳不足或因其他原因在母乳喂养基础上加用牛乳、羊乳或配方乳补充，称为部分母乳喂养。有两种情况：

1. 补授法　部分母乳喂养时如母乳哺喂时间不变，每次先哺母乳，将乳房吸空，然后再补充其他乳品，此为补授法。适宜 4 个月内的婴儿。补授的乳量由小儿食欲及母乳量多少而定，即“缺多少补多少”。

2. 代授法 如每日用其他乳品代替1至数次母乳喂养，称为代授法。母乳喂养婴儿至4～6月龄时，为断离母乳开始引入配方奶或兽乳时宜采用代授法。

4个月内的婴儿母乳量不足时最好采用补授法，每次先尽量吸空乳房，不足时再添加其他食品，这样可使婴儿多得母乳，且刺激乳腺，促进乳汁分泌，防止母乳进一步减少，并有增多的希望。不得已采用代授法时，每日母乳喂养的次数最好不少于3次，否则泌乳量会进一步减少，以至最后只能完全改用人工喂养。

（三）人工喂养

4个月以内的婴儿由于各种原因不能进行母乳喂哺时，完全采用配方奶或其他兽乳，如牛乳、羊乳、马乳等喂哺，称为人工喂养。人工喂养不如母乳喂养，但如能选用优质乳品或代乳品，调配恰当，供量充足，注意消毒，也能满足小儿营养需要，使生长发育良好。

1. 牛乳的特点 牛乳是最常用的代乳品，其蛋白质含量虽较人乳为高，但以酪蛋白为主，酪蛋白易在胃中形成较大的凝块且所含的氨基酸比例不当，牛乳的脂肪颗粒大而且缺乏脂肪酶故较难消化；所含亚麻酸仅2%，故人工喂养儿体内脂肪中含亚麻酸量明显低于母乳喂养者。牛乳含乳糖少，且以甲型乳糖为主，可促进大肠杆菌的生长；牛乳含矿物质比人乳多3～3.5倍，易使胃酸下降，不利于消化，并可增加肾脏的负荷；尤其是含磷特别多，磷易与酪蛋白结合而影响钙的吸收。牛乳最大的缺点是缺乏各种免疫因子，因此永远不能与人乳相媲美，故牛乳喂养儿患传染病的机会较多。

羊乳的营养价值与牛乳大致相同，蛋白质凝块较牛乳细而软，脂肪颗粒大小与人乳相仿，但羊乳中叶酸含量很少，长期哺养羊乳的小儿易致巨幼红细胞性贫血。马乳的蛋白质和脂肪含量少，能量也低，故不宜长期哺用。

2. 牛乳的改造

(1) 配方奶粉：是以牛乳为基础，对牛乳的营养组成加以调整和改进，使营养成分尽量接近人乳，适合于婴儿的消化能力和肾功能。营养成分主要的变化是：降低蛋白质的含量，去除牛乳中部分酪蛋白，用乳清蛋白进行补充，使两者比例接近母乳；强化适当的必需氨基酸，如牛磺酸；去除牛乳中部分饱和脂肪酸，加入与母乳同型的活性顺式亚油酸及亚麻酸，提高必需脂肪酸的含量；加入可溶性多糖，提高牛乳的乳糖含量；同时脱去一部分牛乳中含量较高的钙、磷和钠盐，使钾/钠和钙/磷比例恰当；另外，配方奶粉中还强化了维生素A、维生素D、β胡萝卜素及微量元素铁、铜、锌、镁。使用时按年龄选用。配制时按重量计1份奶粉加7份水，以容积计1容积的奶粉加4容积的水。

(2) 全牛乳的家庭改建：若无条件选用配方奶而采用兽乳喂养婴儿时，必须进行改造，不宜直接采用兽乳喂养婴儿。改造主要包括三个步骤，即稀释、加糖和消毒，使牛奶主要营养成分尽可能调配到与人乳相仿，并保持无菌和易于消化。

①加热煮沸：奶类是病原微生物良好的培养基，很多感染都来源于乳品，如沙门菌属、结核菌、布鲁菌等，最常使用的方法是加热煮沸，既可达到灭菌的目的，又能使奶中的蛋白质变性，凝块变小，易于消化。但煮沸的时间不宜过长，否则其短链脂肪酸易挥发而失去香味，酶及维生素也易遭破坏。

②加糖：婴儿食用全牛乳应加糖。这不是为了增加甜味，而是因为牛奶中碳水化合物的浓度低于人乳，应加糖以改变三大产能物质比例，利于吸收，软化大便。以蔗糖最常用，一般每100 ml牛奶可加蔗糖5～8 g。加糖过多或过少均不利于婴儿营养。

③稀释：牛乳中所含的蛋白质和矿物质比人乳多2～3倍，可加水或米汤稀释，以减轻消化道和肾的负荷。米汤还可增加能量，减少凝块，防止肠道内发酵。稀释奶仅用于新生儿；生后不满2周者可采用2∶1奶（即2份牛奶加1份水）；以后逐渐过渡到3∶1或4∶1奶；满月后即可用全奶。

3. 奶量的计算　婴儿每日牛奶需要量的个体差异较大，可根据具体情况增减。一般按每天所需的总能量和总液量来计算奶量。按体重计算出每天需水的总量，减去牛乳的总量，即为所需另外补充的水分，可适当分次喂给温开水。例如，一个6月龄的婴儿，体重7 kg，每昼夜按需液量150 ml/kg、能量460 kJ（110 kcal）/kg计算，则：总能量为3 220 kJ（770 kcal），每100 ml能量为272 kJ（65 kcal），加入蔗糖后的能量约为418 kJ（100 kcal），故每日哺给含8%糖的牛奶770 ml即可满足能量需要；总液量为150 ml/kg×7 kg=1 050 ml，扣除770 ml牛奶量，每日应再补充水1 050 ml－770 ml=280 ml；若每日哺乳5次，则每次哺乳量为770 ml÷5=154 ml。

（四）婴儿辅助食品

婴儿辅助食品又称为过渡期食品。尽管母乳是婴儿最合适的营养品，但4～6个月后，由于婴儿消化器官和功能逐渐完善，神经系统进一步发育成熟，对食物的质和量也有了新的要求，因此，应按时逐渐给婴儿添加除乳类以外的食物，使婴儿逐渐完成从单纯流质饮食过渡到进食半固体和固体食物。辅食的添加与断奶的过程相互交叉重合，二者作用的相辅相成保证了婴幼儿的正常生长发育。辅食的添加对于婴儿的生理和心理上都需要一个适应和学习的过程，家长应积极引导小儿养成良好的饮食习惯，培养其对各类食物的喜爱和自己进食的能力。

1. 辅食添加的目的

（1）补充乳类营养素的不足：尽管母乳是婴儿最合适的营养品，但并非十全十美。母乳中某些婴儿所需的营养素尚不足，例如其所含的铁质甚少，B族维生素和维生素C也不能满足小儿生长所需，维生素D含量也较低，哺乳期内若不及时补充，极易发生相应的营养素缺乏。

（2）改变婴儿食物的质量以满足其生理需要，并为断乳做好准备：乳类是流质食品，适合于无齿及消化能力尚不成熟的初生儿。超过3个月的小儿，消化道酶的分泌渐趋成熟，6个月起牙齿开始萌出，胃的容量也大大增加，故食品应从流质、半流质逐渐向软食和固体食物过渡，这样才能在断奶时不至于因食物的突然改变而引起消化功能紊乱，也有利于咀嚼功能的训练。

（3）逐步培养婴儿良好的饮食习惯：使婴儿从吸吮吞咽乳汁转变为用口唇、舌头和牙齿协同动作咬切食物；从吸吮母亲乳房或奶瓶转变为用小勺、杯、碗、筷；从授食逐步过渡到自食。

2. 添加辅助食品的原则　添加辅食时应根据婴儿的实际需要和消化系统成熟程度，遵照循序渐进的原则进行。

（1）从少到多：使婴儿有一个适应过程，如添加蛋黄，宜从1/4只开始，5～7天后如无不良反应，可增加到1/3～1/2个，以后逐渐增加到一个。

（2）由稀到稠：即从流质到半流质再到固体，如从米汤开始到稀粥，再增稠到软饭。

（3）由细到粗：如增添绿叶蔬菜应从菜汁到菜泥，乳牙萌出后可试食碎菜，以适应孩子的吞咽和咀嚼能力。

(4) 由一种到多种：习惯一种食物后再加另一种食物，不能同时添加几种食物；如出现消化不良应暂停喂该种辅食，待恢复正常后，再从开始量或更小量喂起。

(5) 天气炎热或婴儿患病时，应暂缓添加新品种。

3. 添加辅食的具体步骤和方法(表 2-7)

(1) 1～3 个月：母乳和人工喂养儿生后 1 个月起即可添加菜水和鲜果汁，以补充维生素 A、维生素 C 和矿物质。无论母乳或牛奶中维生素 D 含量均少，故生后 2 周起每日即可添加维生素 D，但不作为辅食对待。因配方奶中已含维生素 D，故配方奶喂养儿可不加。

(2) 4～6 个月：婴儿于 3～6 个月时唾液腺才发育完全，此时唾液量显著增加，并富有淀粉酶，因此自 4 个月起即可添加米汤、米粉糊、米糕等淀粉类食品。即使乳量充足，仍应补充淀粉食品，以补充能量之不足，提高机体对膳食中蛋白质的利用率，还可培养婴儿用匙和咀嚼的习惯。母乳中所含铁质也甚少，自 4 个月起，应添加富含铁质的食品。动物血含铁质较多，可将血煮熟切成末，或切成丝煮成羹。还可加食菜泥，如菠菜、青菜、土豆等。植物油供给丰富的热量，含有不饱和脂肪酸，并可增加食品的香味，也应及时添加。可将上述多种辅助食品一起加入淀粉类食物中。要坚持用小勺喂，训练婴儿咀嚼、吞咽半固体食物的能力。这个时期的婴儿对食物的好恶并不十分强烈，出生 6 个月后婴儿的自主性逐渐显现，对食物会表示喜爱和厌恶，因此推迟添加辅食可导致以后喂养的困难。初喂这类食品时，应在哺乳后立即喂，从 1～2 勺开始，逐渐加至 3～4 勺，每日 2 次。6 个月后可代替 1～2 次乳类。

(3) 7～9 个月：此时婴儿乳牙已萌出，应及时添加饼干、面包片、馒头片等固体食物，以促进牙齿的生长，并训练咀嚼能力。每日乳类总量不应超过 800 ml。由于婴儿消化功能进一步成熟，可添加烂粥、烂面、碎菜、全蛋、肝类、禽肉、豆腐等食品，使食谱丰富多彩、菜肴形式多样，增加小儿食欲。该时期是婴儿咀嚼和进食的灵敏时期，应逐渐过渡到三餐谷类和 2～3 次哺乳。

(4) 10～12 个月：因婴儿消化功能进一步完善，故在上述食谱的基础上可添加瘦肉。肉类是蛋白质、铁和维生素的丰富来源，不宜煎、炒、爆，应剁成碎末加入粥或面条内同煮，以利消化吸收。羊肉中的脂肪熔点较高，难以消化，故应在年龄稍大后再行添加。

表 2-7　添加辅食的顺序

月　龄	添加的辅食
1～3 个月	鲜果汁、青菜水
4～6 个月	米糊、稀粥、蛋黄、豆腐、动物血、鱼泥、菜泥、水果泥
7～9 个月	烂面、烤馒头片、饼干、鱼、全蛋、肝泥、肉糜
10～12 个月	稠粥、软饭、面条、馒头、碎菜、碎肉、豆制品、带馅食品等

三、幼儿营养与膳食安排

1. 幼儿进食特点

(1) 生长速度减慢：一岁以后小儿进入幼儿期，生长逐渐平稳，因此，幼儿进食相对稳定，较婴儿期旺盛的食欲略有下降。

(2) 心理行为影响：幼儿神经心理发育迅速，对周围世界充满好奇心，表现出探索行为，进食时也表现出强烈的自我进食欲望。家长如果忽略了他们的要求，仍按小婴儿的方法抚养，他们可表示不合作与违拗心理；而且儿童注意力易被分散，儿童进食时玩玩具、看电视等行为都会降低对食物的注意力，使食欲下降。应允许儿童从小参与进食，满足其自我进食的欲望，培养独立进食能力。

(3) 家长的影响：家长的进食行为和对食物的反应对小儿可产生较大影响。由于学习与社会的作用，小儿逐渐形成了以后接受食物的类型。如给小儿食物是在一积极的环境下（如奖励，或与愉快的行为有关），则小儿对食物的偏爱会增加；强迫进食可使小儿产生厌恶感。

(4) 进食技能发育状况：幼儿的进食技能发育状况与婴儿期的训练有关，如长期给予过细食物，错过训练吞咽、咀嚼的关键期，幼儿期就会表现不愿吃固体食物，或“包在嘴中不下咽”。

(5) 食欲波动：幼儿有准确判断能量摄入的能力。这种能力不仅在一餐中表现出来，连续几餐都可被证实。幼儿可能某日早餐吃很多，次日早餐就什么也不吃；一天中可能会有早餐吃得少，中餐吃得较多，晚餐吃得较少的情况。变化的进食行为提示幼儿有调节进食的能力。

2. 儿童膳食安排　在喂养过程中必须注意以下几个问题：

(1) 合理膳食：即膳食所提供的能量、营养素的质和量及各营养素之间的比例要适合该年龄阶段儿童的需要。蛋白质、脂肪、碳水化合物的重量比值接近 1∶1∶(4～5)，各占总能量的 10%～15%、25%～30%、50%～60%。优质蛋白（动物蛋白质和豆类蛋白质）应占蛋白质总量的 1/3～1/2，饱和脂肪酸供能应占总脂肪产能的 10%，多不饱和脂肪酸产能应占 7%～8%，单不饱和脂肪酸产能应占 12%～13%。我国居民膳食以谷类为主，其蛋白质质量低，多数缺乏赖氨酸，甚至同时缺乏色氨酸，而亮氨酸过高，因此在选择谷类食品时，应将各种粮食掺和在一起吃，如在大米、小麦中加入少量玉米、豆类、薯类等，以提高蛋白质的营养价值。食物的品种应多样化，每日膳食中应包括谷类、乳类、肉、禽、鱼、蛋类、蔬菜及水果，并轮流选用同一类中的各种食物，发挥蛋白质的互补作用，提高营养素的利用率；应提倡高纤维膳食、瘦肉、鱼，限制加工食品、饮料、糖果和甜食。

(2) 食物的性质应适合儿童的消化功能：幼儿的食品应较细、软、碎、烂，避免食用刺激性和过于油腻的食品。小于 3 岁的托幼机构的小儿，宜采用混拌在一起的食物，以利于小儿自食；4～7 岁的儿童食物要做到软硬适中，逐渐接近成人的膳食。食物的烹调要注意色、香、味、形，同一种食物也应尽量变换形式，以兴奋食物中枢，刺激小儿食欲。烹调时应尽量减少营养素的丢失。蔬菜清洗时水浸泡过久、烹调时间过长等，均易造成食物中水溶性维生素的丢失，应注意避免。幼儿应避免食用咖啡、浓茶、辣椒等刺激性食品。花生、瓜子、核桃、豆类等食品有呛入气管的危险，需磨碎后方能供幼儿食用；带刺的鱼、带壳的虾、带骨的禽肉均应去刺、剥壳、剔除骨后方能食用；食物的温度要适宜，避免过凉或过烫。

(3) 培养良好的饮食习惯：儿童在体格发育的同时，自我意识也有很大的发展，常表现为对某些食物强烈的喜欢或厌恶，要自主挑选食物种类和量。家长应尽可能尊重小儿选择。小儿自己选的食物和量也常常适合自己的生理需要。强迫小儿吃其不喜欢的营养品易引起逆反心理而造成厌食。有时小儿也会以不吃饭为手段来引起家长的重视，并借此来满足自己的要求，如要人哄、买某个玩具等，此时家长应分清情况，正确处理。小儿的模仿力很强，饮食行为受家庭成员饮食习惯影响极大，并且形成的习惯可直接影响到今后的若干年甚至终身。因此家长应言传身教，不偏食、不挑食，尤其不应在小儿面前流露出不喜欢吃某种食物。小儿进食前不吃零食，进食要定时、定量。饭不宜盛得过多，不够时可再添加，这样可以培养孩子的进食兴趣。

(4) 创造良好的进食环境：营造轻松愉快的进食气氛是促进食欲的重要条件。小儿吃饭时不要提及不愉快的话题；不要强迫孩子，而用柔声轻语鼓励其进食；不责骂孩子或唠叨不停，使其把吃饭看成是不愉快的事。父母应充满亲情、爱心，因势利导，使小儿逐渐形成有规律的、良好的饮食习惯和行为。

(5) 培养自我服务能力：小儿在1岁左右即可自己拿住小勺并直接往口中送食物，这是学会自己吃饭的开始，也是培养独立能力的重要一步。家长应耐心地予以鼓励和指导，不应因怕弄脏衣服而限制这种学习过程。小儿2～3岁时可训练用筷子，进食前后洗手，帮助家长摆桌椅、分碗筷。

(6) 进餐次数：幼儿以一天三餐，上、下午各一次点心为宜。

四、营养状况评价

小儿营养状况评价是指对小儿所摄取的营养素与其机体所需之间是否适合的评价。定期营养评价能及时发现小儿群体或个人存在的营养问题，以便调整膳食和治疗，同时群体营养评价的资料对于医疗实践、科研，制定参考标准甚至公共卫生政策均有广泛的参考价值。评价营养状况有许多指标，但目前尚无一个指标能既全面、又灵敏地反映小儿的营养状态。现通常采用病史询问、营养调查(包括膳食调查、体格检查和生长发育测量及实验室检查)的方法综合评定。

1. 病史询问　询问小儿在家和托幼机构的进食情况，如每天进餐次数(包括点心和零食)、每餐食品的种类和数量、食品烹调方法、小儿有无偏食、食欲好坏等；母乳喂养儿哺喂的次数、哺乳后婴儿的情况、乳量是否够、乳母营养状况；4个月以上的婴儿还应询问辅食添加的情况，人工喂养儿乳品的种类、冲调方法、量和次数，以及辅食添加的时间、种类和数量等。通过详细询问，可大致估计小儿每日能量和各种营养素摄入状况。此外，尚需询问小儿的出生史、疾病史、服药史及有无多汗、乏力、烦躁、易惊、夜盲等营养素缺乏的症状。

2. 膳食调查

(1) 膳食调查是指通过对儿童群体或个体每天摄入食物的种类和数量的调查，计算出每人每天摄入的各种营养素的量，以及各种营养素之间的比例关系，同时与国家推荐的膳食供给量进行比较，分析其膳食平衡状况。常用的调查方式有询问法、记账法和称重法。

①询问法：多用于个人膳食调查，是通过问答方式向受检对象了解其膳食状况，方法简单易行，但不十分精确，易受被调查对象的记忆力和对度量判断差异的影响。常用于散居儿童，调查期限以3～5天为宜，但因家长间隔时间太长记不清，故常采用1～3天。询问法如能对儿童膳食状况，尤其是量了解详细、确切，其结果与称重法相差不多。可按粮谷类、奶类、豆类、鱼类、蛋类、畜肉类、蔬菜类、水果类、油类、调味品等顺序一一询问，以免遗

漏，应努力使所收集资料准确、完整、无误。调查结束时，将调查期间内各同类食物相加，除以调查次数，即得出平均每日各类食物的进食量。

②记账法：适用于集体机构的膳食调查。根据每日各类食物消耗量及每餐用膳人数，计算每人每日进食各类食物量，再换算成各类营养素及能量，计算各类营养素平均供给量，对膳食状况进行评价。此法简单，调查期限可以相对较长，因此代表性比较强。但记账法要有准确的账目及进食人数的登记。由于调查期间可能有食物废弃或儿童在外吃零食，因此准确性较差。

③称重法：称量调查对象（个人或集体）一日每餐所摄取的各类食物的生重、熟重及未吃完的剩余食物的量，根据食物的生熟比例，计算出其实际摄入量。该法比较准确，但较复杂，调查时间较长（3～4 日），此法多用于科研。

3. 膳食评价　将膳食调查结果与营养素参考摄入量（DRIs）比较。

（1）营养素摄入：当能量摄入大于 85%推荐摄入量（RNI）或适宜摄入量（AI）时，显示能量摄入足够，少于 70%说明能量摄入不足；当蛋白质摄入量大于 80%RNI 或 AI 时，显示蛋白质摄入足够，少于 70%说明蛋白质摄入不足；优质蛋白质应占膳食中蛋白质的 1/2 以上；矿物质、维生素摄入应大于 80%的 RNI 或 AI。

（2）三大营养素供能比例：三大产能营养素供能比例应适当，即蛋白质产能应占总能量的 10%～15%，脂类产能应占总能量的 20%～25%，碳水化合物产能应占总能量的 50%～60%。

（3）膳食能量分布：每日三餐食物供能也宜适当，即早餐供能应占一日总能量的 25%～30%，中餐供能应占总能量的 35%～45%，晚餐供能应占总能量的 25%～30%，点心供能应占总能量的 10%。

4. 体格发育评价　见有关章节。

（郭斐）

第四节　儿童计划免疫与预防接种

儿童计划免疫与预防接种可以有效预防儿童传染病，因此计划免疫工作是我国儿童保健工作的主要组成部分。儿童经过免疫注射后，可产生相应的体液免疫和细胞免疫，获得巩固持久的免疫力，从而有效地抵制致病性微生物的侵入。历史的经验告诉我们，儿童计划免疫与预防接种是一种有效控制疾病传播的重要手段。在各种控制疾病的手段中，计划免疫占有相当重要的地位。翻开人类与疾病作斗争的历史，1520 年天花由古巴传入墨西哥的阿斯特克帝国，因此而丧生的人数超过 300 万人；18 世纪天花在欧洲蔓延，致使 1.5 亿人死亡；1796 年琴纳（Edward Jenner）发明了牛痘苗，使天花在广泛种痘的国家得到了较好的控制。以后各有关疫苗研制成功广泛有效的免疫接种，才有效地控制了传染病的大流行。

我国从 1978 年到 2002 年的 20 多年，通过计划免疫的实施，共减少麻疹、百日咳、白喉、脊髓灰质炎、结核、破伤风 6 种疾病的发病 3 亿多人次，减少死亡 400 多万人，减少住院费用400多亿元。对保障儿童健康起到了无法估量的作用。实践证明，计划免疫是预防传染病的最经济、最简便、最有效的措施，通过对易感人群的免疫接种，可迅速提高人群的免疫水平，降低人群对相应疾病的易感性，同时具有减少和消除传染源的作用。

目前我国计划免疫主要内容是"接种五苗防七病"，即按照免疫程序，对7周岁以下儿童有计划地进行卡介苗（BCG）、脊髓灰质炎减毒活疫苗（TOPV）、百白破三联混合制剂（DPT）、麻疹疫苗（MV）和乙肝疫苗（HBV）的基础免疫及加强免疫接种，从而达到防治结核、脊髓灰质炎、百日咳、白喉、破伤风、麻疹及乙型肝炎等疾病的目的。1992年起，国家又将乙肝疫苗纳入计划免疫范畴，即新生儿生后24小时内、1个月、6个月各接种乙肝疫苗一针。

预防接种不单纯是计划免疫。预防接种是泛指利用人工制备的抗原或抗体，通过适宜的途径接种于机体，使个体获得对某种传染病的特异性自动或被动免疫。而计划免疫使用的疫苗有严格的规定，它不仅要使个体获得特异性自动免疫，同时还要达到群体免疫的要求，具有较强的科学性、计划性和较高的管理要求。

一、小儿免疫的特点

免疫（immunity）是机体接触"抗原性异物"或"异己分子"所发生的一种特异性生理反应；其作用是识别自己（self-recognition）和排除异己物质（rejection of nonself substance），以维持机体的动态生理平衡。这种维持机体动态平衡的生理反应，通常对机体是有利的，但在某些条件下也可以是有害的。具体地说免疫有三种功能：①防御功能：抵抗病原微生物及其毒素侵袭，使机体免受侵害。所以机体在接种某种疫苗后获得的免疫力就可以使机体免受相应病原体的感染。②稳定功能：清除体内衰老、死亡细胞或损伤组织，维持机体正常生理功能和内环境的稳定。③免疫监视：识别和清除体内发生突变的细胞，防止发生肿瘤。

免疫系统由免疫器官、免疫细胞和免疫分子组成。免疫器官可分为中枢免疫器官和周围免疫器官。胸腺和骨髓属于中枢免疫器官，淋巴结、肠淋巴组织、扁桃体等为周围免疫器官。全部免疫细胞均来自骨髓多能造血干细胞。免疫分子由免疫细胞合成分泌，在免疫反应中起着重要调控作用。

小儿处于生长发育时期，免疫生理状况与成人明显不同，出生时免疫器官和免疫细胞均已相当成熟，但因以往未曾接触抗原，故未能建立免疫记忆反应，出现一过性免疫功能低下。

1. 吞噬细胞　出生后12小时外周血中性粒细胞计数升高，72小时后逐渐下降。严重新生儿败血症易合并中性粒细胞减少症。新生儿中性粒细胞趋化、吞噬和杀菌功能较成人差。由于缺乏必需的辅助因子，单核吞噬细胞的趋化、黏附、吞噬和氧化杀菌功能均较成人差。

2. B细胞和免疫球蛋白

(1) 母体免疫球蛋白的胎盘转运：IgM和IgA不能通过胎盘，大量IgG通过胎盘发生在妊娠后期。未成熟儿血清IgG浓度低下，而足月新生儿血清IgG可高于其母体5%～10%。母体IgG在出生后3个月降至最低点。

(2) 新生儿产生的免疫球蛋白：IgM发育最快，男孩于3岁时、女孩于6岁时达到成人血清水平。新生儿自身合成的IgG比IgM慢。IgG随年龄增长而逐渐上升，IgG上升速度在2岁内很慢，因此在此年龄阶段易于受有多糖的细菌感染。IgA发育最迟，要到青春后期或成人期才达到成人水平。

3. T细胞及其分泌的细胞因子　由于缺乏抗原刺激，细胞毒性T细胞功能不足，细胞毒性因子TNF和粒细胞-巨噬细胞集落刺激因子(GM-CSF)为成人的50%。T细胞辅助B细胞产生免疫球蛋白和活化吞噬细胞的能力受限。新生儿TH2细胞功能较TH1细胞占优势。

4. 其他免疫功能　新生儿自然杀伤(NK)细胞活性在刚出生时非常低，生后1～5个月时达到成人水平。抗体依赖性细胞毒性细胞(ADCC)功能仅为成人的50%，于1岁时达成人水平。新生儿补体经典途径(CH50)和C3、C4、C5活性为成人的50%～60%，B因子和备解素仅分别为成人的35%～60%和35%～70%，于生后3～6个月达到成人水平。新生儿血浆纤维蛋白浓度仅为成人的1/3～1/2。未成熟儿血浆甘露糖结合蛋白水平较成人为低，生后10～20周达到足月新生儿水平。

二、预防接种管理

预防接种是计划免疫的主要部分。为了预防、控制传染病的发生、流行，加强对疫苗流通和预防接种的管理，保障人体健康和公共卫生，2005年国家颁布了《疫苗流通和预防接种管理条例》。

条例要求各级疾病预防控制机构依照各自职责，根据国家免疫规划或者接种方案，开展与预防接种相关的宣传、培训、技术指导、监测、评价、流行病学调查、应急处置等工作，并依照国务院卫生主管部门的规定做好记录。

1. 预防接种单位　预防接种单位应当具备下列条件：

(1) 具有医疗机构执业许可证件。

(2) 具有经过县级人民政府卫生主管部门组织的预防接种专业培训并考核合格的执业医师、执业助理医师、护士或者乡村医生。

(3) 具有符合疫苗储存、运输管理规范的冷藏设施、设备和冷藏保管制度。

(4) 承担预防接种工作的城镇医疗卫生机构，应当设立预防接种门诊。

(5) 接种单位应做到以下几点：①承担责任区域内的预防接种工作，并接受所在地的县级疾病预防控制机构的技术指导。②接收第一类疫苗或者购进第二类疫苗，应当建立并保存真实、完整的接收、购进记录。③应当根据预防接种工作的需要，制定第一类疫苗的需求计划和第二类疫苗的购买计划，并向县级人民政府卫生主管部门和县级疾病预防控制机构报告。④接种疫苗，应当遵守预防接种工作规范、免疫程序、疫苗使用指导原则和接种方案，并在其接种场所的显著位置公示第一类疫苗的品种和接种方法。

2. 预防接种人员　凡参加预防接种的工作人员均需经过培训，要具有高度的责任心、严格的科学态度，掌握免疫程序、制品性质、接种方法、途径和禁忌证以及接种反应的观察、处理方法，以确保预防接种质量。

(1) 医疗卫生人员在实施接种前，应当告知受种者或者其监护人所接种疫苗的品种、作用、禁忌、不良反应以及注意事项，询问受种者的健康状况以及是否有接种禁忌等情况，并如实记录告知和询问情况。受种者或者其监护人应当了解预防接种的相关知识，并如实提供受种者的健康状况和接种禁忌等情况。

(2) 医疗卫生人员应当对符合接种条件的受种者实施接种，并依照国务院卫生主管部门的规定，填写并保存接种记录。

(3) 对于因有接种禁忌而不能接种的受种者，医疗卫生人员应当对受种者或者其监护人提出医学建议。

3. 国家儿童预防接种证制度　疫苗是为了预防、控制传染病的发生、流行，用于人体预防接种的疫苗类预防性生物制品。疫苗分为两类：第一类疫苗，是指政府免费向公民提供，公民应当依照政府的规定受种的疫苗，包括国家免疫规划确定的疫苗，省、自治区、直辖市人民政府在执行国家免疫规划时增加的疫苗，以及县级以上人民政府或者其卫生主管部门组织的应急接种或者群体性预防接种所使用的疫苗；第二类疫苗，是指由公民自费并且自愿受种的其他疫苗。

(1) 在儿童出生后1个月内，其监护人应当到儿童居住地承担预防接种工作的接种单位为其办理预防接种证。接种单位对儿童实施接种时，应当查验预防接种证，并做好记录。

(2) 儿童离开原居住地期间，由现居住地承担预防接种工作的接种单位负责对其实施接种。

(3) 预防接种证的格式由省、自治区、直辖市人民政府卫生主管部门制定。

(4) 儿童入托、入学时，托幼机构、学校应当查验预防接种证，发现未依照国家免疫规划受种的儿童，应当向所在地的县级疾病预防控制机构或者儿童居住地承担预防接种工作的接种单位报告，并配合疾病预防控制机构或者接种单位督促其监护人在儿童入托、入学后及时到接种单位补种。

(5) 接种单位应当按照国家免疫规划对居住在其责任区域内需要接种第一类疫苗的受种者接种，并达到国家免疫规划所要求的接种率。

(6) 疾病预防控制机构应当及时向接种单位分发第一类疫苗。

(7) 受种者或者其监护人要求自费选择接种第一类疫苗的同品种疫苗的，提供服务的接种单位应当告知费用承担、异常反应补偿方式以及其他有关内容。

(8) 接种单位应当依照国务院卫生主管部门的规定对接种情况进行登记，并向所在地的县级人民政府卫生主管部门和县级疾病预防控制机构报告。接种单位在完成国家免疫规划后剩余第一类疫苗的，应当向原疫苗分发单位报告，并说明理由。

(9) 单位接种第一类疫苗不得收取任何费用。接种单位接种第二类疫苗可以收取服务费、接种耗材费，具体收费标准由所在地的省、自治区、直辖市人民政府价格主管部门核定。

(10) 地方人民政府卫生主管部门根据传染病监测和预警信息，为了预防、控制传染病的暴发、流行，需要在本行政区域内部分地区进行群体性预防接种的，应当报经本级人民政府决定，并向省、自治区、直辖市人民政府卫生主管部门备案；需要在省、自治区、直辖市行政区域全部范围内进行群体性预防接种的，应当由省、自治区、直辖市人民政府卫生主管部门报经本级人民政府决定，并向国务院卫生主管部门备案。需要在全国范围或者跨省、自治区、直辖市范围内进行群体性预防接种的，应当由国务院卫生主管部门决定。作出批准决定的人民政府或者国务院卫生主管部门应当组织有关部门做好人员培训、宣传教育、物资调用等工作。任何单位或者个人不得擅自进行群体性预防接种。

(11) 传染病暴发、流行时，县级以上地方人民政府或者其卫生主管部门需要采取应急接种措施的，依照传染病防治法和《突发公共卫生事件应急条例》的规定执行。

(12) 接种第二类疫苗的建议信息应当包含所针对传染病的防治知识、相关的接种方案等内容，但不得涉及具体的疫苗生产企业、疫苗批发企业。

4. 预防接种的实施

(1) 确定接种对象：根据免疫程序的要求，从接种卡中选出本次接种的对象，进行登记，填写预防接种通知单，通知接种对象的家长带领儿童和接种证，按规定的时间，到指定地点进行接种。

在安排接种对象时应严格按照免疫程序，需注意以下几点：①第一次接种的起始月龄不能擅自提前，例如，脊髓灰质炎疫苗必须在婴儿出生后满 2 个月，百白破联合疫苗必须在出生后满 3 个月，麻疹疫苗必须在出生后满 8 个月才能接种；②接种的针次间隔不能缩短，脊髓灰质炎疫苗和百白破联合疫苗 3 针之间的间隔时间不能少于 28 天；③在规定的月龄范围内完成基础免疫。

（2）准备接种器材、疫苗和药品：根据接种人数准备好疫苗和各种消毒的注射用品，如消毒棉球、注射器，安排好接种场地。如一次需要同时接种几种疫苗，需将各种疫苗分别放好，避免接种错误。

（3）现场接种：预防接种前必须对接种对象进行体格检查，要详细询问被接种者的病史（尤其是过敏史），凡有说明书规定的禁忌证者，一律不能接种，以免发生不良后果。需要核查接种证上儿童的姓名、出生日期和接种记录，向家长说明接种疫苗有关知识。接种对象、方法、剂量、次数、间隔时间等应严格按所用制品说明书或上级防疫部门的规定执行。接种人员应严格无菌操作，实行一人一针，卡介苗接种器材必须专用。接种完毕，应及时在接种卡和接种证上正确登记接种日期，向家长交代接种后可能出现的反应和家庭处理方法，并向家长预约下次接种疫苗的种类、时间和地点。接种对象应在现场观察 15～30 分钟，无反应后方可离去。

（4）接种后的工作

①清理核对接种通知单，对未接种的儿童要补发通知，以便进行补种。

②处理疫苗和清理器材：已开启安瓿的未用完疫苗应焚毁处理；未开启安瓿的未用完疫苗放冰箱保存；接种后清洗注射器，以备消毒。

③资料整理和随访，统计疫苗的用量、接种的人数，计算接种率，随访接种对象，了解接种反应。

5. 计划免疫的评价指标

（1）免疫成功率评价指标

①麻疹 HI 抗体或 ELISA 法检测 IgG 抗体阳转率在 85%以上。

②脊髓灰质炎各型中和抗体阳转率在 85%以上。

③卡介苗接种后，PPD 试验阳转率在 80%以上。

④白喉锡克氏试验阴转率在 85%以上，白喉抗毒素单位≥0.01 IU/ml 者的比例在 85%以上。

⑤百日咳凝集效价≥1∶320 者的比例在 75%以上。

⑥破伤风抗毒素单位≥0.01 IU/ml 者的比例在 85%以上。

（2）免疫考核评价指标

①建证（卡）率：某地已建立免疫接种证（卡）人数与该地应建立免疫接种证（卡）人数的百分比。

②证（卡）填写符合率：证（卡）填写符合要求的数目与抽查证（卡）数目的百分比。

③接种率：某疫苗按照规定的免疫程序，符合免疫起始月龄和针次间隔，在 12 月龄内完成的实际接种人数与应接种人数的百分比。应接种人数包括禁忌证人数和外地寄居 3 个月及 3 个月以上的人数，不包括外出 3 个月及 3 个月以上的人数。

④"四苗"覆盖率("四苗"全程接种率):BCG、OPV、DPT、MV 四种疫苗均按照规定的免疫程序,符合起始月龄和针次间隔,在 12 月龄内完成基础免疫接种的人数与应完成基础免疫人数的百分比。

⑤报表报告率:某报表按要求已报告的次数与应报告次数的百分比。

⑥报表及时报告率:某报表按照规定的时限及时报告的次数与应报告次数的百分比。

(3) 免疫监测评价指标

①抗体阳转率:某种疫苗免疫后抗体阳转的人数与检测人数的百分比。抗体阳转指的是免疫前抗体阴性免疫后产生抗体。

②免疫成功率:某种疫苗免疫后免疫成功的人数与检测人数的百分比。免疫成功是指免疫前抗体阴性或有低水平抗体,免疫后抗体阳转或不低于 4 倍增长。

③抗体阳性率:对健康人群进行检测,有某种传染病保护性抗体人数与检测人数的百分比。

④BCG 疤痕率:接种卡介苗后有疤痕人数与调查人数的百分比。

三、计划免疫内容和程序

计划免疫是按照科学的免疫程序,用人工的方法有计划地利用疫苗增强儿童对危害儿童健康的传染病的抵抗能力,达到控制以至最终消除传染病的目的。

世界卫生组织早在 1974 年第 24 届世界卫生大会上就提出"要在 2000 年使人人享有卫生保健"。1978 年,该组织又在第 31 届世界卫生大会上具体地提出,要在 1990 年前对全世界儿童提供有关疾病的免疫预防。到 1981 年 10 月为止,全世界已有 197 个国家开展了这方面的工作。我国从 20 世纪 70 年代中期开始普及儿童计划免疫工作以来,已取得巨大成就。1988 年和 1990 年,我国分别实现了以省和以县为单位儿童免疫接种率达 85%的目标。随着疫苗接种率的提高,麻疹、脊髓灰质炎、百日咳、破伤风和儿童结核的发病已显著减少,所以计划免疫是保护儿童免受上述疾病威胁的好方法。

1. 免疫程序

(1) 计划免疫种类:包括国家计划免疫和非国家计划免疫两种。

国家计划免疫是指儿童从出生开始,按照规定的免疫程序有计划地进行疫苗的初次接种和加强接种,这是建立免疫屏障的重要措施。我国目前的国家计划免疫疫苗包括皮内注射用卡介苗(以下称卡介苗,BCG)、重组乙型肝炎疫苗(以下称乙肝疫苗,HepB)、口服脊髓灰质炎减毒活疫苗(以下称脊灰疫苗,OPV)、吸附百白破联合疫苗(以下称百白破疫苗,DPT)及吸附白喉破伤风联合疫苗(以下称白破疫苗,DT)、麻疹减毒活疫苗(以下称麻疹疫苗,MV),即 5 苗防 7 病,主要预防结核病、脊髓灰质炎、百日咳、白喉、破伤风、麻疹和乙型肝炎。

除了接种国家计划免疫内疫苗外,家长们还应安排给孩子接种非国家计划免疫疫苗即扩大免疫的常用疫苗及新疫苗(如麻腮风、安儿宝、水痘等)和季节性疫苗(如流感、流脑、乙脑等)。目前我国儿童扩大免疫接种的常用疫苗有麻腮风三联疫苗,一针即可预防三种疾病(麻疹、风疹、腮腺炎),与单价疫苗相比,联合疫苗的免疫反应是一样的,其预防效果较好,而且能够减少注射次数,减轻孩子痛苦,降低由不洁针头、注射器引发的传染病。这些儿童扩大计划免疫的常用疫苗都可以在当地医院的预防接种点接种。

(2) 计划免疫程序:见表 2-8。

表 2-8　疫苗接种程序一览表

适合接种年龄	接种疫苗种类		防疾病名称
	制品名称	针次	
出生后 24 小时内	卡介苗（BCG）	基础	结核病
	乙肝疫苗（HepB）	第一针	乙型肝炎
满 1 月	乙肝疫苗（HepB）	第二针	
满 2 月	脊髓灰质炎疫苗（OPV）	第一剂	
满 3 月	脊髓灰质炎疫苗（OPV）	第二剂	小儿麻痹症
	百白破疫苗（DPT）	第一针	百日咳、白喉、破伤风
满 4 月	脊髓灰质炎疫苗（OPV）	第三剂	
	百白破疫苗（DPT）	第二针	
满 5 月	百白破疫苗（DPT）	第三针	
满 6 月	乙肝疫苗（HepB）	第三针	
	流脑	选用	流行性脑膜炎
	流感病毒疫苗	选用	流感
满 8 月	麻疹疫苗（MV）	基础	麻疹
	风疹疫苗（Mumps）	选用	风疹
	腮腺炎疫苗（Rubella）	选用	腮腺炎
	麻腮二联	选用	麻疹、腮腺炎
满 1 岁	乙型脑炎（JBEV）	基础	乙型脑炎
	甲肝疫苗	选用	甲型肝炎
	水痘疫苗	选用	水痘
	麻腮风三联（MMR）	选用	
1.5 岁～2 岁	麻疹疫苗（MV）	加强	
	百白破疫苗（DPT）	加强	
满 2 岁	乙型脑炎（JBEV）	加强	
	肺炎疫苗	选用	肺炎
满 4 岁	脊髓灰质炎疫苗（OPV）	加强	
满 7 岁	白破二联疫苗（DT）	加强	白喉、破伤风

注：选用是指非计划内接种的疫苗，家长可根据需要选择接种。

（3）国家计划免疫疫苗使用规定

①乙脑灭活疫苗注射 4 剂，第 1、2 剂为基础免疫，2 剂次间隔 7～10 天；第 3、4 剂为加强免疫。

②乙脑减毒活疫苗注射 3 剂，第 1 剂为基础免疫；第 2、3 剂为加强免疫。

③A 群流脑疫苗注射 4 剂，第 1、2 剂为基础免疫，2 剂次间隔时间不少于 3 个月；第 3、4 剂次为加强免疫，3 岁时接种第 3 剂，与第 2 剂接种间隔时间不得少于 1 年；6 岁时接种

第 4 剂，与第 3 剂接种间隔时间不得少于 3 年。

④如使用 A+C 群流脑疫苗时，应按照以下原则实施：a. 接种对象为 2 岁以上的人群；b. 已接种过 1 剂 A 群流脑疫苗者，接种 A+C 群流脑疫苗与接种 A 群流脑疫苗的时间间隔不得少于 3 个月；c. 已接种 2 剂或 2 剂以上 A 群流脑疫苗者，接种 A+C 群流脑疫苗与接种 A 群流脑疫苗最后 1 剂的时间间隔不得少于 1 年；d. 按以上原则接种 A+C 群流脑疫苗，3 年内避免重复接种。

(4) 未完成国家计划免疫的 14 岁内儿童应尽早进行补种。补种时掌握以下原则：

①未接种国家免疫规划疫苗的儿童，按照免疫程序进行补种。

②未完成国家免疫规划疫苗免疫程序规定剂次的儿童，只需补种未完成的剂次。

③未完成百白破疫苗免疫程序的儿童，3 月龄～6 岁儿童使用百白破疫苗；7～11 岁儿童使用白破联合疫苗；12 岁以上儿童使用成人及青少年用白破联合疫苗。

④未完成脊灰疫苗免疫程序的儿童，4 岁以下儿童未达到 3 剂次（含强化免疫等），应补种完成 3 剂次。4 岁以上儿童未达到 4 剂次（含强化免疫等），应补种完成 4 剂次。

⑤未完成麻疹疫苗免疫程序的儿童，未达到 2 剂次（含强化免疫等），应补种完成 2 剂次。

(5) 冷链系统：疫苗及其他生物制品的有效成分是蛋白质，或由脂类、多糖和蛋白质组成的复合物，有的还是活的微生物，大多不稳定，受光、热、冻作用后容易引起变性或降解，影响免疫效果，甚至出现不良反应，应在 2～8 ℃冷暗处保存。所以疫苗从生产厂家到各级贮存运输单位以及到接种点的各个环节，都应配备冷链。

冷链（cold chain）是指为保证疫苗从疫苗生产企业到接种单位运转过程中的质量而装备的储存、运输冷藏设施、设备。

冷链系统是在冷链设备的基础上加入管理因素，即人员，管理措施和保障的工作体系。

冷链设备、设施包括冷藏车、疫苗运输工具、冷库、冰箱、疫苗冷藏箱、疫苗冷藏包、冰排及安置设备的房屋等。①县级：普通冷库（包括备用发电机组）、低温冰箱、普通冰箱、温度记录器、疫苗运输车和疫苗冷藏箱、冰排。②乡级：普通冰箱、低温冰箱、冷藏箱、冷藏包、冰排。③接种单位：普通冰箱或/和冷藏包、冰排。④冷链设备的补充与更新：省级卫生行政部门根据卫生部对预防接种工作的要求，本地区的人口、交通、地形地貌、气象情况和预防接种服务形式、运转周期以及疫苗库存标准、疫苗包装规格等情况，进行冷链设备的装备。省级卫生行政部门根据现有冷链设备状况和国家免疫规划的发展等情况，制订 5～10 年的补充，更新计划，会同省级财政部门有计划地对各级冷链设备进行补充与更新。

2. 常用疫苗介绍

(1) 卡介苗（BCG）：目前使用的是冻干皮内注射用卡介苗（bacillus calmette-guerin vaccine，BCG 疫苗），用减毒的结核杆菌制成的活疫苗，用于新生儿及从未接种过卡介苗的儿童。凡患有结核病、急性传染病、肾炎、心脏病、湿疹、免疫缺陷症或其他皮肤病者均不予接种。

接种后可使机体产生细胞免疫应答，用于预防结核病。接种时将冻干疫苗用稀释液充分溶解、混匀（必须在半小时内用完，以防污染）。注射部位在上臂外侧三角肌中部，皮内接种 0.1 ml。接种后 2 周左右，局部可出现红肿浸润，中间逐渐软化形成白色小脓疱，脓疱破溃后结痂，痂脱落后留下小瘢痕。这一过程约持续8～12周。

(2) 脊髓灰质炎疫苗(OPV)：脊髓灰质炎疫苗(poliomyelitis vaccine)为口服活疫苗，用于预防脊髓灰质炎。新生儿从母体获得的预防脊髓灰质炎的免疫抗体，在其体内存留时间很短暂，故婴儿2月龄就应开始免疫接种，共3次，4岁加强一次，每次服1粒，预防小儿麻痹症。发热、急性传染病、免疫缺陷症、接受免疫抑制剂治疗者及孕妇忌服。服用时需用冷开水冲服，切忌用热开水溶化，也不能用饮料、母乳冲服。服疫苗后4小时内停止哺乳，以保证疫苗的免疫效果。口服后一般无不良反应，个别小儿有发热、恶心、呕吐、腹泻和皮疹。一般不需特殊处理，必要时可对症治疗。

(3) 百白破联合疫苗(DPT)：百白破联合疫苗(adsorbed diphtheria tetanusand pertussis combined vaccine)是百日咳疫苗(包括无细胞百日咳疫苗)、白喉和破伤风类毒素制成混合制剂，有全细胞和无细胞两种剂型。婴儿3月龄开始接种，共3针，1.5～2岁加强。用于预防百日咳、白喉和破伤风三种传染病。

接种部位为上臂外侧三角肌或臀部外上方1/4处，肌内注射。约有1/3的接种者在接种后会出现红、肿、疼痛或发痒、注射部位有硬结、同侧腋下淋巴结肿大等局部反应。这些反应属于正常反应，一般不需要处理，2～3天内消失。严重不良反应非常少见，个别小儿会出现异常反应，如高热、惊厥、抽搐等神经症状，有的则可出现过敏反应(如皮疹、湿疹等)。出现异常反应时，应做紧急处理，并转送到医院进一步检查和处理。第1次接种后，体温超过40 ℃并有异常反应，应停止第2、3次接种；如体温超过39 ℃，可口服退热剂，第2、3次接种时不再增加剂量。有惊厥、癫痫、神经系统疾病、脑损伤和有过敏性疾病者禁用。

(4) 麻疹减毒活疫苗(MV)：麻疹减毒活疫苗(measles vaccine, live)系用麻疹病毒减毒株接种于鸡胚细胞培养收获病毒液后冻干制成。婴儿8月龄接种一针，1.5～2岁、6岁各加强一针。用于预防麻疹。发热、结核病活动期、其他疾病的急性期、活动期和恢复期均应暂缓接种。已患过麻疹的小儿不需再接种麻疹疫苗。

接种麻疹疫苗前后1个月内不能注射被动免疫制剂。接种部位在上臂外侧三角肌附着处，皮下注射。接种麻疹后的反应轻微，注射后局部一般无反应，仅有少数小儿在接种后6～10天出现发热，体温不超过38.5 ℃，同时在胸、腹、背部还可出现分布稀疏的皮疹，有时不被发现，持续1～2天即消失，没有脱屑，皮肤上也无褐色沉着。这些反应均不需要处理。

(5) 乙肝疫苗(HBV)：目前使用的基因工程乙肝疫苗(recombinant hepatitis B vaccine)分为乙肝基因工程(CHO)疫苗和重组酵母基因乙肝疫苗两种，用于预防乙型肝炎。

新生儿出生后24小时内第1次接种5～10μg，在生后1个月和6个月时再各接种1次，完成基础免疫，在4岁时再加强1次。如果母亲乙肝病毒表面抗原和乙肝病毒e抗原均为阳性，在新生儿出生后12小时内，先肌注乙肝免疫球蛋白(human hepatitis B immunoglobulin, HBIG)100 U/ml，生后1个月时再注射1次，在新生儿出生后2、3、6个月时再各接种1次乙肝疫苗。接种部位在上臂三角肌，肌内注射。不可与卡介苗接种在同一部位。乙肝疫苗非常安全，接种后仅有少数小儿在注射部位出现轻微的红肿和疼痛，偶有低热，一般不需要处理。

(6) 乙型脑炎疫苗：乙型脑炎疫苗分为乙脑灭活疫苗(inactivated japanese encephalitis vaccine)和乙脑减毒活疫苗两种。小儿自出生后1岁开始接种，初次接种需间隔7天，接种2次，完成基础免疫。在2岁、7岁时再各加强一次。用于预防乙型脑炎。

接种部位在上臂外侧三角肌下缘，皮下注射。有发热、急性疾病、严重慢性疾病、神经系统疾病及对生物制品有过敏史者不可注射。疫苗接种后偶有一过性发热，一般不需要特殊处理，如发热过高或持续时间长应对症处理。

(7) 流脑多糖疫苗：脑膜炎球菌多糖疫苗有A群（meningococcal polysaccharide vaccine group A）和A+C群两种疫苗，接种后可使机体产生特异性抗体，用于预防脑膜炎球菌引起的流行性脑脊髓膜炎（简称流脑）。儿童6～18月龄初免接种使用两针A群疫苗，间隔3个月，3岁、6岁加强接种使用A+C群疫苗，接种应于流脑流行季节前完成。在遇有流行的情况下，可扩大年龄进行应急接种。接种部位在上臂外侧三角肌下缘，皮下注射。有癫痫、脑部疾患、肾脏病、心脏病、活动性结核、急性传染病、发热及有过敏史者不得接种。流脑疫苗接种后反应轻微，偶有短暂低热，局部稍有压痛感，可自行缓解。

(8) 风疹减毒活疫苗：风疹减毒活疫苗（rubella vaccine, live）具有良好的免疫原性，接种后抗体阳转率在95%～100%。儿童1岁初免，7岁或12岁加强接种。用于预防风疹。有MR联合疫苗、MMR联合疫苗。接种对象为1岁以上的小儿，对14～18岁少女还应再接种一次风疹疫苗。因孕妇感染风疹病毒后可引起流产、死产和先天性风疹综合征，因此，育龄妇女也是接种对象，接种后3个月内应避免怀孕。有过敏史或免疫功能低下者不能接种。接种部位在上臂外侧三角肌附着处，皮下注射。95%的接种者可产生保护性抗体，抗体能维持7年。

接种后局部无反应，少数人在接种后1～2周出现发热或淋巴结肿大，持续1～2天，少数儿童出现关节痛，可持续几天至几周。接种疫苗后的关节问题更多见于成人，尤其是女性。

(9) 麻腮风联合疫苗（MMR疫苗）：腮腺炎减毒活疫苗、麻疹疫苗、风疹疫苗常常联合制成麻腮风联合疫苗（MMR疫苗），应使用于8月龄以上儿童，以及未妊娠的青春期妇女和成年妇女进行接种。用于预防流行性腮腺炎、麻疹和风疹。

MMR疫苗通常接种2次，12～15个月的幼儿接种第1针，4～6岁接种第2针，患有严重疾病、急慢性感染、发热或有过敏史者不得接种，孕妇禁用。接种部位在上臂外侧三角肌下缘处，皮下注射。接种后局部一般无反应，少数人可有皮疹或发热，一般不超过3天，不需处理。

(10) 水痘减毒活疫苗：水痘减毒活疫苗（varicella vaccine, live）用于预防儿童水痘和成人带状疱疹。接种对象为12月龄以上健康未感染水痘-带状疱疹病毒的易感者。接种部位在上臂外侧三角肌附着处，皮下注射，必须单独注射。接种后抗体阳性率达98.6%。疫苗接种后，注射部位会出现轻微和暂时性的反应，如疼痛或不适、红肿，偶有发热，个别儿童接种后3周内出现少量水疱、丘疹，属正常现象。

3. 预防接种的禁忌证

(1) 一般禁忌证：有以下情况者各种生物制剂均暂时或终生不能接种：

①发热患者；

②急性传染病患者及其恢复期的1个月以内者；

③有急性传染病接触史而未过检疫期者；

④患心脏病、肾脏病、活动性肺结核等严重的慢性器质性疾病者；

⑤患癔病、癫痫及脑发育不全等严重慢性中枢神经系统疾病者；

⑥免疫缺陷病或接受免疫抑制剂治疗的病人；

⑦有哮喘、荨麻疹等明确过敏史或变态反应性疾病者；

⑧较重的急性营养不良、佝偻病或贫血患儿以及早产儿、出生体重低于 2 500 g 等发育差或身体素质差的小儿。

(2) 特殊禁忌证：小儿有下列某种情况时暂时或终生不能接种相应的生物制剂：

①有惊厥或脑发育不全者禁止接种百白破混合制剂；

②严重皮炎、牛皮癣、湿疹、化脓性皮肤病以及“OT”(旧结核菌素)或“PPD”(结核菌素纯蛋白衍化物)试验阳性者不种或暂缓接种卡介苗；

③腹泻者暂不服脊髓灰质炎疫苗(小儿麻痹症糖丸)；

④已患麻疹者不接种麻疹活疫苗；

⑤乙型肝炎患者禁种乙肝疫苗；乙肝病毒携带者一般不再接种乙肝疫苗。

⑥有中枢神经系统疾病者禁种乙脑疫苗和流脑菌苗。

⑦HIV 感染儿童或 HIV 阳性母亲所生的新生儿在尚未除外 HIV 感染的情况下，均不宜使用减毒活疫苗(卡介苗和脊髓灰质炎)，也不推荐使用水痘及轮状病毒疫苗，但其他疫苗一般可按照正常预防接种程序接种。一旦除外 HIV 感染应及时补种尚未接种的疫苗，完成婴儿时期的基础免疫。

4. 预防接种反应及其处理　生物制品对人体来说，都是异种物质，人体经接种后，在局部甚至全身可引起一系列的生理病理反应。这些反应进行过程中所表现出来的临床表现，通称为预防接种反应。这种反应的表现形式和强度不一，发生反应的原因和性质也各不相同，因此，接种人员对接种所引起的各种反应，必须有足够的认识，分清一般反应与异常反应、非特异性反应与特异性反应。对异常反应要做好预防，一旦发生要认真对待，及时处理和上报，防止发生严重不良影响。

(1) 预防接种反应发生的原因

①生物制品的质量：包括制造疫(菌)苗的菌(毒)株、纯度与均匀度问题，污染杂菌和致病菌，以及其他生产工艺中存在的问题。质量不好的制品可以引起加重反应。但制品生产国家都有严格检定制度，目前使用的各类制品一般都是安全可靠的，反应都是很轻微的，反应持续时间也较为短暂。如果由于制品原因引起的反应，则一旦发生人数较多，且常出现在使用某些批号制品或某次接种人群中时，要特别注意记录每次接种制品的批号，以便及时发现这类原因。

②生物制品使用：包括接种对象不当(含未严格掌握禁忌证等)，接种途径错误，接种剂量过大、部位不正确，接种前未检查或未摇匀制品，消毒不严或错种等。

③个体的因素：如过敏体质、免疫功能不全、精神体质因素等，如给过敏体质的人注射某些制品(特别是免疫血清)，易引起过敏性休克、血清病；给免疫缺陷患者(如淋巴组织发育不全、丙种球蛋白缺乏症等)接种活疫(菌)苗，易扩散引起全身感染；给精神体质的人接种，可引起晕厥、休克、癫痫发作等。

(2) 预防接种反应处理：预防接种反应类型，根据反应性质和发生的原因不同，可分为一般反应、加重反应、异常反应。

①一般反应：指在免疫接种后发生的，由疫苗本身所固有的特性引起的，对机体只会造成一过性生理功能障碍的反应，主要有发热和局部红肿，同时可能伴有全身不适、倦怠、

食欲不振、乏力等综合症状。

这种反应由生物制品本身特性所引起，其性质和强度随制品的不同而不同，如接种活疫(菌)苗，实际上是一次轻的人工感染。有些死疫(菌)苗还保留着某种程度的毒性。以伤寒、副伤寒菌苗为例，在制造时不可避免地含有“O”抗原，或称内毒素脂多糖，以致接种后有相当部分接种者可发生局部红肿和全身发热反应。一般反应可分为局部和全身反应两种；局部反应一般在接种后 24 小时左右，接种部位发生红肿、热、痛现象，如局部红肿硬块直径超过 5 cm 者称强反应，强反应可同时引起局部淋巴结肿痛，大都持续 3～5 天；全身反应主要表现为发热，体温在 38.6 ℃以上为强反应。除体温上升外，有时还有头痛、寒战、恶心、呕吐、腹痛、腹泻等症状，持续 1～3 天。

一般反应可不作任何处理，经适当休息第二天就可恢复正常。对少数较重者，局部可作热敷，但卡介苗接种后局部严禁热敷。全身症状可对症治疗，高热、头痛应休息并给予复方阿司匹林等解热镇痛药物等。

②加重反应：指反应的性质与一般反应相同，但程度较重，或发生反应的人数超过正常比例。一般认为，如果强反应的发生比例达 5%以上，就称为加重反应。引起加重反应的原因主要有以下几个：

一是由于被接种者的生理或病理的因素，如接种后进行剧烈的运动或劳动、饮酒、熬夜以及病后尚未完全恢复的人、糖尿病患者、妇女月经期接种等都可使反应加重。

二是由于接种不当引起的，如接种类毒素或吸附制品时，皮下注射过浅，易在局部形成硬结，长时间不能消散；或者在注射吸附制品时，未将制品摇匀，也可加重反应。

三是制品在制造过程中的问题，如菌株的毒力不稳定或毒性较大，生产原料质量不好或加入的化学药品(如防腐剂、吸附剂)不纯，培养物污染杂菌虽经处理但可增加毒性，或制品中含有过多的菌团(如卡介苗)或含菌数多寡不均等。

加重反应与一般反应处理原则相同。

③异常反应：这是接种制品后仅在个别人中发生的一种合并症，而同一批制品同样接种的绝大多数人并无异常表现。这些反应的发生者与个体体质有关。反应往往比较严重，如不及时治疗，可能引起不良后果。主要的异常反应有：

a. 晕厥(俗称晕针)：多见于儿童和体弱妇女，常与空腹、疲劳、精神紧张或恐惧有关。它是受刺激后引起反射性周围血管扩张而致的一时性脑缺血。其表现在接种进行中或疫苗接种后数分钟突然发生晕厥。轻者有心慌、虚弱感、胃不适或轻度恶心、手足发麻等，一般短时间内休息可恢复正常；重者脸色苍白、心跳加速、恶心、出汗、手足冰凉；严重者可突然失去知觉，呼吸减慢。晕厥一旦发生，应立刻使病人平卧、头放低、保持安静，给予热糖水喝，一般不需要特殊处理，短时内即可恢复。

b. 过敏性并发症：包括过敏性休克、过敏性皮疹、血管神经性水肿、血清病等，其中以过敏性休克最为危急，起病越急，反应越重。常在接种后几分钟至 20 分钟内发生，临床表现为烦躁不安、呼吸困难、面色苍白、四肢冰冷、出冷汗等，重者可神志不清，大小便失禁，脉搏快速而微弱以至摸不出。重者需立即抢救，让患者平卧、头位放低，注意保暖，并立即皮下或静脉注射 1∶1 000 肾上腺素 0.5～1.0 ml，必要时可重复注射；如血压继续下降收缩压在 80 mmHg 以下，甚至测不出，脉压差少，可用间羟胺、氢化可的松加入葡萄糖盐水中静脉滴注等。

其他合并症，较常见的有过敏性麻疹，一般在接种后几小时至几天内出现，但接种活疫苗（脊髓灰质炎活疫苗）并发皮疹者多在接种后1～2星期之间出现，皮疹多种多样以荨麻疹最为常见，其预后良好。经服用抗过敏药物（扑尔敏等）后即可治愈。

c. 神经系统合并症：脑脊髓炎是在接种含有脑组织的疫苗后，在极个别人中发生的变态反应性疾病。典型的病程经过7～10天的潜伏期，突然发病，开始是手足麻木，四肢酸痛无力，感觉迟钝，而后出现上行性麻痹等；有时有发热和脑症状，病程发展很快，需尽快送医院治疗。

d. 偶合其他疾病：偶合其他疾病是指接种时接种对象正处于某一种疾病的潜伏期（前驱期）未被发现，接种后却偶然巧合发生某种疾病，即称为偶合疾病。它与预防接种无关。如在脊髓灰质炎潜伏期中，服脊髓灰质炎活疫苗后发生麻痹等。

④接种事故：接种事故的发生主要有以下几方面：

a. 由于接种对象选择不当，未注意禁忌证，如给成人接种白喉类毒素，可以引起严重反应（因多数成人为白喉类杆菌菌体蛋白所致敏）；给高血压病人接种伤寒、副伤寒三联菌苗后，可以使病情加重等。

b. 由于接种部位、剂量和途径的错误引起。如将皮内注射用卡介苗注入皮下，可造成严重化脓溃疡；将伤寒、副伤寒三联菌苗注入皮下过深达到肌肉层，甚至注入血管，可以引起高热，注射剂量超过一定限度，抗体产生慢或抑制抗体产生，可以出现免疫麻痹。

c. 由于无菌操作不严或因注射用具消毒不彻底可以引起感染化脓，甚或导致菌血症。因此须加强接种人员的工作责任心，严格执行各项制度，才可避免事故的发生。

（3）其他注意事项

①儿童空腹饥饿时不宜打预防针，以免发生低血糖等严重反应。

②儿童生病时不能打预防针。

③打过预防针后，最好在接种场所休息15～30分钟，接种后如出现高热或其他接种反应，要及时诊治。

④打针后暂时不要洗澡，尤其是打针当天不能给婴儿洗澡，以防打针部位发生感染。

⑤打针后2～3天内避免剧烈活动。

⑥注意注射部位的清洁卫生。

（范群）

第五节 各年龄期儿童保健

一、胎儿期

（一）解剖生理特点

从精子和卵子结合到小儿出生称为胎儿期。在受精后第8周末各器官的原基均已形成，胚胎初具人型，故怀胎最初8周为胚胎期。胚胎期是机体各器官原基分化的关键时期，各种不利因素可影响胎儿各器官的正常分化，从而造成流产或各种畸形，因此孕期保健必须从妊娠早期开始。从第 9 周起到出生为胎儿期，以组织与器官的迅速生长和功能渐趋成熟为其主要特点。胎龄满 37 周后出生的小儿为足月儿。临床上将整个妊娠过程分为 3 个时期：①妊娠早期：从形成受精卵至不满 12 周，胎儿在此期末基本形成，并可分辨出外生殖器。②妊娠中期：自 13 周至未满 28 周，胎儿各器官在此期内迅速成长，功能逐渐成熟。胎龄 28 周时体重约有 1 000 g，此时肺泡结构基本完善，已具有气体交换的功能，故常以妊娠 28 周定为胎儿有无生存能力的界限。③妊娠晚期：自满 28 周至婴儿出生，此期胎儿以肌肉发育和脂肪积累为主，体重迅速增加。由于胎盘和脐带的异常或其他因素引起的各种感染、胎儿缺氧、理化因素刺激，或孕妇营养不良、吸烟酗酒、吸毒、心理创伤等不利因素均可使胎儿生长发育障碍，并导致死胎、流产、早产或先天畸形等严重后果，因此必须加强孕期保健和胎儿保健。

（二）保健工作重点

1. 预防遗传性疾病和孕期感染　禁止近亲结婚，以减少遗传性疾病的可能；有遗传性疾病家族史者婚前应进行遗传病咨询，以决定婚后是否可以生育；如已怀孕，可通过产前诊断以决定是否保留胎儿。孕期预防各种感染很重要，特别在妊娠早期如感染风疹病毒、巨细胞病毒等可影响胎儿的生长发育，引起流产或畸形，其他病毒感染如流行性感冒、流行性腮腺炎等也可影响胎儿正常发育，故孕妇应尽可能避免接触这类病人，避免去人多、空气浑浊的场所，以降低孕期病毒感染的机会。

2. 避免接触射线、强磁场　射线对胎儿的神经系统、眼部及骨骼系统等有致畸作用，甚至导致死亡，故妇女一旦怀孕，应尽量避免接触各种射线，尤其在妊娠早期禁止 X 线照射，以免伤害胎儿。孕妇的工作环境应远离强磁场，以免影响胎儿的正常发育。

3. 避免化学物质的污染　烟、酒、铅、汞、苯、有机磷农药等化学物质可使孕妇急、慢性中毒，引起胎儿生长发育障碍、畸形。因此，孕妇应避免接触各类有毒化学物质，不吸烟、不饮酒。家属也应戒烟，以免孕妇被动吸烟。

4. 及时治疗慢性病　孕妇健康状况对胎儿影响极大，患有心、肝、肾疾病以及糖尿病、甲状腺功能亢进或低下、结核病等慢性疾病的育龄妇女应在自己身体状态良好时孕育胎儿，以免妊娠会加重原有的疾病，并使胎儿发育不良。高危产妇应定期做产前检查，必要时终止妊娠。

5. 慎用药物　有些药物及其代谢产物可通过胎盘进入胎儿体内，引起中毒而影响胎儿的正常生长发育。此类药物有链霉素、卡那霉素、皮质激素、抗癫痫药物、免疫抑制剂等。

6. 保证充足、均衡的营养　胎儿生长发育所需要的营养物质完全依赖孕妇供给，孕妇长期营养缺乏会影响胎儿的生长发育，并导致营养不良。胎儿最后三个月内生长发育速度加快，对营养物质的需求量也相应增加，因此孕妇妊娠后期更应加强营养，注意膳食搭配，保证各种营养物质的摄入，尤其是铁、锌、钙、维生素 D 等营养素的补充，以预防先天性佝偻病、缺铁性贫血等疾病。

7. 给予孕妇良好的生活环境　保证孕妇休息充足，心情愉快，生活规律，注意劳逸结合，减少精神负担，以避免妊娠期发生并发症，预防流产、早产的发生。

二、新生儿期

（一）解剖生理特点

自出生后脐带结扎起到刚满28天为止称为新生儿期。出生不满7天的阶段称新生儿早期。新生儿体温调节中枢发育不完善，在低温环境下易导致体温不升、硬肿症；呼吸中枢发育不成熟，呼吸肌弱，呼吸表浅，节律不规则；心率快，波动范围大，120～140次/分，有的新生儿生后1～2天心前区可听到杂音；胃呈横位，贲门括约肌松弛，幽门括约肌发达，容易发生呕吐、溢奶；皮肤娇嫩，易受损伤引起感染；皮肤屏障功能差，体液免疫及细胞免疫均低下，容易发生各种感染。新生儿期是婴儿生后适应外界环境的阶段，此时小儿开始独立生活，内外环境发生了剧烈变化，由于其生理调节和适应能力还不够成熟，因此发病率高，死亡率也高（约占婴儿死亡率的1/2～2/3），尤其以生后第1周死亡率最高。围生期指胎龄满28周（体重≥1 000 g）至生后7足天。这一时期包括了胎儿晚期、分娩过程和新生儿早期，是小儿经历巨大变化、生命遭受最大危险的时期。围生期死亡率是衡量一个国家或地区的产科和新生儿科质量乃至该地区卫生水平的一项重要指标。

（二）保健工作重点

1. 注意保暖，保持正常体温　新生儿房间应阳光充足，空气流通，温湿度适宜。有条件者室内温度应保持在22～24 ℃，湿度55%～65%。应将新生儿的体温维持在36～37 ℃。冬季环境温度过低可使新生儿体温不升，影响代谢和血液循环，甚至发生寒冷损伤综合征，所以新生儿在寒冷季节要特别注意保暖。保健人员访视时应指导家长合理使用热水袋或代用品保暖，防止烫伤。夏季若环境温度过高、衣着过厚或包裹过严，可引起新生儿体温上升。因此，应随着气温的变化，调节环境温度，增减衣被、包裹。

2. 合理喂养　母乳是新生儿的最佳食品，应宣传母乳喂养的优点，鼓励和支持母乳喂养，教授哺乳的方法和技巧。若母乳充足，新生儿哺乳后入睡安静，大小便正常，体重增长正常。吸吮力弱者可将母乳挤出，用滴管哺喂，一次量不宜过大，以免吸入气管。食后应抱起新生儿轻拍背部，嗝出空气，取右侧卧位，床头略抬高，避免溢奶引起窒息。如无母乳或母乳不足者，则指导采取科学的人工喂养方法。

3. 日常护理　新生儿皮肤娇嫩，且新陈代谢旺盛，应每日沐浴，水温以略高于体温为宜，可用中性的婴儿沐浴露或肥皂；介绍正确的眼睛、鼻腔、口腔黏膜、外耳道、臀部和脐部的护理方法。衣服应柔软、宽松、吸湿性好；尿布以浅色为宜，便于观察大小便的颜色，且应勤换勤洗，保持臀部皮肤清洁干燥，以防红臀。新生儿包裹应松紧适度，以免影响小儿血液循环。

4. 预防疾病和意外　定时开窗通风，保持室内空气清新。新生儿的所有用品应单独使用，并加强消毒。对新生儿进行护理前应洗手。家人患感冒时应尽量减少接触新生儿，或戴口罩后再接触新生儿。减少亲友探视和亲吻新生儿。凡患有皮肤病、呼吸道和消化道感染及其他传染病者，不能接触新生儿，避免交叉感染。新生儿出生两周后应口服维生素D，预防佝偻病的发生。按时接种卡介苗和乙肝疫苗。

5. 早期教养　新生儿已具有视、听、触觉功能，可通过反复的训练，建立各种条件反射，以促进新生儿智能的发育。家长应经常拥抱和抚摸新生儿，对新生儿说话和唱歌，以促进父母与新生儿的情感连接，建立和培养亲子感情，促进新生儿智力、心理的发育。

6. 防止意外　置新生儿于安全的环境，防止因包被蒙头过严、哺乳姿势不当、乳房堵塞新生儿口鼻等造成新生儿窒息。

（三）新生儿访视内容和方法

1. 访视对象　母亲在本地区进行产后休养的所有新生儿均为访视对象。

2. 访视时间和次数　一般应访视 3～4 次。各次访视时间一般如下：

（1）住院分娩者：出院后第 2～3 天、14 天、28 天；

（2）在家分娩者：生后第 2 天、7 天、14 天和 28 天。

（3）对高危新生儿或在访视中发现有异常情况的新生儿应增加访视次数，加强管理，直至恢复正常方可转入正常管理。

3. 访视方式　通常由所辖地区（地段）的妇幼保健人员进行新生儿访视，并常与产妇的产后访视结合起来进行。

4. 访视方法和内容　每次访视一般经过询问、检查和指导几个环节，访视内容均有不同的侧重点。

（1）初访：初访（第一次访视）的重点是进行全面的询问、检查和指导，并及时发现高危新生儿。同时，要注意新生儿的各种特殊生理状态，如生理性体重下降、生理性黄疸、乳腺增大、假月经等。

①询问：询问新生儿母亲或照看人，了解新生儿出生时体重、身长、头围、孕周、分娩方式、是否有产时窒息等出生情况，尤其要注意是否存在新生儿高危因素；新生儿卡介苗、乙肝疫苗等预防接种情况；新生儿疾病筛查情况；新生儿喂养、大小便、睡眠、哭声等生活情况；母亲睡眠、饮食、哺乳等情况。

②观察：一要观察新生儿居室的清洁卫生、室内温度、湿度、通风状况等生活环境情况。二要观察新生儿衣着、尿布及被褥等是否适宜。

③检查：首先要观察新生儿精神、食欲、睡眠、反应等一般情况；二要进行体格测量（主要测量体重，有条件者可测量身长和头围）和体温测量；三要进行全面体格检查，应从新生儿的头部、口腔、颈部、胸部、腹部、会阴、肛门到四肢、皮肤等进行检查，检查时应特别注意皮肤黏膜黄疸情况，安静时每分钟呼吸次数，脐部有无分泌物或感染，颈、腋、腹股沟及臀部等处有无皮肤糜烂，心脏等身体各部位有无畸形，主要神经反射及四肢活动等情况。

④指导：指导是新生儿访视的重要内容，包括以下指导内容：

a. 保暖：新生儿居室温度要适宜，避免过热或过冷。室温过低可导致寒冷损伤，室温过高又可导致高体温而引起猝死。正常足月新生儿初生 24 小时内居室温度以 22～24 ℃为宜，24 小时以后以 20～22 ℃为宜，可利用空调、取暖器等调节室温。在利用空调、取暖器等调节室温时，要保持适宜的空气湿度，合适的居室湿度为 50%左右，可在室内放一盆水或在炉子上加一壶水以适当增加室内湿度。在使用取暖器、暖水瓶等取暖时，还要防止烫伤。此外，新生儿衣着及被褥厚薄要适当，禁止打“蜡烛包”。

b. 喂养：提倡母乳喂养，做到母婴同室，按需哺乳，不要轻易放弃母乳喂养，不要随意添加辅助食品。尤其是在新生儿出现生理性体重下降时，决不可轻易补充母乳代用品，以免母乳喂养失败。当母乳确实不足时，应合理指导喂养方法进行混合喂养或人工喂养。

c. 护理：包括新生儿的皮肤护理、脐部护理指导；新生儿居室卫生指导；母亲营养指导；纠正不良的风俗习惯，避免用脏布擦口腔、用针挑马牙、挤新生儿生理性肿大的乳房、吸安慰橡皮奶头等。

d. 疾病防治指导：按规定进行乙肝疫苗、卡介苗的接种。发现有鹅口疮、皮肤感染、脐部感染等应及时给予指导处理。

(2) 半月访：半月访一般在生后 14 天左右进行，这也是对大多数住院分娩新生儿进行的第二次访视。访视重点为：

①了解初访时发现的异常情况是否已恢复正常或得到矫治。

②观察脐带脱落情况，注意脐部有无感染；查看黄疸消退情况，如出现黄疸逐渐加重等异常情况应作进一步诊治。

③测量体重，了解体重恢复情况，如仍未恢复到出生时体重，应查找原因，予以妥善处理。

④测量体温，如体温过低，应注意指导保暖。如体温过高，应及时查找原因并给予治疗。

⑤指导母亲预防小儿佝偻病的方法。足月产正常新生儿一般从生后半个月起可逐步开始晒太阳和进行户外活动，晒太阳时间根据小儿耐受情况从每次 3～5 分钟逐步延长至 15～30 分钟，次数从每天 1 次逐步增加至 2～4 次，晒太阳和进行户外活动时要观察小儿的反应，如有不适反应要暂时停止并及时处理。新生儿一般从生后半个月起，在医生指导下开始服用伊可新等维生素 D 制剂以预防小儿佝偻病，维生素 D 每天预防量为 400～800 IU(相当于每天 1 颗伊可新)。

⑥继续指导母乳喂养。

(3) 满月访：在新生儿满 28 天时进行最后一次访视，即满月访。满月访访视重点为：

①测量体重：将所测体重与出生体重比较，若增长值(即满月增磅数值)不足 600 g，应纳入体弱儿中按体弱儿管理要求进行管理，积极查找原因，采取相应干预措施。

②进行全面体格检查。

③指导：可开始指导家长使用小儿生长发育图对小儿进行生长监测，帮助家长纵向观察小儿体重增长情况。继续指导户外活动及伊可新等维生素 D 制剂服用方法以预防佝偻病的发生，如在夏秋季节小儿平均每天晒太阳在 2 小时以上则可暂时不服维生素 D 制剂，但如果晒太阳不足则即使在夏天也要每天服用伊可新等维生素 D 制剂；至于预防佝偻病时是否需要补充钙剂，主要根据小儿饮食来定，如果母乳充足或者小儿喝牛奶或奶粉较多则食物中的钙一般是够的，一般不必另外补充钙剂。宣传预防接种的基础免疫程序，按时进行各种疫苗的接种。告之家长在小儿生后 42 天或 3 个月时将小儿转入儿童保健系统管理，进行定期健康检查。

每次访视后，均应将访视结果记录在新生儿访视卡上。对已访视结束的新生儿访视卡要按规定进行主要项目的统计分析和上报。统计分析的主要项目有：新生儿访视人数和新生儿访视率、各种疾病的发生率、满月增磅率等。

三、婴儿期

(一) 解剖生理特点

从出生到满 1 周岁以前为婴儿期。这阶段小儿以乳汁为主要食品，故又称为乳儿期。这是小儿出生后生长发育最迅速的时期，身长在一年中增加 50%，体重增加 2 倍；生后 4～

6 个月开始萌牙，到 1 岁末，乳牙有 6～8 颗；脑发育也很快，头围由刚出生时的 33～34 cm 增长到 46 cm，脑重达 900 g，为成人脑重的 60%。运动功能有了较快的发展，3 个月时已能抬头，6 个月能独坐，7 个月会翻身，8 个月能扶站片刻，9 个月能爬行，11 个月能独自站立片刻，到 1 周岁时已开始学走。1 周岁的婴儿已能主动接触周围事物，并能听懂一些话和有意识地发几个音。由于生长迅速，小儿对营养素和能量的需要量相对较大，但由于其消化吸收功能尚不够完善，因此容易发生消化紊乱和营养不良；6 个月后因由母体获得的免疫力逐渐消失，故易患感染性疾病。

（二）保健工作重点

1. 进行合理喂养　4～6 个月以内婴儿提倡母乳喂养。4 个月以上婴儿可以添加辅食，使其适应多种食物，减少挑食、偏食的发生；辅食添加应遵循从少到多、从稀到稠、从细到粗、从一种到多种的顺序和原则。家长在为婴儿添加辅食的过程中要注意观察婴儿的粪便，及时判断辅食添加是否恰当。婴儿 10～12 个月可根据具体情况指导断奶。断奶应采用渐进的方式，如遇夏季炎热或婴儿疾病时应延迟断奶，一般不超过 1 岁半。断奶期间，婴儿可能出现烦躁不安、易怒、失眠、哭闹等，需要家长给予特别的关心和爱护。

2. 做好日常护理

(1) 清洁卫生：保持皮肤清洁，每日早晚给婴儿洗脸、洗脚和臀部，勤换衣裤，保持会阴皮肤清洁、干爽。有条件者可每日沐浴，不仅可保持婴儿清洁，还为婴儿提供了嬉戏和运动的机会；浴后，要注意揩干皮肤皱褶处，如颈、腋、腹股沟等部位的水分，并敷少许爽身粉。婴儿头部前囟处的鳞状污垢或痂皮不可强行剥落，以免引起皮肤破损和出血。可先涂油，数小时后用肥皂和热水洗净。在哺乳或进食后可喂少量温开水清洁口腔。

(2) 衣着：应按季节和气温为婴儿增减衣服和被褥，冬季不宜穿得过多、过厚，以免影响四肢血液循环和活动，以婴儿双足温暖为适度。婴儿衣着应简单、宽松、柔软而少接缝，以棉布类为主。衣服上不宜用纽扣，而宜用带子，以免婴儿误食或误吸；最好穿连衣裤或背带裤，不用松紧腰裤，以免影响胸廓发育。

(3) 睡眠：充足的睡眠能保证婴儿正常的生长发育。为保证充足的睡眠，应当尽早培养婴儿良好的睡眠习惯。2 个月之内的婴儿尚未建立昼夜生活节律，胃容量较小，可夜间哺乳 1～2 次，注意不应含奶头入睡；3～4 月后的婴儿逐渐停止夜间哺乳。睡前应保持婴儿身体清洁、干爽和舒适，避免过度兴奋。各种卧姿均可，俯卧位时应注意避免被褥堵塞口、鼻，长期侧卧时要注意两侧经常更换，以免使面部或头部变形。应为婴儿固定睡眠场所和睡眠时间，可播放固定的乐曲催眠，不拍、不抱、不摇。睡眠习惯养成后，要长期坚持。

(4) 牙齿：4～10 个月乳牙开始萌出，婴儿可出现流涎、咬东西、吮手指、烦躁、低热等现象，可指导家长用软布清洁齿龈和乳牙，并为较大婴儿提供一些较硬的饼干、烤馒头片或面包片等食物咀嚼，使其感到舒适。

(5) 户外活动：为增强体质，预防佝偻病的发生，家长应每日带婴儿进行适当的户外活动，呼吸新鲜空气和晒太阳。冬天注意保暖，夏天可在树阴下活动，以免皮肤晒伤。

3. 开展早期教育

(1) 视、听能力训练：为 3～6 个月婴儿选择各种颜色和形状的发声的玩具，逗引婴儿看、摸和听，每天定时放悦耳的音乐和故事；家人经常面对婴儿说话、唱歌，用温柔的声音表示鼓励、表扬，用严厉的声音表示禁止、批评。培养 6～12 个月的婴儿的注意力，以询问方式让其看、指、找，使其逐渐认识和熟悉常见的事物，从而使视觉、听觉与心理活动联系起来。

(2) 动作的发展：婴儿 2 个月时，可开始训练俯卧抬头，扩大婴儿的视野；3～6 个月，应用玩具练习婴儿的抓握能力；7～9 个月，训练翻身及爬行，同时练习站立、坐下和迈步，以扩大婴儿的活动范围，锻炼婴儿的活动能力；10～12 个月，鼓励婴儿学走路。

(3) 语言的培养：语言的发展是一个连续的有序过程。婴儿出生后，家长要经常和婴儿说话或逗引婴儿"咿呀"学语；出生后 5～6 个月培养婴儿对简单语言做出动作反应，以发展理解语言的能力；出生后 9 个月开始训练婴儿有意识地模仿发音，如"妈妈"、"抱抱"等。

(4) 大小便训练：婴儿满 3 个月可以把尿，先训练白天不用尿布，定时把尿，然后夜间按时叫醒把尿，最后晚上也不用尿布。出生 6 个月后可以练习大小便坐痰盂，每次 3～5 分钟。大便次数每日 1～2 次时，可开始训练定时排大便。

4. 防止发生意外　婴儿期常见的意外事故有异物吸入、窒息和烫伤等。应向家长特别强调意外伤害的预防。如避免将细小的玩具给婴儿玩，以免吸入；婴儿床旁不要放塑料袋或比较软的枕头，以免发生窒息等。

5. 预防疾病和促进健康　婴儿对传染性疾病普遍易感，因此必须按照计划免疫程序，为婴儿实施预防接种。同时，应定期为婴儿做体格测量和健康检查，进行生长发育监测，以便及早发现问题，进行干预。婴儿期常见的疾病包括营养性缺铁性贫血、佝偻病、婴儿腹泻、湿疹、尿布疹等，社区保健人员应根据具体情况给予健康指导。

6. 心理保健　婴儿自 2 个月以后，积极情绪开始发展，在吃饱、温暖、舒服时，会表现出活泼、微笑的表情，反之会表现出哭闹、呆滞等消极情绪反应。因此，安排一个安静的环境，避免噪声和强光等不良刺激，经常和婴儿交流，有利于培养和维持婴儿积极的情绪状态。对性情温和的婴儿，可利用彩色玩具、音乐及经常触摸、逗他，以引起他对外界发生兴趣，使他活跃起来。

建立良好的感情依恋关系，充分满足小儿的情感需要是心理保健的核心。母亲对婴儿的哺乳、抚摸及护理等，能使婴儿感到母亲的温暖，从而使婴儿有一种安全感，在此基础上发展为对周围环境产生安全感，这为以后与周围的人建立亲密关系奠定基础。如果婴儿早期不能对环境建立起安全感，将容易变得胆小、迟钝、不合群，以致影响以后的个性发展。因此，建立亲子依恋关系不仅可以促进婴儿的感知觉发育，更重要的是可以培养小儿适应社会的能力。

要注意断乳期前的辅食添加，使断奶过程循序渐进，切忌强行断奶，更不要采用在乳头上擦辣椒等不科学的断奶手段。如果断奶方式不正确，会导致小儿情绪失控，出现大哭大闹、拒食、夜惊，为日后出现异常的精神症状埋下隐患。

四、幼儿期

(一) 解剖生理特点

1 周岁以后到满 3 周岁之前称为幼儿期。此时小儿生长速度稍减慢但活动范围增大，接触周围事物增多，智能发育较快，语言、思维和交往能力增强，但对各种危险的识别能力不足，故应注意防止意外伤害和中毒。幼儿期的膳食也从乳汁转换到饭菜，并逐步向成人饮食过渡，应注意防止营养不良和消化紊乱。由于活动范围增大而自身免疫力尚不够健全，故仍应注意防止传染病。

（二）保健工作重点

1. 合理安排膳食　为保证各种营养素充足且均衡，应注意供给足够的能量和优质蛋白质。幼儿期生长速度稍减缓，需要量相对下降，易受外界环境的影响，18个月左右的幼儿通常会出现生理性厌食，明显表现出对食物缺乏兴趣。社区保健人员应指导家长掌握合理的喂养方法和技巧。在2～2.5岁以前，乳牙未出齐，咀嚼和胃肠消化能力也相对较弱，食物应加工成较细、软、烂的小块，注意经常变换食物的花色品种，做到多样化，菜色美观，以增进幼儿食欲。就餐前15分钟避免过度兴奋或疲劳，使幼儿做好心理和生理上的就餐准备，保持愉快、宽松的气氛，进食时不玩耍、不说话。不要在进餐时惩罚儿童，以免影响食欲。培养幼儿不挑食、不偏食、不撒饭、不吃零食的好习惯。此期还要注意就餐礼仪的培养。

2. 日常护理　由于幼儿的自理能力不断增强，家长要在保证安全和卫生的前提下，锻炼儿童的独立性。

（1）衣着：幼儿衣着应颜色鲜艳便于识别，具有宽松、保暖、轻便、易于活动、透气性好、穿脱简便等特点，3岁左右可学习穿脱衣服、整理用物。

（2）睡眠：幼儿一般每晚所需的睡眠时间为10～12小时，白天需小睡1～2次。幼儿睡前为幼儿讲述一个小故事，稍陪片刻，或带一个喜欢的玩具上床，会使他们有安全感。就寝前可播放节奏舒缓的音乐帮助幼儿入眠。

（3）口腔保健：3岁后，父母应指导幼儿刷牙，早晚各一次，并做到饭后漱口。为保护牙齿应少吃甜食，多吃蔬菜，改掉抱着奶瓶喝牛奶或果汁入睡的不良习惯。家长还应带幼儿定期进行口腔检查。

3. 早期教育

（1）大小便训练：18～24个月的幼儿开始能够自主控制肛门和尿道括约肌，认知能力的发展使他们能够表示便意。家长应为其指定大小便的固定地点并不断强化，采用赞赏和鼓励的方式对幼儿进行训练，失败时不要表示失望或责备幼儿，这样可使幼儿尽快形成良好的排便习惯。当环境突然变化或幼儿生病时，已经形成的排便习惯会改变。但当幼儿情绪安定、病情恢复后，排便习惯会恢复。

（2）动作与语言的发展：应根据不同的年龄为幼儿选择合适的玩具，以促进动作的发展。1～2岁幼儿要选择发展走、跑、跳、投掷、攀登和发展肌肉活动的玩具，如球类、拖拉车、积木、滑梯、秋千等。2岁后的幼儿开始模仿成人的活动，喜欢奔跑、蹦跳等激烈、刺激性的运动，故要选择能发展动作、注意、想象、思维等能力的玩具，如积木、娃娃、能拆装的玩具、三轮车、攀登架等。幼儿玩耍时，成人可在旁边引导，鼓励幼儿独自活动，以促进其粗大动作与精巧动作的发展、手眼的密切配合。幼儿有强烈的好奇心、模仿能力和表现欲，喜欢问问题、唱儿歌、翻看故事书或看动画片等。家长应满足其需求，经常与其交谈，鼓励其多说话，通过做游戏、讲故事、唱歌、看动画片等形式促进幼儿语言发育，扩大词汇量，纠正发音。

（3）培养良好的卫生习惯：培养幼儿饭前便后洗手、不喝生水、不吃未洗净的瓜果、不吃街边小摊的零食、不随地吐痰和大小便、不乱扔瓜皮纸屑等习惯。

(4) 品德教育:培养幼儿学习与他人分享、尊敬长辈、互助友爱、爱护花草及小动物、爱劳动、使用礼貌用语等优良品质。孩子某件事情做得好,应及时给予肯定和鼓励;当孩子做了错事,在保护其自尊心的前提下,应给予适当的惩罚,使其牢记教训。家庭成员对孩子的要求和态度应保持一致。

4. 预防疾病和意外　继续加强预防接种和防病措施,每3～6个月健康检查一次,预防龋齿,筛查听、视力有无异常,进行生长发育监测。由于此期幼儿活动范围增加,家长应加强对幼儿的安全防范措施,防止发生跌伤、烫伤、电击伤、误食、异物吸入等意外。

5. 心理保健　幼儿不但已经具有各种愉快和不愉快的情绪,而且也开始有了比较复杂的情感体验,如喜欢与亲近的人交往,因为在交往中会产生愉快的体验,在受到关心爱护时也会产生愉快的情感体验。因此,创造一个温暖和睦的家庭环境,使小儿建立安全感,对发展良好个性具有重要意义。在不正确的教育下,也会产生不良情绪和情感,如产生嫉妒、爱发脾气等。为了培养儿童良好的情绪和情感,应经常和儿童交往,开展多样化的活动,鼓励小儿多做游戏,并且是家长与小儿一起游戏。在与小儿一起游戏时,可有意识地设置一些“障碍”,鼓励孩子克服困难,使小儿在游戏中既有成功,也有挫折。这种挫折不会造成心理压力,相反,却能使孩子得到磨炼,学到经验,使情绪变得稳定。对孩子和别的小伙伴一起游戏应多加鼓励,因为它本身就是一种学习人际交往的最佳手段。

注意保护和鼓励小儿的独立性。3岁的小儿开始表现出自信和独立性,不要强行压服孩子的“不听话”,或因其“不听话”而打骂。对淘气的孩子要循循善诱,强行压制容易挫伤小儿的自尊心,或者虽然在压服下勉强服从,但却容易产生说谎、曲意逢迎等不良品质。淘气小儿往往兴趣广泛,善于思考,心理比较健康;相反,有些小儿特别听话,从不吵闹,一切按吩咐做,成为大人钟爱的“乖孩子”。但这样的“乖”孩子反倒可能有心理问题,因为他们的“乖”和“听话”实际上是一种心理过度防卫的表现。随着年龄增大,成人的指点慢慢减少,他们反而不能独立适应环境,智力发育也受到束缚。

幼儿常见的心理行为问题包括违拗、发脾气和破坏性行为等,家长应针对原因采取有效措施进行防治。

五、学龄前期保健

(一) 解剖生理特点

小儿在此阶段生长速度较慢,每年体重约增加2 kg,身高约增加5 cm,但智能发育更趋完善,好奇多问,模仿性强。由于该时期的小儿具有较大的可塑性,因此要注意培养其良好的道德品质和生活习惯,为入学做好准备。学龄前儿童防病能力有所增强,但因接触面广,仍可发生传染病和各种意外,并易患免疫性疾病,如急性肾炎、风湿热等。

(二) 保健工作重点

1. 合理营养　学龄前儿童饮食接近成人,食品制作要多样化,并做到粗、细、荤、素食品搭配。小儿的食欲受活动和情绪的影响较大,进食前应让小儿休息片刻,进餐时保持愉快宽松的气氛,并注意培养良好的进餐礼仪。学龄前儿童喜欢参与食品制作和餐桌的布置,家长可利用此机会进行营养知识、食品卫生和防止烫伤等健康教育。

2. 日常活动

(1) 自理能力:学龄前儿童已有自我照顾的能力,他们在进食、洗脸、刷牙、穿衣、如厕等自理行为时动作缓慢、不协调，常需他人帮助。此时应鼓励儿童自理，不能包办，以免使其产生依赖心理。

(2) 睡眠：学龄前期儿童想象力非常丰富，易导致儿童怕黑、做恶梦等，使儿童不敢一个人在卧室睡觉，常需成人的陪伴。成人可在入睡前与其进行一些轻松、愉快的活动，以减轻紧张情绪，并在卧室内开一盏小灯以减少小儿的恐惧心理。

(3) 活动：学龄前期儿童十分活跃，他们可以从日常游戏和活动中得到较多锻炼，社区保健人员可以指导家长为小儿开展空气浴、日光浴、水浴，以增强小儿的体质。

3. 心理保健　学龄前期儿童性格最突出的特点是好奇、好动、爱提问题、易冲动、自制力差、易受暗示、模仿性强，家长应当予以理解、支持并给予正确引导，努力创造良好的环境，以满足情感上的要求，这样可培养起小儿勇敢、好学的性格。不能过多地训斥和限制儿童，以免使之形成害怕、畏缩不前、迟疑的性格，表现为特别顺从、过分老实听话、胆小害怕，将来难以适应社会环境；也不能对小儿过分溺爱和夸奖，否则会使他们形成任性、自私的性格。总之，家长对孩子情感的微妙变化，都会每时每刻影响着儿童幼小的心灵，因此，父母的言行、教育方法等对小儿的性格、情感、社会适应能力的培养起着重要作用。学龄前儿童绘画、搭积木、做手工的复杂性和技巧性明显增加，喜欢玩"过家家"游戏。成人应在游戏中有意识地培养儿童的记忆、判断、推理能力，以促进其智力的发展。

学龄前期常见的心理行为问题包括咬指甲、遗尿、攻击性或破坏性行为等，家长应针对原因采取有效措施。

4. 品德教育　培养儿童关心集体、热爱劳动、遵守纪律、尊敬老人、团结协作等好品质。安排儿童参加丰富多彩的活动，培养他们多方面的兴趣爱好和想象力。

5. 预防疾病和意外　每年对小儿进行 1～2 次健康检查和体格测量，筛查与矫治近视、龋齿等常见病，继续监测生长发育，预防接种在此期应加强一次。对学龄前儿童开展安全教育，以预防外伤、溺水、中毒等意外发生。

六、7 岁以下儿童保健系统管理

7 岁以下儿童保健系统管理（简称"儿童保健系统管理"）是指对 7 岁以内的儿童，建立健康档案，系统地定期进行健康检查，观察其生长发育趋势，筛查体弱儿进行专案管理，促进儿童健康。儿童保健系统管理的形式和方法有定期健康检查和小儿生长监测两种。

（一）定期健康检查

1. 对象　7 岁以下儿童，重点为 3 岁以内的婴幼儿。

2. 检查时间和检查次数　城市采取 4∶2∶1 检查模式，即小儿 1 岁内每 3 个月检查一次共 4 次，1～3 岁每 6 个月左右检查一次、每年检查二次，3 岁以上每年体检一次。农村一般采取 3∶2∶1 检查模式，即小儿 1 岁内查 3 次（3、6、9～12 个月各一次），1～3 岁每 6 个月左右检查一次、每年检查二次（即 1.5 岁、2 岁、2.5 岁、3 岁各一次），3 岁以上，每年体检一次。有条件的农村地区也可采取 4∶2∶1 检查模式。

3. 检查程序和内容

(1) 询问：询问一般项目、喂养、生活及疾病情况等。

(2) 体格测量与评价：体格测量指标有体重、身高（长）和头围。根据需要可增加胸围、坐高（顶臀长）、上臂围、皮下脂肪厚度（皮褶厚度）等指标的测量。

体格评价方法主要采用均值离差法评价法和小儿生长发育图评价法（即小儿生长监测）。

(3) 体格检查：对全身各系统、器官进行检查。有条件的地区或根据有关规定可开展儿童视力筛查、听力筛查、智力筛查等。

(4) 化验等辅助检查：根据体格检查发现的问题，作相应的化验等辅助检查。血红蛋白(Hb)应定期常规检查，要求小儿生后第一年查2次，在6～9个月、12个月各检查一次，一岁后可每年检查一次。

(5) 给予保健指导及异常情况的处理：根据上述各项结果，结合家长的情况给予适当的处理指导，并在儿童保健卡相应地方做好记录。对于发现的活动性佝偻病、贫血等体弱儿，则按体弱儿管理常规进行收案管理，并在儿童保健卡的处理记录中写明收案原因及诊断、收案和结案的日期，在儿童保健卡封面的右上角注明属于何种体弱儿。

(6) 预约下次检查时间。

(二) 小儿生长监测

小儿生长监测是指对个体儿童的体重进行定期、连续的测量与评价的过程。目的是早期发现生长偏离正常的现象，及时采取干预措施，促进儿童的健康。

目前小儿生长监测主要适用于3岁以内儿童。应教会家长使用小儿生长发育图监测自己小儿的生长情况。

1. 监测工具

(1) 体重计：最好使用杠杆式儿童磅秤或钩秤。

(2) 小儿生长发育图(图2-2)。

2. 监测的内容和方法步骤

(1) 定期、连续、准确地测量个体儿童的体重。

一般6个月以内的婴儿每月测1次体重，6～12个月的小儿每2个月测1次体重，1～3岁的孩子每3个月测1次体重。如果小儿体重增长不太好则要改为每月测量1次直至体重增长恢复正常。

(2) 在小儿生长发育图中画小儿的体重曲线。

(3) 评价小儿体重曲线的变化趋势并分析其原因。

小儿体重曲线的变化趋势主要有六种：曲线平行、曲线高偏、曲线低偏、曲线平坦、曲线下斜和曲线剧升，其中前两种是正常的变化形式，后四种是异常的变化形式。

①曲线平行：小儿体重曲线在上下两条参考标准曲线之间且与任何一条参考标准曲线平行，说明小儿体重在正常范围，并且体重增长速度和生长趋势也是正常的。

②曲线高偏：小儿体重曲线缓慢向上偏斜，不与参考标准曲线平行，这是个好现象，说明小儿体重增长在向好的方向发展。

③曲线低偏：小儿体重曲线虽在上升但不与参考标准曲线平行，出现向下偏离的倾向，说明小儿体重虽在增长但增长速度不够。

④曲线平坦：小儿体重曲线变平，不与参考标准曲线平行，说明小儿体重未增加。

⑤曲线下斜：小儿体重曲线向下倾斜，不与参考标准曲线平行，说明小儿体重减轻。

⑥曲线剧升：小儿的体重曲线急剧向上倾斜，甚至超出上面这条参考标准曲线，说明小儿体重增长过快。

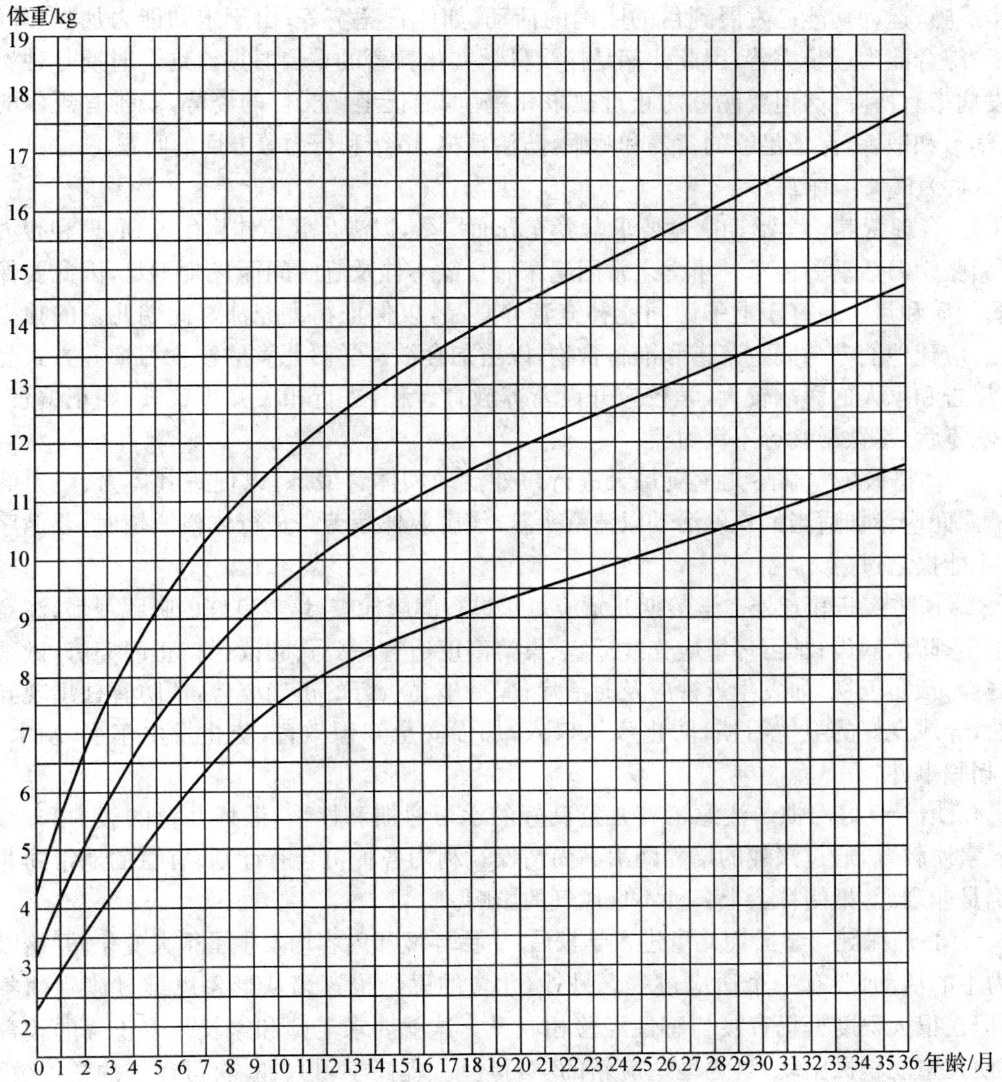

图 2-2　小儿生长发育图(男童)(WHO 标准)

注:中间一条曲线代表按年龄别体重均值,上面一条曲线代表按年龄别体重均值加 2 个标准差值(即正常范围的高限),下面一条曲线代表按年龄别体重均值减 2 个标准差值(即正常范围的低限)。

小儿的体重曲线出现上述后四种情况都属异常情况,都要对小儿进行全面体检,找出其原因。出现曲线低偏,这是发生营养不良或疾病的早期信号,应引起高度重视;出现曲线平坦、下斜或剧升的情况,均应尽快找医生检查,及时找出原因。

(4) 根据小儿体重曲线变化趋势及引起体重曲线变化的原因,结合其家庭经济情况和家长的文化等,指导家长采取相应的干预措施,促进小儿的健康成长。

七、学龄期

(一) 解剖生理特点

从 6～7 岁入学起到 12～14 岁进入青春期为止称为学龄期。此期儿童体格稳步增长,除生殖系统以外的其他器官发育到本期末已接近成人水平。脑的发育基本完成,智能进一步成熟，运动功能已发展到目的明确的活动，如体育竞赛等；由于求知能力加强，理解、分析、综合能力逐步完善，因此此期是接受科学文化教育的重要时期。这个时期各种疾病的发病率有所降低，但要注意防止近视眼和龋齿，端正坐、立、行的姿势，安排有规律的生活、学习和锻炼，保证足够的营养和睡眠，防治精神、情绪和行为等方面的问题。

（二）保健工作重点

1. 合理营养　学龄期膳食要求营养充分而均衡，以满足儿童体格生长、心理和智力发展、紧张学习活动等需求。小学生常因起床后食欲不佳及赶时间而进食不足，因此要保证早餐的质和量。最好于上午课间能补充营养食品，以保证精力充沛。此期儿童的独立性较强，应让他们参与制定菜谱和准备食物，以增加食欲。学龄儿童的饮食习惯和方式受同伴、广告和家人的影响较大，学校应开设营养教育课程，进行相关知识宣教，纠正偏食、挑食、吃零食、暴饮暴食等不良习惯。

2. 体格锻炼　学龄儿童应每天进行户外活动和体育锻炼，以促进其体力、耐力的发展。课间应参加适当的户外活动以清醒头脑，缓解躯体疲劳。进行体格锻炼时，要循序渐进，不能操之过急。

3. 预防疾病和意外　学龄期儿童应每年进行健康检查，培养良好的睡眠习惯，注意口腔卫生，防治龋齿；学习环境应光线适宜、桌椅高度适宜，书写、阅读保持正确姿势，做眼睛保健操，预防近视，如发生近视应及时治疗；保持坐、立、行的正确姿势，预防脊柱出现异常弯曲；养成良好的卫生习惯，防止病从口入；加强安全知识教育，防止发生车祸、溺水、外伤、拐骗事件。

4. 培养良好习惯　注意培养儿童良好的学习习惯和性情，锻炼儿童的毅力和意志。加强素质教育，通过兴趣的培养陶冶高尚情操。利用各种机会有计划、有目的地帮助儿童明确是非观念，抵制社会上各种不良风气的影响。

5. 心理保健　学龄期儿童进入学校后，生活环境和内容均发生了很大变化，开始以学习为主的活动，要有一个适应过程。另外，儿童的思维也逐渐从形象思维过渡到抽象思维，但在很大程度上仍直接与感性经验相联系。这就要求老师和家长采取正确的教育方法，使儿童能积极主动、自觉地适应新的学习环境，提高学习兴趣，获得良好的学习效果，从而促进儿童心理发展。如果教育内容和方法不适于小儿，则会使他们感到学习困难。一旦学习成绩达不到父母的期望，父母往往会被激怒，这样小儿便有了失败感，形成自卑、胆怯等不良性格，以致造成儿童说谎、逃学、离家出走等异常行为。采取以鼓励表扬为主的教育方法，对缺点要实事求是地加以分析，不一味地批评指责，会增强儿童的自信心，避免产生自卑感。要鼓励儿童与同学交往，积极参加集体活动。在充满温馨的家庭中成长的儿童，会感到无比幸福，因而更能激发他们积极向上的热情，努力培养自己良好的个性和品质。

学龄儿童对上学不适应是此期常见问题，表现为焦虑、恐惧或拒绝上学，甚至出现生理行为的倒退。其原因较多，例如不愿意与父母分离，上学时产生分离性焦虑；不喜欢学校的环境；害怕某位老师，与同伴关系紧张；害怕考试等。家长应查明原因，采取相应措施，不应操之过急。同时，家长应加强与学校老师的沟通、配合，帮助儿童尽快适应学校生活。

八、青春期

（一）解剖生理特点

从第二性征出现到生殖功能基本发育成熟、身高停止增长的时期称为青春期。女孩一般从 11～12 岁开始到 17～18 岁，男孩从 13～14 岁开始到 18～20 岁，但个体差异较大，也有种族的差异。在此阶段中由于性激素的作用使其生长发育速度明显加快、性别差异显著：男性肩宽、肌肉发达、声音变粗、长出胡须；女性则骨盆变宽、脂肪丰满。到晚期，女孩出现月经，男孩发生遗精。此时由于生长过快、营养不足和内分泌调节不够稳定，可出现良性甲状腺肿、贫血，女孩出现月经不规则、痛经等。由于与社会接触增多，外界环境对其影响越来越大，常可引起心理、行为、精神等方面的不稳定。在此时期，除了要保证供给足够的营养以满足迅速生长发育的需要和加强体格锻炼、注意休息以外，还应根据其心理特点，加强教育和引导，使之树立正确的人生观和培养优良的道德品质，此时期也是学习文化和科学知识的最好时期，因此必须高度重视青春期卫生保健工作，从而保证青少年的身心健康。

（二）保健工作重点

1. 供给充足营养　青春期为生长发育的第二个高峰期，生长发育突飞猛进，脑力劳动和体力运动消耗大，应增加热能、蛋白质、维生素及矿物质（如铁、钙、碘等）等营养素的摄入。受神经内分泌的影响，青少年的食欲通常十分旺盛，由于营养知识的缺乏，以及受大众传媒的鼓动和同伴间的相互影响，他们往往采取了不科学的进食习惯，比如喜欢吃一些营养成分不均衡的流行快餐食品、不吃早餐等，长此以往会造成营养不良、抵抗力下降。当少女开始关心自己的容貌和身材时，她们会对正常范围内的体重增加担心，形成偏食的习惯，危及健康。家长、学校和保健人员均有责任指导青少年选择营养适当的食物和保持良好的饮食习惯。

2. 健康教育　良好的个人卫生、充足的睡眠、适当的体格锻炼对促进青少年的健康成长十分重要。

(1) 培养青少年良好的卫生习惯：重点加强少女的经期卫生指导，如保持生活规律，不吃辛辣食品和冷饮，避免受凉、剧烈运动及重体力劳动，注意会阴部卫生，使用安全的卫生用品，避免坐浴、游泳等。

(2) 保证充足睡眠：青年需要充足的睡眠和休息以满足迅速成长的需求，应养成早睡早起的习惯，家长应起到榜样和监督的作用。

(3) 养成健康的生活方式：青少年思想尚未稳定，易受外界一些错误的和不健康的因素的影响，青少年会染上吸烟、饮酒等不良习惯，甚至染上酗酒、吸毒及滥用药物的恶习，应加强法制和品德教育，以正面教育为主，帮助其养成健康的生活方式，自觉抵制社会不良风气的影响。

(4) 进行正确性教育：由于巨大的生理心理变化，处于此期的青少年经常对性和异性关系感到困惑和矛盾，他们所获得的性知识往往不完全、不正确。家长、学校和保健人员可通过交谈、发宣传手册、上卫生课等方式对青少年进行性教育。其内容应包括生殖器官的结构与功能、第二性征、月经和遗精、怀孕、避孕、性传播疾病等知识。提倡男女学生之间正常的交往，劝导学生不要早恋，并自觉抵制黄色书刊、录像等的不良影响。对于青春期的自慰行为如手淫等应给予正确引导，避免夸大其对健康的危害，以免加重其心理负担，甚至导致疾病。

3. 预防疾病和意外　青春期应重点防治近视、肥胖、神经性厌食、月经不调、痤疮、甲状腺肿和脊柱弯曲等健康问题。意外创伤和事故在男性青少年中较为常见，包括运动创伤、车祸、溺水、打架斗殴等，应加强安全教育。自杀现象在女性青少年中比较多见，对性格孤僻、内向、要强的女孩应进行心理治疗。

4. 防治常见的心理行为问题　青春期常见的心理行为问题为各种原因引起的出走、自杀及对自我形象不满而出现的心理问题，应引起社会、学校和家庭的重视，

（郭斐　洪大容）

第六节　体弱儿管理

体弱儿管理范围一般为：①活动性维生素 D 缺乏性佝偻病；②营养性缺铁性贫血；③中度及以上营养不良；④早产、低出生体重儿；⑤满月增磅不足 600 g 的新生儿。

凡符合管理范围及收案标准的体弱儿，均应按照体弱儿管理常规进行收案管理，填写“体弱儿专案管理记录表”和“体弱儿管理登记表”。收案管理期间，还应按系统管理要求进行定期健康检查。对达到结案标准者则进行结案，重新转为定期健康检查。

一、活动性维生素 D 缺乏性佝偻病的管理

【收案标准】

凡活动性佝偻病患儿均应收案管理。

1. 具体收案标准

(1) 腕骨 X 线检查有活动性佝偻病征象；

(2) 如 X 线正常，或无条件检查时，有血生化检查异常，并有一项佝偻病症状及一项佝偻病体征。常见的血生化检查项目有骨碱性磷酸酶、血碱性磷酸酶、血清钙、血清磷以及钙磷乘积等；

(3) 如 X 线检查及血生化检查均正常，或均无条件检查时，可根据以下条件进行收案；

(4) 3 个月以上的婴儿，具有典型的颅骨软化；

(5) 1 岁以内婴儿，具有佝偻病的高危因素，并有两项佝偻病的症状及一项主要体征，或两项次要体征；

(6) 1 岁以上的小儿，具有两项佝偻病的症状及一项主要体征。

2. 佝偻病的高危因素　①1 岁内的婴儿，尤其 6 个月内的小婴儿；②早产儿、多胎儿、出生体重异常的婴儿(出生体重小于 2 500 g，或大于 4 000 g)；③人工喂养的婴儿；④冬季出生的婴儿，或户外活动少，每天接受日光照射不足 1 小时的婴儿；⑤生长发育迅速的婴儿，如体重评价在均值加 2 个标准差以上，或在第 97 百分位以上的婴儿；⑥母亲怀孕期间有缺钙抽筋史的儿童；⑦患有肝、肾疾病的儿童。

3. 佝偻病的症状(主要为一些非特异表现)　①多汗;②夜惊;③烦躁不安。

4. 佝偻病的主要体征　①颅骨软化(乒乓头等);②方颅或马鞍形头;③肋软沟;④肋串珠;⑤手、脚镯;⑥鸡胸;⑦漏斗胸;⑧"O"型腿;⑨"X"型腿;⑩脊柱后突或侧弯。

5. 佝偻病的次要体征　①囟门增大;②囟门晚闭;③囟门边软;④出牙迟缓;⑤枕秃;⑥肋外翻。

【管理方法】

1. 药物治疗

(1) 维生素D治疗

①活动期初期:口服维生素D每月15万～30万单位,最好选用每日疗法的剂型(每天服用1万单位、连用15～30天为一疗程),也可选用突击疗法(一次性服用)的剂型,具体服用方法根据不同剂型而定。从第一天服药算起1个月后复查,一般都能恢复正常;对口服不适应或不能坚持口服者可改为肌肉一次性注射维生素$D_3$15万～30万单位或维生素$D_2$20万～40万单位,1个月后复查,一般也能恢复正常。

②活动期激期:口服维生素D每月30万单位,具体服用方法根据不同剂型而定。从第一天服药算起1个月后复查,一般都能恢复正常;对口服不适应或不能坚持口服者可改为肌肉一次性注射维生素D_3 30万单位或维生素D_2 40万单位,1个月后复查,一般能恢复正常。对复查尚未完全恢复正常者,可根据恢复情况酌情按上述剂量的一半至全量再次用药,如使用一次性服用或一次性注射等突击疗法则两次用药间隔时间一般为1个月(通常不少于1个月)。

③恢复期治疗:在停药后的1个月内不需要用任何维生素D制剂,只需多晒太阳即可。停药1个月后,可开始服伊可新等用于预防佝偻病的维生素D制剂,如在夏秋季节小儿平均每天晒太阳在2小时以上则可暂时不服维生素D制剂,但如果晒太阳不足则即使在夏天也要每天服预防性的维生素D制剂。

④后遗症期治疗:不需要药物治疗,但通过物理治疗和体育锻炼仍有可能得到部分恢复,如鸡胸可做俯卧位抬头扩胸运动,"X"形腿可按摩大腿内侧肌群、"O"形腿可按摩大腿外侧肌群以增强肌肉力量而帮助矫正畸形。对遗留有严重的下肢骨骼畸形者,一般在4岁以后可考虑手术矫形治疗。

(2) 酌情补钙:使用维生素D治疗小儿佝偻病时应提前2～3天或同时补充钙剂,一般口服较为安全。但平时服用伊可新等预防性药物时,如果儿童饮食正常均衡,则儿童从食物中摄入的钙一般是足够的,通常不需同时补钙。只有当食物中钙供给不足或人体钙缺失时,才需用钙剂来补充。

2. 指导户外活动　每天户外活动2小时以上。

3. 喂养指导　①强调母乳喂养;②及时添加辅助食品;③补充含钙较高的食物及含维生素D稍多的食物,如牛奶(奶粉)、动物肝脏、蛋黄等。

4. 随访　①每月复查一次,并做记录;②复查后,已恢复正常的,可改用维生素D的预防量,即每日400～800单位;③复查后,如仍为活动期,可再按初次维生素D治疗量的半量至全量重复给药。如经三次治疗仍为活动期,应转上级妇幼保健机构进一步检查以排除抗维生素D性佝偻病等。

【结案标准】

1. 症状消失、体征减轻或消失。

2. 血生化检查指标恢复正常。

3. X线检查正常或仅有临时钙化带增宽，密度加厚。

二、营养性缺铁性贫血的管理

【收案标准】

凡6个月以上小儿血红蛋白低于110 g/L，6个月以下的婴儿血红蛋白低于100 g/L均应收案管理。

【管理方法】

1. 喂养指导　强调母乳喂养；及时添加辅助食品；补充含铁及蛋白质丰富的食品；增加绿叶蔬菜、西红柿等含维生素C丰富的食品；适当食用铁强化食品。

2. 药物治疗

(1) 铁剂治疗

①轻度贫血者：先调整饮食，一个月后复查血红蛋白，大多能恢复正常；如血红蛋白仍未恢复正常则再加服铁剂治疗。

②中度及中度以上贫血者：用铁剂治疗至少3个月。口服剂量以元素铁计算，一般每天4～6 mg/kg，分2～3次服用。最好于两餐之间服药，既减少对胃黏膜的刺激，又利于吸收。常用的口服铁剂有葡萄糖酸亚铁、富马酸铁、硫酸亚铁、乳酸亚铁、10%枸橼酸铁铵等。由于注射铁剂易出现不良反应，应尽量少用。

(2) 其他药物治疗：可服用维生素C每天0.1 g以促进铁的吸收利用；疑伴有叶酸缺乏者可同时服用叶酸每天5 mg。

3. 随访　定期随访，每月复查一次，并做记录。

铁剂治疗4周后，复查血红蛋白，凡血红蛋白呈上升趋势者，应继续治疗直至血红蛋白恢复正常。血红蛋白恢复正常后，仍应按照原剂量继续治疗8周，故铁剂治疗总疗程一般至少3个月。

铁剂治疗4周后如血红蛋白未上升，应进一步查明原因或转上级医疗保健单位进行诊治。

【结案标准】

1. 血红蛋白上升至正常，并维持8周不下降。

2. 贫血症状及体征消失。

三、营养不良的管理

【收案标准】

凡属中、重度营养不良均应收案管理，尤以中、重度低体重，消瘦和严重慢性营养不良为重点。

【管理方法】

本病应以预防为主，若发现小儿有近期急性营养不良时应：

1. 查找原因。

2. 积极治疗原发病。

3. 指导喂养　①强调母乳喂养；②根据小儿年龄特点，指导合理补充营养，调整饮食，及时添加辅助食品；③增加饮食次数或增加热量的摄入。

4. 药物及其他治疗　①助消化药；②多种维生素；③锌；④中医中药（开胃健脾的中药、推拿、捏脊等）；⑤生长激素。

5. 定期随访　①每月复查一次，测量体重、身高并进行评价；②收案时应做血红蛋白检查，异常者按贫血常规管理，有条件者做智力检查和微量元素检查，异常者应做出相应的处理。

6. 营养不良的预防

(1) 广泛开展健康教育，让母亲了解母乳喂养的优点和添加辅食的时间、种类和原则，以及如何制作婴儿辅助食品。宣传饭前、便后洗手，饮用安全干净的水，预防腹泻和其他肠道传染病；

(2) 鼓励、促进和支持母乳喂养，尽量保证每个婴儿出生后头 4～6 个月纯母乳喂养，按需哺喂；

(3) 及时、合理地添加辅助食品；

(4) 开展小儿生长监测。

【结案标准】

1. 按年龄的体重应达到均值减一个标准差以上，且症状、体征消失，并维持 2 个月。

2. 如经指导、治疗后症状、体征消失，但体重仍未达到均值减一个标准差以上者，可采用按身高的体重评价，如按身高的体重已达到均值减一个标准差以上即可结案。

四、早产、低出生体重儿及满月增磅不足 600 g 新生儿的管理

【收案标准】

1. 胎龄未满 37 周而出生体重低于 2 500 g 的早产儿。

2. 出生体重低于 2 500 g 的足月新生儿。

3. 满月增磅不足 600 g 的新生儿。

【管理方法】

1. 早产儿或低出生体重儿在出生后即应收案管理，酌情增加新生儿访视次数，满月后，仍要每月家庭随访一次，直至生后 3 个月。每次随访要有记录。

2. 生活能力差、体温持续不升或体重低于 2 000 g 的早产儿，在有条件情况下，转新生儿病房进行特殊护理和喂养。

3. 护理和喂养指导

(1) 每次访视时应测量体温，使体温保持在 36～37 ℃，低于 36 ℃时，应采取保温措施；

(2) 每次访视时应测量体重，观察增长速度，体重不增时，应查找原因，采取相应措施；

(3) 指导皮肤护理；

(4) 强调母乳喂养，早开奶，按需喂奶，吸吮能力差但有吞咽功能者，可用小勺或滴管喂奶，喂饱为度。一般 2 个小时一次。母乳不足的新生儿，应指导喂养方法。

4. 预防用药

(1) 生后半个月开始补充维生素 D 以预防小儿佝偻病，每日口服维生素 D 400～

800 IU（常用药物有伊可新等），或用维生素 D_3 10 万～20 万单位一次性肌内注射；

（2）生后 2 个月补充铁剂，元素铁每日 2 mg/kg。

5. 门诊定期随访

（1）满三个月后，转入儿童保健门诊，每月复查一次；

（2）酌情进行血红蛋白、佝偻病的血生化及 X 线检查以及进行定期智能筛查，针对检查结果采取相应措施或指导，必要时转上级保健机构诊治。

【结案标准】

1. 体重达到正常：按年龄的体重或按身长的体重，达到均值减一个标准差以上，并持续 2 个月无变化。

2. 生活能力明显增强，如吸吮能力、体温保持正常、大小便正常等。

（胡晓玲　汤仕忠）

第七节　儿童和青少年常见健康问题及干预方法

一、儿童听力

（一）小儿听力发育

儿童听力发育与儿童中枢神经系统的成熟和发育有密切的关系，主要体现在听阈（即能引起人们听觉的最小有效声压，以 dB 为单位）的变化和听觉行为学上的改变。

胚胎 3 周时，中耳及内耳开始发育，胚胎 6 周时，外耳开始发育，胎儿在妊娠 26 周（6 个半月）时耳部结构与出身时相差不大，这时胎儿已开始建立听觉系统，可以通过母体听到 1 000 Hz 以下的外界声音，对声符、声音强度和频率的辨别约在 28～30 周开始。正常儿童年龄越小听阈值越高，听觉脑干反应Ⅴ波阈值：正常新生儿 45 dB，1 个月为 30 dB，6 个月为 20 dB，1 岁为 16 dB，2 岁为 12 dB，5 岁为 8 dB，随着听觉器官及神经系统的进一步发育，听阈值逐步下降，到 9 岁左右便与成人的听阈值相同。听阈值随测定方法、实验室条件不同而不尽相同，因此在判断是否正常时，不能单看数值，而要了解其测定方法及实验室条件。

在听觉行为学上，听力正常新生儿在外界声音大于 60 dB 以上时可引起一系列皮层下中枢管理的无条件反射，如 Moro 反射（惊跳反射），眼睑反射，即觉醒时紧闭眼睑或睡眠时把闭着的双眼更紧闭一下，觉醒反射，口唇的吸吮动作，呼吸、心跳加快和手指动作。出生 2 周左右的新生儿听到声音可出现头、眼缓慢转向声源。随着大脑皮层逐渐发育，2～3 个月后大脑抑制功能增强，Moro 反射逐渐减退，听觉条件反射逐渐形成，2～3 个月的婴儿已能注视说话人，并能逐渐出现头、眼睛偏向声音的定位意识。3～6 个月的婴儿对人的说话、音乐声逐渐有反应，并会向着声源方向探望，对熟悉的声音或音乐表现出愉悦，对噪声表示厌恶。7 个月时能听懂自己的名字，对感兴趣的声音会盯着看或主动寻找。8～9 个月时能听懂一些词句，如“再见”、“拍手”等。9～12 月龄婴儿能迅速、准确、敏捷地上下、左右、前后全方位探听声响，能理解大人的语言，已有意识开口喊“爸爸”、“妈妈”。1～3 岁的儿童如听觉正常、智力正常，能逐渐听懂说话，并做出反应，并会讲简单的词句，一般 1～1 岁半能说出 10～20 个字，2～3 岁会讲 100～200 字，并有很好的语音发育。

（二）小儿听力发育影响因素

正常的听力依赖于正常结构的听觉器官及听觉神经系统的正常发育，影响儿童听力发育的因素有先天性因素和后天性因素。

1. 先天性因素

(1) 父母遗传、近亲婚配：遗传性耳聋 90%属常染色体隐形遗传，可分为不伴有和伴有其他先天缺陷的感音神经性聋，如：Manfan 综合征、Albers-Schonberg 综合征、Wilson 病等。

(2) 孕期母亲感染风疹、单纯疱疹、巨细胞病毒、流行性感冒、弓形体病、梅毒等；孕期母亲曾经历深度麻醉、使用过有害药物（氨基糖苷类药物、奎宁、阿司匹林、利尿酸、速尿等）、腹部经 X 线照射、先兆流产、糖尿病、肾病等。

(3) 分娩时婴儿缺氧、早产、低体重、产伤、Rh 因子溶血病等导致的新生儿高胆红素血症等。

(4) 胎儿耳发育不全，如先天性外耳道闭锁、中耳畸形、内耳畸形（可单独存在或同时存在）。

2. 后天性因素

(1) 各种急慢性传染病的后遗症，如麻疹、脑膜炎、脑炎、猩红热、腮腺炎、伤寒、回归热、布氏杆菌、流感、副流感、带状疱疹、疟疾等。

(2) 耳毒性药物或化学制剂，如氨基糖苷类药物（链霉素、庆大霉素、卡那霉素、万古霉素、多粘菌素 B、小诺霉素等），抗惊厥药物、铅中毒、一氧化碳中毒等。

(3) 中耳炎性疾病：如分泌性中耳炎、急性化脓性中耳炎反复发作、急性化脓性乳突炎、慢性化脓性中耳炎等。

(4) 外耳道及中耳肿瘤，如血管瘤、神经纤维瘤、脑膜瘤、横纹肌肉瘤等。

(5) 耳外伤、爆震性耳聋（鞭炮、炮声等）、噪声性耳聋。

(6) 全身性疾病引起的耳聋，如糖尿病、肾病、血液病、甲状腺功能低下、营养不良、高热、自身免疫性疾病等。

(7) 目前科学水平尚原因不明的耳聋，如突发性耳聋等。

（三）听力异常筛选方法

国内外的研究表明，正常新生儿中双侧听力障碍的发生率 0.1%～0.3%，其中，重度至极重度听力障碍的发生率约为 0.1%，经过重症监护病房抢救的新生儿中，听力障碍发生率高达 22.6%，其中重度以上者为 1%。正常的听力是进行语言学习的前提，听力异常的婴幼儿由于缺乏语言刺激和环境的影响，不能在语言发育最重要和关键的 2～3 岁内建立正常的语言学习，轻者导致语言和言语障碍、社会适应能力低下、注意力缺陷和学习困难，重者将导致聋哑。因此在新生儿期或婴儿早期及时发现听力障碍，尽早干预在预防聋哑和语言发育障碍中有举足轻重的作用。新生儿听力筛查是早期发现听力障碍的有效方法。目前进行新生儿听力筛查的常用的方法有耳声发射法和听觉诱发电位法。

(1) 耳声发射法（OAE）：耳声发射是声波传入内耳的逆过程，即产生于耳蜗的声能经中耳结构再穿过鼓膜，进入耳蜗的外毛细胞，然后由外毛细胞反射出能量，在外耳道记录得到。耳声发射根据其有无外界声刺激分为自发性耳声发射（SOAE）和诱发性耳声发射

(EOAE)。后者按刺激的类型分为瞬态诱发耳声发射(TEOAE)、畸变产物耳声发射(DPOAE)和频率刺激耳声发射(SFOAE)三种。耳声发射与内耳功能密切相关,任何损害耳蜗外毛细胞功能的因素使听力损害超过 30 dB(HL)时,都能导致耳声发射明显减弱或消失,而且,耳声发射是一项无创伤性技术,操作简便,测试两耳仅需要 10 min,这也符合作为筛查性技术的条件。国内外文献认为不低于 72 小时之正常新生儿 91.7%～100%能引出 TEOAE 和 DPOAE,因此,新生儿听力筛查常用 TEOAE 和 DPOAE,DPOAE 比 TEOAE 显示了更好的频率特异性。

(2) 听觉诱发电位:听觉诱发电位也称听觉脑干反应(ABR),是客观听力测定的又一种方法。ABR 反映了听神经、脑干听觉通路的功能,它是短声(click)刺激后从头皮上记录的由听觉通路传导的电位活动,通过测量波形、波幅和潜伏期分析听力受损的程度。ABR 与耳声发射法相比,不但能反映听力有无损害,而且可反映听力受损的程度并且可对耳蜗功能正常的蜗后病变作出判断。但操作相对繁琐,每例测定时间需 40 分钟左右,因此作为筛查方法有其局限性。通常新生儿 30 dB 通过者正常,60 dB 通过者基本正常,通不过者为异常。但应该明确,新生儿和婴幼儿听力筛查只是具有疾病筛查的作用,其必定存在一定的假阴性和假阳性,同时还应看到,听力筛查结果反映的是至目前检测时其听功能的状况,由于迟发性、后天性和继发性的因素可导致部分婴幼儿后来出现听力损害。

新生儿听力筛查程序分为两个步骤:听力筛查程序和听损伤诊断程序,前者又包含两个阶段,即初筛阶段与复筛阶段。我国新生儿听力筛查在新生儿出生后至出院前进行 OAE 筛查,通过者出院,未通过者预约第 42 天 OAE 复查,未通过者进入听损伤诊断程序,进行 ABR 测定,阳性者给予医学干预。

（冯旭）

二、儿童视力

（一）视力的发育

眼球的发育从胚胎期就开始了,眼球是人体生长发育最快的器官之一。眼球出生后的发育可分三个阶段:①出生到 3 岁,这一时期主要完成眼球结构的发育。通常眼球轴长在 2 岁内经历一个快速生长期,短期中增加 4～5 mm,从而基本达到成人水平(24 mm);②4～13 岁,为慢性生长期,眼球轴长仅增加 1 mm。至 8 岁时基本完成双眼视功能的发育;③14～18 岁青春发育期,为眼结构与功能的不断完善及稳定阶段。

婴儿刚出生时眼球还没有发育成熟,眼底视网膜,特别是黄斑区还没有发育成熟,所以新生儿的视力是很差的,刚出生的婴儿视力大约是指数,就是你把东西放在孩子眼前晃的时候,孩子隐约能看到物体的存在。所以新生儿刚出生的时候是没有注视能力的。婴幼儿在 4～8 周时有保护性瞬目反射动作,由于视网膜还没有完全发育成熟,所以在早产的婴幼儿过度吸氧会出现视网膜病变,严重影响孩子的视力。孩子出生后眼球的发育很快,视力也迅速提高。大约 3 个月的时候,婴幼儿双眼开始有注视功能,孩子开始注视外界的环境,这时候孩子的视力还在 0.1 以下。这时候可以判断孩子的眼球发育是否有异常。如果孩子的双眼不能注视则可能存在眼部严重的缺陷或疾病。正常情况下,处于婴幼儿期的孩子由于眼轴较短,屈光状态大都处于远视状态。在孩子 6 个月时,开始有双眼同时知觉，双眼视功能进一步发展，孩子对于距离及深度已经开始有明确的判断。1～3岁孩子的视力发育标准约能达到0.1～0.6之间。一般2岁时为0.4，已经可以判别事物的远近，且视线跟得上快速移动的东西，并看得清楚。3岁时为0.6，视觉较为敏锐，喜欢观察，会借由眼睛来引导手去接触新事物，眼手协调更灵活，立体视觉的建立已接近完成。孩子约在3岁半时能够接受并认识视力表，至4岁时双眼视力一般不应低于0.8。4～6岁的孩子视力已逐渐成熟，视力的清晰度增加，6岁时能达到1.0，基本达到成人的水准。至8岁时孩子眼球基本发育完善，双眼视功能发育完善，建立双眼同时知觉及立体视，双眼视力应该达到1.0。

（二）影响视力发育的因素

儿童眼生长发育有很大的易变性，包括生理性改变及病理性改变，表现为结构上的可逆性，但变化主要见于早期。儿童视力的发育容易受很多因素的影响。孩子眼球发育的关键期在3岁以前，到4岁时视力应该达到0.8及以上。视力有一个发育及不断完善的过程。但是8岁以后就应有正常视力（包括正常的近视力）此期要想改善或恢复视觉功能，就有一定难度。因此，诊断与治疗都应当越早越好。完善的双眼除要求眼睛本身正常外，还需要有大脑相关部位的正常发育。总之，儿童期为争取双眼健康生长发育的关键因素时期，是双眼视功能建立的关键时期，一旦错过，就会使因各种内外因素所引发的双眼视功能发育异常，影响孩子视力的发育。有很多因素可影响儿童视觉正常发育。最常见及最主要的是各种先天性异常、屈光不正、后天性眼病及眼外伤等。有些因素对于视力的损害是永久性的，有些因素在儿童发育期能造成儿童的弱视，如果能在早期发现引起弱视的因素加以矫正并进行适当的治疗，孩子的视力是可以恢复或者部分恢复的。

有很多遗传性疾病，可以影响到孩子的视力，如Leber氏病等可以严重影响孩子的视力，有些遗传性疾病，在早期孩子的视力还可以正常，但到成年孩子的视力可能会急剧下降甚至失明如遗传性视网膜色素变性，对于这类疾病要开展眼病遗传咨询，包括婚前咨询及育前咨询，多方面争取保护胚眼的正常生长和发育，防止先天性及遗传性异常。还有就是孕妇在妊娠期间胚胎由于各种因素发育受到影响，影响到婴儿眼部的发育。如孕妇在妊娠期间怀孕期间患病如宫内感染（如多种病毒及梅毒感染）、妊娠中毒症、药物及烟酒等影响，接触有毒物质，大量吸烟及酗酒，接触放射线等都会影响孩子眼部的发育，出生后孩子视力就会受到严重影响。所以一定要重视孕产期的眼保健。

儿童期孩子多有好奇心理，有多动的倾向，对于外界的伤害没有正确的判断，在接触到一些锐器物或者在玩耍时，容易引起眼部的损伤，造成视力的严重受损，并且这种视力的损伤多不能逆转，孩子终身视力很差，所以在儿童发育期一定要关注孩子的生长，防止眼部外伤的发生，防止视力受损。

诱发视觉功能发育异常的因素还见于营养不良（尤以偏食造成的食物不平衡为常见）、非母乳喂养（微量元素作用失调）等因素，孩子均衡饮食、均衡营养不仅对于身体的发育很重要，并且对于孩子的眼部发育乃至视功能的建立都有很大的影响，现代的饮食结构并不一定能保证孩子眼部发育正常的营养需求，孩子不能有偏食倾向，如维生素A缺乏就可以影响眼球的发育。现在儿童的生活环境及用眼环境都对孩子视力的发育有较大影响，双眼处于长期的视近状态，孩子双眼视觉负担过重等，都可以影响儿童的视功能发育，特别容易引起双眼近视的出现。

还有很多儿童检查时眼部并无器质性病变，但双眼矫正视力却达不到0.8，这就是出现了弱视，弱视的出现有很多因素，主要包括斜视性弱视、屈光参差性弱视、屈光不正性弱视、形觉剥夺性弱视等，其他一些因素如：微小眼球震颤或微小内斜视均会引起弱视的发生。弱视应该做到早期发现、早期治疗，去除引起弱视的因素，患者的视力能够恢复或者完全恢复。如果能在6岁前进行治疗，大部分孩子视力可以恢复，6岁～12岁治疗就有一定难度了，12岁以后治疗，效果大多很差，视力很难恢复。

（三）视力异常筛查的方法

对于刚出生不久的婴儿，不能获得孩子的视力，可以通过角膜映光、红光反射、瞳孔检测、眼底检查等方法检查患儿眼睛的总体发育情况。新生儿有追随光及瞳孔对光反应，1月龄婴儿有主动浏览周围目标的能力，3月时可双眼集合注视手指。交替遮盖可发现患眼的问题，遮盖患眼时患儿无反应，而遮盖健眼时患儿试图躲避。另外在客观检查婴幼儿视功能还可以利用“视动性眼震”和“优选注视法”。对于小于3岁，不能合作的患儿检查视力多与实际行为相结合，如可根据其对光源或玩具、食品的注视跟踪来大致判断孩子的视力，观察孩子的视力发育是否有异常。图形视力表可用于检测2～3岁孩子的视力，至3岁时大多数儿童能使用E字型视力表，检测时，应完全遮盖一眼。一般对于孩子每半年应检测一次视力。孩子至4岁时双眼矫正视力应达到0.8，并且双眼视力应该均衡。另外还有视觉电生理可以客观反映孩子的视力情况，主要检测视觉通路特别是神经视觉通路是否异常。需要强调的是对于视力异常的孩子，多需要进行散瞳验光，对于10岁以下的孩子多建议采用阿托品散瞳验光，阿托品是强效睫状肌麻痹剂，能够完全松弛眼球的睫状肌，真实反映眼球的屈光状态，特别是初次验光及怀疑患儿有远视一定要用阿托品散瞳验光，以便确保能真实获得孩子的屈光状态，进行合理的矫正。12岁以上的孩子可以考虑进行快速扩瞳验光，快速扩瞳大约6～8小时瞳孔可以恢复到正常。如果在验光过程中发现有屈光不正，要早期进行适当的治疗。

凡是7岁以下儿童均要进行视力筛查，其中3岁以内儿童主要对屈光异常及眼位异常进行筛查，3岁以上儿童主要对视力异常及眼位异常进行筛查。

（1）筛查方式：利用儿童保健门诊或组织专项筛查进行儿童视力筛查。

（2）筛查时间：①一般在3岁以前筛查1次，有条件的单位在小儿生后6个月左右即可进行视力检查；3岁至7岁以下每年筛查1次。②对筛查未通过或可疑的患儿，年龄在3岁以内者在6个月内进行复筛，年龄在3岁以上者在3个月内进行复筛。③对复筛仍未通过或可疑的患儿，则告之监护人到指定的医疗保健机构进行确诊和治疗。

（胡凯）

三、儿童牙齿

（一）牙齿的发育

牙齿的发育与骨骼有一定关系，但因胚胎来源不完全相同，牙齿与骨骼的发育不完全平行。人一生有两副牙齿，即乳牙（共20个）和恒牙（共32个）。小儿出生时无牙，乳牙牙孢隐藏在颌骨中，被牙龈覆盖，出生时乳牙已骨化。恒牙的骨化从新生儿期开始，18～24个月时第三恒齿已骨化。多数婴儿在7～8个月开始萌出乳牙，12个月仍未萌出者为出牙延迟。出牙一般下颌先于上颌,以自前向后的顺序萌出。全副乳牙(20个)在2.5岁出齐。乳牙萌出时间个体差异较大,与遗传、内分泌、食物性状有关。6岁左右开始萌出第一颗恒牙,即第1磨牙,在第二乳磨牙之后。6～12岁乳牙逐个被同位恒牙替换,此期为混合牙列期。12岁左右萌出第2恒磨牙,17～18岁后萌出第3恒磨牙(智齿),也有第3恒磨牙终生不萌出者。健康的牙齿结构需要充足的蛋白质、钙、磷、维生素C、维生素D等营养素和甲状腺激素。食物的咀嚼有利于牙齿发育。牙齿发育异常时可见于外胚层发育不良与甲状腺功能低下等疾病。

(二)儿童牙颌畸形的早期预防

牙颌畸形就是牙列不整齐,个别牙或多数牙错位以及上下颌咬合关系不协调,颌骨大小不相称从而形成面容的变异,因此影响咀嚼、语言功能和个人仪表。对儿童生理和心理的健康有极大影响。牙颌畸形是儿童在生长发育过程中逐渐形成的,是由遗传、疾病、功能紊乱、替牙障碍、口腔不良习惯以及其他因素的影响所导致。患病率为29%～49%,如以理想牙𬌗为标准,患病率可达81%。因此,是一种应引起重视的常见病、多发病,应予以重视,及早预防。

1. 胎儿期的预防　自胚胎40天之后,牙胚即开始形成,直到20岁左右,才全部发育完成。在这过程中,牙齿、颌骨、牙槽骨等均处于不断的生长发育的变化中,与机体内外环境有着十分密切的关系。如蛋白质、维生素和矿物质缺乏,或某些疾病(如麻疹、高热等),均可导致牙齿的生长发育、矿化及萌出过程发生障碍,使牙齿的排列及牙𬌗关系异常。故应及时采取预防措施,母亲妊娠期要注意营养,增强体质,提高全身免疫功能,保持心情愉快,确保胎儿的正常发育。

2. 无牙牙𬌗期的预防　从出生到乳牙开始萌出前的时期称无牙期。发育特点是上、下颌骨之间牙槽嵴前部无接触,相应在第二乳磨牙部分有接触,下颌牙槽嵴对上颌牙槽嵴处在2.4～2.7 mm的远中位。通过哺乳的功能刺激,逐渐将下颌前调到中性正常位置,其过程与喂养方式有关。母乳喂养时,婴儿半坐位,斜卧在母亲怀中,如果吸吮运动和谐,可充分发挥口腔部分的功能,促进颌面部的正常发育。人工喂养时,孩子应该是半卧位,选用接近母亲乳房形状的短奶头。人工奶头的穿孔大小要适度,一般孔的直径为1～2 mm。开口过小,孩子吸吮力量过大,刺激过强,形成近中牙𬌗或反牙𬌗;反之开口过大,刺激不足成远中牙𬌗造成深覆牙𬌗,下颌后缩等。如婴儿平卧自抱奶瓶吃奶,下颌需向前用力吸吮,也易引起前牙反牙𬌗。因此,只要可能,尽量采用母乳喂养方法。注意经常更换睡眠姿势,避免长期偏侧睡眠压迫一侧颌面部造成颌面部不对称畸形。

3. 乳牙牙𬌗期的预防　出生6个月开始萌牙,约在2岁半时建成完整的乳牙牙𬌗。2.5～6岁属于乳牙列期。这一时期的特点:有灵长间隙和发育间隙,统称为生理间隙。灵长间隙是指上颌侧切牙与尖牙间、下颌尖牙与第一双尖牙间的间隙,这是灵长类动物特有的间隙。4～6岁时牙齿开始磨耗,颌骨发育,而牙不长宽,因此前牙区牙齿间出现发育间隙,为替牙作准备。这一时期的预防有以下5个方面:

(1) 咀嚼硬物,刺激颌骨发育:儿童的任何器官都需要合理的使用,才能正常发育,口腔器官也不例外。咀嚼促进颌面发育,可从古代猿人中得到证实。原始人由于食物粗糙,咀嚼功能大,对颌骨的刺激相应增大,所以颌骨发育也大,牙齿排列有足够的位置,牙列不齐者很少。现代人食物精细加工,儿童吃的食物过软,咀嚼功能减弱,对颌骨的刺激小,牙弓发育不良，以至牙齿排列不下，造成牙列拥挤、阻生等。因此，婴幼儿期，牙齿萌出后，吃的食物除高蛋白、高维生素外，还应强调富有纤维性、粗糙和耐嚼的食品。可以说儿童时期，高度的咀嚼功能是使儿童的牙弓、颌骨、面骨得到正常发育，预防错牙殆畸形最自然最有效的方法之一。

(2) 定期检查，及早治疗龋牙：乳牙不仅是儿童时期的咀嚼器官，而且对保持牙弓的完整，促进颌骨发育，保证正常的颌间关系等起着重要作用。乳恒牙的替换是在一定的时间范围内，按一定的先后顺序，左右或对称地萌出。如龋齿导致乳牙邻面缺损或早失，缺隙被邻牙部分侵占而减小，有的完全被侵占而无余隙，到恒牙萌出时位置不够而常呈拥挤错位，甚至恒牙可能埋伏而不能萌出。如果多数乳磨牙早失，颌骨缺乏必要的生理刺激，从而影响了牙弓及颌骨的发育。如发生在上颌者，造成反牙合；发生在下颌时，可造成前牙深覆、深覆盖。同时由于后牙无咬合功能，下颌必向前伸至前部进行咀嚼，引起下颌前突畸形，如上、下颌同时缺失多数乳磨牙，则上下牙弓、颌骨发育均不足，造成面下 1/3 发育不足。

虽然，在婴幼儿和儿童时期均可通过不同途径产生免疫保护，但幼儿和儿童期患龋率一直很高。因此一旦牙开始萌出，在哺乳后或每晚由母亲用手指缠上纱布，蘸温开水对萌出的牙从唇面到舌面轻轻擦洗，并注意进食后给孩子喂温开水或漱口，起到冲洗口腔的作用。随着孩子长大，父母应尽早教会和帮助儿童刷牙。此期间，家长还应注意培养儿童良好习惯，不口含奶瓶、糖果睡觉，预防奶瓶龋的发生。此外，定期检查可以起到预防、早期治疗的目的。乳牙早失，及早就诊做间隙保持器。总之，防龋是首要任务，因为乳牙列在口腔内将维持到 12 岁左右才被恒牙完全替换，儿童时期保持乳牙列的健康完整十分重要。

(3) 早期矫治影响颌骨发育的畸形：乳牙常见错牙合是以牙群错牙合为主的反牙合、深覆牙合。反牙合俗称“地包天”，它的危害是阻止上颌正常向前生长发育，使下颌骨过度生长；深覆牙合则是阻止下颌向前、向下生长发育，并且随着生长发育逐渐加重，早期矫治尤为重要。最佳矫治时间 4 岁。

4. 替牙列期的预防　替牙列期亦称为混合牙列期。6 岁以后从第一恒磨牙萌出后即进入混合牙列期，约在 7 岁左右开始换牙，乳牙逐渐脱落，恒牙相继萌出，在 12 岁左右乳牙完全脱落进入恒牙期。在乳恒牙替换的过程中，常出现一些生理性的暂时性错牙合，这些错牙合可能随着生长发育而逐渐自行调整。有的是病理性的，影响恒牙萌出后的位置排列。常见的有：

(1) 上唇系带附丽异常：上唇系带在儿童时期较宽，附丽低，在正常发育过程中，随着儿童长大牙齿萌出，牙槽嵴升高，唇系带纤维束逐渐萎缩，变薄变窄，当两中切牙邻接时，纤维束可完全消失，但如果上唇系带肥厚，上中切牙就无法并拢，这种情况一定要早做手术。

(2) 多生牙埋伏阻生：上颌中切牙萌出后牙冠向远中倾斜，中切牙之间出现间隙，此种情况系侧切牙牙胚压迫中切牙牙根所致，随着侧切牙萌出，中切牙牙冠的倾斜与间隙常可自行调整。如两中切牙间有多生牙埋伏阻生，上中切牙也无法并拢，需摄片检查，及早拔除，关闭间隙。

对替牙期间的个别牙错牙合，不影响颌骨发育者不需要立即矫治，因为这个时期，牙合正处于调整时期，随着不良习惯的纠正，有些错牙合畸形可以部分自行纠正。必须矫治者，应在恒切牙的牙根基本发育完成时再进行矫治，过早矫治或使用的矫治力过大，常影响恒牙根的发育。

大多数的错牙䄹畸形要等到牙齿替换完，12～14 岁再进行矫治，这时的恒牙牙根逐渐发育完成，上下牙齿的咬合关系调整完成，已经可以对错牙䄹畸形的类型做出明确诊断并采取相应的矫治方法。矫治完成后容易保持稳定的效果，不会有大的变化。

5. 早期纠正不良习惯　儿童期口腔处于生长发育不断变化的阶段。颌骨从小到大，牙齿从无到有，从乳牙到恒牙，从哺乳到咀嚼，这一系列的生理变化可以养成许多不良习惯，且不良习惯与牙颌畸形之间存在着前因后果的关系，畸形的类型和程度与不良习惯加于牙颌上压力的方向、位置、大小和时间有关。因此，在儿童时期如能及早发现和制止牙颌畸形发生，则可以使儿童健康地成长。

(1) 吮指习惯：据观察约有 75%的婴儿，都在出生后 3 个月就开始有吃拇指的动作，2 岁左右逐渐消失，如不消失持续这种习惯至 3 岁以后，即可形成明显的错牙䄹畸形。吮指习惯由于将拇指或食指含在上、下牙合之间，牙受压而呈局部圆形小开牙合畸形，还可因颊肌张力高而使牙弓缩窄，腭盖高拱，上前牙前突及开唇露齿等。

(2) 咬唇习惯：咬唇习惯常由于儿童情绪不好，被老师或家长批评之后或模仿别人出现咬唇动作，日久形成习惯，多见咬下唇。

咬下唇习惯引起上前牙前突和广泛性间隙，下前牙内倾拥挤，严重者下颌后缩；咬上唇妨碍上牙弓前段的发育，造成反牙合。

(3) 舌习惯：多发生在替牙期。舌尖舔弄松动乳牙，刚萌出的恒牙、残根都会形成吐舌或舔牙的习惯。

舌尖伸在上下牙之间，使恒牙不能萌至牙合平面，形成局部开牙合。舌常舔在上、下前牙的舌面，促使前牙唇倾牙间隙。还有咬被角、咬笔头、咬指甲和咬衣领等，所以引起的畸形一般在咬物位置上出现开牙合。

对异常吮吸习惯，舌习惯的防治根据不同年龄患者的生理和心理特征，有针对性地进行劝导说明其危害，劝其停止。

对于难以单纯从心理上改正的不良习惯，可戴用一些矫正装置，常用的有腭刺、腭篓、唇挡等活动矫正器。吮指习惯者可在其手指涂不良味道的无毒食品，或用不锈钢丝弯制成指套，戴在被吮的手指上。

(4) 口呼吸习惯：口呼吸习惯通常是由于鼻炎、鼻窦炎、扁桃体或咽扁桃体肥大等引起鼻道呼吸受阻，患者被迫长期用口呼吸，也有患者无鼻呼吸道异常，为习惯性口呼吸。

口呼吸患者气流通过口腔，妨碍了硬腭的正常下降，腭盖高拱，上牙弓狭窄，上前牙前突，开唇露齿。

对口呼吸者，先治疗鼻呼吸道疾病，消除鼻阻塞；然后用前庭盾遮盖患者口部，迫使其用鼻呼吸，同时加强口唇肌功能的训练。

(5) 偏侧咀嚼习惯：偏侧咀嚼多发生在乳牙后期或替牙期以后，多因在一侧有深龋或缺失牙影响了这一侧的咀嚼功能，专用另一侧咀嚼而形成偏侧咀嚼习惯。

长期单侧咀嚼习惯可使咀嚼侧下颌功能侧发育过度，废用侧发育不足，面部左右不对称，形成偏颌畸形。

防止方法是尽早治疗龋牙，修复缺失牙，并嘱患者必须用双侧咀嚼。如已形成错牙𬌗且恒牙已完全萌出的患者，根据错牙𬌗情况进行矫治。

综上所述，每一种病因都会在某一段时间内主要影响某一特定组织，造成畸形。预防工作要开始于牙颌畸形发生之前，就会得到良好的效果。

（三）龋病的预防

龋病是由多因素引起，宿主条件加上产酸的细菌在牙面破坏，使无机盐脱矿，有机质分解后形成孔洞状破坏的一种疾病。

龋病是一种危害人类健康最普遍的口腔病，其患病率在心血管、癌症之后。龋病对人类虽不是一种致命的疾病，但可以引起牙髓病、根尖周感染等继发病，形成口腔病灶，影响机体其他系统的健康，使得心血管系统、肾脏、五官等系统受累，如虹膜炎、视网膜炎、急性细菌性心内膜炎、肾炎、副鼻窦炎、淋巴结炎等疾病的发生，因此，世界卫生组织把它列为继心血管、癌症之后危害人类的三大疾病之一。

1. 龋病的病因

(1) 细菌：细菌在龋病发生中的重要作用已被肯定下来。研究证明：无菌动物不产生龋，未萌出的牙齿不产生龋，但萌出后即可产生；从龋齿中可找到细菌，将细菌与牙在体外孵育，引起龋样损害。已经肯定的致龋菌有乳杆菌、变形链球菌、放线菌。致龋菌黏附于牙面，产生和分泌一些有害物质，与沉淀的唾液黏蛋白一起构成菌斑基质，加之食物等因素，引起牙齿的无机物溶解，有机成分分解，从而形成龋。

(2) 食物：龋病广泛流行，与食物结构有很大关系，含蔗糖多的食物致龋力强。动物实验证明，用胃管给动物喂糖类不产生龋，经口腔能致龋。软而黏稠的精细食物易附于牙面，在牙面和口腔中滞留时间长，致龋性强。

(3) 宿主：宿主指牙齿对龋病的敏感性或抗龋能力，包括遗传因素，全身营养状况，牙齿的组织结构与矿化程度，唾液的黏稠度，氟的摄入等。例如：牙齿排列不齐、拥挤、重叠，容易停留食物和细菌，不易清洁，就易致龋。氟的摄入对牙胚发育过程中牙釉质的矿化有重要意义，摄入的氟可与牙内的磷灰石形成有较强抗酸力的氟磷灰石，使其具有一定抗龋能力。过量氟的摄入会造成牙的成釉细胞的代谢障碍，发生氟斑牙。

(4) 时间：龋病的发生需要很长的时间。从初期龋到查出龋洞，一般需 1.5～2 年。所以有以上三个主要因素，但龋病不会立即发生。要产生龋，以上三个因素构成的高度致龋力必须持续相当长一段时间。而且，三个因素中的任何一个因素的作用减弱或消失，都会导致它们构成的高度致龋性降低，从而使龋坏不发生。

2. 龋病的预防　根据龋病的病因学观点，细菌、饮食、宿主三种发病因素相互作用，相互影响，只有在三者同时存在的条件，才能发病。因此，只要我们破坏这些致龋因素，就能达到降低龋病发病率，基本控制龋病发生的目的。

(1) 增强宿主抗龋能力：宿主对龋病的抵抗力表现在牙本身解剖结构和理化结构的完善以及机体抗龋力的提高两方面，口腔生长发育在胚胎 6～7 周开始，2 个半月后出现牙釉质，婴儿出生时在颌骨内部分牙已形成，到 20 岁左右，恒牙的生长才停止。所以，在胚胎期开始缺乏钙、磷、维生素 A、D、蛋白质或氟化物，都可能减弱牙对引起牙腐蚀的各种因素的抵抗能力。在牙的发育期，周密安排饮食，提供合理丰富的营养，对增强牙齿的抗龋力是必不可少的。

氟化物作为增强牙齿的抗龋能力的主要物质，以多种形式用于龋病的预防。饮水加氟：联合国卫生组织要求水中加氟控制在百万分之一，患龋率可限制在30%以下。饮食加氟：无氟化水源条件的低氟区，饮食中补充。另有食盐氟化、牛奶氟化、洁牙剂中加氟等等。

窝沟封闭作为继氟化物之后的另一改变牙解剖结构缺陷的防龋手段，原理是用合成高分子材料从形态学对牙齿的窝沟起封闭作用，防止食物和细菌菌斑堆积，隔绝致龋因素。

(2) 限制糖食：糖，尤其是蔗糖在龋病发生中的作用是肯定的，已被大量的流行病学和实验研究证明，限制糖食或在食物中添加糖的代用品，对减少龋病的发生有益。

(3) 消灭致龋菌：方法多种，最好的、最方便的方法就是注意口腔卫生，认真而正确刷牙，每天至少早晚两次，特别是睡前刷牙，减少菌斑及食物残渣滞留的机会。

（刘根娣）

四、睡眠障碍

（一）发作性睡病

发作性睡病(narcolepsy)由 Gelineau 于 1880 年首先报道，系一病因不明的睡眠障碍。主要临床表现为白天过度睡意，同时伴有猝倒和其他的病理性快眼动相睡眠表现，如睡眠瘫痪、入睡前幻觉等症状。在病程早期常被误诊为抑郁症或慢性疲劳综合征。在 5 岁以前或 50 岁以后起病，如果起病隐袭则学习成绩的逐渐下降可能是疾病的首要表现。尽管过度睡眠和猝倒通常是发作性睡病的两个主要症状，但其他症状也较常见，仅少数患者具备全部四联征。

1. 病因　本病病因迄今不明，其发生可能是环境与特殊的遗传基础相互作用的结果。

2. 临床表现

(1) 睡眠发作：可一天发作几次，在松弛或久坐的姿势下容易出现。发作时间可以从几分钟到几小时。发作性睡病的特征表现是突然出现不可抗拒的睡意，即刻打盹或睡眠，从发作中醒来后感到清醒，清醒一段时间(1 小时到数小时)后再次发作。

(2) 猝倒：几乎是发作性睡病所特有的表现，表现为肌肉紧张度突然而不可抗拒地减低或丧失，为由强烈情感波动所诱发的失张力发作，不伴意识改变。猝倒发 作的持续时间不一，通常几秒钟到几分钟。常在情绪波动状态下诱发，如大笑、发怒、突然惊喜、骤然紧张等。

(3) 睡眠瘫痪：是发作性睡病患者睡时或初醒期的恐惧体验。患者发现自己突然不能移动肢体，不能讲话，不能深呼吸，或不能睁开眼睛，同时常伴有幻觉。一般持续数秒或数分钟，通常在轻微刺激后终止，少数患者在清醒后努力挣扎仍持续数分钟之久。

(4) 睡眠幻觉：即从睡眠到觉醒之间转换过程中的幻觉，发生于睡眠开始时称为睡前幻觉，发生于觉醒期时则称为半醒幻觉。主要为视或听幻觉。

3. 鉴别诊断　应与阻塞性睡眠-呼吸暂停综合征、睡眠剥夺、生物节律睡眠障碍、精神运动性癫痫、进行性脑积水、抑郁症、诈病、甲状腺功能低下等相鉴别。

4. 治疗　治疗发作性睡病的各种措施均以控制发作症状为目的，并让患者充分参与家庭和社会的日常活动。由于发作性睡病迄今尚无根治方法，因此需要长期乃至终身治疗，所以在用药时，应考虑药物的不良反应。

（1）药物治疗：治疗白天过度睡意使用最广泛的药物是中枢兴奋剂。右旋苯丙胺和哌甲酯改善醒觉效果最强，匹莫林、莫达非尼（Modafini）效果次之；治疗猝倒症、睡眠瘫痪和入睡前幻觉常用三环类抗抑郁药物，氯丙咪嗪疗效较好，其他的三环类抗抑郁药物，如普罗替林、去甲丙咪嗪也有一定疗效。

（2）心理治疗。

（3）发作性睡病：儿童或青少年起病，因此应指导患者选择职业。许多医生推荐白天短暂小睡作为治疗计划的一部分，对儿童主张每隔3～4小时重复15～20分钟的小睡，有利于保持清醒，减少兴奋药物的应用。

5. 预后　发作性睡病的睡眠过多常在发病后几周或几个月内发展，以后保持稳定，约1/3患者的猝倒、睡眠瘫痪及幻觉随年龄增大而改善。本病特有的症状使患儿面临着家庭和社会的挑战。白天过多睡眠和猝倒的发作使患儿窘迫，夜间睡眠紊乱进一步影响了白天的觉醒，造成注意力不集中，学习成绩下降。学习困难在高年级的学生更为突出。老师误认为患儿懒惰、厌烦学习、情感淡漠或智力迟钝，加之学校和部分医疗机构对本病认识不足，患儿甚至被认为"学习不能"而中断学业。情感不稳定、易怒在儿童和青少年中尤为突出，特别是在瞌睡时，导致与老师同学关系的恶化，造成了与社会的疏远、隔离和退缩，严重影响患者的生活质量。因此，家庭、学校、社会和医生都应关注、支持和帮助发作性睡病的儿童提高其生活质量。

（二）阻塞性睡眠呼吸暂停综合征

阻塞性睡眠呼吸暂停综合征（obstructive sleep apnea syndrome，OSAS）是指在睡眠中由于上呼吸道周期性完全或部分阻塞，从而出现呼吸暂停。常伴有二氧化碳滞留和血氧饱和度下降。由于夜间睡眠质量较差，白天出现精神不振、过度睡意等症状。

1. 临床表现　本病最常见的症状包括：夜间呼吸暂停，频繁唤醒，鼾声如雷，呼吸费力。醒来时常有头痛、注意力不能集中或持久，常伴有多汗、遗尿，影响生长发育障碍。

2. 诊断　根据临床特点可以作出阻塞性睡眠呼吸暂停综合征的初步临床诊断。晚上睡觉打鼾是阻塞性睡眠呼吸暂停综合征的一个特征性标志，但如果有以下一些附加症状或危险因素存在，则诊断阻塞性睡眠呼吸暂停综合征的可能性增加：①下颌骨发育不良，扁桃体肥大，或其他上呼吸道异常。②肥胖或生长发育障碍。③白天嗜睡。④睡眠不安宁。

3. 治疗　对夜间睡觉有鼾声但没有白天嗜睡症状或其他严重症状的患者，可采用以下措施：治疗可能存在的基础疾病，如甲状腺功能低下、鼻腔的阻塞、扁桃体或腺体样肿大等，教育患者尽可能改善睡眠质量，保证睡眠规律。如果患者采用以上的措施没有减少鼾声，应让患者接受进一步治疗，如用牙科器械、外鼻道扩张器等来治疗鼾声。

（三）睡眠遗尿

睡眠遗尿是以睡眠中发生的复发性不自主排尿为基本特征的特殊的睡眠障碍。原发性遗尿一般自婴儿期延续，继发性遗尿可发生于任何年龄。本病有家族性倾向。据推测，原发性遗尿患者遗传因素为隐性单基因遗传。患者的父母、同胞和其他亲戚中常有较高的发病率。

一般认为，如果儿童在 5 岁以后持续性在床上遗尿，而无泌尿系统、内科或精神病理情况者，应该考虑为原发性遗尿障碍患者。

1. 临床表现　典型的儿童患者表现为每天晚上都遗尿在床上。如已有至少 3～6 个月在床上无遗尿的情况，之后又发生遗尿，应考虑继发性遗尿。遗尿通常发生在所有睡眠期以及夜间醒转时，大多数儿童发生在夜间醒转的上半夜，即睡眠前 1/3 时间里。而白天膀胱控制正常，少数患儿白天清醒时也可发生遗尿，约 0.1%的患儿伴有遗粪症。其他常伴有夜惊、梦游等睡眠障碍，或有明显的情绪和行为异常，如抑郁、自卑、多动、易怒等性格异常。

2. 治疗

（1）一般治疗：应详细询问病史，尽量去除诱因，必要时进行相应的干预。建立良好的生活规律，根据其遗尿时间的特点，定时唤醒，使之逐渐形成条件反射，减少或避免遗尿。控制入睡前液体摄入量，以减少睡眠期间的尿量。

（2）药物治疗

①三环类抗抑郁药：常用丙咪嗪。有效治疗剂量为 1～2.5 mg/kg，一般体重在25 kg以下者用 12.5～25 mg，25 kg 以上者用 25～75 mg，每晚睡前 1 小时口服。一般用药1～2周后症状即得到控制，巩固治疗数周后逐渐减量至停药，总疗程以不超过 8 周为宜。停药后易复发。

②抗胆碱能药物：可选用阿托品或 654～2，每晚睡前口服。

③其他药物：哌甲酯每次 5～10 mg，苯丙胺每次 2. 5～5 mg，或甲氯芬酯（氯酯醒）每次 0.1 g，睡前口服，对部分患儿有效。

④行为治疗：是目前治疗遗尿症最有效的方法，目前采用较多的是间断强化法。具体操作如下：嘱患儿睡在一特制床单上，床单内放置两个电极，电极的另一端分别与电铃及电源连接。患儿出现遗尿时可使电路接通，电铃响声可唤醒患儿或父母。若患儿未醒，父母应唤醒嘱其排尿。

（四）梦魇或恶梦

梦魇以恐惧的梦境为基本特征，常把受累者从睡眠中惊醒。恶梦发作发生在快眼动相，故常常可以清楚地回想起晚上的梦境。本病可发生于任何年龄，3～6 岁儿童多见。

1. 临床表现　本病的主要临床表现是：在快眼动相睡眠里患儿因恶梦惊醒。常常是一种漫长、复杂的梦，越接近结尾越恐惧。通常有运动行为，也较少有焦虑、语言和自主神经系统症状发生。常常在发作后，清晰描述其梦境内容，儿童在完全清醒后因为害怕，不敢自己回床睡觉，常要父母在身边或立下保证后才敢再入睡。本病常伴随有说话，而尖叫、击打物体或行走很少发生。

2. 诊断　本病诊断主要依据临床特征和发作期多导睡眠脑电图改变。需与夜惊等睡眠障碍以及睡眠期癫痫鉴别。

3. 治疗　本病一般不需要特殊治疗。

（五）梦游或睡行症

睡行症(sleep walking)是以开始于慢波睡眠而引起在睡眠中行走的一系列复杂行为基本特征的睡眠障碍。

1. 临床表现　临床表现为从简单地在床上坐起直到行走，甚至狂乱地企图“逃跑”。

患者难以唤醒，但醒来时常伴有精神错乱现象，一般对所发生的事会遗忘，不能回忆起来。发作后其运动活动可自发终止，可以回到床上躺下继续睡觉。发作过程中任何时候均不清醒。事后不能回忆发作症状。睡眠行走时可引起摔跤或受伤等意外。身体损伤可由于企图“逃跑”或走进危险的环境而引起，如走到街上或跳出窗外。

2. 治疗　睡行症的发作可在孩子刚学会走路时就发生，但在4～8岁发生率达到最高峰，睡行症可一周发生数次或仅仅当诱发因素存在时才偶尔发生。本病常常在度过青少年期后自然消失，大多不需特殊治疗。

（六）夜惊或睡惊

夜惊(sleep terrors)是一种以突然从慢波睡眠中苏醒，伴有尖叫或呼喊，同时可有极端恐惧的自主神经和行为改变的睡眠障碍。

1. 临床表现　夜惊发作时有明显的自主神经症状，如心动过速、呼吸急促、皮肤潮红、多汗、瞳孔散大、皮肤肌力降低、肌张力增加。患者常坐在床上，对外界刺激无反应，如果醒来则精神混乱、定向力缺乏。患者有时可能诉说一些片段或做短而生动的梦境或幻觉，但对发作过程有遗忘。发作过程可伴有不连贯的叫喊声或排尿。如果患者出现企图逃离或搏斗等症状，可引起患者自伤或伤害他人。

2. 诊断　根据以上表现可作出诊断，但与梦魇发作鉴别。后者发生于快速眼动睡眠期，醒后常常记得梦中生动的细节，常发生于晚上的后1/3睡眠时间内，和发生于睡眠开始的夜惊相反。梦魇发作常无明显大的运动活动，出现焦虑、发声和自主神经症状等比较少见。

3. 治疗　一般随着年龄增长，夜惊可自行消失。

五、一般行为障碍

（一）吮吸手指

吮吸手指是指儿童自主与不自主地反复吮吸拇指或其他手指的行为。

1. 原因　与以下情况有关：①开始从最初的生理反射性行为发展为不良行为习惯，与儿童教育和教育环境不当有关，如父母或家人忙于事业，对儿童关心抚爱太少，又缺少玩具、音乐、图画等视听觉的刺激，不能足够地与外界环境建立相互联系，儿童心理上得不到满足，而以吮吸手指自娱和安慰自己。②由于疲劳、厌倦、疾病、恐惧或受到成人斥责、惩罚之后，情绪紧张时出现吮吸手指的幼稚动作。③部分儿童在一起玩耍、游戏时，自己被拒绝未能参加，在寂寞无聊时以吮吸手指消除其抑郁、孤独心理，渐成习惯直至年长尚不能戒除；或独自读书时吮吸手指的行为。④在独自睡觉时常吮吸手指来安抚自己。

2. 病情变化　从发育角度上看，2岁前后婴儿应该做到不吮吸手指，少数吮吸者由于长期刺激造成手指局部软组织增生，若持续到长恒牙之后，可能影响下颌的发育，以致上下牙齿对合不齐而形成错颌畸形。

3. 治疗　对吮吸手指儿童要采取综合性方法，纠正不良习惯，定时喂养，让儿童有充分的时间与周围环境接触和游戏；父母多给一些关爱，使儿童生活丰富充实、生机勃勃，保持愉快的生活情绪，把注意力从吮吸手指上转移开，从而防止吮吸行为习惯化或减少已成习惯的吮吸手指行为。对难以克服者，应耐心说服教育，告诉他们吮指不卫生、容易生病；长此下去会使牙齿变形，影响美观。

4. 预后 吮吸手指预后一般良好，随年龄的增长，辅以父母的正确引导，会自然消失。

(二) 咬指甲

咬指甲是儿童时期常见的不良习惯行为。

1. 原因 咬指甲的形成过程与吮吸拇指相似，常由于情绪紧张、感情需要得不到满足而产生的行为。

2. 病情变化 3岁以内儿童较为少见，学龄前期及学龄期儿童多见。在学校中有相当数量的学生有咬指甲现象，该行为也可持续终身。大多数儿童在情绪紧张、思考问题或心情不佳时，不知不觉地进行，通过这种行为可以减轻自我紧张和焦虑；也有一边谈话，一边啃指甲的情况，往往他们的父母或家庭其他人员有这种习惯，孩子由此而仿效。

该行为主要表现为反复出现咬指甲和指甲周围的皮肤。部分儿童因反复咬指甲致使手指受伤出血或皮肤感染及甲沟炎。在情绪紧张不安时或被处罚时出现这种行为更多。

3. 治疗 矫治此不良习惯首先要研究发生的原因，消除紧张因素或抑郁孤独心理，多关心他们，注意心理健康，教育他们养成良好的卫生习惯。其次采用行为治疗，如厌恶疗法和习惯矫治训练。后者的重点是自我意识到咬指甲的害处，培养和强化良性行为。

(三) 发脾气

发脾气(temper tantrum)是指儿童在受到挫折后以哭叫吵闹来宣泄愤怒的一种形式。随着年龄的增长，更多的是能用语言表达思想，发脾气的次数会逐渐减少。但部分儿童的任性可持续存在，难以克服。

1. 原因 该行为的发生与儿童的素质及所受的教育有关，难养型气质儿童易于出现这种现象。父母过度的溺爱，有求必应，对孩子发脾气趋向于退让，这样培养出的儿童，在要求未能满足时，便会发脾气，长此以往，孩子会发现发脾气是解决问题或控制局势的最佳手段；而且一有机会他就使出来，达到自己的目的，无形之中养成好发脾气的习性。在独生子女中此问题尤其严重。另外，长期与爱发脾气的成年人生活在一起，也是导致发脾气的原因之一。

2. 病情变化 孩子发脾气如不正确地对待，将影响他(她)对环境适应能力的发展，使他(她)难以正确对待挫折并影响健全人格的形成。

3. 治疗 对于常发脾气的孩子，父母应积极采取措施，以防止养成好发脾气的坏习惯。

(1) 家庭是儿童接触社会的第一场所，是他们认识社会准则和建立行为规范的第一课堂。父母要以身作则，身教重于言教。儿童有较强的模仿能力，父母的言行举止，无形中成为他们仿效的典型，要注意孩子很可能在模仿你处理问题的方式。

(2) 适当满足孩子的生理和心理需要，鼓励他们多参加户外活动，尽量帮助孩子顺利度过两个反抗期，建立正常的社会交往关系。

(3) 培养孩子的广泛兴趣和爱好，在不影响学习的情况下可引导孩子绘画、下棋、弹琴等，逐渐培养他们豁达的性格。

(4) 不要过分娇宠孩子，注意培养他们良好的行为习惯，让他们知道什么要求是合理的，什么要求是不合理的。不要对孩子管教过严，事事限制。否则也会引发孩子的坏脾气产生。在孩子生气时，父母态度要一致，除了表示对他理解和关心外，还要尽量分散他的注意力，引导他做些愉快的事。

(5) 在孩子发脾气时要采取冷处理方法，故意忽视不理，让他慢慢淡漠下来，经过多次以后这种现象就可以自然好转，然后再进行耐心说服教育。

(6) 选择适当的方式让其发泄出来，如通过交谈法使怒气宣泄出来，或用转移法分散怒气，自我安慰法合理升华及奖惩法矫正其不良行为。

（四）屏气发作

屏气发作又称呼吸暂停症，是指婴幼儿在剧烈哭闹时突然出现呼吸暂停的一种异常行为。多见于婴幼儿。

1. 原因　多数学者认为这是没有语言表达能力的儿童发泄愤怒的一种方式，有此行为的儿童往往与周围环境或父母之间存在明显的矛盾冲突，通常在初次发作后受到父母不适当的抚育方式的强化才易持续存在下来。该行为与每个儿童个体素质有关，往往困难气质的儿童易更多出现屏气发作。

2. 临床表现　发作时多有明显诱因，如惊吓、疼痛的刺激，情绪受挫或不合意的事；患儿急剧的情感爆发，剧烈哭叫两三声，随即呼吸暂停似屏气样，持续 0.5～1 分钟，严重时可达 2～3 分钟，口唇发绀逐渐加重，全身强直有时呈角弓反张，意识丧失，甚至可出现肢体抽动，随后意识先恢复，继之呼吸恢复，面色恢复正常，意识正常；但有些小儿发作后疲劳入睡。通过监测发作时有心动过缓，脑电图无癫痫样放电。发作次数不定，严重者可以 1 日数次。

3. 诊断　根据临床表现诊断不难，但须与惊厥相鉴别。

4. 治疗　本病一般不需药物治疗，要向患儿父母说明该行为预后良好，减少他们的恐慌，消除紧张情绪；帮助他们分析引起发作的原因，使其严格要求自己；若过分强调不去挫伤其情绪，常常无原则地满足其欲望，将会造成其性格上的异常。相反，若不考虑疾病的特点，采用简单粗暴的惩罚与斥责，只会促使该行为的频繁发作。

（五）习惯性擦腿动作

习惯性擦腿动作又称夹腿综合征，是指小儿时期发生的摩擦会阴部的习惯动作。最早见于 6 个月左右，多数发生在周岁以后的幼童，女性较男性多。

1. 病因　可能与以下因素相关：①局部刺激所致：部分学者认为，可能先有会阴部的刺激，如尿布潮湿、阴部湿疹、炎症、蛔虫病等。因局部发痒而摩擦，尔后在此基础上发展为习惯性动作。②心理因素：有些儿童在感情上得不到满足或受其他社会心理因素的影响，如得不到母爱，或在家庭中得不到关心，在学校受欺负，与小朋友、同学交往少等造成焦虑和紧张，而沉溺于自慰性的在自身上寻找刺激，从而产生夹腿症状。③可能与神经递质紊乱、铁贮存缺乏、胆碱系统代谢障碍有关。

2. 临床表现　婴儿期发作表现为在家长怀抱中的两腿交叉内收进行摩擦动作。幼儿则表现为有时倚床角、骑跨凳子或在某种物体上摩擦外生殖器，用劲以寻找快感。发作中有时小儿全神贯注，两眼凝视，两颊泛红、额部微微出汗，呼吸粗大，每次持续约数分钟或更长时间。别人干涉时，如抱起或强制改变其体位时能够终止发作，但不愿别人干涉其动作，如中断其动作可表示不满甚至哭闹。

3. 处理方法　发现患儿有此行为时，父母自身切不可流露出焦虑或紧张的情绪，更不应该责骂、羞辱或惩罚孩子，以免使其精神更为紧张和抑郁。要寻找局部原因并及时对因治疗。晚上让小儿疲倦后上床入睡，睡醒后立即穿衣起床，以消除出现习惯性动作的诱因。平时衣裤、被褥不可太厚、太紧。要给患儿一个良好的家庭环境、充分给予儿童温暖和爱抚。培养其广泛的兴趣。鼓励小儿参加游戏活动,使小儿精神轻松、愉快,解除心理压力,增强心理免疫力。发现患儿正在发作时,要让患儿站起来或让其做其他有趣的活动。婴儿两大腿交叉时,家长用手轻轻地将其分开,并转移注意力以终止发作。

对发作较频者可服用一些铁剂,如锌硒宝和多巴胺阻断药(氟哌啶醇),以恢复儿茶酚胺和胆碱系统的代谢功能,消除临床症状。

(六)性自慰

性自慰是指用手或其他器具摩擦自己的性器官借以获得性快感的性行为。性自慰在青春期男、女均可发生,以男性更多见。适度性自慰对身体没有害处。从预防性病、避免怀孕的角度看,性自慰比性交能更安全地满足人们对性的需求。性自慰是个人的隐私行为,对他人和社会不构成威胁,因此也谈不上“不道德”。然而,性自慰却是困扰青少年的一个常见的性问题。这是因为性自慰在青少年中比较常见,而长期以来又一直流传着“性自慰是不道德的、可耻的行为”的说法。使得青少年对性自慰行为缺乏正确认识,一方面不能控制这种生理欲望,另一方面自慰后又为自己的行为自责,有的甚至陷入终日焦虑不安和恐惧之中。

然而,并不等于说性自慰是必须的,过度性自慰也会带来不良后果,如注意力不集中、失眠、疲惫感。如果性自慰时将异物放入尿道或阴道内,则容易造成感染和损伤。

青少年可通过丰富多彩的文化体育活动来淡化过强的性自慰愿望。睡觉时侧卧,不要俯卧,被褥不要盖得过重过暖,内裤不要穿得过紧,早睡早起,平时注意性器官的清洁卫生,这些均有利于减少性自慰。

六、心理行为障碍

(一)孤独症及其他广泛性发育障碍

目前普遍认为孤独症是广泛性发育障碍中最重要的一种疾患。广泛性发育障碍又称孤独样谱系障碍,包括其他一些非孤独样的广泛性发育障碍,如脆性 X 综合征,Ret 综合征、儿童期整合不良障碍和非特殊性广泛性发育障碍。本组疾患总的临床特点是社会人际交往和交流应答模式异常,兴趣与活动局限、刻板和重复。个体在不同场合和各种活动中都会表现出这种行为特征。多数病例发育异常起于婴幼儿期,5 岁以前症状已经比较明显,并常合并不同程度的认知损害。

1. 病因　本病病因尚未确定,但有以下一些研究发现:①遗传因素家系研究和双生子同病率研究提示,孤独症可能与遗传因素有关。②孕期及围生期合并症。③神经生物学异常,高功能孤独症 MRI 显示第四脑室扩大,大部分患儿小脑蚓部小叶发育不良,脑干明显变小。

2. 临床表现　典型的孤独症三组主要特征:①具有社会交往能力缺陷;②沟通和交流障碍;③不寻常的局限的兴趣和行为方式(包括冲动、自伤、伤人、自残等)。

智力发育落后在孤独症儿童中也很常见,有研究显示孤独症儿童与智力水平相同的精神发育迟滞儿童相比,其认知损害大多表现在语言的模仿、理解、创造性、灵活性及语言的组织和利用方面。语言损害程度较同样的智力低下儿童更为严重。但他们在一般智力落后的背景下又有部分能力比较强,多在涉及数字、文字的机械记忆、方向的辨认、对音乐的节奏感、色彩的运用等方面表现出不寻常的天赋。通常患儿在 3 岁之前症状就已经比较明显。

3. 诊断　只有在 3 岁以前出现症状，同时具备以上三大特征症状方可诊断为典型的孤独症，缺少上述条件之一便诊断为不典型的孤独症。少数智力正常或接近正常的患儿在幼年期往往不易被识别。在上学后由于他们与老师、同学之间的交往或交流发生困难，有时还出现行为上的问题而被建议就诊。

4. 治疗　由于本症病因不清楚，并且是发生在婴幼儿期的发育性疾病，目前主要采用药物对症治疗、心理干预和教育训练。

(1) 药物治疗

①过度兴奋、活动过度、焦虑不安、烦躁冲动、睡眠过少以及冲动、自伤、伤人、自残等情况比较严重的病例，使用哌啶醇，剂量从小量开始，通常为 0.5～4 mg/d，同时服用苯海索(安坦)，以预防急性扭转性痉挛或动眼危象等不良反应；舒必利 50～200 mg/d；利达新 25～100 mg/d，注意从小剂量开始，密切观察症状变化和可能的不良反应，及时调整剂量，当取得最理想疗效时，可继续服用 3～6 个月再减药，若无症状波动再逐渐减药直至停药观察。

②一般睡眠不安、容易烦躁、好哭和退缩的患儿，可以酌情服用弱安定剂类药物，如阿普唑仑(佳静安定)、氟硝西泮、地西泮(安定)等。

③癫痫发作的患儿，则需要进行系统的抗癫痫治疗。对没有癫痫发作但 EEG 有癫痫样放电的患儿是否需要抗癫痫治疗尚无定论。

(2) 心理干预和行为矫治：干预的重点和目的是发展和提高患儿的社交功能、沟通交流技能和水平。应将发展基本生活技能和求助技能放在干预的首位。但如患儿存在危及自身安全和健康的症状，如自残、自伤、过度兴奋、冲动伤人、拒食等情况时，应首先纠正这些行为。行为干预一方面应制止或消除不期望的行为，另一方面应培养发展其潜能，提高扩展正常行为的能力和水平。行为干预与教育干预两者应密切结合。教育干预要在对患儿的心理发育水平和行为、社会适应能力进行全面评估的基础上，用高度结构化的教育手段和个别化教学计划进行长期系统的教育和训练。教育训练需要较大的人力和物力，并非一般家庭能够承担的，况且对患儿的康复教育训练应时时处处结合每日生活实际来进行。因此，父母、家庭的作用至关重要。除了父母、家庭和医生的作用外，社团的力量也很重要。可将孤独症患儿的家长组织起来，由于患儿的父母有相似的经历和感受，互相之间比较容易交流和互相帮助、有共同的心声和需要。医生、教师和父母相结合共同对患儿进行医疗、教育和康复训练，可使他们的潜能得到最大限度的发挥。干预应尽早开始，在儿童心理发育的关键时期进行效果会好得多。

5. 预后　以往报道大多比较差，多数直到成年仍不能独立生活，但目前尚未追踪到足够的成人病例数。也有研究认为，大约 2/3 的患者预后不良，1/4 预后较好，1/10 预后好。成年后可正常或接近正常，除了轻微的行为问题外能正常上学或工作，极少数孤独症成年后能完全独立生活，建立亲密的朋友关系或结婚。

(二) 学习障碍

儿童学习障碍是一组异质性综合征，指智力正常儿童在阅读、书写、拼写、表达、计算等方面的基本心理过程存在一种或一种以上的特殊性障碍，推测是由中枢神经系统的某种功能障碍所致。这类儿童不存在感觉器官和运动能力的缺陷，学习困难亦非原发性情绪障碍或教育剥夺所致。

1. 病因 确切病因尚未明确，可能与生物学因素和环境因素均有关系。一般认为，产前、产时或产后的轻度脑损伤是主要原因之一，与脑外伤、产伤、早产低出生体重、窒息、新生儿黄疸、某些传染病、铅中毒等因素有关。某些儿童与生俱来就有生物学和神经心理学方面的脆弱性，对后天不利因素更具易感性和缺乏耐受，因而导致儿童学习障碍。

2. 临床表现 儿童学习障碍可分为言语型和非言语型两大类，言语型儿童学习障碍包括语言理解障碍、语言表达障碍、阅读障碍、书写障碍和计算障碍等类型，各型又有若干亚型。儿童学习障碍儿童智力检测的 IQ 基本在正常范围内，有些处于临界状态，但言语智商(VIQ)与操作智商(PIQ)之间差异值大者(>10 分)居多。

(1) 言语性学习障碍：主要有以下表现：

①言语理解障碍，包括言语听觉失认和语义理解和用语困难；

②言语表达障碍，包括音韵统语障碍、发育性口语失用(也称重型语言表达障碍)和辍词、用语困难；

③阅读障碍，包括构音和书写困难、顺序认知障碍、视空间障碍、发育性单纯性失读和语言障碍综合征(语言理解和表达没有明显障碍，但对文字的阅读和学习明显困难)。

④书写障碍，包括发育性结构性失写、发育性单纯性失写和计算障碍。

(2) 非言语性学习障碍：这类儿童有失认和失用的潜在背景，突出表现为社会认知与社会行为障碍。美国教育心理学家 Myklebust 认为这类障碍起因于右脑功能失调，所以称其为"右脑综合征"。具体表现为不能整体把握对象，时间和方位感差，辨别区分主图与背景困难，相貌和表情认知困难，不能理解形体语言，最终导致社会认知方面的障碍。因而这类孩子在学校或团体中表现为适应性困难，并且对音乐感、节奏感差。除上述之外，还可伴随注意力集中困难、课堂上多动或打瞌睡(觉醒不足)、情绪冲动、自我意识不良、继发性情绪问题、品行障碍或青少年违法等问题。所谓神经系统软体征检测有精细动作笨拙(如系鞋带、系纽扣等)：①转换运动困难；②走一字线步态笨拙、摇晃；③舞蹈病样不随意动作；④瞳孔左右不等大；⑤皮肤触觉辨认困难；⑥闭眼单腿独立短暂；⑦辨别两点刺激困难；⑧辨别皮肤上所画图形困难。另有连带动作(镜像动作)，包括：①不能闭合单侧眼睛；②轻度吞咽困难；③轻度腱反射亢进；④手指触觉辨认困难；⑤利手分化延迟或混合利，左右辨认困难；⑥闭眼伸手试验阳性；⑦手眼协调困难。

3. 诊断

(1) 特定的学习技能损害必须达到临床显著程度，如学绩不良、发育障碍(如语言发育迟缓)、伴随行为问题(如冲动、注意力集中困难)等。

(2) 这种损害必须具有特定性，不能完全用精神发育迟滞或综合智力的轻度受损解释。

(3) 损害必须是发育性的，即上学最初几年就已存在，而非受教育过程中才出现。

(4) 没有任何外在因素可以充分解释其学习困难的原因。

(5) 不是由于视听损害所导致。

结合上述标准，须进行有关神经精神检查和心理测评。必要时亦可进行影像学、电生理方面的检测。一般可根据临床表现特征和心理测评结果大致作出诊断。

(6) 临床心理测验

①学业成就测验：侧重于听、理解、语言表达、书写、阅读理解、计算和基本推理几个方面，有一项较智力期望值明显落后即可诊断。

②智力测验：常用 WPPSI 或 WISC－R，目的之一是排除精神发育迟滞或孤独症，其二是了解儿童学习障碍类型及其智力的结构，并为矫治训练提供依据。儿童学习障碍往往出现 VIQ 与 PIQ 之间的较大差异(>10 分)。依此大致可分类出言语型儿童学习障碍或非言语型儿童学习障碍。

③神经心理测验：如利脑测验、Luia-Nebraska 儿童成套神经心理测验、K-ABC 测验、记忆测验、单项神经心理测验等，主要用于检测学习障碍儿童的神经心理模式或探索其神经心理机制。

④学习障碍筛查量表(PRS)：总分低于 60 分者，为学习障碍可疑儿童。儿童学习障碍须与精神发育迟滞、孤独症、选择性缄默症、品行障碍、注意缺陷多动性障碍及癫痫等症相鉴别。

4. 预防与治疗　预防重点在于早期预防早期干预。前者包括加强围生期保健，优生优育，防止烟酒毒等有害物质的侵害，正确开展早期教育。后者在于一旦发现儿童有语言或其他类型学习问题时及时就诊，尽早进行心理咨询。儿科及心理学医生应指导家长改进养育条件和方法。

治疗措施应根据学习障碍儿童的年龄、类型、程度、临床表现以及心理测评结果来确定。一般原则是以接纳、理解、支持和鼓励为主，以改善学习障碍患儿不良的自我意识，增强其自信心和学习动机。

根据障碍儿童的认知特点，采取针对性的教育治疗，并且尽可能取得家长与学校的配合。迄今应用于这类儿童的治疗方法已有多种，但得到公认有效的方法主要是治疗教育、药物疗法和精神(心理)疗法，综合应用效果更佳。实施矫治时坚持个别化原则，避免高起点、超负荷训练，要及时进行效果/心理评估，以调整后期训练。

5. 预后　约半数以上学习障碍儿童的症状会随年龄增长而自行缓解或减轻，但有些特殊技能的缺陷可能持续至成年期以后。约 20%的患儿可能继发品行障碍和反社会行为，或导致长期社会适应不良，青春期后出现抑郁、自杀或精神疾病的风险高于一般人群。

（三）注意力缺陷/多动障碍

儿童注意缺陷多动障碍(attention deficit hyperactivity disorder，ADHD)是儿童期尤其是学龄期最常见的行为障碍，以注意力不集中、活动过度和冲动行为为主要特征。该症在 WHO 国际疾病分类(ICD－10)中称为多动性障碍(hyperkinetic disorder)，在美国精神障碍诊断和统计手册第四版(DSM-Ⅳ)中称为注意缺陷多动障碍。我国的 CCMD-Ⅱ-R 中称之为儿童多动症，1995 年我国自然科学名词审定委员会又定名为注意缺陷障碍伴多动(attention deficit disorder with hyperactivity，ADHD)。现采用 DSM-Ⅳ中的命名。ADHD 患病率国外报道为 0.09%～14.3%，国内为 2.59%～7.25%，男女比例为(4～9)∶1，9 岁症状表现最突出，大约 20%的 ADHD 儿童需要给予特殊教育，15%儿童需提供特殊的行为矫正服务。

1. 主要病因

(1) 遗传因素：在大量的家系研究、寄养子女研究发现 ADHD 的遗传度为 0.08，而且存在家族聚集性：一级亲属患病率大约是总体人群的 5～6 倍，二级亲属患 ADHD 的危险度约为1.7%。双生子研究遗传度约为0.80，同卵双生子的同病率为80%，异卵双生子为30%。分子遗传学研究认为ADHD为多基因遗传病，主要与多巴胺系统的多巴胺D_4受体基因、多巴胺转运体基因和多巴胺D_5受体基因的基因多态性有明显的关联。而目前研究又表明至少有20种基因在ADHD中起到一小部分作用，而每个基因在其中所起作用又都没超过5%。

(2) 轻微脑损伤：以往曾以轻微脑损伤和轻微脑功能失调称作多动症，说明脑损伤和(或)脑功能失调是ADHD病因。母孕期疾病：传染病、中毒、代谢障碍、精神因素；分娩损伤：胎位异常、麻醉剂；新生儿期疾病：早产、过期产、产伤窒息；婴幼儿期疾病：感染、外伤、抽搐、心理环境等都与ADHD有一定的关联。但大多数活动过度或注意力不集中的病儿应用神经科检查方法查不到脑损伤的根据。

(3) 脑发育不成熟：Yakoulev 1967年即提出ADHD是由于大脑额叶(前额叶)发育迟缓所引起。不少学者也认为ADHD表现的活动过度、注意力不集中、挫折阈降低、冲动、情绪不稳等很像额叶功能失调。额叶在抑制干扰方面起作用，前额叶支持精细运动并与冲动、攻击、注意、行为有关，但前额叶发育较晚，这部分神经纤维髓鞘化过程较迟，直至青少年期才能完成。这也许能解释ADHD到青少年期活动过度趋向减少的理由。Alexander 1986年提出前额叶回路为：神经信息—皮层—基底节—丘脑—皮质。基底节的杏仁核、苍白球、壳、尾状核在其中起重要作用。

(4) 儿茶酚胺代谢异常：儿茶酚胺包括肾上腺素、去甲肾上腺素、多巴胺。有学者认为ADHD儿童的中枢神经递质存在儿茶酚胺水平不足，以致脑的抑制功能不足，对进入的无关刺激起不到过滤作用。与ADHD明显相关的是多巴胺系统的异常。多巴胺是由脑部特定部位的神经元分泌，对其他神经元，尤其是有关情绪和运动的神经元的活动进行抑制或调节。多巴胺基因的改变可能会影响注意警觉网络与执行控制网络脑区功能，从而导致ADHD患者行为的异常。

(5) 铅污染：铅中毒可导致脑病，严重者甚至死亡，病儿可以出现不安宁、注意力不集中等表现。但有研究发现儿童血和牙齿中铅的含量轻度增加可引起心理测验操作得分减少和行为问题。儿童高血铅常与空气污染、饮食、异食癖以及缺乏照料而接触含铅量较高的塑料玩具、油漆物品有关。

(6) 营养因素：维生素缺乏、糖代谢紊乱、食物过敏、人工添加剂、着色剂、食物调味剂等也与ADHD的发病有关，但作用不大。

(7) 家庭环境因素：家庭和社会诸因素对ADHD的发生所起作用至今不明，但肯定对该症的发展和结局发生影响，而且可以占到比重的20%。早期母爱剥夺和育婴院养育的小儿到后来出现坐立不安、注意易分散和不受小朋友欢迎者较多见，但若被家庭所领养，注意力不集中可改善，而在学校里表现过度则要持续一些时候。可见，活动过度可因缺乏安全感和稳定的家庭关系而引起。父母离婚、严重父母不和、生活应急事件(亲人死亡、重病)、家庭气氛恶劣、学校课业负担过重、教师问题等等，可引起或加重患儿的注意不集中和活动过度。如果父母和(或)教师对小儿缺乏理解，而采取打骂和侮辱人格的做法，都严重影响儿童行为和情绪的发展，导致多动的加重，甚至反社会行为。

2. 临床表现

(1) 活动过度：与发育年龄不相称的活动水平过高是ADHD的特征表现之一。有的在胎儿期就表现为胎动过度；婴儿期则格外活泼，过早地从摇篮或小车里向外爬，会走路时以跑代步；幼儿期好喧闹捣乱，做事有始无终，并好破坏；学龄期在学校规则限制下表现更明显，上课坐不住，小动作不停干扰其他同学。在评定活动过度时要注意这种病儿在各种场合都动个不停，尤其在不该动的场合，并且与年龄智力水平不相符。

(2) 注意力集中困难：根据外界的需要对注意进行调节和过滤外界无关刺激，使有意注意力集中于目标的能力，ADHD 病儿从小就减弱。游戏时显得不专心，上课时注意力集中困难更明显，易受外界环境无关刺激影响思想开小差，专心听课时间短暂，学习效果必受影响。但 ADHD 病儿在强大动机驱动下或对特别感兴趣的情景如看动画片，注意力集中的时间可以延长，不能因此而排除 ADHD 诊断。

(3) 情绪不稳冲动任性：ADHD 病儿易激惹、情绪不稳定，对一些不愉快的刺激会作出过分的反应，要求必须立即满足，否则吵闹或破坏东西；缺乏克制、缺乏危险感，冲到大街上或从高处跳下，做正常小孩不敢做的事情；不善思考，不考虑后果全凭冲动行事；不能等待、做事杂乱无章。ADHD 的冲动性常具有事先不经谨慎思考，不顾后果，带有破坏性、伤害他人和自己等特点。

(4) 其他表现：ADHD 病儿还可以表现为学习困难、综合分析障碍（d～b、P～q、6～9）、空间定位障碍、阅读障碍、书写障碍、品行障碍 20%～30%、焦虑障碍 20%～30%、对立违抗障碍 30%～60%等。

(5) 不同年龄阶段的临床表现

①婴儿期：不安宁，易激惹，行为不规则变化，过分哭闹、叫喊，饮食差，活动度保持高水平。

②学龄前期：干预每件事，注意力集中时间短暂，不能静坐，好发脾气，对动物残忍，行为具有攻击性、冲动性、破坏性，参加集体活动有困难，情绪易波动。

③学龄期：注意力集中时间短暂，好白日梦（女），不能静坐（男），忍受挫折的忍受性差，对刺激反应过强，学习困难，具有攻击性，好冲动，与同伴相处不好。

④中学时期：接受教育（能力）迟钝，注意力集中时间短暂，缺乏动力，具有攻击性，好冲动，对刺激反应过强，过失行为过多，说谎，自我形象不好。

⑤成年时期：注意容易转移，好冲动，情感易爆发，与同伴关系难持久，酗酒，工作不能胜任，经常与人争执或打架。

3. 诊断与鉴别诊断

(1) 诊断：尚无明确的病理变化作为诊断依据。

①家长和老师提供的病史：注重母孕期有无嗜烟酒、外伤史，胎动情况，围生期有无产伤窒息等，家族有无多动、品行障碍等病史，病儿发育史等。

②临床表现：家长根据孩子表现填写一些量表如：康纳多动症评分量表，供医生诊断参考。

③神经系统检查：软体征：闭目难立——试验小脑、前庭系统；指鼻试验、指指试验——协调动作；拇指触其他指试验——镜样动作；翻手试验——轮替运动不能；实体觉试验——实体觉障碍等。

④其他辅助诊断：脑电图，MRI，fMRI（脑功能磁共振成像），注意力测试仪。

(2) 诊断标准：美国精神病协会儿童多动症诊断量表。

①常常手脚动个不停或在座位上不停扭动(少年可仅限于主观上感到坐立不安)。

②要求静坐时难以静坐。

③容易受外界刺激而分散注意力。

④在游戏时或集体活动时不能耐心地排队等候轮换上场。

⑤常常别人问话未完即抢着回答。

⑥难以按别人的指示去做事,不是由于违抗行为而是未能理解,如不做家务等。

⑦在作业或游戏中难以保持注意力。

⑧常常一件事未做完又换另一件事。

⑨难以安静地玩耍。

⑩经常话多。

⑪常常打断或干扰他人活动,如干扰其他儿童的游戏。

⑫别人和他(她)讲话时常似听非听。

⑬常常丢失学习或活动要用的物品,如玩具、书、作业本等。

⑭常参与危险活动而不考虑后果,如乱跑到街上去而不顾周围等。

注:在7岁以前起病,病史已有半年以上,具有上述指标8条以上者,并除其他精神行为疾病(如孤独症、弱智等),可诊断为儿童多动症。

4. 严重程度分类

(1) 轻度:症状符合或稍微超过诊断标准所需症状,仅有微小的或没有学校和社会功能的损害。

(2) 中度:症状和损害在轻度和重度之间。

(3) 重度:超过诊断标准所需症状很多,有明显而广泛的学校、家庭和伙伴关系方面的社会功能的损害。

5. 治疗

(1) 药物疗法:精神兴奋剂目前仍然是ADHD的首选药物,兴奋剂能够提高警醒水平、反应时间、短时记忆、言语学习及非言语技能,减少冲动性,故认为能改善认知功能。常用的药物有中枢神经兴奋剂哌醋甲酯(利他林),使用的个体差异较大,靶症状及剂量因人而异。一般在用药30～60分钟起效,作用持续3～6小时。由于半衰期较短(1～2小时),大多数患儿需在中午第二次服药。为解决这个问题,国内已出产MPH缓释剂,该药半衰期较长,可以每日用药一次。常用剂量为每日10～40 mg,很少用至每日60 mg以上,一般以最小剂量达理想效果为宜。精神兴奋剂的副反应与剂量有关。常见副反应为食欲减退、失眠、急躁、恶心、呕吐、情绪改变、心率和/或血压增高。食欲减退是用药的最大障碍,使很多家长无法坚持。处理办法是早晚餐吃好,以弥补中餐摄入的不足,或睡前加餐。对身高体重的影响报道不一,一般认为身高体重的减少是暂时的,服药第一年的生长延迟可在第二年赶上。采用药物假日(即在上学的日子服药,在周末和节假日停服)的方式可减轻此副反应。用药患儿应经常检查身高、体重、心率、血压,特别是在开始用药及增加剂量时。部分患儿服药后出现激动、烦躁、焦虑等症状,应及时减量或停药。使用兴奋剂无效的患儿,可用其他药物,如三环抗忧郁药;其作用机制可能是抑制突触前膜去甲肾上腺素和5-羟色胺的重吸收,从而提高突触后去甲肾上腺素和5-羟色胺的浓度。TCA可改善多动和注意障碍,但改善认知的作用不像MPH那样明显。丙咪嗪的常用剂量为每日

2.5～5 mg/kg，临床起效慢，约服用有效剂量 2 周才见效；维持时间长，可以早上一次服用。该类药物不引起症状反跳及失眠，并可防止使用 MPH 后症状的反跳。主要副反应是对心脏的奎尼丁样反应。可乐定(clonidine)是一种抗高血压药物，主要兴奋中枢 α_2-肾上腺受体或通过刺激 γ-氨络酸(GABA)释放而起作用。自 20 世纪 80 年代开始，发现可乐定治疗多发性抽动症（tourette syndrome，TS）有效，并成为治疗 TS 的首选药物，以后 Cohen用于 ADHD 伴有抽动症者有效，近年来，较广泛地用于治疗 ADHD，并有上升趋势。也可应用其他抗精神病药如氯丙嗪。

(2) 教育-心理疗法

①儿童多动症是病态，不应歧视，不应打骂，以免加重孩子的精神创伤。不能误认为小儿的病态是“不学好”、“故意捣乱”等。成人对患儿态度不要过分粗暴，不可歧视，更应避免打骂、体罚。

②对于多动儿童的要求，切莫像对待正常孩子那样严格。只要求他们的多动行为能控制在一个不太过分的范围内，就可以了。

③把过多的精力引导起来，对于这类活动力过多的儿童要进行正面的引导，使他们的过多的精力能发挥出来。家长和老师要组织他们多参加多种体育活动，如跑步、打球、爬山、跳远等，如有条件，应安排他们做一些室外活动，使他们过多的精力能释放出来。

④加强集中注意力的培养。可以从看图书、听故事做起，逐渐延长其集中注意力的时间。也可把他们安排在教室的第一排座位上，以便在上课时能随时得到老师的监督和指导。如果儿童在集中注意力方面有所进步，应及时表扬、鼓励，以利于强化。

⑤培养有规律的生活习惯。要按时饮食起居，有充足的睡眠时间。

⑥培养他们的自尊心和自信心。

(3) 行为矫正：行为矫正是多鼓励儿童的适当行为，而淡化惩罚违纪行为。行为疗法是利用学习原理来纠正孩子的不适宜行为的一种方法。当他们在学习中出现适宜行为时，就及时给予奖励，以鼓励他们继续改进。

(四) 儿童焦虑症

儿童焦虑症是在儿童时期无明显原因发生的发作性紧张、莫名恐惧与不安，常伴有自主神经系统功能的异常，是一种较常见的情绪障碍。

焦虑症根据发病原因和症状特征可分为三个类型：①分离性焦虑：指当患儿与亲人分离时深感不安而产生的焦虑情绪。②过度焦虑反应：患儿表现对未来过分担心、忧虑和不切实际的烦恼不安。③社交性焦虑：指患儿在与他人接触交往时表现过度的不安、害怕、局促，尤其与陌生人接触时表现出紧张不安和企图回避。

1. 病因　儿童焦虑症的病因至今研究不多，多数学者认为主要与心理因素和易感素质有关。

(1) 心理社会因素：儿童早期社会化过程的人格形成与塑造极易受父母影响，尤其受母亲的情绪与教养态度之影响。有些焦虑特质或神经质的母亲，往往将不良情绪投射给儿童，从而使儿童出现“潜移默化”的焦虑倾向。儿童早期社会应付方式单纯而有限，在新情境中遇到各种应激事件时，往往身处矛盾而无法解决，极易产生情绪波动和焦虑；持续的压力可使儿童产生所谓“广泛性焦虑”和恐惧。

(2) 遗传因素：情绪障碍在双生子中有较高的同病率，同卵双生子尤其明显。并且有家族性高发病率，大约20％的焦虑症患儿一级亲属中有焦虑症状。

2. 临床表现

（1）幼儿期情绪上多表现烦躁，好哭泣或吵闹，难以安抚和照料，不易抚养，气质上多属于“难养育型”；3岁以后易表现害怕、恐惧，或有大祸临头的不祥感觉。行为上表现胆小，不愿离开父母，纠缠母亲，上幼儿园时显得辗转不安，哭泣。

（2）患儿较易出现食欲不振，胃肠功能紊乱，时有呕吐、腹泻，或呈营养不良的容貌。

（3）晚间入睡困难，夜眠不安，易惊醒，多恶梦或有梦魇等。

（4）入学后有发作性紧张、恐惧，担心会有可怕的事情发生，焦虑不安，唉声叹气，诚惶诚恐，对家庭不满、抱怨或发脾气，同时拒绝上学，即使勉强到校也很少与同学老师交往。

（5）上课注意力不集中，小动作多，学习成绩差。患儿因焦虑、烦躁情绪易与同学发生矛盾和冲突而遭排斥，因此不愿上学，常有旷课、逃学现象发生。

（6）常伴有恐惧症状、强迫症状，有时演化为学校恐惧症。

（7）有自主神经系统功能紊乱症状，如呼吸急促、胸闷、心悸、头晕、头昏、头痛、出汗、恶心、呕吐、腹痛、口干、四肢发冷、腹泻、便秘、尿急、尿频、失眠、多梦等。

3. 诊断

（1）美国《精神障碍诊断和统计手册第四修订版》（DSM-Ⅳ）对惊恐发作的诊断标准为：一段时间的极度害怕或不舒服，有下列4种以上症状突然发生，并在10分钟内达到。

①心悸或心率增快。

②出汗。

③颤抖。

④觉得气短或气闷。

⑤窒息感。

⑥胸痛或不舒服。

⑦恶心或腹部不适。

⑧感到头昏，站不稳，头痛脚轻，或晕倒。

⑨环境解体（非现实感）或人格解体（感到并非自己）。

⑩害怕失去控制或将要发疯。

⑪害怕即将死亡。

⑫感觉异常（麻木或刺痛感）。

⑬寒战或潮热。

（2）广泛性焦虑障碍的DSM-Ⅳ诊断标准

①至少在6个月以上的多数日子里，对于不少事件和活动（例如工作学习）呈现过分的焦虑和担心（忧虑的期望）。

②患儿发现难以控制住自己不去担心。

③这种焦虑和担心都伴有下列6种症状之1项以上（在6个月中，多数日子里至少有几种症状）：a. 坐立不安或感到紧张。b. 容易疲倦。c. 思想难以集中或头脑突然变得空白。d. 激惹。e. 肌肉紧张。f. 睡眠障碍（难以入睡或常醒转，或辗转不安地令人不满意的睡眠）。

④这种焦虑和担心不仅限于某种精神障碍上。例如，这种焦虑或担心不在于患有惊

恐发作（如惊恐性障碍），不在于在公众场合感到难堪（如社交恐惧症），不在于被污染（如强迫症），不在于离家或离开家人（如分离性焦虑障碍），不在于体重增加（如精神性厌食），不在于多种躯体诉述（如躯体化障碍），不在于患严重疾病（如疑病症），而且这种焦虑和担心并不是发生在创伤的应激障碍之时。

⑤此障碍并非由于某种物质（如某种滥用药物或治疗药品），或由于一般躯体情况（如甲状腺功能亢进所致之直接生理性效应），也排除心境障碍、精神病性障碍或广泛性发育障碍的可能。

4. 治疗　儿童焦虑症以综合性治疗为原则，以心理治疗为主要手段。

（1）心理治疗

①查明原因：解除诱发焦虑症的心理应激因素，如家庭环境因素、家庭或学校教育因素、"母爱"缺乏因素等。

②采用支持、认知的心理治疗：首先要与患儿建立良好的信任关系，继而耐心听取患儿的主诉和家长的介绍，作仔细分析。然后有目的地进行交谈，使病儿认识到这是心理疾病。要告诉患儿只要积极配合，医生非常愿意帮助他治好病。一般说来，对于年龄接近或大于 10 岁的儿童应用认知治疗有效。认知治疗着重于将焦虑思维重新调整至正确的结构，从而形成明确的适宜的行为方式。认知行为治疗应包括重现自我、榜样、暴露、角色扮演、放松训练和认知增强训练等方法。

③家庭辅导治疗：为患儿父母提供咨询，提高对患儿疾病的认识，了解产生疾病的因素，并请父母配合医疗，消除家庭环境或家庭教育中的不良因素，克服父母自身弱点或神经质的倾向。

④生物反馈疗法（松弛疗法）：帮助患儿进行全身放松训练，结合生物反馈治疗仪更佳。此法可使生理性警醒水平全面降低，也有相应的心理效应，借以治疗紧张、焦虑不安。此法对年长儿童和少年效果较好。松弛疗法是自我全身肌肉松弛的练习，对年幼病儿配合游戏或音乐疗法进行联系，亦可取得疗效。

（2）药物治疗：以抗焦虑药物治疗为主，如地西泮（安定）1～2.5 mg，分次服用；氯氮䓬（利眠宁）0.5 mg/kg分次服用。严重的焦虑症用小剂量多虑平或阿普唑仑服用均可收效。

（五）儿童恐惧症

儿童恐惧症是指对某些事物明知不存在真实的危险，却产生异常强烈的恐惧，伴有焦虑情绪及自主神经系统功能紊乱症状，并有回避行为以期达到解除恐惧所致的痛苦。一般儿童对某些物体或情境，如黑暗、动物、传说中的鬼怪、死亡、登高、雷电等会产生恐惧，但这类恐惧程度轻、时间短，为正常情绪反应，不属于恐惧症范畴。一般意义的恐惧具有自我生存保护的生物学意义，是一种自我防御机制。而恐惧症则是其程度与外界刺激不成比例，且不因解释而消失；或病儿明知某些事物不存在危险，却产生异乎寻常的恐惧体验，远超过客观存在的危险程度，虽经劝解也不能消除，属于病态。

1. 病因　关于恐惧症发生的原因，常见的几种假设有：①社会学习理论：认为恐惧体验是在条件反射基础上学习得来的。②精神分析学说：假设这是潜意识内的冲突产生焦虑，而又移置和外表化于所害怕的物体和境遇所致。③发展学说：提示对恐惧、焦虑应在发展的过程中理解，它们可能在一段时期内合理，而在另一段时期内不合理。④相互影响学说：坚持认为恐惧是发生和保持在特定的家庭人际关系和社会关系之中的。

2. 临床表现

(1) 动物恐惧:儿童3岁后开始对动物产生恐惧,学龄儿童逐渐对动物产生恐惧心理,此种恐惧通常为单一动物类型,如对鸟类、猫、狗、昆虫等。

(2) 特殊环境恐惧:如对黑暗、广场、高处、学校等环境的恐惧,持续时间不长,仅限于某种特殊环境。

(3) 社交恐惧:指患儿与人交往时产生恐惧,当时不能说话或做其他事情(如吃东西或写字等),有回避行为及自主神经系统功能紊乱症状。

(4) 广场恐惧:指对公共场所恐惧,伴有焦虑、抑郁、强迫观念和人格解体,患儿表现不敢离开家,不敢乘公共汽车,不敢进商店购物,影响工作与学习,内心极度烦恼。

(5) 疾病恐惧:对癌症、心脏病、肝炎等疾病造成的后果十分恐惧,以致情绪焦虑不安,进而延伸为对死亡的恐惧。

3. 诊断

(1) 由于存在或预期某种特殊物体或情境(如飞行、高度、动物、在注射时看到流血)而出现的过度或不合理的显著而持续的害怕。

(2) 一接触(暴露于)所恐惧的刺激,几乎毫不例外地立即发生焦虑反应,采取一种仅限于此情境或由此情境所诱发的惊恐发作形式。这种焦虑表现为哭闹、发脾气、惊呆或紧紧拖住他人。

(3) 患儿一般都设法避免这种情境,否则便以极度的焦虑或痛苦烦恼忍耐着。

(4) 这种对所恐惧的情境的回避或焦虑的期待,会显著地干扰个人的正常生活、职业(或学业)或社会活动或关系,或使患儿感到显著的痛苦烦恼。

(5) 应有至少6个月的病期。

(6) 这种对于特殊物体或情境的焦虑、惊恐发作或恐惧性回避,不属于其他精神障碍,如强迫症(如对污染有强迫思维的患儿在接触脏物时的害怕)、创伤后应激性精神障碍(避免伴有严重应激因素的刺激)或分离性焦虑障碍(如逃避上学)。

社交恐惧症的诊断标准是:

①在与所熟悉的人们进行与年龄相称的社交活动时发生障碍,或在与同伴相处时出现焦虑。

②处于所害怕的社交场合时,几乎不可避免地产生焦虑,因而可能采取组织这个场合或由此场合所诱发的异常行为。这种焦虑可能表现为哭闹、发脾气、惊呆、退缩等。

③患儿一般都设法回避这种场合,否则便以极度的焦虑或痛苦烦恼而忍耐着。

④由对某种情境的恐惧所带来的回避或焦虑的期待,显著地干扰了个人的正常生活、职业(或学业)、社交活动或关系,或使患儿感到显著的痛苦烦恼。

⑤应有至少6个月的病期。

⑥这种害怕或回避不是由于某种物质(如滥用物质、治疗药品)或由于一般躯体情况所致之直接生理性效应,也不是由于其他精神障碍(如分离性焦虑障碍、躯体变形障碍、某种广泛性发育障碍或分裂样人格障碍)。

⑦即使存在某种一般躯体情况或其他精神障碍,“①”中列举的焦虑表现也与之无关。如患儿的恐惧症并不是害怕自己的口吃、帕金森病的震颤、神经性厌食或贪食症的异常进食行为等。

4. 治疗

(1) 心理治疗：在支持和认知疗法的基础上，加以行为疗法，能取得较好的效果。行为疗法可采用系统脱敏法、阳性强化法或冲击疗法。

(2) 放松或生物反馈：治疗训练患儿主动全身放松或采用生物反馈治疗仪进行全身放松治疗，可取得一定效果。此外，音乐及游戏对幼小儿童恐惧症治疗效果也较好。

(3) 药物治疗：对症状较为严重的病儿给予小剂量药物，如丙咪嗪 12.5 mg，每日 2 次；氯米帕明 12.5 mg，每日 2 次；多塞平 12.5 mg，每日 2 次。根据病情适当调整剂量。另外亦可用抗焦虑药物如地西泮、阿普唑仑等。

(六) 儿童抑郁症

属于儿童青少年情感性障碍范畴，是以持久的、显著的情绪异常(高涨或低落)为基本症状的一种精神疾病。表现为长期抑郁伴有言语思维和行为改变。在缓解期间精神活动正常，有反复发作的倾向。

1. 病因

(1) 遗传因素：家族内发生抑郁症的概率约为正常人口的 8～20 倍，且血缘越近，发病概率越高。双卵双生儿同病率为 19.7%，自幼分开抚养的单卵双生儿，后期同病率高达 66.7%。儿童抑郁症的危险因素包括：①亲子分离或早期母婴联结剥夺。②父母患有精神病。③父母虐待或忽视。④家族中有抑郁症和自杀史。⑤某些慢性躯体病。

(2) 生物化学因素：5-羟色胺(5-HT)功能降低可出现抑郁症状，5-HT 功能增强与躁狂症有关。药理研究表明，中枢去甲肾上腺素(NE)和/或 5-HT 及受体功能低下，是导致抑郁症的原因。有研究证明，抑郁症患儿血浆皮质醇含量增高，提示可能有下丘脑-垂体-肾上腺素轴(HPA)功能障碍。对抑郁症儿童进行地塞米松抑制试验(DST)，结果为阳性。即患儿服用地塞米松后未见抑制皮质醇现象。

(3) 社会心理因素：那些先天易感素质的儿童经历创伤性体验后容易促发情感性障碍。有调查提到抑郁症儿童精神刺激事件比对照组多 3 倍。失败经历过频过强时，易形成习得性无助感，进而产生绝望感及抑郁症。幼年母子情感剥夺、丧失父母、父母分离、早年亲子关系不良均可增加发生情感性障碍的危险性。

2. 临床表现

(1) 情绪低沉：表现为不愉快，悲伤，哭泣，自我评估过低，不愿上学，对日常活动丧失兴趣，想死或企图自杀。也有表现为易激惹，好发脾气，违拗，无故离家出走等。

(2) 行为迟缓：表现为动作迟缓，活动减少，退缩萎靡，严重者可呈类木僵状态。思维迟钝，低声细语，言语减少，语流缓慢，自责自卑。年龄大的儿童可有罪恶妄想。有些患儿可能表现反向症状，如不听从管教、对抗、冲动、攻击行为或其他违纪不良行为等表现。有的将这种行为表现列为抑郁症等同征象。

(3) 躯体症状：常诉述各种各样躯体不适，如头痛、头昏、疲乏无力、胸闷气促、食欲减退、睡眠障碍等。

临床分型：儿童抑郁症与年龄因素密切相关，因此，也有根据发育不同阶段而划分：

①婴儿期抑郁症状：Spitz 称之为依附性抑郁，大多发生于 6 个月以后。主要由早期母婴联结剥夺导致。表现为婴儿体重不增，面部表情淡漠，出现退缩、易激惹，或表现精神运动迟钝、睡眠障碍、对疾病抵抗力降低、营养不良。

②学前儿童抑郁症和抑郁症状：表现为愤怒，易激惹，不愉快心境，社会性退缩，对周围事物不感兴趣，好哭，食欲下降，睡眠障碍等。

③学龄儿童抑郁症和抑郁症状：往往表现长时间情绪不愉快，社会交往减少，睡眠障碍，易激惹，嗜睡，学习成绩下降，注意力不集中，记忆减退，兴趣减少，自我评价贬低，自责自罪，产生消极意念或自杀企图等。

④青春期抑郁症：症状与成年人基本类似。躯体诉述、绝望、社会退缩、易激惹亦较常见。此外，常可出现反社会行为，饮食障碍，注意缺陷和多动，酗酒和药物滥用以及自杀率明显增多。

3. 诊断　临床诊断主要依靠详细的病史、体格检查（包括神经系统的检查）、精神检查以及临床观察。精神检查量表的应用有助于诊断评定。例如：Achenbach 儿童行为量表、儿童抑郁症量表（CDI）、艾森克儿童人格问卷（EPQ）、Poznanski 儿童抑郁量表。

（1）症状标准：以心境低落为主要特征且持续至少 2 周，在此期间至少有下述症状中的四项：

①对日常活动丧失兴趣，无愉快感。

②精力明显减退，无原因的持续疲乏感。

③精神运动性迟滞或激越。

④自我评价过低，或自责，或有内疚感，可达妄想程度。

⑤联想困难，或自觉思考能力显著下降。

⑥反复出现想死的念头，或有自杀行为。

⑦失眠或早醒，或睡眠过多。

⑧食欲不振，或体重明显减轻。

⑨性欲明显减退。

（2）严重程度标准：精神障碍至少造成下述情况之一：

①社会功能受损。

②给本人造成痛苦或不良后果。

（3）排除标准

①不符合脑器质性精神障碍、躯体疾病与精神活性物质和非依赖性物质所致精神障碍。

②可存在某些分裂性症状，但不符合精神分裂症的诊断标准。若同时符合精神分裂症的症状诊断标准，鉴别诊断可参考分裂情感性精神病的诊断标准。

4. 治疗

（1）三环抗抑郁药：临床大多选用三环抗抑郁药（TCA），如丙咪嗪、阿米替林、多塞平（多虑平）、氯米帕明（氯丙咪嗪）等。TCA 毒副作用大，用药应从小剂量开始。通常 TCA 剂量为每日 2～5 mg/kg，分 2～3 次口服。见效时间多在服药后 3～14 日。对于难治性少年抑郁症，一般推荐应用 TCA 合并锂盐治疗，效果较好。对于儿童抑郁症伴有精神病性症状者可采用 TCA 合用抗精神药物治疗。TCA 常见副反应包括口干、便秘、视物模糊、血压升高、心电图改变等。骤然停药可产生撤药征候。过量可能致死。因此，须密切观察，及时调整治疗计划。加强心电图监测或血药水平测定。此外，少数病例应用 TCA 可引起矛盾反应，如表现激怒、恐惧、攻击行为、类躁狂状态发作等现象。也有报道可发生脑电图改变或癫痫发作，因而对有癫痫的儿童应慎用 TCA。

(2) 5-羟色胺再摄取抑制剂(SSRIs)以及其他新型抗抑郁药：如氟西汀、氟伏草胺、万拉法新等新型抗抑郁药，已相继应用于儿童抑郁症。常见副作用有头痛、呕吐、失眠和震颤反应。TCA 治疗无效者，改用 SSRIs 可获得疗效。Juin 等人综合 31 例儿童少年(9～18 岁)MDD，口服氟西汀(每日 20～80 mg)，治疗 7～89 日，74%明显有进步。长期服用 SSRIs 的副反应尚不清楚。少数报道氟西汀可引起躁狂症或轻躁狂，易发生于注意缺陷多动障碍、情绪不稳定和伴有精神病性症状躁郁症病人，有情感性障碍的家族史者也是易感人群。因此，在应用氟西汀过程中须注意诱发躁狂的副作用发生。有人报道在氟西汀(每日 20 mg)治疗的第一周就出现激动、易激惹、攻击行为。停药后行为副反应可逐渐消失。SSRIs 的半衰期短，突然停药可引起撤药征候，甚至可在停药后 6～8 周发生。此外，在应用 SSRIs 治疗儿童抑郁症时，须注意与其他药物的相互作用，以避免不良反应发生。如 SSRIs 与单胺氧化酶抑制剂合用，可产生 5-羟色胺综合征，表现有高热、意识不清、激动等危重征象。

(3) 其他治疗：儿童非典型抑郁、精神病性抑郁亦可选用抗抑郁药、心境稳定剂、高效价苯二氮草类药物治疗。季节性抑郁患儿的治疗主要采用光线疗法，以 2 500～10 000 勒克司(lx)的全光谱光线(10 岁以下 2 500 lx)照射患儿，患儿距光源 45 cm 左右，每 30 秒看一下光源(不能凝视)，每次照光 45 分钟，早晨和傍晚各 1 次。此外，日常可鼓励患儿到户外活动，增加自然光线照射的时间，尤其在早晨更有效。严重病例同时可给予抗抑郁药治疗。对于严重少年抑郁症木僵状态或有强烈自杀意念或企图者，可采用电抽搐治疗，以防意外，同时须加强监护与护理。儿童抑郁症易复发，因此，经治疗病情缓解后，须根据具体情况进行维持治疗，并须定期随访复查，以防复发。维持药物治疗和心理治疗，对防止复发有重要作用。行为治疗主要以心理支持为主。给予关爱鼓励的同时，想方设法让儿童感觉和认识到自身存在但以往未曾意识到的能力，并且尽可能创造体验成功的机会，或指导儿童回想获得过成功的经历。在患儿周围营造活跃友好的氛围，通过团体活动来扩大患儿进行人际交往的机会。若能够引起患儿的兴趣、希望，并支持他增强信心和参与意识及竞争意识，则可减轻症状，预防自杀行为。

(七) 抽动障碍

抽动障碍起病于儿童和青少年时期，主要表现为不自主的、反复的、快速的一个部位或多部位肌肉运动性抽动和发生抽动，并可伴有注意力不集中、多动、强迫性动作和思维或其他行为症状。

运动性抽动根据涉及肌群范围、特征及严重性可分为简单运动性抽动和复杂运动性抽动，前者表现为眨眼、挤眉、皱额、吸鼻、张口、伸脖、摇头、耸肩等运动；后者表现为缓慢的、似有目的的行为动作，如模仿行为、猥亵行为等。发声抽动可分为简单发声抽动和复杂发声抽动。前者常表现为反复发出似动物的叫声、哼声、清嗓声等；后者反复发出似有意义的词语声(包括模仿言语、重复言语)。抽动障碍病程不一，可为短暂性，也可为长期性。可成为慢性神经精神障碍，导致不同程度的损害。按临床症状和病程特征大致分为：①短暂性抽动障碍；②慢性运动性或发声抽动障碍；③抽动-秽语综合征，即 Touette 综合征(TS)；④感觉性抽动障碍；⑤未定型。目前临床最多见的是短暂性抽动障碍和抽动-秽语综合征。现将短暂性抽动障碍情况介绍如下：

1. 病因

(1) 遗传因素:短暂性抽动障碍可有家族聚集性,患儿家庭成员中患抽动障碍者较为多见,故认为可能与遗传因素有关。

(2) 器质性因素:围生期损害,如产伤、窒息等因素可能与本症有关。

(3) 躯体因素:起始往往由于局部激惹而产生抽动,如眼结合膜炎或倒睫刺激引起眨眼,或因上呼吸道感染而出现吸鼻、面肌抽动,当局部疾病原因去除后,抽动症状仍继续存在。

(4) 社会心理因素:儿童由于家庭生活事件如家庭不和、父母离婚、亲人死亡、学习负担过重等影响,抽动成为心理应激的一种表现。

(5) 药源性因素:长期服用某些药物如中枢神经兴奋剂、抗精神病药物等可能产生抽动的不良反应。

2. 临床表现　大多数为简单运动性抽动,较为局限。一般以眼、面肌抽动为多见,在数周或数月内症状波动或部位转移,可向颈部或上下肢发展。常见表现为眨眼、挤眉、翻眼、皱额、咬唇、露齿、张口、点头、摇头、伸脖、耸肩等动作。少数可出现简单发声抽动,如单纯反复咳嗽、哼气或清嗓等。抽动症状频率和症状严重程度不一,通常对病儿日常学习和适应环境无明显影响。躯体检查包括神经系统检查通常无异常发现。病程持续时间一般不超过1年。

短暂性抽动障碍的诊断标准如下:

(1) 起病于童年。

(2) 有运动性抽动(单一部位或多个部位),或发声抽动。

(3) 抽动能受意志克制短暂时间(数分钟至数小时)。

(4) 抽动症状的严重程度、发生的频率及部位可以改变。

(5) 抽动症状一日内出现多次,日日如此,至少持续2周,但不超过1年。

(6) 排除椎体外系疾病和其他原因所引起的肌肉痉挛。

(八) Tourette 综合征(TS)

1. 病因

(1) 遗传因素:许多家族性及双生儿调查发现TS患儿家族成员中患抽动症和TS的较为多见,其发生率为10%～66%。TS双生儿同病率较高,单卵一致性为75%～95%;双卵一致性为8%～23%。TS遗传方式及机制尚未明确。系谱研究认为,传递模式为常染色体显性遗传,主基因为不完全外显性。亦有报道将本症定位于第18号染色体及X染色体。

(2) 神经生化因素:研究发现TS的生化异常可能涉及中枢神经递质的活性和嘌呤代谢这两个系统。认为TS是由于中枢神经递质功能失调,包括中枢的多巴胺、5-HT能、去甲肾上腺能、胆碱能、γ-氨基丁酸(GABA)能及阿片系统。

(3) 器质性因素:许多研究提示TS属于器质性疾病。50%～60%的TS患儿有脑电图非特异性异常,并且伴有神经系统阳性软体征,脑电图改变主要是慢波或棘波增加。影像检测发现某些患儿有脑室轻度扩大、外侧裂明显加深、透明隔间腔、脑皮质轻度萎缩等现象。亦有报道TS存在左侧基底节体积减小、脑半球对称性异常。正电子发射断层扫描(PET)发现TS患儿双侧基底核、额叶皮质、颞叶的葡萄糖代谢率过度。

(4) 社会心理因素：TS起因与应激因素有关，如受到强烈的精神创伤或其他重大生活事件的影响。母孕期应激事件、母子关系异常、遭受排斥、开始学步、应激性生活事件等是以后发生抽动障碍的危险因素。出生后的应激可增加有遗传易感性个体的发病或使症状加重。

(5) 其他：结膜炎持续不愈可能导致眨眼抽动，头颈部损伤可能导致摇头抽动等。近年研究报道，TS与R-溶血性链球菌感染有关。此外，药源性因素如服用抗精神病药物或长期服用中枢神经兴奋剂(如苯丙胺、匹莫林等)，可产生抽动障碍或使抽动症状加重。

2. 临床表现

(1) 运动抽动：常见表现为眨眼、眼球转动、撅嘴、翘鼻、伸舌、转头、点头、伸脖、张口、耸肩、挺腹、吸气等。重者呈奇特的多样姿态或怪样丑态，如冲动性触摸、跺脚、似触电样全身耸动、走路回旋、转动腰臀、蹲下跪地或反复出现一系列连续无意义的动作。

(2) 发声抽动：一般表现为清嗓、咳嗽、吸鼻、吐痰声、哼声、吠叫声等。也可表现复杂性发声，如重复言语或无意义的语音、无聊的语调，至少1/3 TS儿童出现秽语症，如重复刻板同一秽语。

(3) 伴发行为症状：TS除抽动症状之外，最常见伴发注意力不集中、多动、强迫动作、强迫思想、冲动、攻击行为、自伤行为、学习困难以及情绪障碍等。伴发行为症状可不同程度地引起患儿心理困扰，影响病儿适应社会的能力。

3. 诊断标准

(1) 起病于21岁以前，大多数在2～15岁之间。

(2) 有复发性、不自主、重复的、快速的、无目的抽动，影响多组肌肉。

(3) 多种抽动和一种或多种发声抽动同时出现于某些时候，但不一定必须同时存在。

(4) 能受意志克制数分钟至数小时。

(5) 症状的强度在数周或数月内有变化。

(6) 抽动一日发作多次，几乎日日如此。病程超过1年以上，且在同1年之中症状缓解不超过2个月以上。

(7) 排除小舞蹈症、肝豆状核变性、癫痫肌阵挛发作、药源性不自主运动及其他锥体外系病变。

(8) 辅助诊断指征：①秽语；②猥亵行为；③模仿语言；④模仿动作；⑤重复言语。

(9) 伴发症状：①儿童多动性障碍和行为问题；②非特异性脑电图异常；③阳性软体征；④精神症状。

4. 治疗

(1) 药物治疗

①氟哌啶醇：通常从小剂量开始，每日1～2 mg，分2～3次口服，一般每日总量为1.5～12 mg。同时可并用抗震颤麻痹药(如苯海索)以减少锥体外系反应。常见的不良反应为嗜睡、乏力、头昏、便秘、心动过速、排尿困难、锥体外系反应(如急性肌张力障碍、静坐不能、帕金森病样震颤等)。

②匹莫齐特(哌迷清)：属选择性中枢多巴胺拮抗剂，但镇静作用轻，可引起心电图改变。故服药过程须监测心电图的变化。匹莫齐特半衰期较长，每日服药1次即可。开始剂量为0.5～1 mg，每日早晨口服1次，少量增加，儿童每日剂量范围为0.5～6 mg。不良

反应与传统抗精神病药物相似，但迟发性运动障碍较少见。

③泰必利：具有拮抗多巴胺的作用。主要作用于间脑和边缘系统。推荐剂量每次50～100 mg。每日口服2～3次。不良反应主要有头昏、无力、嗜睡。起始剂量过大，可产生恶心、呕吐反应。

④可乐定：具有阻滞α受体的作用，可直接作用于中枢多巴胺神经元及去甲肾上腺素系统而缓解TS的运动抽动和发声抽动，除镇静作用外，有口干、一过性低血压、头昏、失眠等不良反应。可乐定的剂型有口服片剂(每片0.075 mg)和贴片(透皮慢释放剂；Catapres TTS)两种。用药方法：通常口服开始量为每日0.05 mg，分2～3次口服，一般每日剂量范围为0.075～0.375 mg。国产可乐定贴片，每片含2 mg，每隔6天换贴1次，一般贴在两侧耳后。贴片前局部皮肤须清洗干净，如贴药后出现皮肤过敏，可改换贴药部位。

⑤伴发ADHD时可应用中枢兴奋剂，如哌甲酯(利他林)。但对此有一定的争议，因兴奋剂有可能增加发生抽动障碍或加重抽动症状的危险性。故应用兴奋剂应慎重，同时须区别TS自身症状的波动性，有无因用药引起抽动症状加重。TS伴ADHD者可应用中枢兴奋剂以减少多动、攻击行为、破坏行为。

(2) 心理治疗：包括行为疗法、支持性心理咨询、家庭治疗等。帮助患儿的家长和老师理解疾病的性质和特征，减缓或消除父母的担心与焦虑，说明是病，而不是调皮、故意做作，以取得他们的合作与支持，从而正确教育、耐心帮助。合理安排患儿日常的作息时间和活动内容，避免过度紧张和疲劳，可开展韵律性体育活动锻炼。

七、进食障碍

(一) 神经性厌食

神经性厌食又称厌食症，是由于不良的心理社会因素和饮食卫生习惯引起的长期的厌食。早期为主动性节食、厌食，进而缺乏食欲、严重食欲不振，致体重明显减轻，内分泌代谢紊乱，如不及时治疗，可导致死亡。

1. 病因　神经性厌食的发病原因主要是由于心理因素引起，社会文化因素、生物学因素与该病的发生也有一定的关系。

(1) 家庭因素：①家庭教养方式不当，对孩子过分溺爱和呵护，或管理过分严格和处罚；②家庭自身因素，如家庭不和、家庭解体、家庭成员重病不愈或死亡等，致使孩子精神负担过重，产生情绪改变，引起厌食；③家庭喂养方式不当，无节制地反诱导进食，甚至用恐吓等手段强迫孩子进食，使孩子对进食产生负担，以致害怕进食或厌食。

(2) 心理因素：进食障碍多发生在少年时期，因为少年期的性发育、体格发育的巨大变化和心理发育不同步，易产生心理焦虑；因对日益丰满的身体难以接受，内心必然会对体重增加产生恐惧，继之出现节食行为。

(3) 社会文化因素：现代化和城市化的社会，许多女性崇尚节食，把身材苗条作为自信、自我约束、成功的代表，媒体也把宣传减肥、追求苗条和形体美作为社会时尚，过分地追求苗条和形体美，而产生惧怕发胖的心理问题以及对自身形象的扭曲认识，都可能因此刻意节食。

(4) 遗传因素：许多研究认为，本症与遗传因素有关。研究发现单卵双生子的同病率为56%，双卵双生子的同病率为7%，家族中的抑郁症、酒精依赖、肥胖或进食障碍的危险性明显增高。

（5）下丘脑功能障碍：神经性厌食的主要内分泌异常，表现在下丘脑-垂体-性腺轴的神经递质改变。青春期以后起病的厌食症，停经是一个早期症状。可发生于体重下降以前，可作为神经性厌食的一个主要体征。其次是乳房不发育或发育缓慢。厌食症还和大脑中协调情绪与食欲的化学物质——脑清素有关，厌食症患儿血中的皮质醇含量明显增高。

2. 临床表现

（1）本病起病隐袭，对肥胖的恐惧和体型、体重过分关注是患儿临床症状的核心。

（2）对体重很敏感，喜欢苗条体型，开始有意主动限制进食，每餐进食很少，常常有意避开家人而采取一些使自己体重减轻的措施，如不愿与家庭其他成员一起进餐，不在公共场所进食，不吃早餐去上学；有时家长催促其进食时，常发生争吵。经常进食很少，特别是不愿吃与增肥有关的食物，如肉类、油腻食物和甜糕点、土豆等，只吃少量水果、蔬菜、饮料等，有时故意制造呕吐或服用减肥药物，为了使体重减轻，参加一些剧烈的体育运动。

（3）由于消瘦致营养不良，出现皮肤干燥、指甲蜕变、脱发，女性患者乳房不发育，无月经来潮。虽营养不良，明显消瘦，但仍然否认有病，依然活跃好动，积极参加社会活动。

（4）体格检查时可见基础代谢率降低，血糖下降，可有低血压、低体温和性功能减退表现。血清黄体酮和雌激素水平下降，尿中肾上腺皮质激素代谢产物和雌激素降低，血中胆固醇水平升高，甲状腺素、促甲状腺素正常。可见本病并非原发性内分泌功能障碍。

（5）抑郁。其特点为情绪低落，伴有情绪、易冲动、发泄性特点，尤其在进食问题上情绪难以平静。有些患者有强迫的特征，做事情刻板有特定顺序。有的可出现周期性贪吃发作，随年龄的增加，贪吃的发生率越高，患者贪吃以后又恐怕自己发胖而诱发呕吐。

3. 诊断　本症主要根据典型的临床症状及排除器质性疾病进行诊断。

（1）明显的体重比平均体重减轻15%以上，或者Quetelet体重指数为17.5%或更低，或在青春期不能达到所期望的躯体增长标准，并有发育延迟或停止。

（2）自己故意造成体重减轻，至少有下列一项：①回避“导致发胖的食物”；②自我诱发呕吐；③自我引起排便；④过度运动；⑤服用厌食剂或利尿剂等。

（3）常可有病理性怕胖。它们指一种持续存在的异乎寻常地惧怕发胖的超价观念，并且患者给自己制订了一个过低的体重界限，这个界值远远低于其病前医生认为是适度的或健康的体重。

（4）常可有下丘脑-垂体-性腺轴的广泛内分泌紊乱。女性表现为闭经，男性表现为性兴趣丧失或性功能低下。可有生长激素升高，皮质醇浓度上升，外周甲状腺素代谢异常及胰岛素分泌异常。

（5）症状至少3个月。

（6）可有间歇发作暴饮暴食（此时只诊断为神经性厌食）。

（7）排除躯体疾病所致的体重减轻（如脑瘤、肠道疾病、Crohn克罗恩病或吸收不良综合征等）。

4. 治疗

（1）认知疗法：提高患者对本病的认识和求医愿望、消除错误的审美观点和节食、限食的不良行为。取得患者合作，按制订的治疗计划进行，逐渐改善饮食行为，并对主动进食者及时采用阳性强化法。

(2) 行为疗法：主要采用阳性强化法，物质和精神奖励相结合，达到目标体重给予奖励和鼓励。对家庭矛盾冲突的患者，应配合家庭心理治疗。

(3) 躯体治疗：神经性厌食患者由于体重下降，严重的营养不良，门诊治疗无效时，须进行住院治疗，纠正水、电解质平衡紊乱，给予足够维持生命的能量，对于营养极差，又有呕吐或坚决拒绝饮食者，可采用静脉补液或静脉营养，补充维生素等药物。

(4) 药物治疗：舒必利每天10～200 mg，分2～3次口服，阿米替林每天25～50 mg，分2次口服，对部分神经性厌食者有一定的作用，可以改善患者的情绪及饮食，增加体重，减轻抑郁状态。

（二）神经性呕吐

神经性呕吐又称“心因性呕吐”，常见于神经质儿童或具有痛症色彩的年轻女性；不良心理因素和教育不当引起的自主神经功能紊乱导致胃功能障碍，表现为进食后不久突然发生呕吐，可呈喷射性。但呕吐后可继续进食，食欲和食量不受影响。一般没有发现患儿存在有引起呕吐的任何器质性疾病，也无明显营养障碍和严重并发症。

1. 病因　本病亦是消化系统常见的心身疾病之一。病前有明显的应激史和心理因素，常见的应激史有高竞争的学习压力和挫折、恐学、厌学所致的心理矛盾，家庭和教师的高期望值与患儿本人能力无法相适应，同学之间关系紧张以及个人欲求无法得到满足或各种意外强烈刺激，对既往消化系统疾病常起促发作用。本病患儿性格缺陷颇为突出，尤其病前具有痛症性格缺陷的女性更易患本病。具有这种性格缺陷的患儿，常具有暗示性强、情绪多变、反应强烈而体验肤浅、自我为中心以及戏剧性人格倾向。

2. 临床表现

(1) 反复出现餐后呕吐，严重时类似颅内高压所致的喷射性呕吐。一般无恶心，呕吐亦不费力。呕吐有周期性，呈现定时的以同一方式的呕吐，发作间歇长短不一，短者10余天，长者数日。

(2) 一般皆有病前应激史。

(3) 不影响食欲、进食量和体重。在不呕吐时依然玩耍如常。多数患儿无明显营养障碍。

(4) 本病发作时来势凶猛，但一般无生命危险，预后较好。通过综合治疗，可明显缩短病程，治愈后如再次遇到应激因素，仍可再次发作。

3. 诊断

(1) 自发的或故意诱发的反复发作于进食后的呕吐，呕吐物为刚吃进的食物。

(2) 体重减轻不显著(体重保持在正常平均体重值的80%以上)。

(3) 可有害怕发胖或减轻体重的想法。

(4) 呕吐几乎每日发生，并至少已持续1个月。

(5) 排除躯体疾病导致的呕吐，以及癔症或神经症等。

4. 治疗　详细询问患儿及家属致病应激因素和心理郁结，在诊治时要注意医患关系的协调，取得患儿的信任颇为重要。通过短程心理治疗，消除患儿对疾病的思想顾虑和心理症结。帮助患儿恢复正常的精神生活，在心理治疗的过程中，从一点做起，逐渐增大，不能操之过急、要求过高，更不能面面俱到同时进行，否则欲速则不达。以往应用氯丙嗪治疗神经性呕吐，有一定效果。以后有学者发现舒必利对部分患者有效。近年来，氟西汀治疗神经性呕吐也取得较好的疗效。同时给予对症处理和补液等全身支持治疗。

（三）偏食

偏食又称挑食，是一种不良的进食习惯，不是一种疾病，是指儿童对食物品种的偏好，自己喜欢吃的食物或合自己口味的食品毫无节制，而对自己不喜欢吃的食物少吃或根本不吃。

1. 病因

（1）家长的不良影响：偏食儿童其父母往往也有偏食的问题。父母无形之中把其饮食习惯强加给了孩子；有些孩子已经出现对某些食物的偏爱倾向，但父母对孩子的溺爱和迁就，明知偏食不对，但生怕孩子饿着，经常给其做或买这些食品。这些子女的偏爱就会被逐渐强化而固定下来，成为不良习惯。

（2）微量元素缺乏：微量元素的缺乏可使消化液分泌减少，酶的活性降低，食欲下降，味觉迟钝、异常，引起偏食、厌食及异食症。

（3）心理社会因素：精神因素是引起偏食和厌食的常见原因，焦虑、忧愁、恐惧等情绪，可抑制消化功能而影响食欲。不良的联想也会使孩子产生偏食。经常联想会使味觉的特殊偏好开始分化，某种味觉、嗅觉功能逐渐增加。食物的味道对其刺激产生强烈反应，引起心理反应也就更加强烈。这种反应的结果，如果是愉快的就会产生特殊的偏好，相反则会产生特殊的厌恶。

2. 临床表现

（1）对食物挑挑拣拣，重此轻彼，偏爱于某几种食物，厌恶某几种食物，造成膳食品种单一。

（2）不喜欢吃青菜、水果，易引起便秘、消化系统功能紊乱。

（3）微量元素及维生素的缺乏致缺铁性贫血；缺锌引起味觉减退、食欲进一步下降；儿童不喜欢吃肉、蛋、鱼类食物造成蛋白质不足，易引起机体体重下降，营养不良，皮肤干燥，头发萎黄等症状。

3. 诊断　本症定为在正常儿童饮食中对常用的米面、肉禽、蛋豆类、奶类、蔬菜、水果等类食物，有三种以上不食或不愿吃者，可以诊断为偏食。但须除外消化系统疾病和全身性疾病对消化道的影响。

4. 治疗

（1）说知疗法：对有偏食习惯的孩子，父母和老师应对其讲述偏食对人体生长发育和身体健康的危害，让孩子充分认识偏食的原因、危害及预防方法。不能采用训斥和强制性方式要求患儿，而是达到自觉配合，克服和纠正偏食的不良习惯，饭前少吃零食、甜食，规则就餐，逐步养成良好的饮食卫生习惯。

（2）父母以身作则：父母首先从自身寻找原因，改变对某些食品的过分偏爱或厌恶，消除对孩子的负性影响，以保持孩子营养全面。

（3）提高以往不喜欢吃的食品的色、香、味，改变食物的形态。

（4）强化疗法：临床上分为正强化和负强化两种。偏食很大一部分是不良强化的结果，要对其爱吃的食物进行负强化或不强化，对不爱吃的食物进行正强化，多给予表现、鼓励、物质奖励等，以增进食品的多样化。

（5）饥饿疗法：这种方法主要针对年龄偏小的儿童使用。根据饥不择食法原则，饥饿时，孩子不是考虑吃什么好，而是先吃饱为止。通过体力活动，如跑步、游戏使孩子感到饥饿后,先给其不爱吃的食物,再给喜欢吃的食物或推迟给其最喜欢吃的食物,并减少这些食物的数量,逐渐使爱吃和不爱吃的各为一半,并得到一定的巩固。

(6) 药物辅助治疗

①胃蛋白酶合剂:增加胃内的胃酶和酸度,改善消化系统功能,增强食欲。

②锌硒宝片:主要含有锌、硒、碘、铁等元素,可纠正锌的缺乏,增强味觉素的合成,帮助味蕾细胞的更新,增进食欲。

③补充铁剂,纠正营养性缺铁性贫血。剂量 3~6 岁,每次 2 片,每日 2 次;7~12 岁,每次 3 片,每日 3 次。

八、排泄障碍

(一) 神经性尿频

儿童神经性尿频又称儿童日间尿频,是指 5 岁以后儿童出现白天尿频、尿急现象,入睡后症状完全消失。尿常规检查无异常,亦无相关解剖或神经学的病理改变,该病多发生于幼小儿童。

1. 病因　儿童神经性尿频发病原因至今仍不清楚,可能与以下几种因素有关:

(1) 心理因素:排尿训练不当或排尿技能运用不当,精神刺激,如突然的惊吓、过度的紧张、父母的责难等,干扰大脑皮质活动和抑制排尿的协调能力,导致副交感神经系统活动相对亢进,出现尿频症状。

(2) 生理因素:在缺乏尿路解剖畸形、感染的小儿中,白天尿频和尿急与逼尿肌不稳定最为相关。主要由于正常抑制排尿反射中枢不健全所致。逼尿肌不稳定收缩的发生就会导致下降,同时,在膀胱容量达到正常小儿的最大膀胱测量容量之前,因逼尿肌不稳定性收缩导致膀胱压力升高刺激排尿中枢而发生排尿,因此,逼尿肌不稳定性收缩可能就是本病最根本的病理生理学改变。

2. 临床表现　本病常见于学龄前期儿童,在白天意识清晰的情况下,频频感到尿意,不时上厕所解尿,每次尿量不多,有时仅几滴尿,但既不溺尿于衣裤,也非恶作剧所为。每当家长或老师对其施加心理压力或患儿受到恐吓,感到紧张时,这种病症就出现或加剧。一般在轻松愉快的气氛中或专注某种有兴趣的玩耍游戏时或在入睡后症状消失。

3. 诊断　本病诊断不难。临床主要表现在意识清楚情况下频频感到尿意,不时排尿,每次尿量很少,从不溺尿于衣裤,情绪紧张时加重,入睡后症状消失。但在确诊前必须作详细的泌尿系统检查,排除肾炎、糖尿病和尿崩症等器质性病变。

4. 治疗与预防

(1) 正确向家长和幼教老师解释患儿疾病性质和防治方法。

(2) 为了消除病症,减少尿频次数,指导患儿保持正常生活。可以让患儿听故事、看电视、做游戏、玩玩具等,以转移注意,培养某种兴趣,使他们把注意和精力集中到自己感兴趣的事情上。

(3) 个别严重患儿可试用药物治疗,以减轻尿频症状:谷维素每次 10~20 mg,每日 3 次,辅加硝苯地平每次 0.5~1 mg/kg,每日 3 次,阿托品每次 0.01~0.02 mg/kg,每日 2 次。

(4) 超短波治疗,在药物效果不佳的情况可配合超短波治疗,可以抑制膀胱逼尿肌过度刺激而产生的兴奋作用。每日1次，每次15分钟，6次为1个疗程。

（二）功能性遗尿

功能性遗尿在婴幼儿时期是普遍现象，但在5岁以上的儿童仍不能控制排尿，反复出现不自主排尿，尿床铺或白天尿湿裤子，又无明显的器质性疾病。

1. 病因　功能性遗尿的病因，主要与下列因素有关：

（1）遗传因素：与家族因素相关，有人研究发现父母亲均有遗尿症史者其孩子遗尿发生率77%，而父母一方有遗尿症史者则为15%。单卵双生同病率较双卵双生要高，前者同病率为68%，后者为36%。

（2）睡眠因素：调查中约60%的遗尿患儿的父母亲声称他们的孩子不易被唤醒，而无遗尿症的患儿只有3.6%不易被唤醒。对不易被唤醒的儿童遗尿可发生于睡眠的各个时期，并非深睡相更容易发生遗尿。有一项研究表明，遗尿症的儿童较非遗尿症儿童唤醒阈的分贝值更高些。

（3）心理社会因素：婴幼儿时期的强烈刺激，各种精神和躯体问题，家庭和社会环境因素可诱发本病。如父母离婚、家庭成员缺失、家庭暴力、亲子分离、入托和搬迁等。

（4）性格特点：遗尿大多见于胆小、被动、过于敏感和易于兴奋的儿童。

2. 临床表现　夜间经常尿床为主要症状，临床上常将遗尿症分为原发性和继发性遗尿两大类：原发性遗尿是指出生后从小到大一直尿床；继发性遗尿是指5岁以前曾有一段时间不尿床，之后又反复出现遗尿。夜间遗尿者约有半数每晚尿床，甚至每晚达2～3次，白天过度活动、疲劳或躯体疾病后往往遗尿次数增多，日间遗尿少见。遗尿患儿常常伴有睡惊、睡行症、多动综合征或其他行为障碍。

3. 诊断

（1）年龄在5周岁以上或智龄在4岁以上，不能自控排尿而尿床或尿裤。

（2）每月至少有2次遗尿，至少已3个月，遗尿可作为正常婴儿尿失禁的异常延伸，也可在学会控制小便之后才发生。

（3）不是由于神经系统损害、癫痫发作、泌尿道结构异常等器质性疾病所致，也没有严重的智力低下或其他精神疾病。

在诊断功能性遗尿症时，必须做详细体格检查，包括尿常规、尿糖、泌尿系统及神经系统检查，以排除各种躯体性疾病。

4. 治疗

（1）一般治疗：充分了解病史，分析造成遗尿的原因，给以相应的治疗措施，建立良好的作息制度和卫生习惯，掌握其尿床时间的规律性，定时夜间唤醒或使用闹钟，使逐渐形成时间条件反射，能及时自己醒来排尿。此外，让患儿白天多饮水，尽量延长两次排尿的间隔时间，晚餐后控制茶水、汤类、牛奶等液体的摄入量。

（2）遗尿报警器：通常包括一个小报警盒，戴在腰上或肩上，用附在报警器上的电极分别钩在儿童的睡衣上，儿童尿中的湿气（或盐）通过此电路，引起报警器的报声或震动而唤醒患儿。其作用方式为：孩子尿床了→报警器响了→孩子醒了→清洁床单。通过这种反复调节使孩子学会了在排空之前感觉到充盈膀胱而醒过来。

（3）正确处理精神因素：家长应正确对待遗尿患儿，消除患儿的精神压力，切忌训斥、打骂和讽刺，注意鼓励和劝慰，采用积极的综合性预防措施。

(4) 药物治疗:①采用小剂量丙米嗪 12.5～25 mg,每晚服用 1 次。②苯丙胺:降低睡眠深度,起始剂量 4～5 岁 2.5 mg,6 岁以上 5～10 mg,最多不超过 30 mg,睡前服用。③麻黄碱:12.5～5 mg,睡前服用。④甲氯芬酯:每次 50～100 mg,每日 2 次。

九、儿童品行障碍

品行障碍是指在儿童期反复、持续出现的攻击性和反社会性或对立性行为。如过分好斗或霸道、残忍地对待动物或他人、严重破坏财物、纵火、偷窃、反复说谎、逃学或离家出走、过分频繁地大发雷霆、对抗性挑衅行为、长期的严重违拗等。本病发病年龄最早可以在 5 岁,通常起病于儿童晚期或少年早期,16 岁以后发病者很少。本病有明显的性别差异,男孩多于女孩。

(一) 病因与发病机制

品行障碍的病因复杂,至今尚不确定,但一致认为,此病与生物、心理和社会三方面因素有关,且在这三种因素相互作用、共同影响下致病。

1. 生物学因素　品行障碍有较明显的家族高发性,与遗传有关,单卵双生子同病率明显高于异卵双生子。

儿童气质受遗传和早期环境双方面的影响。早期养育中表现困难气质型的儿童,以后出现行为问题的可能性增高。此类儿童自小难于养护,易与他们的父母及环境形成负性的相互作用方式,使儿童的行为问题更加重。

有学者认为,品行障碍儿童的冲动性和攻击性行为有生理功能异常的基础,如根据儿童对刺激反应的水平和刺激效应恢复的速度,可在一定程度上预示品行障碍的发生。品行障碍儿童在受刺激后心率缓慢、反应水平低,刺激效应恢复速度快,这些生理缺陷可能会妨碍儿童学习通过回避受惩罚能力的获得,而高反应水平的儿童对刺激能做出适当反应,能学会控制攻击行为。还有研究发现,怀孕期母亲情绪不好以及患各种躯体疾病、早产、异常分娩等与儿童品行障碍的发生显著相关。

2. 心理因素　品行障碍儿童常具有情绪不稳、好攻击、冲动性和适应不良等心理特点。往往缺乏"心灵见解"能力,即很难"解读"他人心理活动,如隐喻、无恶意的玩笑、幽默、表情、情感活动等,故极少顾及他人的感受和情绪活动。在标准化韦氏智力测验中常显示违法少年言语智商与操作智商不一致。

儿童早期在心理、行为发展上的一些偏离极易导致儿童期发生品行障碍,如养育困难气质儿童的违拗行为往往使父母不愉快和烦恼。父母可能会粗暴地对待儿童,如发怒、厌烦、斥责、排斥等,长期下去又会直接影响儿童自我意识的形成,表现为低自尊和自我评价低下,也可导致更强的违抗和敌意,逐渐发展为品行障碍。另一种情况是,儿童早期与父母的依恋关系建立不好,缺乏关爱、缺乏接触性爱抚,在这种缺乏情感刺激环境下可能增加品行问题的发生。

3. 社会环境因素　不良的家庭环境如父母婚姻不和、父母离异、家庭暴力、父母管教儿童方法不当、父母有犯罪史、家庭社会经济状况差等。

(二) 临床表现

1. 攻击行为　攻击行为是指侵犯和攻击他人的行为,可表现为躯体攻击或语言攻击。2～3 岁儿童的攻击行为表现为暴怒发作、吵闹。以后逐渐为违拗,拒绝服从成人的命令,在幼儿园好惹事，推拉或动手打人。到学龄期攻击行为更加明朗化，如以言语伤人、打架斗殴、恃强欺弱，结伙打群架，威逼弱小儿童为自己做事或索要钱物，残酷虐待小动物等。青春期前的品行障碍儿童往往遭父母打骂和体罚，但不敢对抗父母。到青春期后，易演化为暴力对抗父母甚至殴打父母，而母亲最易成为被殴打的对象，男性此症患者还易出现性攻击行为，女性则易受诱骗发生性行为。

2. 破坏行为　年幼时多破坏自家物品，起初可出于好奇而摆弄，破坏玩具和物品。学龄期后则表现故意破坏家中或别人的东西，破坏学校公物或破坏社会公共设施。破坏行为可出于报复心理，或属于冲动行为，或以破坏他人物品来取乐。

3. 违拗对抗　此行为也被认为是一种被动攻击性行为。故意违抗和不服从他人，学龄期以前的儿童往往在不如意时表现出违拗对抗，学龄期以后则经常表现和老师、父母对着干，不服管教。当个人意愿未满足时，这种违拗对抗尤其严重，往往伴有强烈的敌对情绪。

4. 说谎　表现为经常有意或无意地说假话。常出现于7岁以后。最开始儿童说假话是为了逃避父母或教师的惩罚，或为了达到自己的某个要求，如要买一样东西，或为了引起他人的关注，如在朋友中用假话来标榜自己等，以后渐渐变为经常有意说谎，以至于家长或老师很难辨别其讲话的真假。

5. 偷窃　未经同意或别人不在时拿走他人的钱物，往往开始于学龄前，在幼儿园时可有未经允许拿别人的东西，未经父母同意偷拿父母的钱，或把家里东西往外拿，或拿小朋友的东西或钱。以后发展为看到别的同学有自己喜欢的东西，就有意去偷，把别人的东西占为己有，从偷拿父母的钱可发展到从亲戚、邻居家拿钱，当家人发现后常说谎回避。少年期后可表现为外出行窃，或单独行窃，或加入团伙行窃。有的儿童通过行窃寻求刺激，显示自己，以"胜利者"自居，寻求偷窃之乐，或用偷来的钱与同伙们吃喝挥霍。少年期的偷窃往往是构成少年违法的一部分。

6. 逃学和离家出走　表现为经常旷课、不交作业和外出游荡不回家。一般始于学龄期，可因逃避父母老师的训斥和惩罚而逃学或不敢回家，或因对学习不感兴趣而旷课逃学、外出游玩。若管教不当，便会渐渐发展为经常逃学或离家出走去外地游荡。有此行为儿童多伴有说谎和偷窃等不良行为，经常离家者极易被拉入不良少年团伙或犯罪团伙。

7. 纵火　纵火这种行为在我国发生率较少，但危害性大。幼时喜欢玩火柴、烧纸片。年长后则好到工地、弃屋、野外等地点火烧物玩耍，多出自寻求刺激或满足报复心理，严重者发展为纵火违法。

8. 吸毒　此种行为国外较常见，我国近年来也常有出现，初始可能出于好奇或经他人利诱而接触毒品，一旦上瘾则长期反复使用，且不择手段获取毒品，甚至发展为参与贩毒，常伴有其他反社会性行为，形成少年犯罪。

（三）诊断与鉴别诊断

品行障碍诊断并不困难，根据儿童行为紊乱的特点，按照诊断标准就可以做出诊断。

1. 诊断要点

(1) 发生于儿童少年时期，持续半年以上。

(2) 至少有临床表现中描述的行为之一。

(3) 不是由于其他精神疾病引起。

2. 症状标准

(1) 至少有以下3项：①经常说谎(不是为了逃避惩罚)。②经常暴怒、好发脾气。③常怨恨他人且怀恨在心，或心存报复。④常拒绝或不理睬成人的要求或规定，长期严重的不服从。⑤常因自己的过失或不当行为而责怪他人。⑥常与成人争吵，常与父母老师对抗。⑦经常故意干扰别人。

(2) 至少有下列2项：①在小学时期经常逃学(1学期达3次以上)。②擅自离家出走或逃跑至少2次(不包括为避免打或性虐待而出走)。③不顾父母的禁令，常在外过夜(开始于13岁前)。④参与社会上的不良团体，一起干坏事。⑤故意损害他人财产或公共财物。⑥常常虐待动物。⑦常挑起或参与斗殴(不包括兄弟姐妹打架)。⑧反复欺负他人(包括采用打骂、折磨、骚扰及长期威胁等手段)。

(3) 至少有下列1项：①多次在家中或在外面偷窃贵重物品或大量钱财。②勒索或抢劫他人钱财，或入室抢劫。③强迫与他人发生性关系，或有猥亵行为。④对他人进行躯体虐待(如捆绑、刀割、针刺、烧烫等)。⑤持凶器(如刀、棍棒、砖、碎瓶子等)故意伤害他人。⑥故意纵火。

(4) 必须同时符合以上第(1)、(2)、(3)项标准。

3. 严重标准　日常生活和社会功能(如社交、学习或职业功能)明显受损。

4. 病程标准　符合症状标准和严重标准至少已6个月。

5. 排除标准　排除反社会性人格障碍、躁狂发作、抑郁发作、广泛发育障碍，或注意缺陷多动障碍等。

品行障碍的异常行为可以发生在许多其他神经精神疾病中，在诊断品行障碍时要与以下注意缺陷多动障碍、抽动-秽语综合征、儿童少年精神分裂症等疾病相鉴别。

(四) 治疗和预后

品行障碍的治疗比较困难，药物治疗无明显疗效，多采用教育与心理治疗方法。

1. 行为矫正治疗　这是最常用的治疗方法，直接针对患儿，目的是改变其不良行为。根据操作性条件反射的原理，采用阳性强化疗法和惩罚疗法，逐渐改变患儿的行为方式。

2. 家庭治疗　由于儿童对家庭的依赖并受其影响，通过改变家庭功能结构和改变父母管理儿童的方法来改变儿童的不良行为。

3. 社交技能训练　对一些求治心较强，家庭能合作的患儿可以采用此方法。针对患儿各种影响人际互动的言语和非言语行为，通过治疗者示范，儿童跟随练习、矫正反馈以及对于适当行为给予强化等。两次治疗间隔时间要求父母及同伴之间进行类似的互动练习，巩固治疗作用。

4. 社区治疗　借助社区内的力量来帮助这些患儿。如可雇用一些大学生或志愿者作为行为品行障碍患儿的伙伴，与其建立朋友关系，以正当规范的行为做榜样引导患儿改正不良行为。也可由学校或社区行政机构采用学习技能训练、社会技能训练、社区干预等来改善患儿伙伴关系，提高学习成绩，增强患儿的自尊心，逐步改善其不良行为。

5. 药物辅助治疗　目前尚无治疗品行障碍的有效药物。有一些药物可以处理一些伴随症状，如用哌甲酯(利他林)可减轻患儿多动行为，用抗抑郁药和碳酸锂可缓解患儿情绪症状，用氟哌啶醇、碳酸锂对控制攻击性行为有一定作用。

儿童品行障碍的预后多有不同，主要与儿童病情的严重程度、发病年龄、家庭环境，及是否尽早并维持治疗有关。有的患儿经适当的教育与心理治疗，随其年龄增长可逐渐恢复；有些患儿症状可持续至青少年期，并发展为违法犯罪；部分患儿成年后形成反社会人格或其他精神病。

（五）预防

儿童品行障碍的形成与其生物性基础、不良的家庭环境，不恰当的管教方法，个性心理的异常和不良社会环境等都有关系，而且一旦患病，治疗效果较差，对本病的预防则更为重要。预防的重点包括：

1. 优生优育，创造健康的家庭环境

(1) 父母要做好优生咨询，避免围生期高危因素，不仅要重视围生期身体检查和健康，还要重视孕期心理保健。

(2) 在保持正常夫妻关系的基础上，建立良好的亲子关系，婴儿出生后，就要重视与其建立良好的情感交流关系，发展正常的依恋关系，父母要为儿童的行为发展树立榜样，父母养育态度要一致，避免发生家庭冲突，对儿童各种兴趣爱好要引导，对不良行为要及时纠正，及早加强品德和积极情感的培养。

(3) 对家庭矛盾冲突多、家庭功能紊乱、父母离异、父母有违法犯罪行为、精神疾病及人格异常等，要进行家庭干预，儿童的其他亲属和社会要设法最大限度地减少这类危险家庭对儿童的影响，必要时把儿童与危险家庭分离开来，寄养到正常家庭中去。

2. 干预高危儿童

(1) 要特别关注和注意养护那些高危生育史儿童，早期气质难养型儿童，及早进行心理咨询和儿童早期气质教养，在专业人员指导下养护。

(2) 对学龄前儿童出现一些品行问题、多动障碍及学习能力不足等应及早就诊并早期纠正，避免父母与儿童形成负性相互作用方式。

(3) 学龄儿童要注意培养其学习兴趣，对学习困难、注意缺陷多动障碍患儿要及早治疗，采用适合此类儿童的教育方法，避免超负荷训练，避免过高期望或排斥和歧视，保护这类儿童的自尊心与自信心。必要时配合药物治疗。

(4) 建立良好的社会风气，发扬中华民族的优良传统，树立良好的社会行为规范和行为准则。

（唐洪丽　汤仕忠）

第三章 妇女保健

第一节 妇女保健工作的意义及服务范围

妇女保健是以维护和促进妇女健康为目的的一项卫生保健工作，妇女保健工作是我国卫生保健事业的重要组成部分。

一、妇女保健工作的意义

妇女约占我国人口的一半(我国男女之比为 51∶49)，是我国经济建设中一支不可替代的力量，为国家经济和社会发展作出了巨大贡献。妇女除担负国家经济建设的任务外，还担负着孕育后代的重任。妇女一生中生殖功能变化复杂，要经历婚姻、妊娠、分娩、产褥和哺乳等特殊生理时期；青春期和更年期又是全身各系统，尤其是生殖系统的功能变化较大的生理时期。忽视这些特殊生理时期的保健工作，就容易引起身体的病理性改变，不仅影响妇女身心健康，而且还累及胚胎和胎儿，影响子代的健康和出生人口的素质。

正是由于妇女担负了孕育子女、繁衍后代的重任，她们在身体的解剖、生理方面有别于男性。妇女在妊娠、分娩及哺乳期，都经历着巨大的生理变化。虽说这些变化都是生理性的，是正常的，但若超过一定限度，就会变为病理性的，甚至还会影响母子的安危，或造成伤残，因此妇女是个弱势群体，需要保护。造成孕产妇伤残或死亡的疾病，大多数是可以预防的，关键就是认真做好围生期保健(又称围产期保健)。

妇女是家庭的核心，承担着养育儿女、操劳家务的繁重事务，她们的健康不仅关系到个人，还影响到家庭的健康和稳定。家庭的健康和稳定又关系到社会的健康和稳定。

综上所述，做好妇女保健工作，保障妇女的身心健康，直接关系到子孙后代的健康和中华民族素质的提高，关系到家庭和社会的稳定，有利于妇女在我国现代化建设中发挥更大的作用。因此这是一项意义重大的工作。

二、妇女保健服务的内容

妇女保健服务以预防保健为中心和以生殖健康为核心，注重健康教育、咨询服务，帮助妇女掌握保健知识，提倡健康行为，提高妇女自我保健能力，充分体现妇女的自我健康权利；强调预防与医疗相结合、保健和临床相结合，应以临床为基础，运用临床工作的基本知识和技能为妇女提供生殖健康服务，同时在医疗工作中将预防保健贯穿始终；贯彻面向群体和面向社区的方针，应深入到家家户户，通过调查研究，了解妇女健康的需求，确定解决办法，付诸实施。具体内容包括以下方面：

1. 妇女保健服务　应对妇女每一生理阶段给予保护，特别要做好妇女经期、孕期、产褥期、哺乳期和更年期五期保健工作。

2. 计划生育　是妇女保健工作的重要组成部分，妇女保健工作应积极开展计划生育宣教和技术指导，大力普及性知识和避孕节育的科学知识，经常向育龄夫妇推荐、指导和实施科学、有效的避孕方法，以降低非意愿妊娠率及人工流产率。青少年是计划生育领域中最需要关心和帮助的特殊人群，她们的健康关系到国家的未来，要大力关注青少年的未婚早孕问题。

3. 推广科学接生　实行孕产妇系统管理，做好围产期保健工作，提高住院分娩率，提高产科质量，防治妊娠并发症，降低孕产妇和围产儿死亡率。

4. 定期进行妇女常见病、多发病的普查普治　调查分析发病因素，制订防治措施，降低发病率，提高治愈率。

5. 劳动保护　劳动保护是妇女保健的重要内容。随着社会经济建设事业的发展，职业妇女日趋增多，妇女接触有毒有害物质的种类也越趋繁杂，这些有毒有害物质对妇女健康可能有害，更重要的是可能导致生殖损伤。因此，妇女劳动保护也应视为妇女保健服务的重要内容之一。妇女在家务劳动中，强制体位危害的防治、煤燃烧时所释放出有害气体的伤害防治、烹调油烟物质的危害及其防治、洗涤剂对健康的影响预防等均属妇女保健不可忽视的内容。

6. 生殖道感染/性传播疾病、HIV/AIDS防治　生殖道感染/性传播疾病、HIV/AIDS是一类社会性疾病，在世界范围内广泛流行，近年来患病人数迅速增加，病种也不断扩大增多。已经感染了性传播疾病的母亲对于胎儿和大多数新生儿来说，是感染性传播疾病的主要来源，也是生育失败的主要原因。现在性传播疾病已经成为全世界的一个严重社会经济问题和公共卫生问题，妇女保健服务当然应致力于此类疾病的防治。

（郑惠芳）

第二节　青春期保健

青春期保健分三级。一级预防包括合理的营养，培养良好的个人生活习惯，适当的体格锻炼和劳动，进行心理卫生和性知识等的教育；二级预防包括早期发现疾病和行为偏异以及减少危险因素，定期对青少年进行体格检查，及早筛查出健康和行为问题；三级预防包括对女青年疾病的治疗与康复。青春期保健以一级预防为重点。

青春期是由儿童向成人转变的过渡阶段，也是一生中体格、智力和心理发育最旺盛的时期。医学上通常把从青春发育征象开始出现，到生殖机能发育成熟为止的一段时期称为青春期。世界卫生组织规定，青春期年龄范围从10岁开始到20岁结束。青春期保健应针对青少年的生理、心理和社会特点，以及健康行为方面的问题给予指导。

一、生理变化

1. 体格发育　少女进入青春期后，身高体重迅速增长，女性比男性早开始发育1～2年，少女中发育开始的早晚亦有个体差异。许多调查表明：少女在12岁以后出现生长高峰，平均每年可长5～7 cm，快者每年可长9～10 cm。达到突增高峰，生长速度很快下降，一般到15岁至16岁以后，女孩生长很慢或停止长高。青春期体重的增加也很明显，一般在10岁后开始，是继乳儿期后出现的第二个高峰。但没有身高那样有明显的突增高峰。体重增长持续时间较长，增长幅度也较大，而且在到达成年之后，体重仍可继续增加。体重增长主要是内脏体积的增大、骨骼、肌肉及脂肪的生长。

2. 女性生殖器官发育　女性生殖器官分内外两部分。内生殖器包括卵巢、输卵管、子宫和阴道。外生殖器又称外阴，包括阴阜、大阴唇、小阴唇、阴蒂、前庭和会阴。到了青春期，由于下丘脑-垂体-卵巢轴的发育渐趋成熟，女性体内的性激素水平逐渐增高，在性激素的作用下，内外生殖器官发育增大，逐渐臻于成熟。外生殖器阴阜隆起，出现阴毛，大阴唇肥厚，小阴唇变大且有色素沉着。阴道的长度和宽度增加，阴道黏膜变厚，出现皱褶，黏液腺发育，有分泌物排出。阴道分泌物由孩童期的碱性转变为酸性。子宫体积增大，宫颈渐缩短，使宫颈与宫体之比由婴儿期的2∶1变为1∶2。输卵管变粗增长，卵巢增大并出现不同发育程度的卵泡。由于卵巢逐渐发育成熟，排卵而滤泡破裂后修复，使表面凸凹不平。

3. 月经初潮　青春期少女开始出现周期性阴道出血，也就是第一次来月经，称为月经初潮。它是女性性功能成熟的一项临床标志。月经初潮开始后一段时间，因卵巢并未完全成熟，功能并不稳定，月经周期多为无排卵性月经，往往不规律。大多数女孩在初潮后1～3年或更长的时期后才有规律的月经周期，并有生育能力。初潮年龄受地区、海拔高度、精神因素、种族、环境和遗传等因素的影响。我国妇女初潮年龄平均为15岁，近年有提前的趋势，也正反映环境，主要是营养及生活条件的改善对月经初潮年龄的影响。

4. 第二性征发育　除内外生殖器外的女性所特有的外部特征。如声调变高，乳房丰隆，乳头增大，阴毛和腋毛出现，脂肪分布于肩、胸、臀部，形成女性体态，骨盆也进一步宽大，而呈现质薄的女性型。各项第二性征发育的年龄、顺序和幅度有明显的个体差异。一般来说乳房最先发育，多在10岁半至11岁时开始，但也可早至8岁、晚至13岁开始发育，可分成5期。Ⅰ期：发育前期，乳房尚未开始发育，仅有一个小乳头微微突起。Ⅱ期：蓓蕾期或乳腺萌出期，乳房和乳晕呈单个小丘状隆起，伴乳晕增大。Ⅲ期：乳房、乳晕进一步增大，二者仍在同一丘状面上。Ⅳ期：乳房和乳晕突出于乳房丘面上，形成一个继发的小丘状隆起。Ⅴ期：成熟期，乳房更大，但乳晕与乳房又在同一丘面上；阴毛多在乳房发育以后逐渐发育，多数女孩在乳房发育的第Ⅱ期或第Ⅲ期开始出现阴毛，但也有迟至乳房发育的第Ⅳ期阴毛才开始出现；腋毛一般在阴毛开始出现后半年至1年才开始发育，也有更晚才出现的，亦有少数女孩在青春期结束时腋毛仍未发育成熟。

二、心理行为特征

青春期少女的神经系统具有兴奋增高、转换较快的特点，因此情绪不稳定，较易波动。随着躯体的迅速发育，与社会接触面的逐渐扩大，逻辑思维的发展及自我意识的增强，逐渐产生独立的意向。这一时期的青少年既具有童年期的一些痕迹，又具有成年期的一些萌芽，常表现为似成熟又不成熟。他们既要适应生理变化带来的生理卫生问题，又要适应社会环境变化带来的心理卫生问题。青春期少女的心理行为主要有以下几个特点：

1. 对性发育困惑不解　青春期到来后，女孩乳房长大，并出现阴毛、腋毛及月经。如果没有给以及时和正确的指导，有的女孩对自身的性发育及性成熟的生理变化常感到神秘不解。如对长大的乳房感到害羞，对月经憎恨和恐惧，对月经前和月经期因内分泌变化引起的乳胀、轻度浮肿，下腹不适等不理解而以为患病，十分焦虑、苦恼，形成紧张的心理压力。有的女孩对性发育好奇而引起情绪不稳，朦胧地意识到两性关系等问题，对性知识发生兴趣，逐渐对异性产生兴趣和倾慕心理，希望与异性建立友谊，同时又存在对异性的神秘、紧张、恐慌、害羞心理，因此，表现为心理矛盾和冲突。对于这些正常的变化，如果缺乏成人对他们的正确引导，她们心中的疑惑得不到答案，又难以启齿询问，有的女孩则通过不正当途径去探索有关知识，容易受黄色淫秽书刊、录像带的不良影响，个别人甚至走上歧途。

2. 独立意识增强　随着年龄的增长，少女与社会的交往/接触越来越广泛，她们渴望独立的愿望也日益变得强烈。与家庭的联系逐渐疏远，不再事事听从父母的指挥，对父母和老师的管束产生疑问，对家庭的一些传统习惯不愿适应，尤其当家长或老师仍以对待儿童的方式对待她们时，使其自尊心受害，很容易引起她们的逆反心理并表现在言论和行为方面。此外在经济上因社交需要，很希望自己支配一些钱物，但她们的经济又没有独立。以上种种独立和依附的矛盾心理，常使少女的情绪不愉快，从心理上疏远父母，或沉默不语，或时常争吵，甚至造成亲子关系和师生关系紧张。

3. 情绪波动大　少女神经系统活动的主要特点是兴奋性较高，兴奋和抑制相互转化比较快，因此容易出现情绪波动，并带有明显的极端特征。如青年人感情丰富，热情高，好幻想，但受到挫折又易产生悲观失望情绪。生活中很多事情，如考试成绩的优劣，能力的大小，给人留下的印象好坏，众人面前的表现，群众关系协调程度，父母对自己的满意程度，恋爱的成功与否等都可以引起少女的情绪显著波动。青春期少女之所以出现这种瞬息万变、好走极端的情绪状态，就在于她们的大脑发育、逻辑思维和独立性长足发展，智力已成熟而心理却未完全成熟。

4. 伙伴关系密切　青春期少女往往与同龄女性关系密切，信任伙伴甚至胜过信任家长和老师。她们互相倾吐内心的秘密和苦恼，也经常从伙伴那里得到同情、理解和温暖，而这种情感从成人那里难以获得。她们之间喜欢互相模仿，言行、爱好、衣着打扮都互相影响。这种情况可能有两种相反结果：她们如能结交好伙伴，可以互相鼓励，共同进步；若结交了不好的伙伴，不努力学习，讲吃讲穿，结交社会上的坏人等，则容易使少女误入歧途。

5. 学习压力大　中学生学习负担过重，父母盼女成凤心切，对子女的要求过高，给她们带来沉重的心理压力。学习成绩差的学生，达不到要求，则产生厌学情绪，或悲观失望心理，可更加重与父母间的紧张关系，有时甚至形成家庭暴力。个别学生出现逃学、旷课等现象，有极个别人甚至走上自杀道路。由于学习而引起的青少年心理卫生问题并不少见，应引起学校、家庭的注意。

6. 青春幻想　青春期少女常爱幻想，这是正常现象。如幻想长大成为大科学家、出色的歌唱家等等。随着年龄的增长，在现在环境与个人条件的影响下，大多数少女会较实事求是地抛弃幻想。青春期少女还会产生爱情幻想，心目中有自己爱慕的男生，有时幻想的对象常常更换，自己也知道是不可能的事，但仍喜欢在幻想中享受温情，得到心理上的满足。随着少女青春期的进展和逐渐成熟，这些有关爱情的幻想会减少到消失。但有个别少女，性格内向，沉溺于幻想，影响学习，家长和老师要及时引导，避免不良后果。

7. 容易沾染不良习惯　青春期少女对事物的认识不够全面，好奇心及模仿性很强，这种心理状态使她们很容易受别人的影响。如吸烟、喝酒、偏食、盲目减肥等，给身心发育带来影响，应及早发现及早制止。

三、经期卫生保健

规律月经是女性生殖功能发育成熟的一项指标。在周期性的内分泌调节下，子宫内膜产生自增生至分泌的反应，如不发生受精和孕卵着床，则内膜即衰萎而脱落伴有出血，称为月经。

从月经来潮、阴道出血的第一天为月经周期的开始，到下一次月经第一天的间隔时间为一个月经周期。一般为28～30天，周期长短因人而异。但正常情况下，每个妇女自己的周期有一定的规律性。月经持续流血的天数称月经期，一般为3～7天。出血量以第二至三天最多，平均约30～50 ml。月经呈暗红色，其中一半为血液，其余为黏液、脱落的宫内膜碎片和阴道上皮等。在月经期，子宫内膜的纤溶酶活性增强，所以月经血一般黏稠但不凝。

初潮后1～2年内，因卵巢未完全发育，功能尚不稳定，会出现短期停经或月经紊乱，只要不发生经量过多，引起的贫血，应属于生理范围。月经可因环境改变、情绪波动、劳动强度、寒冷刺激等因素而发生变化，如月经紊乱、闭经、痛经等。若不予以重视、及时防治，可影响健康或以后的生殖功能。月经期身体抵抗力降低，子宫内膜剥脱后使内膜形成创面。经血由阴道排出，可使正常的酸度改变，加之血液又是细菌良好的营养物质，如不注意月经期卫生和健康，就容易染上月经病或生殖器官炎症，甚至造成终生不育。经期保健应包括以下各项：

(1) 在初潮前就应进行有关月经生理和经期卫生知识的健康教育，了解月经的发生规律，解除思想负担，学习和掌握经期卫生保健知识、方法和技能。

(2) 建立月经卡，逐月记录月经周期、经期血量和白带的变化，以便及时发现异常，及时治疗。

(3) 经期应加强外阴清洁，不宜盆浴、游泳，更不宜性交，以防细菌带入阴道，引起感染或由于性交刺激盆腔充血致经血增多，经期延长。卫生巾应柔软、清洁、勤换。

(4) 注意保暖，避免高温或寒冷刺激，月经期处于高低温环境中均可导致月经不调。如月经过少、闭经、痛经、月经量过多、经期紊乱等，故要避免。

(5) 避免过劳，经期要避免重体力劳动和剧烈的体育劳动，以免盆腔充血，引起月经量过多，周期延长。

(6) 经期不宜进食辛辣刺激性食物及饮酒，以保持大便通畅，减少盆腔充血。不喝咖啡、可可和浓茶，以免加重情绪波动。

(7) 经期应保持心情愉快，睡眠充足。经期的下腹轻微坠胀、腰酸、乳房胀痛、疲乏、嗜睡等，均属正常生理现象，不必为此过分紧张，应保持情绪稳定，愉快、乐观，以免加重症状。

(8) 注意合理营养。饮食的原则是：①高蛋白；②高碳水化合物；③多种维生素；④富含矿物质及微量元素的食品；⑤应适当进食脂肪。另外，饮食中应注意营养成分的合理搭配，多样化，培养良好的饮食习惯。足量的水分对青少年身体、成长十分必要，所以应养成多饮水的习惯，但不宜以各种饮料来替代水。

四、乳房保健

1. 少女到了16岁后，乳房发育基本定型，应及时佩戴乳罩，以防止乳房松弛下垂，有利于乳房的血液循环，行动时可减少因乳房摆动而产生的不适。佩戴乳罩，应注意其大小适宜，合适的大小可由乳房下缘测量的胸围的大小选择。乳罩应勤换，以保持乳房的清洁。

2. 加强体育锻炼，尤其是有利胸部肌肉群发育的扩胸运动和上肢运动。还可在睡前或洗澡时，双手捧住乳房，进行10分钟左右的轻轻按摩，可促进乳腺的发育。

3. 睡眠的姿势应取侧卧位，不宜采取俯卧位，俯卧位睡姿会使乳房受压。

五、个人生活习惯和心理卫生指导

青少年应注意培养良好的个人生活习惯，合理安排生活、工作和学习，要有适当的体育运动和健康的娱乐活动，并保证充足的睡眠时间。防止沾染不良习惯，如吸烟、酗酒，尤应高度警惕受骗上当而吸毒。应根据青春期少女的生理及心理特点，对出现的各种具体问题，家长和教师应给予帮助教育，加以引导，以培养她们健康的心理，建立性格和乐观向上的情绪及适应环境\改造环境的意志。

六、青春期生殖健康教育

青春期生殖健康教育应遵循：①因时、因地、因人和适宜、适时、适度的原则；②经常进行和防微杜渐的原则；③正面疏导、尊重和理解青少年的原则；④言教与身教并重的原则。教育内容主要包括以下几个方面。

1. 青春期发育和健康的基本知识　如生殖器官的发育特点和生理功能、男女身体特征的变化、青春期性发育的自然规律和正确对待第二性征的出现等。

2. 基本的生殖健康保健技能　如男性如何正确对待遗精的出现，以及手淫行为；女性如何为自己合理选择适宜的乳罩，注意乳房卫生与保健，懂得注意经期卫生，学会选择适宜的卫生用品；男女性都要学会如何注意外阴部卫生，注意变声期卫生，保护嗓音等。

3. 促进性与生殖健康的责任感和道德意识　认识和接受青春期性发育的各种变化，明确性别角色与责任，明确与性行为相关的伦理道德。

4. 发展青春期心理社会适应能力　比较和发现青春期带给自己和同伴的心理变化；认识并接受自己在青春期发育过程中的心理和情感变化；学习运用缓解压力、调整情绪的各种方法，保持健康的情绪；发展积极的人际交流能力，学会处理在家庭、学校及朋友间可能面临的挫折或危机；在发生心理障碍时，正确寻求和选择专业帮助，积极防治青春期心理卫生问题。

5. 预防各种青春期常见疾病及与性/生殖健康相关的疾病　对青春期常见疾病如痤疮、经期综合征等的预防；性传播疾病特别是艾滋病的主要传播途径及预防措施；了解性犯罪，知道如何保护自己，预防性强暴、性骚扰。

七、青春期常见健康问题和月经病

1. 不良饮食习惯

(1) 节食:青春期少女生长发育旺盛,且体力活动量也比童年期明显增加,因此,对热量及蛋白质等各种营养素的需求均增加,这是生理需要。但有些少女为了体型美而节食,盲目减肥,会导致营养不良,影响正常的生长发育,同时易感染传染病,或患缺铁性贫血,有极少数少女,因某种特殊心理因素,减肥时间过长,导致极度消瘦,即所谓"神经性厌食症",严重影响身心健康,应引起高度重视。

(2) 过度营养:少女在青春期如过度营养,即热量摄入超过其机体的需要,将会导致食饵性肥胖。如果体重超过同龄少女平均体重的20%或以上时,就可算为肥胖。肥胖不仅使少女动作不灵活,还可增加心、肺负担,影响体型。现有研究资料已证明,少年时期肥胖易导致成年后肥胖,增加成年后心、脑血管疾病的发生率。

(3) 暴饮暴食或爱吃零食:有些少女有暴饮暴食或爱吃零食的习惯,这也是一种不良饮食习惯,因为这种习惯易导致少女患胃肠疾病,对健康不利,应当予以纠正。

预防措施:①开展青少年营养知识教育,使青少年懂得营养不良和营养过剩对生长发育的影响。②教育少女"节食"、"暴饮暴食或爱吃零食"均为不健康的饮食行为,应尽快改正。③全民的营养比例应适当,鼓励多食含蛋白质较丰富的瘦肉、鸡、鱼、豆制品及富含维生素的蔬菜、水果等,不要过多摄入含热量及动物脂肪过多的食物,避免青少年发生肥胖。④加强体育锻炼对防止肥胖有良好的效果。

2. 不良的嗜好

(1) 吸烟:近年来,青少年中吸烟者逐渐增多,一些少女也沾染了此不良嗜好。学生吸烟的原因是多方面的,中学生以好奇好玩为最常见的原因。近年一些研究资料表明大学生则以释放紧张情绪为多。此外,吸烟环境对儿童少年影响很大,如其父亲、兄长、老师或其年龄相仿的人吸烟均对他们有影响。

预防措施:为杜绝少女吸烟,应采取以下措施:①广泛宣传执行国务院关于宣传吸烟有害与控制吸烟的通知,贯彻《中学生守则》中关于中学生不准吸烟的规定。将健康教育纳入大、中、小学校教学计划,要采取多种形式和途径教育青少年,把吸烟的危害作为重点宣教内容。强化戒烟意识、提高戒烟信念、达到控烟目的。②营造一个良好的无烟环境,老师、家长以身作则不吸烟;商店不卖烟给青少年;电视台严禁香烟广告;影视剧中减少吸烟镜头;公共场所严禁吸烟。③帮助染上吸烟恶习的青少年戒烟。④进一步开展青少年戒烟干预的科学研究,提高对青少年控烟的工作水平。⑤加强控烟立法,重点做好在公共场所禁止吸烟的监督执法工作。

(2) 饮酒:近年来少女饮酒并不少见,饮酒者的年龄也渐趋年轻化,从饮用含低度酒精的饮料到烈性酒。父母有饮酒习惯、周围人群饮酒、城市酒吧陪酒女郎的出现、社会不良风气(应酬、交际)等这些不良因素均可成为少女饮酒不良行为的环境影响因素。

预防措施:学校、家庭、媒体、医疗保健机构共同努力,加强对青少年的健康教育,使她们懂得酒精对身心健康造成的危害,劝导青春期少女不要酗酒及烈性酒,从而自觉地改变不健康的行为。

3. 自慰(或称性自慰) 自慰行为,或称性自慰,就是俗称的手淫。它通常是指用手或某些物体触摸或者摩擦外生殖器而引起自己获得一种舒适和欣快感觉的性行为。

自慰行为是人类性行为的一种表现,是青少年性发育达到成熟的一种生理反应。青春期由于体内激素的作用,容易产生某些性冲动。另外,有些青少年发生自慰行为还可能是与某些刺激有关，比如阅读或观看了一些含有性暴露的书籍、电视、电影；也可能是存在某些物理因素，比如内裤过紧、夜间睡觉姿势或下半身受压等缘故，刺激生殖器。另外，一些生殖器疾病，如感染、阴道滴虫病等也能导致自慰行为的发生。

自慰行为对人的健康不会有什么危害，但往往使自慰者为自己的行为感到羞愧、自责，而背上思想负担，造成心理压力而影响健康，导致头昏、失眠、精神萎靡等神经症状，影响正常的生活。当然，虽然手淫无害，但是毫无节制的自慰行为也能带来许多消极的影响，因此对于不加节制的自慰行为也并不鼓励。

预防措施：帮助她们正确地认识自慰行为，同时鼓励合理地安排生活，积极参加各种文体活动，养成良好的卫生保健习惯，减少各种不良的环境诱发因素。例如，通过坚持锻炼，扩大兴趣爱好，保持良好的个人心态，转移对自慰行为的注意；再如，经常使用流动清洁的温水清洗外阴部，保持外阴部卫生，以免发生阴部感染或其他疾病。更重要的是要抵制各种淫秽物品的诱惑，敢于拒绝不良影响。

4. 过早性行为及少女妊娠　由于青少年在生理和社会成熟方面都尚不具备完善的妊娠、生育能力，所以，青少年非意愿妊娠的结果必然给家庭和社会都带来不幸，并会对青少年自己的健康带来近期及远期的不良后果。过早妊娠，便很容易造成孕期“胎儿头部发育与孕产妇骨盆比例不适”的情况，从而导致难产、产后大出血等，直接威胁妊娠少女的生命。

预防措施：应以预防为主，适时适宜地对青少年开展必要的性教育，让青少年了解认识婚前性行为的危害，避免婚前性行为的发生。要让青少年树立正确的婚恋观，要懂得人的性行为受社会法律以及伦理道德的制约，要有对自己行为负责的责任感，而不能因自己的一时冲动，违反道德信念，并伤害自己和他人。同时，还要帮助青少年建立自尊和自信，敢于有勇气拒绝婚前性行为和任何不合理的性要求，学会保护自己。

5. 痛经　凡在行经前后或月经期出现下腹疼痛、坠胀，伴腰酸或其他不适，程度较重以致影响生活和工作质量者称为痛经。痛经分为原发性和继发性两类，前者是指生殖器官无器质性病变的痛经，常见于初潮后6～12个月内，排卵周期初建立时。后者系指由于盆腔器质性疾病如子宫内膜异位症、盆腔炎、子宫肌瘤或宫腔粘连等所引起的痛经，常发生在月经初潮后2年。

(1) 病因：原发性痛经的病因目前不十分清楚，可能与下列因素有关：

①前列腺素（PG）影响：大量PG存在于子宫内膜中，月经期释出使子宫肌肉收缩、子宫张力升高而发生痛经。在有排卵周期的经血中PG含量是无排卵周期的5倍。

②精神神经因素：精神紧张、情绪抑郁者易发生痛经。内在或外来的应激可使痛阈降低，思想焦虑、恐惧以及生化代谢物质均可通过中枢神经系统刺激盆腔疼痛纤维。部分少女可能是过分敏感或痛阈降低之故。

③内分泌因素：痛经常发生在有排卵的月经周期，无排卵性月经一般不伴有腹痛，因此认为腹痛与黄体期孕激素有关。

④子宫剧烈收缩：子宫肌肉发育不良，经期时子宫产生不协调收缩，或因子宫口狭窄或子宫位置过度倾斜，以致经血流通不畅，淤积于子宫内刺激子宫剧烈收缩，肌肉缺血而致疼痛。

⑤遗传因素：母亲有痛经者，女儿的痛经发病率较高。

（2）临床表现

①原发性痛经在青少年常见，多在初潮后 6～12 个月发病。

②痛经多自月经来潮后开始，最早出现在经前 12 小时，疼痛程度不一。重者痉挛性，部位在耻骨上，可放射至腰骶部和大腿内侧。

③有时痛经伴发头晕、恶心、呕吐、腹泻、尿频、乏力等症状，严重时面色发白、出冷汗、手足冰凉甚至昏厥。

④妇科检查无异常发现。

（3）预防和治疗

①心理治疗：对少女进行月经生理卫生教育，让她们懂得“月经”是女性发育到成熟期的一项生理现象，正确认识月经机理，消除焦虑、紧张、恐惧，甚至敌对情绪，可使疼痛缓解。

②对症治疗：疼痛时用热水袋置于下腹部热敷，可加速血液循环，减轻盆腔充血与疼痛；适当应用镇痛、镇静、解痉药。

③前列腺素合成酶抑制剂：月经来潮时即开始口服氟灭酸 100～200 mg，每日 3 次，或甲灭酸 500 mg，每日 3 次，连续用 2～3 日，多可缓解疼痛。

④性激素治疗：未婚少女可行雌、孕激素序惯疗法或经前 7～10 天口服安宫黄体酮减轻症状。性激素治疗通常需 3 个月经周期才能停药，大多数病人在停药后半年内不再复发。

⑤中医中药治疗：针灸主穴三阴交、气海、合谷，配穴为关元、子宫、足三里；亦可用耳针，穴位为外生殖器、内分泌、皮质下等。中药以行气、活血、止痛为主，用失笑散、生化汤、血府逐瘀汤或少腹逐瘀汤加减。

⑥其他：加强营养、增强体质，树立乐观情绪，注意经期卫生，保证充分睡眠，避免便秘。

6. 经前期紧张综合征　月经前期有部分少女伴有生理上、精神上以及行为上的改变，称为经前期紧张综合征。这种情况的发生与年龄无关。症状轻者可以忍受，重者约 8%须用药物治疗。

（1）症状：不同程度的乏力，无缘无故地出现性情异常，有时最早在经前 10～14 天出现。严重者与家人及朋友不能沟通。常有乳房胀痛，小腹胀感，便秘、健忘、烦恼、注意力不集中等。上述症状因个体差异而表现不一，有的在月经来潮后很快消退，有的持续到月经净时才消失。

（2）预防和治疗

①心理治疗：首先让患者了解本病的特点，树立信心，注意劳逸结合，避免精神紧张，少盐饮食等。

②利尿剂：利尿剂可用于水肿明显者，常用双氢克尿酸 25～50 mg，每日 1～2 次。

③镇静剂：舒乐安定每次 1 mg，每日 2 次；苯巴比妥每次 0.03 g，每日 3 次口服。

④孕激素治疗：月经周期第 16 日开始，加服甲羟孕酮，每日 6 mg，共 10 日。

⑤溴隐亭治疗：伴高催乳素血症者，月经周期后半期，溴隐亭每次 1.25～2.5 mg 口服，每日 2 次。

⑥维生素 B_6：每次 100 mg，每日 1 次。

（赵维英　郑惠芳）

第三节　婚前保健

婚前保健(或称婚姻保健、围婚保健)是指确定婚姻对象到婚后受孕为止的一段时间，对男女青年进行的健康保健服务。包括婚前、新婚和受孕前三个阶段。婚前保健技术服务项目有婚前卫生指导、婚前医学检查、婚前卫生咨询。

一、婚前保健的意义

1. 婚前保健将有利于科学地选定终身伴侣，发现某些严重遗传性疾病及对后代有影响的疾病，并推断下一代再发风险程度及影响，提出避免不适当的婚配、防止遗传病延续的医学指导意见，帮助公民认识影响婚育疾病对婚姻及下一代健康带来的不良后果，增强了公民对家庭、社会履行提高人口素质的责任。

2. 婚前保健将有利于提高公民的生殖健康水平，通过性保健、生育保健教育，做好婚前生理上和心理上的准备，合理地安排结婚时机，从而顺利、幸福地度过新婚期，并为提高婚后生活质量奠定基础。

3. 婚前保健将有计划地调节生育，通过计划生育、避孕节育等方面的知识，结合其生理状况和各种社会条件，科学地有计划地选择和安排生育时机。

二、婚前卫生指导

婚前卫生指导是医师主动向准备结婚的男女进行包括性保健、生育保健和新婚节育保健指导。

(一) 性保健指导

性要求是人类得以繁衍的重要本能，性生活与进食饮水一样，是人类基本需求之一。为了使人们能享受安全、和谐的性生活，应在婚前进行性保健教育，让他们能正确了解性知识，使夫妻性关系从新婚伊始就能健康地发展。性保健指导包括性生理、性心理和性卫生的基础知识。

1. 性生理活动的调控　性生理活动是在健康的神经系统、生殖系统和内分泌系统的协调作用下进行的生理过程，并需要夫妻双方的协调配合。要想在性生活中充分发挥其性功能，必须具备以下条件：

(1) 神经、内分泌系统：只有在健全的神经、内分泌调节系统对性器官的有效调控下，才能完成正常的性生理活动。

(2) 性激素：男、女双方性功能的发挥均有赖于各自的性激素，男性需要适量的雄性激素，女性需要适量雌激素来诱发和驱动性欲。

(3) 性器官：正常的性生理活动是由男女双方性器官的一系列协调性动作完成的，男女任何一方的性器官存在某些生理缺陷或病变，都可能会出现性生理活动的障碍。

(4) 性刺激：性刺激是激发性生理反应的先决条件，来自性伴侣的视觉、触觉、听觉，甚至文字、图画、想像及回忆等都可成为性刺激。它们通过大脑皮层的作用，使性控制中枢产生兴奋，然后通过神经传递至性器官，才得以完成一系列性生理活动。

2. 性功能的发挥过程　一次正常的性功能的发挥过程，从性欲唤起至结束，可分为兴奋期、持续期、高潮期和消退期 4 个紧密衔接的阶段，称为性反应周期。

(1) 兴奋期：在性刺激作用下，通过神经反射传递至以性器官为主的有关器官，引起性兴奋。性兴奋期是性冲动的萌发和性功能全面发挥的准备阶段。

男性的性兴奋主要表现为阴茎勃起，体积明显增大，这是进行正常性生活的必备条件。同时，还可出现睾丸上提，乳头竖起。此外，还会出现心率加快、呼吸急促、血压上升及肌肉紧张等全身反应。

女性的性兴奋表现为阴蒂增大、阴唇饱满、阴道肿胀、阴道分泌物增多导致的阴部湿润、乳房充血、胀大及乳头勃起。除产生心理激动外，也会出现颜面红润、心率增快、呼吸频促、血压上升及肌肉紧张等全身反应。

男女之间性兴奋期有一定差别，男性易被视觉激起兴奋，女性易被触觉、听觉激起兴奋。男性易于兴奋，而女性的性要求较男性弱，常常需要一定的准备时间(性诱导)才能被唤起，适当刺激颜面、唇舌、乳房及外阴等性敏感区，有助于诱发性兴奋，加速性功能的发挥。因此，需要男女双方掌握各自的和对方的性特点，相互配合，以取得协调。

(2) 持续期：此期由阴茎插入阴道开始，双方相继进入持续期。通过阴茎在阴道内不断抽送摩擦，促使性兴奋持续高涨。男性表现为阴茎进一步充血、增大，并且持续勃起；女性则表现为兴奋期的各种变化进一步发展，下 1/3 段的阴道因充血、肿胀而变得狭小，加强了对阴茎的围裹，前庭大腺分泌黏液，滑润阴道等。性器官抽动摩擦的频率及幅度的不断增强，精神上的兴奋和激动也迅速提升，出现性快感。

(3) 高潮期：持续不断的性器官的摩擦刺激，使性兴奋积累到一定高度后，男女双方相继进入高潮期，并获得性满足。男性表现为射精，精液自尿道口呈节律性地喷射而出。女性则表现为阴部肌肉出现不可自控的节律性收缩。此时，性快感最为明显，但时间短促，仅数秒钟，常伴有全身肌肉轻微的不由自主的颤抖。

(4) 消退期：射精后，性兴奋迅速下降，各种生理变化迅速复原，进入消退期。双方性器官的充血逐渐缓解，全身感觉轻松舒适，情绪也逐渐趋向平静。男性表现为阴茎很快软缩，情绪开始平静。男性的性反应周期为时较短，约 2～6 分钟，女性大多为 10 多分钟，两性在性生理反应过程方面存在一定的时间差。

3. 男女性反应的特点　虽然男女性功能发挥过程基本相似，但并不完全相同，在性反应过程中存有一定差异。

(1) 两性性反应的差异：多数男性的性冲动易于激发，来得快，去得也快。而女性的性要求通常弱于男性，性唤起的过程较缓慢，所需时间较长，消退也较徐缓。因此，在性兴奋前应重视性诱导，缩短唤起女方性兴奋的过程；消退期后仍需性爱抚，有利于男女双方都能获得性满足。

(2) 两性性刺激需求的差异：性刺激在性功能发挥中有着重要作用，它是诱发性兴奋的必备条件。当人的感觉器官接受性刺激后，通过传入神经将信息传到中枢神经系统，经过分析综合后，再通过传出神经将神经冲动反射到效应器官，使之产生性兴奋。男性对视觉刺激较敏感，女性的性感服饰、婀娜的体态及亲昵的表情都是有效的性兴奋剂。而女性则对触觉和听觉刺激较敏感，甜言蜜语、拥抱、抚摸、亲吻等爱抚动作能较有效地诱发和促进女性性兴奋的唤起和发展。因此，充分利用性刺激有利于性功能的发挥和取得性满足。

(3) 两性性敏感部位的差异:人体某些部位虽没有直接的性交功能,但也能参与性活动。这些部位受到适当刺激后,可以诱发性兴奋,这些部位就称作性敏感区或动情区。男女双方相互对性敏感区进行温柔的刺激可加速、增强性功能的发挥。男性性敏感区主要集中于外生殖器及其邻近部位,其中尤以阴茎头部最为敏感。女性敏感区分布较广泛,自上而下为脸颊、唇舌、颈项、胸脯、乳房、乳头、腹部、臀部、会阴及大腿内侧以及阴蒂、阴唇和阴道等部位,其中尤其以阴蒂为主的阴部最为敏感。性敏感区的差异,除性别因素外,个体之间也存在差异,需要在长期性行为过程中加以摸索、交流而逐渐了解与掌握。

4. 性心理　性功能的发挥和性生活的质量,不但取决于生理条件,而且与性心理的关系密不可分。性功能的发挥必须以性心理的驱动作为先决条件,许多性功能障碍常常是因性心理发展的异常所致。

性心理是指围绕着性征、性欲和性行为而展开的心理活动,是由性意识、性感情、性知识、性经验及性观念等组合而成。性意识是自我对性的感觉、作用和地位的认识,是构成性心理的重要基础。不同生理阶段的性心理活动有所侧重。青春期前关注性别、性征。青春期随着性生理的发育,渴望对性知识的了解,开始对异性表现出向往和眷恋,此期性心理活动最为活跃,异性间的相互吸引常易引发性冲动,易导致未婚先孕。青春期后,性生理和性心理已发展成熟,两性间已具备恋爱、结婚和生育的条件,性心理活动围绕着性行为而进行。

性心理的发展,除生理基础外,还应包括文化、伦理、生活等社会基础。因此,应重视对青年男女进行适度的性知识教育和性道德、性伦理等社会科学的宣传,以促进性心理的健康发展。

5. 性卫生

(1) 新婚期的性保健:新婚夜,女性往往处于紧张、恐惧及羞涩等复杂心理状态下,较被动,男性则往往较激动。初夜性生活,男方应对自己的性冲动稍加克制,采取温柔、爱抚的方式去消除女方的胆怯心理,逐渐激发其性欲,使女方配合自己完成首次性生活。女方也应主动配合,放松肌肉,两腿弯曲展开,使阴道口充分扩展,既便于阴茎顺利插入,又利于减轻处女膜破裂引起的疼痛、减少损伤。倘若,男方只图自己满足,不注意方式方法,鲁莽行事,易给女方带来精神上的不良刺激和伤痛,导致对性生活的恐惧和厌恶,甚至造成性功能障碍。

首次性生活会导致处女膜破裂,并可有少许出血。初次性交后,发生处女膜破裂、出血,性生活应暂停数日使之早日愈合。部分女性的处女膜,或因富于弹性而松软,在性交动作较轻柔的情况下,可以不破裂,甚至多次性交仍完好无损;或因处女膜在以往运动、生活中受过外伤,导致处女膜陈旧性破裂,初次性交也不再出血。因此,不能以初次性交的处女膜破裂、出血作为是否处女的标志。对于处女膜肥厚、坚韧,造成阴茎插入困难者,可通过处女膜切开术,解决性交问题。

性生活要有节制,一般每周 2～3 次为宜,以性生活后的次日不感到疲倦为原则,否则,贪欢而过频的性生活会影响身体健康。

蜜月性膀胱炎是新婚女性常易发生的疾病。女性尿道较短,性生活过程中,易造成尿道口污染,加之新婚期间较劳累,抵抗力有所减弱,容易引起蜜月性膀胱炎。若对性卫生不够重视,性生活前男方未清洗双手,盲目抚摸阴道口,更易引起膀胱炎。性生活前,双方均应清洗外阴和双手，性交后，女方应立即小便，有助于预防膀胱炎的发生。

(2) 养成良好的性卫生习惯：不论男女，尤其是女性的外生殖器构造复杂，阴道口又紧靠尿道口和肛门，容易污染，所以，应经常注意外阴部卫生，每次性生活前后应清洗干净。男性有包皮过长者应上翻包皮，暴露龟头，洗去包皮垢，包茎者应于婚前行手术矫正。

女性特殊生理时期，如月经期、妊娠前3个月和末3个月、产褥期应禁忌性生活。

(3) 正确对待性生活中出现的现象：新婚初次性交，少数男性可因心情过于紧张兴奋，在阴茎插入阴道后，稍经摩擦，甚至接触女阴后就发生射精；有的会发生阴茎不能勃起，或勃起不坚，不能插入阴道。对新婚初夜的早泄或阳痿现象，千万不要惊恐不安和丧失信心，要情绪放松，不要怀疑自己的性功能，同时女方则应给予安慰、鼓励。紧张焦虑消除、情绪稳定后，多能获得满意的性生活。

(二) 生育保健指导

生育保健指导的目的在于使婚配双方了解生育保健知识，使之能在婚后成功地做到计划受孕，顺利度过妊娠期和分娩期，做到母亲健康、婴儿优生。生育保健指导，除介绍受孕原理外，应重点介绍有关计划受孕的知识和技术。

1. 受孕　女性进入性成熟期后，卵巢每月排卵一次。卵子从卵巢排出，经输卵管伞“拾取”后，进入输卵管壶腹部。性成熟期男性的睾丸产生精子，性交射精时，精子随着精液排至阴道后穹隆，精子由宫颈口先后进入宫腔和输卵管，在壶腹部与卵子相遇。通常只有一个精子能进入卵子与卵细胞结合，形成受精卵，这个过程称为“受精”。一次射精后，仅有1%～5%的精子得以进入宫腔，而能到达输卵管者更是为数寥寥。精子在女性生殖道内泳动的过程，还是精子获能的过程，只有这种获能的精子才有可能进入卵子，与卵细胞结合。受精卵在输卵管纤毛运动和管壁肌肉收缩的协同作用下，逐渐由输卵管壶腹部向子宫腔方向迁移。约在受精后4～5天到达宫腔，不久，受精卵植入子宫内膜，这一植入子宫内膜的过程称为“着床”。此后，受精卵便逐渐发育，从胚胎发育成胎儿。妊娠的全过程约为40周(280天)。

2. 受孕的必备条件

(1) 女方能按时排出成熟的卵子，男方能产生健全、活跃的精子。

(2) 输卵管必须通畅，蠕动正常。若输卵管闭塞不通，精子与卵子难以相遇，无法受孕。

(3) 宫腔内环境具备适合受精卵着床和发育的条件。如子宫内膜发育不良，即使形成受精卵，也因难以在这样的子宫内膜内发育成胎儿而流产。

(4) 适时性交是精、卵结合的先决条件。卵子受精能力不超过24小时，精子在女性生殖道内一般只能生存1～3天。因此，精、卵有可能结合的时间锁定在射精后3天内及排卵后24小时内。

(5) 宫颈黏液的性状应适合精子生存和穿透。如宫颈黏液中存在抗精子抗体或明显的炎症改变，精子均无法生存，也无法穿透。

3. 计划受孕　不少夫妇对受孕没有打算，何时受孕由“天”安排，常常在毫无准备的情况下怀了孕。其中，相当数量的夫妇在发现怀孕前，不是患过病、服过药，就是有过其他种种不利于胎儿的事。有的为了优生堕了胎，有的不在乎曾患过病、服过药而继续妊娠，生下了缺陷儿。因此，对生育要有计划、有准备，选择最有利的条件下受孕，以保证下一代的优生，这就称作计划受孕。

（1）生育年龄的选择：我国《婚姻法》规定的结婚年龄为男不早于22岁，女不早于20岁。法定的最低结婚年龄不是最佳生育年龄。最佳的生育年龄为女性25～29岁，男性25～35岁，此期，生育能力旺盛，精、卵质量较好，容易受孕，有利优生。过早生育，女性生殖器官和骨盆往往尚未完全发育完善，易发生难产，不利于母婴健康。过晚生育也易发生难产。女性若35岁以后怀孕，还会因卵巢功能渐趋衰退，卵子质量下降，发生染色体畸变的机会增多，不仅容易发生流产、死胎，还可能产下缺陷儿。

（2）健康条件的准备：父母健康与否直接关系下一代能否优生。因此，计划受孕应选择在男女双方身体健康、心情欢愉的条件下受孕。患病期间应避免受孕。新婚期间也不宜受孕，因为此阶段双方体力上较疲惫，接触烟酒的机会较多，不利优生。即使婚后就打算怀孕，也宜安排于婚后半年左右为宜。

（3）受孕季节的选择：受孕的季节对优生也有影响。冬、春季节，天气寒冷，人们都在室内活动，而且冬、春季节又是风疹、流感等呼吸道传染病的高发季节，对早孕期的胚胎有明显的致畸性。所以，一般认为选择夏末秋初受孕，次年春末夏初分娩比较理想。进入冬、春季节时，妊娠已是中期，对胎儿器官发育的不利影响已减少。且夏末秋初时，早孕反应影响食欲，正逢丰盛的鲜果可以调节饮食，补充营养。当然，季节的选择也不必强求，可视具体情况而定。

（4）孕前补充叶酸：医学研究发现，早孕期间缺乏叶酸，易发生脊柱裂、无脑儿等畸胎，因此，专家建议孕前3～6个月开始补充叶酸，每次0.4 mg，口服，每日一次，直至妊娠3个月后。

（5）避免不良环境因素的影响：已知许多不良环境因素会降低精子与卵子的质量，影响妊娠的进展和胎儿的发育。所以，在计划受孕前及受孕后都应创造良好的环境氛围。

4. 计划受孕的实施方法　计划受孕的中心问题是如何保证在打算妊娠的期间内实现受孕。要争取受孕计划的成功实现，关键是怎样掌握排卵期。常用的掌握排卵期的方法有3种可供选择。

（1）排卵期推算法：月经正常的妇女，排卵通常发生于下次月经来潮前12～16天，平均为14天。根据精子在女性生殖道内可存活3天，卵子排出后可存活1天来推算，排卵前3天至排卵后1天性生活，最有可能受孕，这段时间就称为“易孕期”。具体日期推算可参考以下公式：①根据前12个月的月经周期记录，来推算目前月经周期中的“易孕期”和“不易受孕期”。前12个月中最短周期的天数－19＝排卵前“不易受孕期”的末一天，次日即为“易孕期”的第一天。前12个月中最长周期的天数－10＝排卵后“易孕期”的末一天。②在现实情况中，能记录12个月月经周期者为数不多，对这些妇女来讲，只要平时月经周期规律，可于下次月经来潮日向前推12～16日，这5天则为“易孕日”。性生活可安排在下次可能的月经日前第16、14、12日，有望能增加受孕机会。

这两种方法推算的日期并不十分可靠，因情绪、环境等因素均有可能影响排卵，周期不规则者更不适合使用本方法。

（2）基础体温测量法：已知月经周期正常的妇女，排卵后在黄体的作用下，基础体温比卵泡期上升0.3～0.5 ℃，持续至月经前下降，这种体温曲线称为基础体温双相曲线。通常排卵发生在体温上升前1天，或由低温向高温上升的过程中。温度处于升高水平的3天内为“易孕期”，从第4天开始为“不易受孕期”。基础体温测量必须符合测量方法的要求，才能做到测量结果符合实际情况。这种方法只能预测排卵期，不能准确预测排卵日。

(3) 宫颈黏液观察法：月经周期正常的妇女，宫颈黏液的性状随月经周期的不同时期而改变。月经后，体内雌激素水平较低，黏液表现为量少质稠，阴道干燥。接近月经周期中期，雌激素水平逐日升高，宫颈黏液表现为量多、质稀、清澈透亮，外观呈蛋清状，极富弹性，用两个手指夹取黏液后，逐渐分开手指，黏液丝可拉至8～10 cm而不断，外阴部感到明显的潮湿润滑感。出现这种黏液的末一日称为“高峰日”，通常高峰日前后2天之间会发生排卵（高峰日相当于排卵日或排卵前一天）。性交可选择高峰日前的“湿润期”至高峰日后3天内，有助于受孕。宫颈黏液观察法稍有难度，必须进行一段时间的学习和摸索，才能判断正确。

这三种方法都较简便、经济、有效，打算计划受孕的夫妇可以自己操作进行。单独一种方法的准确性不高，如将三种方法结合起来使用，取长补短，有助于提高预测效果，成功实现计划受孕。

（三）新婚节育指导

出于优生考虑，或工作、学习等需要，年轻的新婚夫妇大多不准备婚后就生育，这就需要科学、安全、有效的避孕措施来帮助他们，避免发生非意愿妊娠及由此带来的不必要的人工流产。婚后常用的避孕方法较多，可根据其避孕期限的长短、年龄、职业、文化水平、居住条件、健康状况及月经情况等，选择适合自己的方法。

1. 短期避孕　新婚伊始，双方在性交时往往心情较紧张，缺乏实践经验，阴道内外组织较紧，一些使用难度较大的方法，如阴道隔膜、宫颈帽、避孕药膜等不宜采用。可选用方法简便、易于掌握的措施，如阴茎套、避孕凝胶剂或外用避孕栓剂。待女方阴道较易扩张时，在熟悉掌握阴道隔膜、阴道避孕套、避孕药膜等使用方法后，也可改用。

2. 较长时期避孕　除可选用上述外用避孕药具外，若无用药禁忌，也可选用口服避孕药，以短效者为宜，制剂有敏定偶、妈富隆、复方炔诺酮片（又称口服避孕片1号）、复方甲地孕酮片（又称口服避孕片2号）等。两地分居者可选用探亲避孕药，制剂有探亲避孕片、探亲片1号、18甲基炔诺酮、53号避孕药等，正确使用，避孕效果也较高。在打算计划受孕前6个月左右停药，以免影响胎儿发育。

3. 长期避孕　初婚者要求长期避孕或再婚不再生育者可采取安全、简便、经济的长效避孕措施。最常用的为宫内节育器，一次放置可持续避孕数年至20年不等。为保证放置后的避孕效果，放置后应每年随诊检查环位1次，一旦发现环位下移、脱落等，应及时更换。如无使用禁忌，也可选用长效避孕针、药或皮下埋植等方法。

4. 绝育　终生不宜生育者，可采取绝育手术。

5. 紧急避孕　在实施避孕过程中发生意外时，如阴茎套破损或滑脱、阴道隔膜移位脱落等，或偶然未能采取避孕措施者，可在性交后短期内（不宜超过72小时）采取的避孕措施，称“紧急避孕”。常用的紧急避孕药有：① 53号避孕片，即刻或次日晨，最晚不超过48小时口服1片，连续服3晚，继之隔日晚连续服4次，共8片；②无保护性生活后7小时内服炔雌醇0.1 mg，左旋18-甲基炔诺酮0.5 mg，12小时再重复服一次；③无保护性生活后7小时内服左旋炔诺酮0.75 mg，12小时重复一次。紧急避孕药并非是常规的避孕药，只可在紧急的意外情况下偶尔使用，以免影响健康。

对于打算改用长效避孕措施，又适合放环的避孕失败者，可采取带铜的宫内节育器，也有预防意外妊娠的紧急避孕效果，但应在性交后5天内放环，才有效果。

6. 意外妊娠的处置　未采取避孕措施或采取安全期避孕、体外排精导致避孕失败者，应尽量避免人工流产。因为人工流产术有可能会引起手术并发症，如感染、损伤、子宫内膜异位症等，影响以后生育，导致不孕症。因此，尚未生育的妇女慎做人工流产术。

避孕失败导致意外妊娠者，应根据具体情况，听取医务人员的意见，决定胚胎的“去”、“留”。

三、婚前医学检查

1. 询问病史

(1) 询问本人的健康状况，包括现病史和过去病史，重点询问与结婚和生育有关的疾病，如遗传病、精神病、指定传染病（艾滋病、性病、麻风病、病毒性肝炎、活动性肺结核等），心脏病、高血压、肾炎等重要脏器疾病。

(2) 询问直系亲属的主要病史，重点为各种遗传病史及精神病史，如精神分裂症等。

(3) 了解男女双方是否有亲缘关系。《中华人民共和国婚姻法》第6条规定：“直系血亲和三代以内的旁系血亲间禁止婚配”。直系血亲指本人和本人所生育的上下三代以内亲属，包括自己、父母、子女、祖父母、外祖父母、孙子女、外孙子女。三代以内旁系血亲指从祖父母或外祖父母同源而出的男女之间，如兄弟姐妹为两代以内，堂或表兄弟姐妹为三代以内旁系血亲。近亲之间，血统相近，会增加相同的隐性遗传病基因遗传给下一代的机会。例如，表兄妹婚配，他们之间的基因约有1/8可能是相同的，双方相同的隐性致病基因相遇，其子代成为这种致病基因纯合子的可能性增加，发病的机会也会增加。先天性心脏病、精神分裂症等多基因遗传病患者的家庭成员间近亲婚配，其子代发病风险也比非近亲婚配者为高。

(4) 个人史应着重询问烟酒嗜好及可能影响生育功能的工作。

(5) 询问女方月经史，应包括月经初潮、月经周期、经期、经量，有无痛经等伴随症状，有助于从中发现生殖系统和内分泌系统疾病。

2. 体格检查

(1) 一般检查除常规检查项目外，对身材特殊者应重点测量身高，对过高、过矮者应排除某些遗传病或内分泌疾病，如吐纳综合征、侏儒症、克汀病、巨人症等。肥胖、消瘦者应排除内分泌疾病和月经异常。对某些精神状态和智力表现的异常，需要认真仔细的观察、询问才有可能发现。

(2) 头部检查应着重注意具有特征性的容貌，如唐氏综合征的宽眼距、塌鼻梁等，肾上腺皮质功能亢进的满月状脸和甲状腺功能亢进的眼球突出等疾病的特殊容貌。五官检查应注意有无盲、聋、哑（须问清先天性聋哑还是后天性聋哑），有无色盲、唇腭裂、牙齿稀疏等有关先天性或遗传性疾病的异常体征。

(3) 颈部检查应注意有无甲状腺功能亢进患者的甲状腺肿大，脱纳氏综合征患者的蹼颈。

(4) 胸部检查应注意有无桶胸等胸廓发育异常，乳房检查应注意发育情况、有无肿块和乳头溢液等异常。

(5) 四肢检查应注意有无麻痹、痉挛、震颤、肌肉萎缩及运动不协调等异常表现,有助于发现强直性肌营养不良、遗传性痉挛性共济失调等严重的遗传性疾病。

(6) 皮肤检查应注意有无黄染,毛发分布、色素有无异常,有无感觉障碍、皮下结节等,有助于发现肝病、麻风、多发性神经纤维瘤等影响婚育的疾病。

3. 生殖器官及第二性征检查

(1) 女性生殖器官检查应常规进行肛门-腹部双合诊,如发现异常,必须做阴道检查者,应说明理由,并征得受检者本人及其婚配对象的同意后方能进行。检查过程中,操作要轻柔,避免使受检者感到痛苦。除处女膜闭锁等先天发育异常外,对处女膜的完整性不做描述,不做诊断,并对其隐私严格保密。妇科检查内容包括阴唇发育、阴蒂大小、阴道口分泌物性状、子宫大小及活动度、附件有无肿块等,应注意有否炎症、溃疡及赘生物等,有助于发现性传播疾病。婚前检查中,较常见的妇科疾病有处女膜闭锁、先天性无阴道、双子宫等子宫发育异常、卵巢肿瘤等。通过阴道分泌物检查,可发现滴虫性或霉菌性阴道炎等阴道炎症。

(2) 男性生殖器官检查应取直立位。检查中,应注意有无包皮过长或包茎,并将两者予以区别。包皮过长系指在非勃起状态下,包皮皮赘超过尿道口 1 cm,但能上翻,显露龟头者;包茎系指包皮口过小,紧裹龟头,不能上翻,难以暴露龟头者,包茎会影响性快感。其次,应注意阴茎及尿道口有无炎症、溃疡及赘生物等,有助于发现性传播疾病。仔细检查睾丸,若阴囊内未发现睾丸,应注意检查腹股沟等处有无睾丸,必要时可作 B 超或激素测定。还须注意睾丸的大小和硬度,国人的睾丸体积约为 15~25 ml,小于 10 ml 者为小睾丸。婚前检查中,较常见的影响婚育的疾病,有包茎、包皮龟头炎、尿道下裂、隐睾、睾丸发育不良、精索静脉曲张及鞘膜积液等。

(3) 女性第二性征检查应注意音调较高,乳房丰满,出现腋毛、阴毛,阴毛呈女性分布,肩、胸、臀脂肪堆积等女性特有的体态。男性第二性征检查应注意音调低沉,长胡须,喉结明显,体毛较多,肌肉发达,肩膀较宽等男性体征。

4. 辅助检查

(1) 常规项目有血、尿常规,乙肝病毒抗原抗体五项,转氨酶,梅毒筛查以及胸透。女性受检者还需作阴道分泌物检查。

(2) 对疑有淋病者或性病高发区人群还需作相关检测。男性取尿道分泌物、女性取宫颈或尿道分泌物作涂片检查及淋菌培养。

(3) 涉外婚配的婚前医学检查中,应加做抗人类免疫缺陷病毒(HIV)抗体试验,以筛查是否患有艾滋病。

(4) 根据病史、体格检查及实验室检查结果,必要时可加选 B 超、激素测定、染色体核型分析及智商测定等检查,并转至有关专科作进一步诊断。

四、婚前卫生咨询

婚前卫生咨询是从事婚前保健的医师与服务对象面对面的交谈、电话咨询、书信咨询等方式,就生殖健康、生殖保健、婚育等有关问题进行交谈和商讨。

1. 婚前卫生咨询的基本原则

(1) 保健医师应与服务对象建立良好的关系,真诚坦率地对待咨询者,进入并理解对方的精神世界。

(2) 确定服务对象的需求和尊重服务对象的价值观。

(3) 鼓励服务对象参与,积极关注、善于捕捉被咨询者在语言和行为上的积极因素,获得服务对象反馈。

(4) 尊重咨询者提出的任何观点,帮助而不是替代和强迫服务对象作决定。

(5) 尊重和保护服务对象隐私权。

2. 为服务对象提供医学意见　根据《母婴保健法》和遗传咨询知识和方法,为服务对象提出以下医学意见。

(1) 可以结婚:在婚前医学检查后,未发现严重遗传性疾病、指定传染病及有关精神病等异常情况,并已接受婚前卫生指导及咨询者,可出具"可以结婚"的《婚前医学检查证明》。

(2) 暂缓结婚:根据《母婴保健法》第9条规定:"经婚前医学检查,对患指定传染病在传染期内或有关精神病在发病期内的,医师应当提出医学意见;准备结婚的男女双方应当暂缓结婚"。

①乙型肝炎:我国约有10%以上人群可以检出无症状的HBsAg阳性者,称为"无症状乙肝表面抗原携带者",肝功能正常者,不必限制其婚育。一方HBsAg阳性,对方可在结婚前注射乙肝疫苗,待血清抗-HBs转阳后,方可结婚。HBsAg阳性,肝功能明显异常,或乙型肝炎e抗原(HBeAg)阳性、抗-HBc阳性,表示存在活动性乙肝病毒复制,传染性较大,应暂缓结婚。

②麻风:麻风虽不会遗传,但可通过接触传染,而且治疗麻风的药物,对胎儿有致畸作用,因此未经治愈前,应暂禁结婚生育。麻风完全治愈后,可以和健康者一样结婚和生育。

③性传播疾病:梅毒、淋病等疾病,在治愈前应暂缓结婚。

④一方患有严重脏器疾病伴功能不全应暂缓结婚。

(3) 可以结婚,但不宜生育:根据《母婴保健法》第10条规定:"经婚前医学检查,对诊断患医学上认为不宜生育的严重遗传性疾病的,医师应当向男女双方说明情况,提出医学意见;经男女双方同意,采取长效避孕措施或者施行结扎手术后不生育的,可以结婚"。

①男女任何一方患有某些严重的常染色体显性遗传病,目前尚无有效的治疗方法,子代发病风险大,又尚无产前诊断方法者,例如,遗传性痉挛性共济失调、强直性肌营养不良、先天性小眼球、先天性无虹膜等遗传病。

②婚配双方均患有相同的严重常染色体隐性遗传性疾病,或一方无病,但其一级亲属中有相同疾病患者,目前尚无产前诊断方法者,例如,少年性家族性脊肌萎缩症、先天性聋哑等遗传病。

③婚配一方为严重的多基因遗传性疾病患者,又有高发家系患者(即除患者本人外,其父母或兄弟姐妹中有一人或多人患相同遗传性疾病者),目前尚无产前诊断方法。例如,精神分裂症、躁狂抑郁性精神病等多基因遗传病。

④患严重疾病,妊娠可能危及孕产妇生命安全的。

(4) 可以生育,但应控制下一代性别:X连锁隐性遗传性疾病(如血友病、假性肥大型肌营养不良等)患者和携带者,子代再发风险与性别有关。女性为X连锁隐性遗传病的致病基因携带者,将致病基因传给儿子,因此,建议女胎保留,男胎终止妊娠。男性为X连锁显性遗传病患者，致病基因不直接传给儿子，但女儿均为致病基因携带者，因此，建议男胎保留，女胎终止妊娠。X连锁隐性遗传病患者应于受孕后作产前诊断，以判定胎儿性别，决定胎儿的去留，若无条件作产前诊断的地区，则应劝说其不宜生育。

(5) 不宜结婚

①直系血亲或三代以内旁系血亲之间不能通婚。

②男女双方均患有精神分裂症、躁狂抑郁性精神病或其他重型精神病、重度智力低下者，不宜婚配。

婚前医学检查在筛查严重遗传性疾病时，须注意鉴别遗传性疾病与遗传性疾病的拟表型(指临床表现雷同于遗传性疾病，但并非遗传因素引起的疾病)，例如，致畸剂、放射线等有害环境因素引起的先天性白内障、先天性聋哑、先天性智力低下等。应详细询问病史和家族病史，进行家系分析，以明确诊断。对遗传性疾病的拟表型者，按非遗传性疾病提出医学指导意见。

在医学指导意见的分类指导中，对于劝阻婚育对象的工作难度较大，这完全可以理解。但只要满怀同情、反复耐心解释，阐明病因、说明理由、讲清后果，使其能主动接受指导，付诸实施。

根据《母婴保健法》第11条规定："接受婚前医学检查的人员，对检查结果持有异议的，可以申请医学技术鉴定，取得医学鉴定证明"。受检者如对医学指导意见持有异议和不服，可向当地医学技术鉴定委员会提出要求进行技术鉴定的申请。

(郑惠芳)

第四节 围产保健

围产期是指产前、产时和产后的一段时期。这一段时期孕产妇要经历妊娠、分娩和产褥期3个阶段，胎儿要经历受精、细胞分裂、繁殖、发育，从不成熟到成熟和出生后开始独立生活的复杂变化过程。

围产保健是运用围产医学的理论、适宜技术和工作方法，以孕产妇及胎婴儿为主体，以保障母子健康，促进两代人的生命质量为目标，为孕前、产前、产时及产后孕母和胎婴儿提供以生理、心理、社会适应为目标的综合保健服务，而不仅仅在围产期进行保健。

国际上对围生期的规定有4种：①围生期Ⅰ：从妊娠满28周(即胎儿体重≥1 000 g或身长≥35 cm)至产后1周；②围生期Ⅱ：从妊娠满20周(即胎儿体重≥500 g或身长≥25 cm)至产后4周；③围生期Ⅲ：从妊娠满28周至产后4周；④围生期Ⅳ：从胚胎形成至产后1周。我国采用围生期Ⅰ计算围生期死亡率。

一、妊娠生理

胚胎和胎儿在母体内发育成长的过程称为妊娠。卵子受精是妊娠的开始，胎儿及其附属物自母体的排出是妊娠的结束。由末次月经第一天算起约经280天即孕40周，或称10个妊娠月。

成熟的精子和卵子相结合称受精。受精后的卵子称孕卵或受精卵。受精的部位一般在输卵管的壶腹部。受精后24小时孕卵即开始有丝分裂。受精后3～4天，细胞分裂发育成为一个含有12～16个细胞组成的实心细胞团，形如桑葚称桑葚胚，也称早期囊胚。在受精后6～7天，囊胚逐步侵入子宫内膜，这一过程称为受精卵着床。受精卵着床后，子宫内膜迅速发生蜕膜变化。按蜕膜与受精卵的部位关系，将蜕膜分成三部分：①底蜕膜，指囊胚与子宫肌层之间的蜕膜，以后发育成胎盘的母体部分；②包蜕膜，指覆盖在胚囊上面的蜕膜，约在孕12周时与真蜕膜融合；③真蜕膜，又称壁蜕膜，指包蜕膜与底蜕膜以外覆盖在子宫腔其余部分的蜕膜。

（一）妊娠期母体变化

妊娠期母体为了适应胎儿生长发育之需要，各系统有一系列的适应性生理变化。

1. 生殖系统

(1) 子宫：宫体随胎儿的生长发育逐渐增大，变软。足月时子宫重量由非孕时的50 g增至1 000～1 200 g，体积由未孕时的7 cm×5 cm×3 cm增至35 cm×25 cm×22 cm，容量也扩大至4 000～5 000 ml，比未孕时增加1 00倍。子宫增大主要是子宫肌细胞的肥大。子宫内膜有蜕膜变化。子宫峡部非孕时仅长1 cm，于妊娠晚期逐渐伸展拉长变薄，扩展成为子宫腔的一部分，形成子宫下段。临产时可达7～10 cm，成为软产道的一部分。子宫颈肥大、变软、黏液分泌量增多。近预产期时宫颈变短，轻度扩张。

(2) 卵巢和输卵管：卵巢略增大，一侧卵巢可见妊娠黄体，黄体功能于孕10周后由胎盘取代，妊娠期输卵管伸长，其内膜也可有蜕膜反应。

(3) 外生殖器：阴道黏膜增厚变软，呈紫蓝色，分泌物增多，阴道酸度增高。外阴部色素沉着，会阴肥厚变软，弹性增加。

2. 乳房　在雌激素、孕激素、胎盘泌乳素等激素的参与下，乳房发育增大。乳头乳晕色素沉着，妊娠后期可挤出少量黄色液体称初乳。

3. 血液循环系统　血容量从孕6周起开始增加，32～34周达高峰，增加40%～45%，平均增加1 500 ml。血浆增加多于红细胞增加，血液相对稀释。红细胞计数约为3.6×10^{12}/L，血红蛋白值为10 g/L，红细胞压积降至31%～34%，白细胞从孕7周起开始增加，至30周达高峰，约10×10^{9}/L，血沉增快4～5倍，血液黏稠度增加，血浆蛋白下降，至孕中期为60～65 g/L。妊娠对动脉压影响不大，收缩压无明显变化，于妊娠中期舒张压轻度下降，下肢静脉压增加，增大的子宫压迫下腔静脉使血液回流受阻，长时间仰卧位，可引起仰卧位低血压综合征。

妊娠期由于膈肌升高，心脏向左上、向前移位，心脏容量从孕早期至孕末期约增加10%，妊娠晚期心率增加10～15次/分。心搏量自孕10周开始增加，孕32～34周时达高峰，此后持续此水平直至分娩。

4. 泌尿系统　妊娠后肾脏负担增加，肾血流量及肾小球滤过率增加，肾糖阈下降，孕妇可出现生理性糖尿，尿素、肌酐等排泄增多，肾盂及输尿管轻度扩张，输尿管增粗，尿流缓慢。且右侧输尿管受右侧子宫压迫，孕妇易发生肾盂肾炎，且以右侧多见。

5. 呼吸系统　妊娠期肺活量无明显变化，每分钟通气量增加40%。主要是潮气量增加39%，残气量减少20%，肺泡换气约增加65%，上呼吸道黏膜充血水肿，局部抵抗力减弱，易发生感染。

6. 消化系统　妊娠期胃肠道平滑肌张力降低，贲门括约肌松弛，胃酸性内容物可返流至食管下部产生“烧心”感，胃排空时间延长，易出现上腹部饱胀感，肠蠕动减弱，常有肠胀气或便秘。肝功能无明显变化，但肝、胆囊有轻度胆汁淤积，孕妇易发生胆石症。

7. 皮肤　孕妇面颊、乳头、外阴及腹白线常有棕色色素沉着，汗腺分泌旺盛，腹壁甚至大腿外侧皮肤由于弹性纤维断裂，可出现条状裂纹，在初孕妇为紫色或淡红色，经产妇呈白色，称妊娠纹。

8. 骨骼及韧带　妊娠期骨盆关节及椎骨间韧带均略有松弛，常感腰背部酸痛，若过度松弛可引起关节疼痛。

9. 内分泌系统　妊娠期脑垂体前叶肥大，由于胎盘分泌大量雌、孕激素，对丘脑下部及垂体的负反馈作用，除促性腺激素分泌减少外，其他如促甲状腺素、促肾上腺皮质激素及垂体生乳素等均逐渐增加。催产素来自垂体后叶，随妊娠的进展，分泌量增加。甲状腺呈轻微均匀性增大，但一般无甲状腺机能亢进表现，孕妇与胎儿体内促甲状腺素均不能通过胎盘，而是各自调节。肾上腺肥大，皮质增厚，皮质醇及醛固酮均增加。

10. 新陈代谢　为适应胎儿生长发育及孕妇本身的需要，新陈代谢方面主要为同化作用显著增加，异化过程也增加。

(1) 基础代谢：妊娠中期基础代谢率随着氧消耗及胎儿活动增加而逐渐增加，妊娠晚期约较未孕时增加 10%。

(2) 体重：整个孕期体重平均约增加 12.5 kg，包括胎儿、胎盘、羊水、子宫、乳腺、母体血容量等，妊娠晚期每周体重增加不应超过 500 g。

(3) 糖代谢：妊娠期血循环中胰岛素增加，肝及肌组织中糖原贮存减少。血糖偏低，糖耐量也低。

(4) 蛋白质代谢：胎儿生长发育，子宫及乳腺增长，分娩消耗及产后泌乳，都需要蛋白质。至妊娠晚期母体及胎儿共储备氮约 500 g。

(5) 脂肪代谢：孕期肠道吸收脂肪的能力增强，血脂增高，脂肪贮积共约 3.5～4 kg，其主要作用为供应妊娠期能量消耗增加的需要。

(6) 水代谢：孕妇体内积贮较多水分，主要分布在血浆、胎儿、胎盘、羊水、子宫、乳房及组织间隙。

(7) 矿物质代谢：孕妇体内储存铁供不应求。如不补充外源铁剂，则血清铁下降，易发生贫血。胎儿骨骼及胎盘形成需要较多的钙，孕妇每天平均需钙 15 g，如钙摄入量不足或吸收不良，则胎儿所需的钙将从孕妇体内汲取。磷、碘的需要量也有所增加。

(二) 胎儿发育

妊娠开始的 8 周为胎体的主要器官分化发育时期，称胚胎，8 周后称胎儿。4 周末，可辨认胚盘和体蒂。

8 周末，胚胎初具人形。头大占整个胎体一半，能分辨出眼，耳、鼻、口、四肢已具雏形，B 超可见早期心脏形成并有搏动。

12 周末，外生殖器已发育，肠管已有蠕动。

16 周末，以外生殖器可确定性别。头皮已长毛发，X 线可见脊柱阴影，孕妇感到胎动。20 周末，全身有毳毛。出生后有心跳、呼吸、排尿及吞咽功能。产前检查可闻胎心音。

24 周末，皮下脂肪开始沉积，但皮肤仍呈皱缩状，各脏器均已发育。

28 周末，全身有胎脂，皮下脂肪少，皮肤红色。若此时娩出能啼哭、会吞咽，但生活力弱，加强护理可能存活。

32 周末，身长约 40 cm，体重 1 500～1 700 g，面部胎毛已脱，皮下脂肪增多，出生后注意护理可存活。

36 周末，身长约 45 cm，体重约 2 500 g，皮下脂肪丰满，面部皱纹消失，指(趾)甲已达指(趾)端，头发长 1～2 cm，此时娩出，基本可存活。

40 周末，胎儿发育成熟，身长约 50 cm，体重约 3 000 g 以上，双顶径大于 9 cm，皮下脂肪丰满，皮肤呈粉红色，指(趾)甲已超过指(趾)尖，男性睾丸已下降，出生后哭声响亮，吸吮力强，能很好存活。

二、围产保健系统管理

根据卫生部的要求，国内已普遍实行孕产期系统保健的三级管理，推广使用孕产妇系统保健手册，着重对高危妊娠(在妊娠期有某种并发症、合并症或致病因素可能危害孕妇、胎儿及新生儿或导致难产者)进行筛查、监护和管理。

1. 孕产期系统保健的三级管理　在城市一级机构由基层街道妇幼保健站或医院组成，二级机构由区妇幼保健院(所)、区级医院及厂矿职工医院组成，三级由省市妇幼保健院、省市三级医院及医科大学附属医院组成。农村则一级机构为村保健站，二级为乡镇医院或卫生院，三级为县(区)医院、县(区)妇幼保健院。各级职责如下：

(1) 一级机构：①及时发现孕妇，做好早孕登记，进行早孕保健指导并初筛高危因素，及时向上级医院转诊。②建立围产保健手册，开展产前检查，如有高危因素及时上转。③负责辖区内产后访视。④开展健康教育。

(2) 二级机构：①负责辖区内孕产妇保健医疗工作。②负责正常及一般高危孕产妇的产前保健医疗，分娩期处理及新生儿保健。③接受一级机构转诊。④负责培训及指导一级机构人员。⑤认真填写围产保健卡及各种记录，及时上交三级妇幼保健院。⑥及时筛查高危因素，对重症产科合并症、并发症、胎儿新生儿异常及时向上级机构转送。⑦开展健康教育工作。⑧负责收集辖区内一级、二级医院的围产保健相关资料，进行资料保管、信息分析。⑨负责辖区内孕产妇及围产儿死亡评审。

(3) 三级机构：①负责辖区内孕产妇及胎婴儿的保健医疗工作。②接受下级单位转诊的高危孕产妇及胎婴儿。③负责高危产妇及新生儿的抢救工作。④培训、指导下级机构。⑤负责辖区内孕产妇、围产儿死亡评审组织管理。⑥健康教育。⑦收集辖区内医疗保健机构有关围产保健信息，进行汇总、分析。⑧进行科研。

通过三级医疗保健，基层医院或保健站负责对孕产妇进行管理，开展定期检查，一旦发现异常，及早将高危孕妇(指具有高危妊娠因素的孕妇)或高危胎儿转至上级医院进行监护处理。

2. 孕产妇系统保健手册　建立孕产妇系统保健册(卡)制度，目的是加强对孕产妇的管理，提高孕产期疾病的防治质量，降低孕产妇、胎儿和新生儿的发病率、死亡率和病残儿的出生率。使用保健册(卡)需从确诊早孕时开始，对孕产妇进行系统管理直至产褥期结束。早孕建卡时应详细询问病史、测基础血压，进行较全面的体格检查、妇科检查。常规实验室检查项目包括血尿常规、白带常规及培养；肝功能和其他有关的辅助检查等。

孕产妇保健手册管理程序：

(1) 妊娠开始时在本地区保健机构建立保健手册，将孕产妇基本情况填写在孕产妇登记册上。

(2) 凭保健手册(卡)去保健机构或医院挂号就诊，并将每次产前检查结果填写在保健手册上。

(3) 去医院住院分娩时将保健手册(卡)交分娩医院。

(4) 出院前医院将分娩情况及产后母婴情况填写完整，并于产妇出院时将保健册交给产妇居住的基层医疗保健机构。

(5) 基层医疗保健机构人员接保健手册后到产妇家中进行产后访视，并将产妇和新生儿产后情况填写于保健手册。

(6) 产褥期后最终将保健手册(卡)送至区、县妇幼保健机构，进行汇总和统计分析。

3. 定期产前检查　应从孕早期开始进行孕期保健和产前检查，孕早期至少产前检查一次；孕中期应每月检查一次，无条件时应至少检查一次；孕 20 周起应进行产前系列检查；孕晚期每 2 周检查一次，孕 36 周后每周检查一次。高危孕妇应酌情增加产前检查次数。产前检查应包括以下几方面内容：①详细了解病史，有无特殊情况出现，如头痛、眼花、浮肿、阴道流血、胎动变化，并给予相应的处理。②测体重及血压，检查有无水肿及蛋白尿。③复查胎位，听胎心，测量子宫底高度及腹围，判断胎儿是否与妊娠周数相符，有无羊水过多。(产前检查四步手法及骨盆测量见临床医学妇产科部分。)根据前次产前检查情况，复查血色素、肝功能及乙型肝炎表面抗原。

4. 孕期卫生宣教制度　妊娠期间，孕妇至少应当接受一次以上健康教育。方式可采取集中上课或个别咨询，可采用书面教材、电视录像等，亦可采用面对面的讲解方法。

5. 产后访视和检查　产妇出院后应由基层医疗保健人员到产妇家庭进行产后访视，共三次，第一次为产后 3 天内，第二次为产后 14 天，第三次为 28 天。产后 42～56 天，产妇应携小儿去分娩医院进行产后检查。

6. 登记和上报制度　各级机构应具有孕产妇登记册(表)，有关孕产妇保健指标和基本数据应按要求登记在册，并定期进行整理、统计和上报。各级接产单位发生孕产妇、围产儿死亡后，都必须及时填写孕产妇死亡报告卡和围产儿死亡报告卡，报送至区、县妇幼保健所。保健所应对病史进行了解、核实和登记，并进行统计分析。对每一例出生、孕产妇死亡、围产儿死亡和新生儿死亡均需填写报告卡，并上报。

7. 孕产期系统管理统计指标

(1) 妇女保健效果统计指标

孕产妇死亡率＝孕产妇死亡数/期内活产数×$10^5/10^5$

围产期死亡率＝(28 足周以上之死胎、死产＋7 天内新生儿死亡数/孕 28 足周以上之死胎、死产＋活产数)×100％

(2) 孕产妇保健工作统计指标

早孕建卡率＝孕 12 周内建卡人数/期内孕妇数×100％

产前检查率＝产前检查人数/期内产妇×100％

平均产前检查次数＝平均产前检查总次数/期内产妇数×100％

产后访视率＝产后访视人数/期内产妇数×100％

产后42天健康检查率＝产后42天检查人数/期内产妇数×100％

(3) 产科工作质量指标

产后出血发生率＝产后出血发生人数/期内产妇数×100％

妊高征发生率＝患妊高征人数/期内产妇数×100％

产后感染率＝产后感染人数/期内产妇数×100％

难产或手术产（臀位、剖宫产）率＝难产、手术产（臀位、剖宫产）数/同期产妇数×100％

三、妊娠诊断和产前检查

（一）妊娠诊断

1. 早期妊娠诊断

(1) 停经：生育年龄妇女，平时月经周期规则，一旦月经过期7～10天或以上，应考虑妊娠的可能。

(2) 早孕反应：妊娠早期可出现恶心、呕吐、乏力、嗜睡、食欲不振、偏食等症状。

(3) 乳房变化：乳房增大、胀痛、乳头及周围皮肤着色加深。

(4) 生殖器变化：阴道壁及宫颈充血；子宫体增大变软，孕5～6周子宫呈球形，孕8周为非孕期子宫的2倍，孕12周为非孕期子宫的3倍。

(5) 辅助检查：尿妊娠试验阳性、B超宫内见胚芽和胚囊。

2. 计算预产期　妊娠期从末次月经算起为280天。计算预产期从末次月经第一天算起，月份减3或加9，日数加7。实际分娩日期与推算的预产期可以相差1～2周。月经不规则或记不清末次月经者，可根据早孕反应时间、胎动开始时间、子宫底高度等情况加以推算。

（二）产前检查

1. 初次产前检查　一旦确定妊娠即应开始进行产前检查和保健，于孕早期越早越好。初次产前检查应包括以下内容：①病史，包括年龄、职业、既往史、家族史、月经史、既往孕产史、手术史、本次妊娠经过等；②全身检查；③阴道检查，包括外阴、阴道发育，有无炎症和肿物；了解阴道有无畸形、盆腔有无包块；注意子宫增大与闭经月份是否相符；并可确定大致受孕日期，供以后判断有无胎儿宫内发育迟缓或胎儿过大，以及是否过期妊娠作为依据；④辅助检查，包括血、尿常规检查、血型、肝肾功能、乙型肝炎抗原抗体、梅毒血清检测等，对疑有异常情况者，可行B型超声检查；⑤危险因素筛查，了解有无高危情况，包括有无高血压、贫血、心、肝、肺、内分泌等疾病，营养情况、家族史，以及有无流产史和难产、早产、死产等孕产史等。

2. 复诊检查

(1) 了解前次产前检查后，有无异常情况出现，尤其注意有无头晕、头痛、眼花、水肿、阴道出血等症状的出现。发现问题需作进一步诊断处理。

(2) 每次产前检查需测量体重、血压、宫高、腹围，检查胎心、胎位、水肿等，复查尿蛋白，必要时复查血色素。

(3) 填写妊娠图，了解有无异常情况，并作相应的处理。

(4) 定期进行孕产妇危险因素筛查，发现高危情况，进行相应的处理。

(5) 进行孕期保健指导。

(6) 预约下次复查时间。

3. 骨盆测量　骨盆的大小和形态是决定胎儿能否经阴道分娩的重要因素之一,孕 28 至 30 周应嘱孕妇去专科医院进行骨盆测量,以了解骨盆是否正常。

四、孕期保健

妊娠期(从停经开始)为 280 天(40 周)。一般将妊娠全过程分为三个阶段,妊娠 12 周末以前为孕早期(早期妊娠),第 12 周至 27 周末为孕中期(中期妊娠),第 28 周及以后为孕晚期(晚期妊娠)。由于妊娠不同阶段有其不同的特点,因此必须针对各妊娠阶段的特点给予不同的保健。

孕期保健要求对母子进行统一的保健管理,妊娠以后,母体内外环境的变化时刻影响着孕卵的发育,如母亲饮食、营养、患病、受寒、发热、中暑、缺氧、贫血、大气有害物质的污染、职业不良环境如接触毒物、噪音、震动、放射线等,这些不良因素均可不同程度地影响胎儿正常发育。若母亲患有某些疾病而不宜继续妊娠或可能引起病情加重,应及时采取相应措施。为取得母子良好的妊娠结局,孕期保健应从受精卵开始直至分娩以后。

(一) 孕早期保健

1. 进行常规产前检查　通过对孕妇整体健康状况的了解,分析孕产妇是否可以承受妊娠,有无有关妊娠的危险因素,需要孕期进行何种监护及处理,需要在具有何种条件的单位进行保健。

2. 避免环境有害因素影响　孕早期是胎儿致畸的敏感期,应防止胎儿畸形的发生。胎儿发育异常主要是由遗传或环境因素引起,因此在孕早期应避免环境有害因素的影响,以减少胎儿疾病和畸形的发生。常见孕早期致畸因素有:①遗传因素及染色体异常;②发热:孕妇体内高热可影响胎儿发育,易引起胎儿神经管发育异常;③妊娠剧吐:体内酸中毒可导致胎儿发育异常;④孕期感染:如 TORCH 感染(包括弓形体、风疹病毒、巨细胞病毒、单纯疱疹病毒)和其他病毒感染;⑤烟酒危害的影响;⑥孕期营养缺乏:如维生素、叶酸、碘及其他微量元素缺乏;⑦药物影响:孕早期用药不当可导致胚胎和胎儿发育异常或死亡。孕期用药要慎重,必要时应在医生指导下用药。

3. 实施必要的心理治疗和护理　通过实施必要的心理治疗和护理,克服和解除各种顾虑和焦虑情绪,注意心情舒畅,避免精神刺激。

4. 合理安排生活

(1) 营养:孕妇不仅要维持本身的营养需要,而且要供给胎儿生长发育所需的营养素,尚需为分娩及哺乳贮存一部分养料。饮食应多样化,切忌偏食。饮食应含有充足的热量和蛋白质、各种维生素、矿物质和微量元素。避免食用刺激性食物。建议补充叶酸,每日口服 5 mg。

(2) 睡眠与休息:妊娠期孕妇应保证足够的睡眠与休息,孕中期后,每天应保证睡眠 8～9 小时,午间休息 1 小时左右。睡眠或休息时,应取左侧卧位。

(3) 衣着:孕妇衣着要宽大,寒暖适宜,不宜用窄紧的袜子及裤带,以免影响血液循环,引起静脉曲张和限制胎儿活动而致胎位异常。孕期应选择大小适宜的软底鞋,不宜穿高跟鞋。

(4) 清洁：孕妇汗腺和皮脂腺分泌增多，应经常洗澡，勤洗外阴，勤换内衣，保持衣着清洁，以促进皮肤的排泄作用。

(5) 大便：由于肠张力及肠蠕动减弱，加之全身运动量减少，孕妇容易发生便秘。必须多饮水，多吃蔬菜及水果。养成定时排便的习惯，便秘时只能用缓泻剂如液体石蜡等。

(6) 牙齿：每个孕妇最好能在孕早期及孕晚期进行两次常规牙齿检查，孕早期检查时可及时对龋齿进行修补或拔除，应养成早、晚刷牙的好习惯，保持牙齿清洁。

(7) 活动：孕期应适当地活动，可参加适宜的工作和劳动，有利于促进机体新陈代谢、增强体质、增强抗病能力，有利于分娩。但孕期活动必须从实际情况出发，不宜做较剧烈的体育活动。

5. 乳房卫生　少数孕妇乳头平坦或内陷，应用手指将内陷乳头向外牵拉、矫正。同时应经常用清水轻柔地擦洗乳头。

6. 节制性生活　孕早期和妊娠最后一个月应避免性交，以免造成流产、早产和感染。妊娠中期性生活也应有节制，注意性交频率和姿势。

（二）孕中期保健

1. 监测胎儿宫内发育情况　可通过子宫底高度监测、绘制妊娠图监测、胎动(孕18～20周开始自觉胎动，每小时3～5次，随着妊娠周数增多胎动活跃)、胎心(孕18～20周开始用听诊器可从孕妇腹壁听到胎儿心音，正常胎儿心音为120～160次/分)和B型超声检查了解胎儿宫内发育情况，B型超声检查同时可以观察胎儿有无畸形和缺陷。

2. 产前诊断　产前诊断是在孕期对胎儿进行有关检查以确定胎儿是否有遗传病、畸形或其他异常疾病。产前诊断方法主要有羊水穿刺细胞培养核型分析、羊水生化检查、B超检查、胎儿镜检查、病毒检查等。

3. 加强营养　此期为胎儿全身组织、器官发育较快时期，如果营养不足可影响胎儿发育，并可导致孕妇并发症发病率增高。因此，应加强孕期营养指导。

（三）孕晚期保健

1. 帮助孕妇及家庭做好自我监护　孕妇及家庭自我监护是孕妇在孕期进行自我保健的重要措施，应有医务人员教会孕产妇和家属，并做好记录。监护内容包括胎动计数、测量体重、测量宫底高度和听胎心。

(1) 胎动计数：胎动是胎儿在宫内发育良好的表现。自孕28周开始至临产，孕妇可自行进行胎动计数。方法：孕妇取左侧卧位，自我感觉胎动，并认真计数；每日3次，每次1小时；将3次胎动计数相加后再乘以4，即12小时胎动计数。正常情况下，12小时胎动应大于30次；若12小时胎动计数不足10次或1小时无胎动，提示胎儿宫内缺氧，应及时就医。

(2) 测量体重：嘱孕妇每1～2周称体重。一般情况下，每周体重增长不应超过0.5 kg，整个妊娠期体重增加10～12.5 kg；若体重增加过快，提示可能有水肿。

(3) 测量宫底高度：孕20周后，可教孕妇丈夫或家人每周为孕妇测量宫底高度，以了解胎儿生长发育情况，并作记录。若宫底高度2～3周不长或增长过快，可能提示胎儿宫内发育迟缓或胎儿过大或羊水过多等。

(4) 听胎心：孕20周后，可教孕妇丈夫或家人听胎心。先由医务人员在孕妇腹壁找到听胎心清晰处并标记，教会家属用听筒或耳朵紧贴孕妇腹壁听胎心，每天1～2次；正常胎心率为120～160次/分，若胎心异常，应及时就医。

2. 预防和处理妊娠合并症和并发症。

3. 诊断和处理胎位异常。

4. 产前出血的诊断 前置胎盘、胎盘早剥等。

(四) 高危妊娠的筛查、监护和管理

1. 常见的高危妊娠因素

(1) 孕妇本人的基本情况(如年龄、身高、体质、不孕史等)。

(2) 不良孕产史。

(3) 内外科合并症。

(4) 婚后多年不孕或经长期治疗后才妊娠者。

(5) 此次妊娠期间有异常情况,以及出现产科并发症。

2. 高危妊娠的筛查 早孕初查时应根据病史、体检及实验室检查的结果,确定孕妇是否属正常、高危或不宜妊娠。每次产前检查均应注意有无新的高危因素出现,按照高危评分,估计其危害母婴健康的严重程度。其筛选程序如图 3-1。

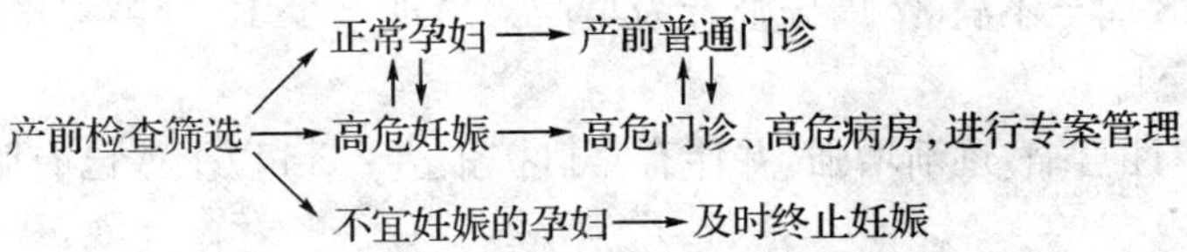

图 3-1 高危妊娠筛查程序图

3. 高危妊娠专案管理 对筛选出的高危孕妇应进行专册登记,并在围产保健卡上作红色特殊标志。根据当地医疗条件,制定高危妊娠转诊制度,按病情严重程度实行分级管理。对未按期就诊者采取信访、家访、电话访等方式联系,催促产妇前来检查。凡属高危妊娠必须住院分娩,部分患者应提前入院待产,根据当地转诊制度,转上级医疗单位。高危孕妇住院后,根据母婴具体情况,制定治疗方案,确保母婴安全。高危孕妇产后 42 天应由专门保健人员进行访视,42 天到指定医疗单位进行健康检查。

4. 高危妊娠专案管理规范

【过期妊娠】

●立案标准

1. 月经周期正常的孕妇,妊娠达到或超过预产期 2 周以上(≥294 天)而尚未临产者为过期妊娠。

2. 月经周期延长的孕妇,应根据早孕反应及胎动出现时间,结合早孕检查时子宫大小,重新确定预产期。

3. 胎盘功能检查提示功能减退 ①胎动计数:一般 12 小时内胎动计数少于 10 次或逐日下降超过 50%,而又不能恢复提示胎儿有窘迫。②24 小时尿雌三醇测定或尿 E/C 比值测定:若 24 小时尿雌三醇低于 34.7 μmol(10 mg),尿 E/C 比值<10 表明胎盘功能减退。③NST 试验:如 NST 表现基线高,变异小,胎动少,胎动后胎心率不增加提示胎儿氧储备能力减低。④羊水指数法测定:如羊水偏少或羊水过少则提示胎儿可能处于缺氧状态。⑤羊膜镜检查:观察羊水性状,如羊水污染提示胎盘功能减退。

●处理方法

1. 已确诊过期妊娠,应转院积极终止妊娠。

2. 终止妊娠方法

(1) 宫颈已成熟者，采用人工破膜，经阴道分娩。

(2) 宫颈未成熟者，采用促宫颈成熟引产。

(3) 羊水过少，胎儿窘迫或胎盘功能不良，均应及时考虑剖宫产分娩。

3. 部分过期产儿呈现过熟儿综合征的表现，应加强观察与护理。

●管理办法

1. 孕 40 周后未按期来诊者应追访。

2. 指导孕妇自我监护。做好胎动计数记录，如有胎动过频或次数过少应立即去医院作进一步检查。

●结案标准

分娩结束。

【早产】

●立案标准

1. 妊娠满 28 周至不满 37 周分娩者为早产。出现至少 10 分钟一次的宫缩而无宫颈变化者为先兆早产。

2. 出现规律性宫缩，逐渐增强，并伴有宫口扩张达 2 cm 以上或已有胎膜破裂者，为早产临产。

3. 新生儿出现体重在 1 000 g 至不足 2 500 g 为早产儿；对孕周不详者则以体重为标准。

●处理方法

1. 有先兆早产者　左侧卧位，卧床休息，以减少自发性宫缩，提高子宫血流量，改善胎盘功能，增加胎儿氧供与营养。

2. 妊娠满 35 周者　观察产程进展，一般均可自然分娩。如胎膜破裂超过 48 小时，可予催产素或其他引产药物，并予以对胎儿影响较小的抗生素预防感染。

3. 妊娠小于 35 周者　处理方法如下：

(1) 抑制宫缩药物：①硫酸镁：首次剂量为 25%硫酸镁 4 g 缓慢静注，继以每小时 2 g 静点。②β 肾上腺素能受体兴奋剂：利托品 150 mg 加于 5%葡萄糖液 500 ml 静脉滴注，保持 0.05～0.35 mg/min 滴速，待宫缩抑制后至少持续滴注 12 小时，再改为口服，每次 10 mg，4～6 小时 1 次；沙丁胺醇口服首次 4.8 mg，以后每 8 小时口服 2.4～4.8 mg，直至宫缩消除时停药。③前列腺合成酶抑制剂：吲哚美辛 200 mg 栓剂塞肛，同时每 6 小时口服 25 mg，宫缩抑制 24 小时停药，该药有使胎儿动脉导管提早闭合作用，孕 34 周后慎用。

(2) 促胎肺成熟：凡在妊娠 35 周前发生先兆早产，可按缓急情况，给予地塞米松 10 mg+5%葡萄糖 20 ml 静注，每日一次，共 3 次；或每 8 小时一次，共 3 次。每周重复。

4. 不可避免早产处理　临产时做好监护。产程避免胎头受压，若为初产妇或经产妇而会阴较紧者，可作会阴切开。需助产时，宜用产钳，不用胎头吸引器，以减少颅内出血。若为臀位，一般宜选用剖宫产分娩，其新生儿存活率及并发症将比经阴道分娩者为低。新生儿娩出后，除保持呼吸道通畅外，特别注意保暖，并按早产儿常规处理。

●管理办法

1. 妊娠期注意营养和休息，避免过度疲劳，对有早产史的孕妇应足够休息，避免外出旅行及性生活等。

2. 对无条件处理早产儿的基层医疗单位，而早产又属不可避免时，应迅速将产妇转上一级医院分娩，以降低早产儿的死亡率。

●结案标准

分娩结束。

【臀位】

●立案标准

1. 孕妇常感肋下圆而硬的块状物，即为胎儿头部。

2. 腹部检查子宫底可触及圆而硬、按压时有浮球感的胎头，耻骨联合上触到较软而不规则的胎臀，胎心在脐周偏上听诊清楚。

3. 肛门或阴道检查摸到较软而不规则的胎臀、足或膝。

4. B超检查可准确提示臀先露及其类型。

●处理方法

1. 一般处理　孕 28～32 周仍为臀位者，应予纠正：①膝胸卧位：每日 2 次，每次 15 分钟，7～10 天为 1 疗程；②艾灸或激光照两侧至阴穴（足小趾外侧趾甲旁 0.1 寸），每日 1 次，每次 15～20 分钟，5～7 天为 1 疗程；③外倒转术：以 32～34 周进行为宜，最好在 B 超下进行，切忌粗暴或强行转位，以免发生胎盘早剥、早产或胎膜早破。术前半小时口服沙丁胺醇（舒喘灵）48 mg。

2. 有临产先兆或产科并发症要及时转上级医院处理。

3. 根据孕妇年龄、胎产次、骨盆大小、臀先露种类以及有无妊娠并发症，于足月或临产期作出正确判断，决定分娩方式。

（1）阴道分娩：①第一产程：产妇采取侧卧位，不灌肠，少做肛查，一旦破膜，必须立即听胎心，并抬高臀部，如胎心有改变，应做肛查或阴道检查明确有无脐带脱垂。注意宫口扩张及先露下降情况。宫缩时见到胎足或胎臀，即做阴道检查以明确宫口是否开全。为使阴道充分扩张，每当宫缩时，用无菌巾以手掌堵住阴道口，而使胎臀下降。待宫口开全，阴道充分扩张，即不必再堵，以防子宫破裂，并做好抢救新生儿窒息的一切准备。②第二产程：导尿排空膀胱，初产妇应做会阴侧切后行臀助术，如胎心不正常，短期内不能娩出，可行臀牵引术。产后注意检查产道有无损伤，并及时修补。

（2）剖宫产指征：①骨盆狭窄或软产道异常；②胎儿较大，一般主张大于 3 500 g，或低体重儿；③孕妇有其他易致胎儿窘迫的并发症如糖尿病、慢性高血压及过期妊娠等；④足先露或膝先露，胎头过度仰伸者；⑤有难产史、子宫手术史、高龄初产妇和珍贵儿等。

●管理办法

1. 应列入专案管理，待胎位纠正后（连续两次产前检查均为头位）转普通门诊，有条件时，臀位应提前入院待产，预先做好分娩方式的估计。

2. 无新生儿抢救设备的基层医疗单位，不宜处理臀位分娩，应转上级医院分娩。

●结案标准

连续两次产前检查为头先露；臀位分娩结束。

【高血压综合征(简称妊高症)】

●立案标准

1. 轻度　血压较基础水平升高 30/15 mmHg,可伴有轻微蛋白尿或水肿。

2. 中度　血压<160/110 mmHg,尿蛋白“+～2+”,伴有水肿。

3. 重度　血压≥160/110 mmHg,尿蛋白“2+～3+”,伴Ⅱ度以上水肿。分为:①先兆子痫:上述症状伴头痛、眼花、胸闷;②子痫:上述症状伴抽搐。

●处理方法

1. 轻度妊高症　注意休息,低盐饮食,左侧卧位;每日测血压至少一次;每周测体重及尿蛋白一次;口服地西泮每次 2.5～5 mg,每日 3 次。

2. 中度妊高症　住院治疗,保证足够的休息,左侧卧位;应用解痉、镇静、降压药物;每日测血压至少 2 次,查尿蛋白,每周测体重;观察尿量,检查肾功能及眼底;妊娠已足月者应终止妊娠;病情不好转或加重者,及时转上级医院诊断处理。

3. 先兆子痫

(1) 解痉药物:应用硫酸镁,首次剂量用 25%硫酸镁 16 ml 溶于 5%或 10%的葡萄糖液 20 ml 中,缓慢静脉注入(不少于 5 分钟),继以 25%硫酸镁 60 ml 溶于 5%或 10%葡萄糖液 1 000 ml 中静脉滴注,速度以每小时 1 g 为宜,最快不超过 2 g。每日用量 15～20 g。硫酸镁使用过量会有抑制呼吸和心肌收缩功能的毒性反应,应用硫酸镁前及使用过程中应注意:①定期检查膝反射(膝反射必须存在);②数呼吸:呼吸每分钟不少于 16 次;③记尿量:每小时尿量不少于 25 ml,每 24 小时不少于 600 ml;④准备钙剂:出现镁中毒时静脉推注 10%葡萄糖酸钙 10 ml。

(2) 镇静药物:安定 10 mg 肌注,或 10 mg 加入 10%葡萄糖液中缓慢静脉推注。

(3) 降压药物:可以选用肼苯达嗪:口服每次 10～20 mg,每日 2～3 次;或 40 mg 加入 5%葡萄糖液 500 ml 中静脉滴注。硝苯地平(心痛定):每次 10 mg,每日 4 次,口服,或咬碎含舌下快速见效。甲基多巴:每次 0.25～0.5 g,每日 3 次,口服,或 25～500 mg 加入 10% 葡萄糖液 500 ml 内静脉滴注,每日 1 次。

(4) 合理扩容:应用扩容药物要严格掌握指征,具体指标为:红细胞压积≥0.35、全血黏度比值≥3.6、血浆黏度比值≥1.6、尿比密(比重)> 1.020。扩容应在解痉的基础上进行。常用扩容剂有右旋糖酐、平衡液、血浆、全血及白蛋白等。扩容的禁忌证为:心血管负担过重、肺水肿、全身性水肿、肾功能不全。

(5) 合理利尿:利尿剂的使用仅限于全身性水肿、心力衰竭、肺水肿、脑水肿及血容量过高伴有潜在肺水肿者。常用药物有:速尿 20～40 mg 静脉注射;20%甘露醇 250 ml,快速静脉滴注(15～20 分钟)。心力衰竭、肺水肿者忌用。

(6) 适时终止妊娠:其指征为经积极治疗 24～48 小时无明显好转者;妊娠> 36 周,经治疗好转者。妊娠<36 周,胎盘功能减退,而胎儿已成熟者。

(7) 护理:保持病人安静环境,一级护理,记出入量,严密观察生命体征并做好记录,每日检查和记录胎心,观察有无子宫收缩。

4. 子痫

(1) 治疗原则:解痉、镇静、降压、控制抽筋、适时终止妊娠。

(2) 治疗方法:①药物治疗:同先兆子痫,以静脉用药为主。②终止妊娠:抽筋控制后应尽早终止妊娠。一般掌握在抽筋控制后 6～12 小时。产后 24 小时直至 5 日以内仍有发生子痫的可能性，仍应严密观察及防治。

(3) 护理：抽筋时保持呼吸道通畅，吸氧；患者应安置于单人暗室，避免一切外来刺激；操作宜轻柔；专人护理，加用床档；上下磨牙之间放置缠以纱布的压舌板；严密监测血压、脉搏、呼吸、体温及尿量(留置导尿管)，记出入量；观察有无宫缩，听胎心。

(4) 转诊：重度妊高征病情严重者应经紧急处理后上转。上转前向家属交代病情，说明转诊的必要性；与上级医院联系，报告病情，使之做好接诊准备；专人护送，带有必备药品及用物，如地西泮、哌替啶、25％硫酸镁、异丙嗪、25％葡萄糖、注射器、静脉输液管、氧气袋、开口器等。子痫患者途中维持硫酸镁静脉滴注。运送途中要平稳，尽量减少刺激，用黑布盖眼。观察生命体征。

●管理办法

1. 加强健康教育，帮助孕妇及其丈夫认识产前检查的重要性及妊高征的危害性，促使其定期接受产前检查，及早发现病情。

2. 早孕时测基础血压，每次产前检查时测量血压；在妊娠中期开展简易的预测性诊断，对预测为阳性的孕妇，应密切随诊，及早发现妊高征。预测(诊断)方法有：①平均动脉压：平均动脉压=(收缩压＋舒张压× 2)＋3；平均动脉压≥85 mmHg 提示孕妇有发生妊高征的倾向。②翻身试验：孕妇左侧卧位测血压，待舒张压稳定后，翻身仰卧 5 分钟，再测血压。若仰卧位的舒张压比左侧卧位≥20 mmHg，提示孕妇有发生妊高征的倾向。

3. 每次产前检查测体重，妊娠晚期孕妇每周体重增加大于 0.5 kg 时，要注意判断有无隐性水肿，警惕妊高征的发生。

4. 妊娠 28周后每次产前检查应测尿蛋白。

5. 加强营养，指导孕妇增加蛋白质、维生素、钙、铁及含锌等微量元素的食品，减少脂肪和过多盐的摄入，对预防妊高征有一定作用。

6. 指导孕妇充分休息，左侧卧位，保持心情愉快。

7. 指导孕妇自我监护，做好胎动计数。出现Ⅱ度或Ⅱ度以上水肿、头痛、头昏、视物模糊，或有夜间胸闷，休息时脉搏≥110 次/分，呼吸≥20 次/分，呛咳等症状均应及时去医院诊治。

8. 中、重度妊高症患者应住院治疗，重度患者应住二级以上医疗机构治疗；妊高征患者均应住院分娩。

●结案标准

1. 经治疗，在孕期症状体征消失 1 周。

2. 分娩后症状消失 3 天。

3. 分娩后出院时症状体征仍未消失者，应继续随访。

【妊娠合并心脏病】

●立案标准

1. 原有心脏病史，诊断明确。

2. 此次妊娠过程中，经心脏科检查，明确诊断为心脏病者。

●处理方法

1. 妊娠前 应明确心脏病的病因、病变程度及心脏功能等，以便决定可否妊娠。

2. 妊娠期 首先要考虑心脏情况能否承受妊娠和分娩。有下列情况者不宜继续妊娠：①心功能Ⅲ级、Ⅳ级，经治疗后不见好转；②活动性风湿病或伴有细菌性心内膜炎；③肺动脉高压；④慢性房颤；⑤先天性心脏病紫绀型。

不宜妊娠者应在孕12周前进行人工流产。可继续妊娠者必须与心脏科医师密切合作，共同管理，做好下列各项工作：①加强产前检查，要增加检查次数，除常规检查产科情况外，还必须询问有关心脏情况的症状，并测呼吸、脉搏，检查心肺；②预防心力衰竭，要有足够的睡眠，每天不少于10小时，避免劳累和情绪激动，防止及纠正影响心功能的因素如纠正贫血，防治妊高征和感染，尤其要防止呼吸道感染的发生；③早期发现心力衰竭，休息时呼吸超过20次/分，脉搏超过10次/分，或半夜感到胸闷，均为心衰的早期表现，应警惕；④心功能失代偿者应立即住院治疗，心功能代偿期者也应距预产期前2周提前入院待产。

3. 分娩期 应用抗生素预防感染，根据心脏病的代偿功能应扩大剖宫产指征。

第一产程：密切监测心功能、血压、胎儿情况，适当使用镇静、镇痛剂，如非那根、安定、杜冷丁等，间歇吸氧，休息以侧卧位为宜。

第二产程：避免产妇过度用力，阴道手术助产缩短第二产程，如行会阴切开，胎头吸引器或产钳助产。

第三产程：胎儿娩出后，产妇腹部放置沙袋，立即使用镇静剂，肌内注射催产素10单位，不用麦角新碱。

心功能Ⅲ级、Ⅳ级者，在药物积极治疗后，可考虑剖宫产。必须在有抢救条件的上级医院进行。

4. 产后期 产后24小时内绝对卧床，产后1周，特别是前3天容易发生心力衰竭，应给予特别护理。应用抗生素预防呼吸道及生殖系统感染。心功能三级以上应观察休息，2周后才可出院。注意心情愉快，解除焦虑、烦恼等心理压力；饮食应少量多餐；不要过分用力。绝育手术宜在产后4～6周进行。产后哺乳问题可根据心功能情况而定，心功三级以上不宜哺乳。

●管理办法

与心脏科医师共同管理。

1. 列专案管理，高危门诊随访。

2. 未按期来诊者应及时追访。

3. 指导孕妇掌握自我监护要点，如脉搏>110次/分，呼吸>20次/分，有咳嗽、胸闷，虽未到预约检查日期，也应到医院诊治。

4. 预产期前2周应考虑上级医院住院待产。

●结案标准

产后一般情况良好，无心功能不全的表现，则应由内科继续治疗。于产后7天结案。

【妊娠合并贫血】

●立案标准

确定妊娠后，血红蛋白≤80 g/L。

●处理方法

1. 正常孕妇自20周后每日口服铁剂。适当增加营养，多吃含铁丰富的食物，如菠菜、豆制品、红枣、瘦肉、鸡蛋、牛奶、肝脏等。

2. 中、重度贫血孕妇应给予高蛋白饮食、补充多种维生素和铁剂（硫酸亚铁每次0.3 g，每日3次，同时服用1%稀盐酸每次10 ml，每日3次，维生素C每次100 mg，每日3次或应用其他铁制剂）。

3. 重度贫血孕妇或病人口服铁剂后反应大者，可肌注右旋糖酐铁每次50 mg，每日1次，如无反应可增至每次10 mg，每日1～2次。应少量多次输血以纠正贫血。检查贫血原因，针对病因进行对症治疗。

4. 临产前酌用维生素K、肾上腺色腙（安络血）及维生素C等。防止产程延长及孕妇疲乏，胎肩出后肌注或静注催产素或麦角新碱，预防产后出血，如产后出血略多，应及早输血补血。

●管理办法

1. 孕期合并贫血为孕期常见疾病，对每一例孕妇应定期测查血红蛋白。孕期加强营养，多食富含铁的食品。

2. 孕前注意治疗失血过多的疾病，如月经过多，胃肠疾病、钩虫病、痔疮等。

3. 大多数孕妇均有不同程度之缺铁现象，所以自孕12～16周起，每日应用铁剂100～200 mg。

4. 中、重度贫血应住院分娩。

●结案标准

连续两次检查，血红蛋白升高到≥90 g/L。

【妊娠合并急慢性肝炎】

●立案标准

1. 妊娠前　患肝炎未愈而又妊娠者（孕早期应动员人工流产）。

2. 妊娠期　经传染科或内科明确诊断为肝炎者。

●处理方法

1. 妊娠期　主要为支持疗法，适当休息，补充营养及维生素，低脂饮食，应用中西医综合治疗。注意预防感染和出血。

2. 产科处理

(1) 妊娠期：孕早期，轻者可继续妊娠，同时保肝治疗，病情较重者，应在积极治疗肝炎的同时行人工流产术；孕中、晚期时，一般不宜终止妊娠，积极治疗，密切观察病情发展，但经治疗无效病情继续加重时，应考虑终止妊娠。近预产期时给维生素K 12 mg，肌注，1次/日，临产后加用20 mg静脉注射。

(2) 分娩期：严密观察产程，产前做好输液输血准备。尽量争取阴道分娩，必要时手术助产，尽量缩短第二产程，产时留新生儿脐血，做肝功能及HBsAg等检查。防止产后出血，催产素10～20单位静脉滴注。如有产科指征需要剖宫产时，应作好输血准备。产时严格消毒，防止感染。

(3) 产后：注意预防感染，应用对肝脏损害较轻的广谱抗生素预防感染。密切观察产后出血情况，有出血多迹象及时处理。产母为HBsAg-HBeAg阳性者，新生儿注射乙肝疫苗。患甲型肝炎的产母恢复期后可以哺乳。患乙型肝炎的产母如有乳头裂或乳腺皮肤病，应暂停哺乳。产妇回奶忌用雌激素，可采用芒硝外敷乳房或口服生麦芽。

●管理办法

1. 诊断明确后即转当地传染病院或传染科治疗。患者孕妇应在指定的时间、地点集中进行产前检查，所用医疗器械及其他物品均需与普通门诊分开，并严格消毒隔离制度。

2. 列入专案，与传染科医师共同管理。

●结案标准

1. 经治疗肝炎病痊愈。

2. 未痊愈者，应在产后 7 天结案，以后由传染科处理。

【宫内发育迟缓】

●立案标准

1. 定期测量宫底高度，若发现子宫底高度与孕期不符，低于正常 10%。

2. 孕妇体重不增或反而减少。

3. 孕 36 周前，胎头双顶径每 2 周增长少于 2 mm。

具有以上三项之一者，均应立案。

●处理方法

1. 应加强与宫内发育迟缓有关的高危因素的宣教与防治，如营养不良、吸烟、饮酒、服用某些药物、病毒感染等均可影响胎儿生长发育；对孕期并发症与合并症应加强防治，以免影响胎盘血液灌注而引起宫内生长迟缓。

2. 对引起胎儿宫内发育迟缓的高危因素尤其是妊高征，必须对因治疗。

3. 卧床休息，左侧卧位。

4. 补充营养物质　①口服多种氨基酸 1 片，每日 1～2 次；②英特利匹特静脉滴注 250～500 mg，3 日一次，连用 1～2 周；③10%葡萄糖 500 ml 加维生素 C 或能量合剂，每日 1 次，连用 10 日；④叶酸 5～10 mg，每日 3 次，连用 15～30 日，适量补充维生素 E、B 族、氨基酸螯合钙胶囊（乐力）、硫酸亚铁、葡萄糖酸锌等；⑤疏通微循环：低分子右旋糖酐 500 ml 加复方丹参注射液 4 ml 静脉滴注。阿司匹林每日 50 mg 口服，从孕 28～30 周开始，持续 6～8 周。

5. 特殊处理

(1) 继续妊娠指征：①胎儿尚未足月；②宫内监护情况良好；③胎盘功能好转；④孕妇病情稳定。可以在密切监护下妊娠至足月，但不应超过预产期。

(2) 终止妊娠指征：①治疗后 IUGR 未见好转，每周 NST 反复呈无反应型，缩宫素激惹试验阴性，胎儿生物物理评分 4～6 分，如胎儿已成熟立即终止妊娠，如未成熟应积极促胎肺成熟后终止妊娠；②治疗中发现羊水量渐减少，胎儿停止生长 3 周以上，孕妇自觉胎动明显减少，表明胎儿宫内缺氧，无论胎儿成熟与否均应终止妊娠；③妊娠合并症、并发症治疗中病情加重，为母婴安全应尽快终止妊娠；④若胎儿未成熟，但有存活能力者，应在终止妊娠前两日肌注地塞米松 5 mg，每日 3 次，或经羊膜腔内注射地塞米松 10 mg，以促进胎儿肺成熟。

(3) 分娩方式选择：①阴道产：经治疗胎儿在宫内正常发育，情况良好，胎盘功能正常，胎儿成熟，Bishop 宫颈成熟度评分≥7 分，无禁忌者可经阴道分娩；另一种为胎儿难以存活，无剖宫产指征时予以引产。②剖宫产：IUGR 的胎儿对缺氧耐受性差，储备功能不足，对胎儿窘迫、孕妇高危病情加剧、羊水过少、胎儿停止发育 3 周以上，均应行剖宫产结束分娩。

●管理办法

1. 立案后应转高危门诊专案管理，必要时住院治疗。

2. 孕妇必须认真做好胎动计数，并做好记录。

3. 定期进行胎盘功能检查包括 E_3、E/C、NST、OCT 试验。

4. 每周做 B 超一次，包括测双顶径、胎盘成熟度及羊水量。

5. 应住院分娩。

●结案标准

1. 经治疗胎儿继续生长，胎儿大小与孕周相符，胎盘功能正常，可以结案。

2. 经治疗效果不佳，须至分娩后 7 天才能结案。

五、产褥期保健

产褥期是指产程结束后至产妇除乳腺外全身器官恢复或接近正常未孕状态的一段时期，一般为 6 周。

1. 产褥期生理特点

(1) 子宫产褥期变化：最大的是子宫。胎盘娩出后的子宫逐渐恢复至未孕状态的过程，称为子宫复旧。产后子宫复旧的主要表现是子宫体肌纤维缩复和子宫内膜再生。子宫复旧不是肌细胞数目减少，而是肌细胞缩小。胎盘娩出后，宫底即达脐平，呈前后略扁的球形，约 17 cm×12 cm×8 cm 大小，重 1 000 g 左右。随子宫肌纤维的缩复，子宫逐渐变小。产后第一天宫底平脐，以后每天下降 1～2 cm。产后 1 周子宫缩小至如孕 12 周大小，在耻骨联合上方可扪及。产后 10 天，子宫下降到真骨盆内，腹部不能触及子宫。产后 6 周子宫恢复到正常非孕时大小。

(2) 子宫内膜变化：胎盘和胎膜从蜕膜海绵层分离而娩出。残留的内膜基底层经再生形成新的子宫内膜功能层，约在产后 3 周宫腔表面均有新生的子宫内膜生长，除胎盘附着处外，该处面积迅速缩小，由其基底层内膜和周围的新生内膜缓慢修复，至产后 6 周完全愈合。若胎盘附着面愈合不佳，血栓脱落，可引起晚期产后出血。

(3) 宫颈：分娩后宫颈较薄，水肿，松弛，呈紫红色；产后 7～10 天宫颈内口及外形完全恢复正常形状；产后 4 周外口关闭，宫颈外口由圆形（未产式）变为横裂型（经产式）。

(4) 外阴与阴道：分娩后处女膜因撕裂而形成残缺不全的痕迹，为处女膜痕，会阴受压迫撕裂或切开，表现为充血、水肿，阴道壁黏膜皱襞消失，弹性松弛，大阴唇不再覆盖阴道口，盆底周围组织松软，2～3 周才逐渐恢复。

(5) 月经及排卵恢复：未哺乳的妇女月经一般在产后 10 周复潮，哺乳妇女月经及排卵可在 4～6 月左右恢复。在第一次月经复潮时，部分妇女已恢复排卵，故在月经恢复前有受孕可能。

(6) 乳房变化：分娩后 2～3 天，乳房膨胀、坚实，局部皮温增高，开始分泌乳汁。分娩后雌孕激素水平下降，泌乳素含量增加，使乳腺开始分泌。此时仅有少量初乳分泌。初乳为浑浊的淡黄色液体，含有大量蛋白质，其中主要为球蛋白，而脂肪及糖类含量较少，故易消化。产后 4 天乳汁分泌量增加，此时乳汁呈白色，含各种营养成分，为婴儿最理想的天然食物。乳母的乳汁分泌量与乳腺的发育成正比，但也与产妇营养、健康和精神状况有关，更重要的与婴儿吸吮次数、强度、时间有密切关系。

（7）泌尿系统变化：妊娠晚期滞留于体内的水分在产褥初期迅速排出，尿量增加，妊娠期扩张的输尿管及肾盂在产后恢复缓慢，一般需3个月才能复原，在分娩时如有产程延长、胎先露压迫、膀胱黏膜充血、水肿，特别是累及膀胱三角区时，可使产后排尿困难。产褥期膀胱容量增大，且对内部张力增加不敏感，膀胱肌肉无力收缩排空可发生尿潴留。此外，会阴的肿痛也能引起尿道括约肌反射性痉挛，增加排尿困难。

（8）呼吸、消化系统变化：分娩后腹腔压力消失，横膈恢复正常运动，孕期以胸式呼吸为主，产后又转为腹-胸式呼吸。产褥期胃、小肠、大肠恢复正常位置。功能恢复，但肠蠕动减缓，常有肠胀气。产褥初期产妇一般食欲欠佳，由于进食少，水分排泄多，因此肠内容物较干燥，加上腹肌及盆底松弛，会阴伤口疼痛，容易出现便秘。

（9）血液循环系统变化：分娩后，由于大量血液从子宫进入体循环，同时对下腔静脉的压力消除，静脉血回流增加，以及妊娠期过多的组织间隙的回吸收，故产后血容量有明显增加，特别是产后24小时内，使心脏负担加重。

（10）腹壁变化：壁紧张度一般在产后6周恢复，皮肤留下永久性的白色妊娠纹。

2. 产褥期临床表现

（1）体温、脉搏：产后24小时内因分娩体力消耗，体温可略升高，但一般不超过38℃，24小时后恢复正常。脉搏减慢至60～70次/分。

（2）褥汗：皮肤排泄功能旺盛，出汗多，尤以睡眠及初醒时为甚，一般数日后自行好转。

（3）恶露：产后有含血液、坏死的蜕膜组织及黏液等混合物经阴道排出称为恶露。正常恶露有血腥味，产后3天内为红色，量多，含有血液、血块、坏死的蜕膜组织等称血性恶露；以后转为淡色的浆液性恶露；产后2周变为黄白色伴较多的宫颈黏液、白细胞和细菌称白色恶露，一般3～4周后恶露干净。

（4）宫缩痛：产后1～2天，由于子宫收缩可产生疼痛，疼痛时，子宫呈硬球状，恶露增多，3～4天后渐消失。

（5）小便困难、便秘：由于产前膀胱长期受压而麻痹，产后腹肌松弛，产妇对尿胀不敏感，容易出现排尿困难及尿潴留。产妇在产后由于肠蠕动减弱，腹肌松弛，卧床休息活动少，吃少渣饮食，容易发生便秘，这时产妇应多下床活动，多喝开水，多吃蔬菜、水果，保持大便通畅。

（6）奶胀：产后2～3天，产妇往往感到乳房发胀、疼痛，这是由于乳腺刚开始分泌乳汁时，淋巴管郁滞、充血所引起的。

3. 产褥期保健内容

（1）心理护理：部分产妇在产后由于各种心理因素而致情绪变化，如易激动、爱讲话，甚至影响休息，也有些产妇由于难产、产后出血或新生儿死亡等而致情绪抑郁。引起食欲减退、乳汁分泌减少，故对产妇应热情地给予关心，使其保持身心健康，以利机体恢复。

（2）一般护理：测体温、脉搏、呼吸每日1次，若体温超过37.5℃，则应每4小时测1次，直至恢复正常后48小时。

（3）适应活动：经阴道自然分娩的产妇，应于产后6～12小时起床活动，于产后第二日在室内随意走和做产后保健操。剖宫分娩的产妇，可推迟至产后第3日起床活动。尽量适当活动及做产后健身操，有助于机体恢复，避免或减少静脉栓塞的发生。产后健身操包括增强腹肌张力的抬腿、仰卧起坐动作和能锻炼骨盆底肌及筋膜的缩肛动作。产后 2 周时开始加作膝胸卧位，以防或纠正子宫后倾。上述动作每日 3 次，每次 15 分钟，运动量应逐渐加大。

(4) 饮食：产后第一天可吃清淡易消化食物，以后饮食以富于营养、保持足够热量（每日 1 500～12 600 kJ）为原则，给予高蛋白、高维生素、易消化的饮食，忌烟酒及辛辣等刺激物，配膳中要有适量的新鲜蔬菜，补充维生素和铁剂，哺乳产妇应多吃高蛋白和汤汁食物，少量多餐。

(5) 小便与大便：鼓励产妇尽早排尿，排尿困难可用热水冲洗外阴或针刺关元、气海、三阴交及阴陵泉，或肌注新斯的明 1 mg 等方法，必要时留置导尿，并给抗生素预防感染。产后应适当进食蔬菜和水果，以防便秘。

(6) 褥汗：产妇褥汗多，应经常擦澡，保持皮肤清洁、干燥，勤换内衣、内裤、床单，衣着宜冷暖适中，防止受凉。每次饭前、便后、哺乳前均需洗手，卧室要清洁温暖，空气流通，夏季需通风降低室温，减少衣着，防止中暑，卧室内不吸烟。

(7) 个人卫生：每天刷牙、漱口、洗脸、梳头，由于产后吃的甜食多，口腔细菌生长繁殖活跃，容易发生龋齿，因此产后要注意口腔卫生，坚持早晚刷牙，饭后漱口。产妇还要勤洗头、洗澡，不要包头包腹。由于产后出汗多，加上乳汁分泌和恶露排出，很容易玷污衣裤，必须勤洗勤换，保持清洁干燥，洗澡应采用淋浴，忌盆浴，以免污水流入阴道造成感染。

(8) 观察子宫复旧及恶露：测宫高时应排空膀胱。产后宫缩阵痛严重时可服用止痛药。子宫复旧不良时可予宫缩剂。恶露有臭味时可用抗生素口服或肌注。

(9) 会阴处理：保持会阴干燥清洁，每日用消毒液（1∶2 000 苯扎溴铵）冲洗会阴部，放消毒会阴垫，作会阴侧切者，应向伤口对侧卧位，以免恶露漫渍伤口。一般在产后 3～4 天拆线，伤口感染可提前拆线或行清创术。

(10) 哺乳和乳房护理：坚持母乳喂养和指导正确哺乳姿势及按需哺乳。哺乳前，用温肥皂水及温开水洗净乳头及乳晕。哺乳后，挤一滴乳汁覆盖在乳头上，有保护作用。乳头皲裂则纠正哺乳姿势，或哺乳后涂擦 10%鱼肝油滴剂。

(11) 乳房护理：母乳营养好，温度适中，清洁无菌，含有抗体，婴儿吸吮乳头可促进宫缩，应提倡母乳喂养。初次哺乳前应清洗乳头。如乳头上有积垢，可涂消毒植物油，使之软化，然后用温水洗净。每次哺乳前应洗净双手，并用消毒湿纱布擦洗乳头，如乳头凹陷，可用吸奶器直接吸引使其突出，吸引后，再用手指轻轻牵拉乳头，如一时无法纠正，可用玻璃乳罩间接哺乳。产后 1～3 天因淋巴和静脉充盈，乳腺管不通，乳房可胀实有硬结，有时腋窝处有副乳腺，也能摸到肿大压痛的硬结，一般在产后 1 周消失。如乳房胀痛可采用：①产后尽早哺乳，促进乳汁畅流；②热敷疏通乳腺管；③按摩；④吸奶器吸引；⑤两次哺乳期间冷敷。发现乳头皲裂，应采用玻璃乳罩间接哺乳或乙底酚鱼肝油涂擦乳头，每次喂奶后留一滴乳汁在乳头上，以保护乳头，下次哺乳前洗净。产妇要保持乳汁分泌多需精神愉快，睡眠充足，营养丰富，多吃浓汁汤类食物，对不宜哺乳者，应尽早退奶。

(12) 回奶：婴儿患有先天代谢病（半乳糖血症、苯丙酮尿症、枫乳糖症）或产妇患有疾病不可哺乳时用下列方法回奶：①芒硝 250 g 打碎，用纱布包裹后置乳房外敷；②维生素 B_6 70 mg 每日 3 次，口服；③生麦芽每日 50 g 煎服代茶；④丙酸睾丸酮 50 mg，肌注，每日 1 次，3～5 日；⑤溴隐亭 2.5 mg，每日 1～2 次，共用 2 周。

(13) 避孕：产褥期禁止性交。产后6周采取避孕措施，哺乳期虽可无月经，但困难于预测排卵何时恢复，故仍应坚持避孕，哺乳者以工具避孕为宜，不哺乳者可服避孕药。其他：产妇产褥期内禁性交，不用母乳喂养者于产后42日起应采取避孕措施。

(14) 产后体操：产后24小时即可开始活动，指导产妇做产后健美操，每日2次，每次10分钟，有利于子宫复旧、腹肌和盆底肌张力恢复、体形健美，产后健美操具体做法如下：①呼吸运动：平卧，双手置于体侧，吸气时扩胸收腹，两臂慢慢高举至床头，呼气时手臂和胸腹肌复原。②抬头运动：平卧，双手托头部，利用腹肌收缩力前屈颈部，使颈部接触胸部，重复多次。③屈腿运动：仰卧位，双臂置于体侧，双腿屈起，使大腿尽力靠近腹部，然后复原。④缩肛运动：仰卧屈膝，有节奏地抬高臀部，并作模拟排大便后的缩肛动作，训练盆底肌的功能。⑤俯卧屈曲运动：俯卧，双臂弯曲枕于头下，双腿向上屈曲，放平，有节奏地运动，胸膝卧位运动，一般在产后10天开始做，以预防子宫后倾。

4. 产后随访和产后健康检查

(1) 产后随访：产妇分娩后无论在医院内或在家中都必须认真随访，严密观察，以及早发现和处理异常情况。产后助产人员定期到产妇家进行产后访视。一般不少于3次，时间是产后第7、14、28天。住院期间产科医师应每天检查，有异常情况，须及时治疗，检查时应注意以下几点：产妇的一般情况，包括饮食、大小便、睡眠、全身感觉；了解分娩经过、分娩方式及出血量等。每天至少测量体温、脉搏一次，如有增高应找出原因并进行处理。注意乳房胀满程度，有无疼痛及红肿，乳汁量多少，乳头有无皲裂。排空膀胱后，检查子宫高度。注意会阴伤口局部有无红肿和分泌物，伤口愈合是否良好。每天注意恶露量、颜色、气味。

(2) 产后检查：产后6周应对产妇进行健康检查，内容：①一般情况检查，包括血压、尿蛋白、乳房、乳头、腹壁紧张度；②会阴伤口愈合情况，阴道分泌物性状，裂伤愈合情况，子宫颈有无裂伤、糜烂，子宫大小、位置，有无子宫脱垂，附件及宫旁组织有无炎症、包块；③骨盆底托力（有无膀胱、直肠膨出）；④有妊娠并发症和合并症者，可在产后检查时给予必要的治疗。同时进行计划生育宣教和指导。

5. 产褥感染的防治　产褥感染是指胎盘娩出后至产后42天发生在生殖道的感染。

(1) 临床诊断

①会阴、外阴、阴道、宫颈感染：主要表现为局部红肿，甚至化脓，局部疼痛、触痛，体温一般低于38 ℃，重者可出现寒战、高热。

②子宫内膜炎及子宫肌炎：为最常见的产褥感染，病原菌由胎盘剥离面侵入，扩散至整个蜕膜层，引起急性子宫内膜炎，炎症往往累及紧邻的浅肌层，若感染进一步扩散可累及深肌层及浆膜层致子宫肌炎。轻者表现为产后3～4天低热，体温低于38 ℃、脉搏稍快、下腹隐痛、恶露增多，浑浊而有臭味、子宫复旧延缓、宫底轻压痛、质软。重型者可突然出现寒战、高热、头痛、嗜睡、脉搏快、白细胞计数明显升高、恶露有臭味、子宫复旧差、有压痛。

③盆腔结缔组织炎、急性输卵管炎和输卵管积脓：由子宫内膜炎、子宫肌炎经淋巴扩散或宫颈、阴道深度裂伤感染后直接蔓延所致。产妇多于产后3～4天出现子宫内膜炎症状，持续数日后体温突然升高，伴有寒战，并出现单侧或双侧下腹疼痛及肛门坠胀。盆腔检查子宫一侧或双侧压痛、增厚。病程延长后，病变部位可出现包块，甚至化脓而形成盆腔脓肿。急性输卵管炎和输卵管积脓主要继发于盆腔结缔组织炎。表现为输卵管增粗，

局部触痛明显。如形成输卵管积液则盆腔检查子宫一侧或双侧可及触痛明显的腊肠状肿块。

④腹膜炎:子宫内膜炎经输卵管直接蔓延或盆腔结缔组织炎进一步发展,可致盆腔腹膜炎,再进一步扩散致弥漫性腹膜炎,全身中毒症状重。出现全腹持续性疼痛和呕吐,体温高于 40 ℃,脉搏细涩、呼吸急促、腹部膨隆、有压痛及反跳痛、肠鸣音减弱或消失。

⑤血栓性静脉炎、脓毒血症:最常感染的静脉为卵巢静脉。感染栓子可经下腔静脉至肺循环,也可出现栓子转移至其他器官导致感染的表现。患者多于产后 1～2 周继子宫内膜炎后出现寒战、高热,体温波动大,在 37 ℃～40 ℃之间,甚至大于 40 ℃。伴有下腹持续疼痛,下腹尚软,但有深压痛。重者可出现感染中毒性休克。

⑥辅助检查可进行血常规、外阴冲洗后中段尿常规及细菌培养、B 型超声检查、胸部 X 线检查。

(2) 预防

①产前检查时,应向孕妇进行孕期卫生保健宣教,注意孕产期卫生,预防生殖道感染,尽早治疗阴道炎症,注意发现并纠正贫血,加强孕妇营养增强身体抵抗力。

②实施新法接生,严格执行无菌操作。宫腔操作必须在严密消毒下进行;发现产道裂伤应及时按解剖位置缝合。

③出现胎膜早破者及时就医,及时应用抗生素预防感染。在估计胎儿于母体外可存活的条件下,及早终止妊娠。对于产程中阴道操作较多或产道损伤严重者,剖宫产后 3 天,应预防性使用抗生素。

④认真观察产程,避免产程过长。尽量减少产程中不必要的阴道检查和宫腔操作。

⑤胎盘娩出后仔细检查胎盘、胎膜,防止胎盘胎膜组织残留。

⑥加强产后访视及保健,及早发现产褥感染征象。

(3) 治疗原则

①一般治疗:产妇取半坐卧位,以利于恶露流出和炎症局限于盆腔内,并给予营养丰富易于消化的食物,注意补充水分。

②抗生素:任何一种产褥感染均需应用抗生素,鉴于产褥感染多为需氧与厌氧菌的混合感染,在无细菌培养的条件下,应用广谱高效抗生素为最佳选择。有条件做细菌培养的,要同时做需氧菌与厌氧菌培养,根据药敏情况合理选择抗生素,静脉用药效果较好。

③局部处理:会阴伤口感染应拆线、理疗、局部引流。宫腔有残留物者应清除,有盆腔脓肿者根据部位行后穹隆或经腹切开引流。

④感染性休克:若出现感染性休克应在抗感染的同时抗休克。

六、哺乳期保健

目前,WHO、各国政府、各级医疗保健机构以及广大医疗保健工作者已经越来越重视母乳喂养对母婴带来的益处。母乳含有婴儿出生后 4～6 个月内所需要的全部营养物质,是婴儿最理想的食物且含有许多常见感染性疾病的抗体,有助于保护婴儿免遭感染;母乳喂养还有助于建立母婴间感情,有助于促进子宫复旧,有助于避免短期内再次怀孕。母乳清洁、新鲜,随时可供婴儿需要,对婴儿健康成长起了巨大的作用。为了保护乳母及婴儿的身心健康,为了提高母乳喂养率必须做好哺乳期保健工作。

（一）泌乳生理

1. 泌乳　在整个妊娠期和哺乳期，乳腺发育和乳汁分泌直接受内分泌的控制，间接受高级神经中枢的调节。妊娠期卵巢和胎盘所产生的雌激素刺激乳腺导管发育，孕激素刺激乳腺腺泡发育，使其具备分泌乳汁的功能。此外，乳腺发育完善还需要垂体前叶产生的泌乳素、胎盘泌乳素及胰岛素、皮质醇、甲状腺素等的参与。妊娠期虽有大量多种激素参与乳腺的发育，作好泌乳准备，但妊娠期并无乳汁分泌。这可能与大量的雌孕激素抑制垂体泌乳素，从而抑制了乳汁的分泌有关。分娩之后由于雌孕激素水平骤然下降，垂体分泌的泌乳素水平增高，促使腺泡细胞吸取血液中葡萄糖、乳酸、氨基酸以及在肝脏中制造的"半成品"，将它们转变成乳糖、乳球蛋白、乳白蛋白、酪蛋白等；吸收血液中的中性脂肪酸，制造成乳汁中的脂肪，分散成极细的小滴，再吸收各种无机盐、维生素、其他物质及水分一起形成乳汁。乳汁在腺细胞内是很小的颗粒，通过细胞膜排到腺泡内。垂体后叶产生的催产素促使乳腺腺泡和乳腺导管壁肌上皮细胞收缩将乳汁推进至乳窦。开始授乳以后，由于婴儿不断吸吮乳头的刺激，可使垂体释放肾上腺皮质激素及泌乳素，因而不断产生乳汁。

母乳喂养时，乳汁的分泌量随婴儿需要量的增加而增加。在妊娠晚期，乳腺已有一些分泌活动，产后2～3天，乳汁大量分泌，大小腺管都充满了乳汁，乳房明显胀大、发硬，或感到疼痛，用手把乳房托起来，感到很沉重，有实体的感觉。乳房的静脉、淋巴管道可发生暂时性的淤滞，这种现象称为"乳房充盈"。随着乳汁的排出，乳房充盈很快地缓解。产后1周，一般产妇每日可泌乳250～300 ml；6个月时，每日泌乳可达1 000 ml，产后9个月，乳汁开始减少。

2. 泌乳的影响和调节　乳汁的分泌受多种因素的影响和调节。

(1) 内分泌的调节：垂体泌乳素直接控制与调节着乳汁的分泌，并维持其分泌活动，能够影响催乳素水平的各种因素都可以影响乳汁的多少，体内雌激素和孕激素的水平增高，可以抑制垂体泌乳素。此外，还有促肾上腺皮质激素、生长激素等多种激素参与维持乳汁的充分分泌。

(2) 吸吮乳头：哺乳时，婴儿的吸吮刺激了乳头和乳晕，通过交感神经反射，可使垂体泌乳素分泌增加。吸吮乳头的持续时间、强度、哺乳的次数都可以影响乳汁的分泌量。

(3) 精神、神经的调节：哺乳期有精神创伤、暴怒、忧郁或过度劳累、睡眠不足、生活规律和环境改变等，都可以通过大脑皮层来影响垂体的活动，从而抑制催乳素的分泌而减少泌乳。甚至有些产妇对哺乳缺乏正确的认识，厌烦哺乳，也可使乳汁逐渐减少。

(4) 营养与食量：营养和食量可以直接影响乳汁的多少。产妇所吃的食物，除供自身代谢消耗外，有50%～60%转变为乳汁。因此，哺乳期妇女应该保证有丰富的饮食和营养。

(5) 产前乳房发育：产前乳房发育差，或过去乳房患过严重疾病，乳腺组织受到破坏，当然也就不能分泌足够的乳汁。

（二）哺乳期卫生

1. 营养和饮食　乳母的营养和饮食与泌乳量和质有密切关系。

(1) 热能：哺乳期所需要的热能同产生的奶量成正比。一般而言，每产生100 ml奶需要376.56 kJ热能。乳母每天所需要的热量比非授乳期增加2 092 kJ。

(2) 蛋白质：每 100 ml 人奶含有 10～15 g 蛋白质，850 ml 乳汁至少需要 10 g 蛋白质。因此乳母膳食中每天应增加蛋白质 20 g。

(3) 脂肪：乳母饮食中的脂肪含量尚无明确标准。母乳中的脂肪含量不受饮食中脂肪多少的影响，但脂肪的种类却与之有关。当饮食中不饱和脂肪酸含量增加时，可增加其在乳汁中的比例。

(4) 矿物质：乳母每日需钙量为 100 mg，铁需要量为每日 20 mg。

(5) 维生素：维生素 A 每日需增加 35 μg，维生素 C 每日需增加 60 mg、维生素 D 每日摄入量不低于 10 mg，维生素 B_1 每日摄入不少于 0.9 mg。

2. 休息与睡眠　哺乳期应保证充足的睡眠，每天应在 8 小时以上。

3. 乳房护理

(1) 乳房卫生：每次哺乳前用温开水(不能用肥皂)擦洗乳头和乳晕。尤其是夏天炎热多汗及乳汁经常外溢的妇女，哺乳后，留一滴乳汁在乳头上，让它自然干燥保护乳头，防止乳头表皮皲裂。哺乳前乳母要洗净双手，哺乳后应用合适的乳罩将乳房托起，有利血液流通，增加泌乳量及预防感染。

(2) 乳儿口腔卫生：当婴儿口腔或口唇周围有感染时要及时治疗，以防细菌由婴儿口腔侵犯乳腺引起乳腺炎。

(3) 合理的哺乳时间及正确的哺乳姿势：每次喂奶双侧乳房轮流进行。先将左侧吸空，然后再吸右侧。下次喂奶时先喂右侧再喂左侧。分娩后第一天婴儿每侧吸吮时间每次为 5 分钟，分娩后第二、三天增加到每次每侧吸吮 7～10 分钟，以后每次每侧吸吮 15～20 分钟。未吸空者用吸奶器将其完全吸空，才能维持乳汁的大量分泌。保持哺乳的正确姿势有利于婴儿充分的哺乳及乳房的排空。产妇可取侧卧位、半坐式、坐式，以全身充分放松和舒适为原则。哺乳时要让婴儿含住乳头和乳晕，这样不仅可以防止乳头疼痛、皲裂，更重要的是只有这样才能使婴儿有效地吸吮，把乳晕下乳窦中的乳汁吸出。

(三) 哺乳期保健措施

1. 母婴同室　母乳喂养应掌握早开奶、按需哺乳的原则。而现行的产婴房工作制度不利于随时哺喂的需要，因此应实行母婴同室，可让母亲与其婴儿一天 24 小时在一起。母婴同室、早开奶、按需喂哺有助于子宫复旧和新生儿体重的回升，同时有助于母婴间感情交流，促进母婴身心健康。

2. 母乳喂养技术指导　成功的母乳喂养是指母亲能完全用母乳喂养婴儿至 4～6 个月。促使母乳喂养成功必须做好母乳喂养技术指导工作。建立母乳喂养常规，对所有保健人员进行必要的技术培训，使其能实施这一常规。向所有的医务保健人员、乳母及其家属以至社会各界大力宣传母乳喂养的优点。产前应指导孕期营养和饮食、检查乳房及乳头的伸展性。如有乳头内陷在妊娠后期应指导孕妇每天用温水洗净乳头后，用手轻轻地牵拉乳头，同时用双手牵拉乳晕皮肤及皮下组织，每次每侧乳房做 5 分钟，每日 2 次。对于无法纠正者，可用玻璃乳罩间接吸乳。

分娩后半小时应进行第一次吸吮。提倡母婴同室，保证按需哺乳。废除开奶前喂糖水常规。帮助乳母正确处理哺乳中所遇到的各种问题：乳头皲裂多发生于初产妇或哺乳方法不当者。乳儿喂奶时必须将乳头、乳晕同时含入口中。禁用肥皂水洗乳头，已发生皲裂时轻者可继续哺乳，严重时应暂停哺乳，用吸奶器将乳汁吸出，局部涂敷 10%复方安息香酸酊或蓖麻油铋剂，于哺乳前洗净。预防乳房胀痛的最好方法是早开奶、勤吸吮、采取正确的喂奶方式。发生乳房胀痛时应坚持勤吸吮，同时可应用热毛巾湿热敷配以双手按摩，自肿胀处向乳头方向轻轻按摩压乳头，排出积乳。形成硬结时，可服用中药散结通乳，常用方剂：柴胡（炒）、当归、玉不留行、通草、漏芦各 15 g，水煎服。

3. 哺乳期用药　部分药物能通过乳腺细胞进入乳汁而影响婴儿。

(1) 抗生素类：正在哺乳的妇女不应使用四环素、氨基糖苷类抗生素和新霉素等药物。

(2) 磺胺类：产后 6 个月以内的婴儿和母亲最好都不使用磺胺类药物。药物进入乳汁后能使葡萄糖-6-磷酸脱氢酶缺乏的婴儿发生溶血性贫血（高胆红素血症、黄疸）。

(3) 镇静安眠药：安定及其代谢产物排入乳汁后能使乳儿昏睡，药物在新生儿体内蓄积还会引起黄疸。当需要使用大剂量安定时，应停止哺乳。

(4) 激素类药物：乳母如服大量的激素，如每日用炔雌醇大于 50 μg、19-去甲睾丸酮衍生物大于 2.5 mg，可引起女婴阴道上皮增生、男婴乳房发育。

(5) 其他药物：放射性碘可有 5%以上进入乳汁而破坏婴儿甲状腺。因此乳母在用放射性碘诊断或治疗时，一定要在检查或治疗停止 10 天后才可哺乳。抗癌药物进入乳汁后能抑制婴儿之骨髓，故应用抗癌药物的乳母应禁止哺乳。

4. 断奶　乳母患有内外科严重疾病或传染病不适宜哺乳者应断奶，可采用以下方法：①苯甲酸雌二醇 2 mg，肌内注射，每日一次，2～3 天；②皮硝 250 g 碾细，用布袋分装包好敷双侧乳房，待其完全潮解后再换皮硝，一般 2～3 天内可见效；③炒麦芽、生麦芽各 30 g，每日一次煎服，3 天即可见效。

5. 哺乳期避孕　资料表明，哺乳时间短，月经复潮早；哺乳时间长，月经复潮迟。58%妇女在月经复潮前没有排卵，5%有可能在月经复潮前受孕。尽管哺乳能抑制排卵、延长生育间隔，但仍应采取适宜的避孕措施。

6. 哺乳期妇女的劳动保护　对未满 1 周岁婴儿的哺乳期妇女，在每班工作时间内应给予两次授乳时间，每次授乳时间单胎为 30 分钟，同时不安排上夜班及加班加点。

婴儿满周岁时，经县（区）以上（含县、区）医院或保健机构确诊为体弱儿，可适当延长授乳时间，但不得超过 6 个月。

哺乳婴儿达 5 名以上的单位，应建立哺乳室，室内应有洗手设施，不得穿工作服进入哺乳室。

哺乳期内，乳母不得接触铅、汞、砷、苯、三硝基甲苯等有毒物质。

（赵维英　郑惠芳）

第五节　更年期保健

更年期是女性生殖机能从成熟到衰退的一个转变时期，也是从生育期进入老年期的生理性过渡阶段。在这一阶段，卵巢功能逐渐衰退直至消失，临床表现的特征是从月经改变到绝经，同时表现一系列内分泌机能紊乱和植物神经系统机能失调。由于生理上的变化会给更年期妇女造成精神上、心理上的困扰，而精神、心理、环境等因素往往会加重更年期症状，严重时会给更年期妇女的身心健康造成极大的危害。因此，使妇女能顺利度过更年期，必须尽可能满足妇女在这一特殊时期的生理、心理、社会等各方面的保健要求。随着机体的逐步适应，体内将会建立新的动态平衡，使更年期症状逐渐减轻或消失。

一、更年期生理、心理改变及表现

（一）更年期分期

1. 绝经前期　指卵巢功能开始衰退至绝经前的一段时间。此段时间中，卵巢内虽有卵泡发育，但多不能发育成熟。这些发育不全的卵泡仍可分泌一定量的雌激素，但因无黄体形成，没有孕激素。临床表现为月经周期不规则、月经周期紊乱，经量多少不一，持续时间长短不一，并可出现潮热、出汗等症状。女性从 40 岁左右起，生殖功能逐渐减退。一般认为，绝经前期开始于 45 岁左右，持续 2～4 年即进入绝经期。

2. 绝经期　自然绝经，通常是指女性生命中最后一次月经，提示卵巢内的卵泡已自然耗竭，或虽尚有少数剩余卵泡，但对垂体促性腺激素丧失反应。我国妇女绝经平均年龄为 49.5 岁，80%在 44～54 岁之间绝经。如于 40 岁以前绝经者，称“卵巢功能早衰”或“早绝经”。根据资料报道，初潮早者绝经迟，初潮晚者绝经早。种族、遗传、营养、孕产史、气候、社会环境等都可影响绝经的年龄。

3. 绝经后期　指月经停止后至卵巢内分泌功能衰退甚至完全消失的时期。由于卵巢功能衰退，雌激素水平降低，导致生殖器官萎缩，第二性征变化。心血管系统、泌尿系统、植物神经系统等及其他代谢方面的变化，使妇女感到自己正在进入老年期，容易出现一些心理上的障碍。60 岁后即进入老年期。

（二）更年期生理改变及临床表现

1. 下丘脑-垂体-卵巢轴的变化

（1）卵泡是卵巢的基本结构和功能单位，卵泡不可逆的减少是绝经发生的原因。由于 30 多年的卵泡消耗，至绝经时已消耗殆尽，即使残留为数极少的卵泡，也都是老化的卵泡，已无功能。由于卵泡明显减少，卵巢体积也相应逐渐缩小，至绝经后，卵巢体积仅为育龄妇女的一半，重约 3 g。绝经后的卵巢，不仅体积小，质地也较硬，表面皱缩。

（2）垂体：更年期卵巢雌激素分泌量降低，不足以对下丘脑发挥负反馈作用。因此垂体分泌大量促性腺激素，血液中促性腺激素量增加。同时垂体促甲状腺激素及促肾上腺皮质激素分泌量也相应增多，可导致甲状腺及肾上腺皮质功能亢进。

2. 生殖系统改变　卵巢的功能有两方面，即生殖功能和内分泌功能。随着卵巢的衰老，卵巢的功能也随之衰退。最早衰退的是生殖功能，45 岁时生育力约下降 95%。随着生殖功能的下降，内分泌功能也开始下降，表现为合成和分泌性激素能力衰退，先是孕激素下降，然后是雌激素，尤其是雌二醇水平的减少，导致更年期妇女发生了一系列生理变化。

（1）月经改变：更年期最早的临床表现为月经改变，其发生率可高达 70%左右，表现为月经周期消失，可数月一次，也可减少至 20 天左右一次，间隔时间无定数，经期明显延长，经量大多较多，严重者可导致贫血。

（2）生殖器官萎缩：绝经后，随着雌激素水平的下降，生殖器官失去性激素的支持，就会逐渐萎缩，发生退行性变化，表现为子宫萎缩变小、子宫内膜萎缩变薄、阴道萎缩变窄，黏膜变薄，皱襞消失，穹隆变浅，阴道和宫颈分泌物减少，导致绝经后性交不适、疼痛或发生性交困难；阴道上皮细胞的糖原含量减少，使阴道酸碱度呈碱性，有利于致病菌的生长繁殖，容易引发外阴炎、阴道炎和尿道炎；雌激素下降，还会导致盆底组织和子宫韧带的退变、缺乏张力而变得松弛，容易发生膀胱膨出和子宫脱垂。

(3) 第二性征改变：表现为阴毛逐渐脱落、变稀，乳房退化，松弛下垂，皮肤干皱，女性体型逐渐消失。

3. 神经、精神状态变化　雌激素水平下降引起植物神经的功能失调，并出现与此相关的一系列症状，临床表现有潮热（又称轰热），出现一阵阵热浪自胸部向颈部，随之再由颈部向颜面部扩散，伴有弥散性或片状潮红，继之出汗，持续时间较短，约 30 秒至 5 分钟左右。轻者每日发作数次，重者达十余次，甚至更多，不论酷暑或严寒，一年四季都会发生。

植物神经系统功能失调还可引起疲乏、头昏、心悸、注意力不集中、抑郁、多疑、情绪不稳、易激动、易烦恼、失眠、多梦等，严重者可表现为消沉，对生活失去信心，甚至出现精神症状。

4. 骨骼系统变化　妇女从绝经前期开始，骨代谢进入负平衡，骨吸收（破骨）和骨质形成（成骨）明显失衡，破骨大于成骨，其结果导致骨量的丢失，导致了骨质疏松以及由此造成的身材变矮、驼背，甚至发生骨折。

5. 内分泌紊乱和代谢变化　进入更年期后，由于雌激素等性激素水平下降，对垂体的抑制功能减弱，导致垂体分泌促甲状腺素、生长激素及促肾上腺皮质激素的水平增加，可能出现乳腺增生、甲状腺功能亢进等，并可促使甲状旁腺激素分泌增加、降钙素分泌下降，引起骨质丢失。β-内啡肽分泌减少，导致潮热和情绪波动。绝经还影响胰腺 β 细胞的功能，使胰岛素分泌和糖耐量均有轻度下降。代谢变化表现为体重增加，体态变胖，糖和脂肪代谢失常，易发生糖尿病和血糖增高，胃肠胀气、便秘，甲状腺功能一时性亢进。

6. 泌尿系统变化　绝经后，雌二醇水平下降，失去雌二醇支持的泌尿道黏膜逐渐变薄，抗炎能力日益减弱，容易发生泌尿道感染。绝经后，雌激素缺少，还会发生尿道膨出，尿道黏膜脱垂、外翻，形成尿道肉阜。雌激素减少还会引起盆底组织松弛，引起尿道与膀胱间的夹角变钝及膀胱括约肌退变、张力下降等，常可引起压力性尿失禁，在喷嚏、咳嗽等腹压增加时，发生不能自控的溢尿。

7. 心血管系统变化

(1) 血压波动：明显，收缩压可明显升高，舒张压也可轻度升高，血压波动与性激素变化无直接关系。

(2) 血管舒缩功能失调：由于丘脑下部控制失调，植物神经系统功能紊乱，部分妇女出现面部潮红、潮热、出汗、出汗后又感发冷的现象。常发生在谈话、工作时，也可在夜间发生。症状有轻有重，轻则数秒钟消失，发生次数少。重则影响工作、学习及日常生活。

(3) 心电图：虽有心悸、胸闷、心前区疼痛，但心电图正常，未发现器质性病变。

8. 皮肤变化　皮肤、皮脂腺、汗腺萎缩、皮下脂肪减少、弹性减退、皮肤皱褶增加、皮肤干燥，可发生全身性和局限性痒。皮肤出现褐黄、深褐色色素斑，好发于暴露部位。

（三）心理改变及表现

约有 70%的更年期妇女由于生理变化而导致心理变化。每个人心理行为同社会有密切联系，各种不同职业妇女更年期后心理状态和情绪反应也不同。70%的农村妇女无植物神经系统障碍，而生活富裕、条件优越、社会地位高的妇女则症状较明显，持续时间较长。因此可认为，体质、经济状况、社会地位、情绪平衡对更年期症状的轻重程度、持续时间均有一定的影响。

1. 焦虑心理反应　紧张、焦虑是更年期常见的一种情绪反应。患者终日顾虑重重、担心衰老、记忆力减退而影响工作。焦虑是变相的恐惧，这种情绪反应，是植物神经系统受到刺激的结果。有的妇女甚至以“生气”及“敌对”的情绪来反映焦虑。

2. 悲观心理反应　精神不集中、记忆力减退，特别是以脑力劳动为主的妇女，往往对更年期的某些症状产生悲观的想法，情绪低落、易激动、情感脆弱。

3. 个性及行为改变　个性改变和情绪不稳定包括多疑、自私、唠叨、急躁，甚至有自杀的念头。

4. 更年期偏执状态　常见有嫉妒妄想、迫害妄想和疑病妄想，涉及对象是家庭成员或关系密切的近邻、家属、同事。常表现情绪易激动、紧张，并发生冲动行为如拒食、自伤、伤人等。

5. 更年期忧郁症　患者情绪忧郁、焦虑、紧张不安、坐卧不宁、搓手蹬足、终日惶惶不安，似有大祸临头的感觉，患者悲观厌世，感到生活几乎不能忍受，自杀企图严重。

二、更年期保健措施

1. 生理卫生知识宣教　更年期是神经内分泌功能发生重大改变的时期，是人生里程中“多事”的阶段。面对生理上如此巨大的改变，以及由此引发的不适，许多人会感到紧张、焦虑和不安，感到惊慌失措和无所适从，进而更会加重症状，甚至导致盲目求医。所以，进行更年期知识的宣教，提高她们对这一阶段的生理变化的认识，了解这是人生中必经的生理过程，有助于顺利度过更年期，平稳地进入老年期。所以，了解不了解更年期一系列生理变化，对能否顺利度过更年期至关重要，而更年期知识宣教是她们获得这方面知识的主要渠道。妇幼保健机构和医院应开设更年期保健门诊以适应更年期妇女的保健需求，社区也应开展各种形式的更年期保健服务。

2. 合理安排生活　更年期可以照常工作，但要注意劳逸结合，切忌过劳。要保证有足够的睡眠时间，每晚睡眠 7～8 小时，中午休息 1 小时。每天安排一定时间进行体育锻炼，如做操、打太极拳、散步、舞蹈、游泳等，以增强体质。但不宜进行剧烈的容易跌倒、损伤的运动，以免发生骨折等损伤。要有精神寄托，这是保持心理健康的重要因素之一。把精力寄托到事业或爱好上，有意识地充实生活内容，开辟生活领域，如学习烹调、书画、种花、养鱼、下棋等，有条件也可外出旅游或参加社区组织的公益性活动。退休者，不宜长时间独自在家，应适当结交朋友，经常交谈、倾诉心中烦恼，达到自我疏导的作用。这些都有利于维持心理平衡和心理健康。社区可以根据各自条件，组织兴趣小组，如书画组、京剧爱好者小组等，以丰富她们的生活内容，做到老有所学，老有所乐。

3. 合理营养　进入更年期后，身体的新陈代谢从需求旺盛走向需求减少，雌激素的减少也对脂肪代谢和糖代谢等产生影响，因此，饮食结构上应有所改变。饮食应按时定量，选用低脂肪、低热量、低盐、低糖、高蛋白及富含维生素、纤维素和钙、铁等微量元素的食物，不偏食，注意营养均衡。要改变轻早餐、重晚餐的不良饮食习惯。不吃或少吃零食及烧烤、油煎食品。通过合理营养及体育锻炼，避免热量过剩引起的肥胖。

4. 养成每天大便的习惯　妇女进入更年期后，由于肌肉松弛，活动减少，肠蠕动也往往减少，容易发生便秘。要养成每天大便的习惯，预防便秘。

5. 定期健康检查和妇女病普查　更年期是一些老年疾病及癌瘤的好发时期，如高血压、冠心病、糖尿病、骨质疏松症及生殖器官和乳房的癌肿等。应坚持定期进行健康检查和妇女病普查，有助于及时发现和诊治，有利于取得较好的治疗效果。目前，社区内除专职家庭妇女外，还有不少下岗失业者、退休者、个体商贩及无业者等，她们不是没有工作单位，就是与原工作单位脱离了关系，社区应该关心、帮助她们，创造条件组织妇女病普查普治。

6. 适度性生活　现代医学研究认为，性欲是伴随人终生的，更年期夫妇只要身体健康状况许可，仍应安排适度的性生活，这是正常的生理和心理的需要。适度性生活对健康是有益的。性生活中，人体内可产生内啡肽，它能使人兴奋，感受欣快，消除紧张、低落及沮丧的情绪，缓解或消除焦虑、压抑的心情，代之以良性的心理状态，增强自信心，这也有助于缓解更年期生理变化所带来的不适。和谐的性生活可以调节和增进夫妻感情。资料提示，能维持适度性生活的老人，他们的寿命比丧偶、离异独居者平均要延长 8～10 岁。

7. 性激素的补充　性激素补充疗法是缓解更年期综合征、骨质疏松症、老年性阴道炎及老年性痴呆的有效措施，近年来还报道有预防结肠癌和直肠癌的作用。性激素补充疗法必须在妇科医师的监护和指导下应用，并应按时进行随诊。正确使用有助于提高更年期妇女的生活质量，也是更年期保健的一个措施。

8. 更年期计划生育　更年期妇女生育能力开始下降，但仍有妊娠可能，而且更年期妇女人工流产的危险性大大高于年轻妇女，因此必须采取可靠适宜的避孕措施。

月经正常的妇女仍可采取宫内置环避孕。对于月经改变明显的妇女应避免宫内置环，更年期妇女可采用阴道隔膜和男方使用避孕套避孕。但由于阴道分泌物减少，黏膜萎缩、变薄，使用阴茎套时适当加用避孕软膏。

9. 提高自我监护能力　在定期妇科普查的同时，应在更年期妇女中普及卫生保健知识，提高她们的自我监护能力。

(1) 白带：正常情况下，更年期雌激素水平下降，白带量较育龄期减少。当生殖器出现炎症或肿瘤继发感染时，白带往往显著增多。一旦发现白带量明显增多或出现脓性白带、血性白带、黄水样白带等异常情况时，应及时就诊，除阴道、宫颈炎症外，应高度警惕宫颈癌、子宫内膜癌的可能。

(2) 阴道出血：阴道出血可来自外阴、阴道、宫颈和子宫内膜，以来自子宫者为最多。绝经前期周期不规则的阴道出血，同时有血量增多或流血时间延长，常为无排卵型功能失调性子宫出血，但应首先排除子宫内膜癌。绝经后出血系指闭经 1 年以后又发生子宫出血，以点滴出血多见，但也有超过月经量的出血，一旦出现绝经后出血应立即就诊，必要时行分段诊刮排除恶性肿瘤。

(3) 外阴：发现外阴肿块应注意肿块的质地、境界、颜色，要及时就诊，尽快排除急慢性感染性病变及恶性肿瘤，必要时作活检及病理学检查，明确肿块的性质。

(4) 盆腔：发现盆腔包块应立即就诊。即使能明确排除恶性肿瘤，仍应坚持定期随访，必要时手术治疗。

(5) 乳房：更年期也是乳癌的高发年龄，应坚持按照乳房自查的三步手法每月进行 2

次乳房检查，应特别注意检查乳房外上象限，触及包块也应及早就诊。

10. 更年期心理保健

(1) 根据更年期妇女心理活动的特点，有意识地采取各种措施，维护和增进心理健康，提高妇女对生理、社会、环境变化的适应能力，预防身心疾病的发生，以顺利度过更年期，这是更年期心理卫生的任务和目的。

(2) 要使家庭、保健机构和社会各部门都认识到更年期保健的重要意义和内容。积极宣传普及和提高对更年期生理与心理卫生知识的认识，纠正对更年期综合征的错误看法和偏见。家庭成员、邻居、同事、单位领导对更年期妇女应当理解、体谅、容忍和关怀，为她们创造一个良好的家庭和社会环境。

(3) 学会通过自我调节和控制，保持乐观情绪。要做到这一点，首先对自己、对丈夫、对子女、对同事和领导的期望不应当太高。这样就不会常常因失望而产生悲观情绪。其次要学会宣泄自己的消极情绪，主动向可信赖的人倾诉内心的忧郁和痛苦，加强人际交流是解除精神负担的一个重要方法。

(4) 消除传统观念的影响，要确信更年期保持正常的性生活有益于心理和生理健康，有益于延缓衰老的过程。

(5) 适当使用情绪调节剂，如利眠宁、舒乐安定、多虑平等，以帮助克服紧张焦虑、心神不宁的状态，改善睡眠。

(6) 对于情绪障碍较为明显的患者，如更年期忧郁症、更年期偏执状态等，应在精神科医师指导下使用有关精神药物。

三、更年期常见健康问题和疾病的处理

(一) 更年期综合征

更年期综合征是指卵巢功能减退，雌激素减少或缺乏而引起的以月经改变、植物神经系统功能紊乱为主要症状，同时伴有心理、神经精神及骨髓肌肉等一组症状群。临床表现多种多样，症状程度也存在明显个体差异。症状表现及疾病特点与绝经年限密切相关，围绝经期症状较明显。常见临床表现及处理方法介绍如下。

1. 月经改变

(1) 月经稀发：表现为月经周期延长数天至数月不等，经期缩短或延长，经血量减少，也可表现点滴少量出血。月经稀发者有时也表现在短期停经之后大量阴道出血。处理方法：①周期延长，经期不长且出血不多者可暂不做特殊处理；②经期延长，点滴出血淋漓不净，B超显示子宫内膜薄(<0.5 cm)，或伴有更年期症状者，可补充雌激素以修复内膜减少出血；③周期延长，子宫内膜增厚，应及时使用孕激素撤血调整周期，避免内膜过厚脱落时月经量过多。

(2) 月经频发或紊乱：月经周期缩短，10～20天，或表现周期紊乱不规则，经期延长或持续出血。出血量多少不等，常见出血多者，严重者继发贫血。B超常显示子宫内膜增厚，性激素测定示孕酮缺乏，诊断刮宫病理见不同程度子宫内膜增生。处理：①以调整周期、减少出血为原则。可采用雌、孕激素序贯疗法。常用雌激素有倍美力、戊酸雌二醇、17-β-雌二醇等。周期后半期加用孕激素，常用安宫黄体酮、炔诺酮(妇康片)、黄体酮针剂等。②酌情给予对症处理，如止血、抗贫血治疗。

(3) 闭经:月经停止 6 个月以上,可发生于月经紊乱后,也可见于月经周期规律者。闭经同时常出现不同程度更年期综合症状。处理:①性激素测定判断闭经原因;也可采用孕激素撤血试验,如撤血阳性,提示孕激素缺乏,雌激素尚存。②更年期症状可给予性激素治疗。

2. 血管舒缩功能障碍　血管舒缩功能障碍的最常见症状是潮热、出汗、血压波动、心悸等。患者常自觉由胸部向面部、颈部发作性轰热感,并伴有皮肤潮红,逐渐漫及全身皮肤。热涌之后可出汗甚至大汗,汗后可出现畏寒。潮热发作时间、程度与频率因人而异,轻者仅为晨间出现,重者频繁发作昼夜均见并随环境温度增高、情绪激动等因素影响而加重。

处理:①性激素补充疗法。已绝经的患者选用雌、孕激素连续联合方法,常用妊马雌酮(商品名倍美力),剂量 0.3～0.625 mg 加甲羟孕酮 2 mg,每日或隔日口服;17－β-雌二醇或戊酸雌二醇(商品名补佳乐)1 mg 加甲羟孕酮(商品名安宫黄体酮)2 mg,每日 1 次或 2 日 1 次服用。也可选用利维爱 2.5 mg,每日或隔日口服。②不宜使用性激素者可服用中药、更年安、坤宝丸、地黄丸类。③α 受体阻断药可乐定 0.15 mg,每日 2～3 次,以缓解潮热症状,植物雌激素如大豆异黄酮对缓解潮热可能有效。

3. 神经精神症状　更年期雌激素水平波动或下降均会出现神经系统功能紊乱的症状,如精神紧张、焦虑、失眠、恐惧感、情感脆弱、爱哭、情绪低落、抑郁、对工作生活失去兴趣,常回避社交,记忆力下降、乏力、疲劳、注意力不能集中、头昏,甚至食欲降低或亢进等。症状重者可影响工作和生活。

处理:①性激素治疗,更年期神经精神症状发生的主要原因是性激素问题,性激素治疗仍是首选和有效的方法。②镇静剂,可酌情给予适量镇静剂帮助睡眠,如地西泮(安定) 5 mg,睡前服用;谷维素 20 mg,口服,每日 3 次,有助于调节植物神经功能;③对精神症状重者,建议精神科共同联合治疗更为有效。④心理治疗、健康知识宣教、有益的生活方式及运动指导,也是改善更年期症状的有效措施。

4. 心脏症状　更年期妇女较常见的心脏症状为胸闷、心前区不适、心悸、阵发性心跳加快加强、心律不齐甚至濒死感。有的患者血压波动大,心电图无异常或有轻度供血不足改变。夜间症状发作者多见,但心脏客观检查指标无明显异常。有些患者可出现轻度脂质及糖代谢障碍。

处理:性激素治疗能明显缓解症状,但应做心内科相关检查除外器质性病变后应用。可配合对症、中药及心理治疗。

5. 骨关节肌肉症状　常出现腰背痛、关节痛和僵硬及肌肉酸痛。关节症状常在晨起明显。已知当雌激素缺乏时骨钙大量丢失且关节韧带纤维组织也同时发生退变,从而引发骨关节和肌肉症状。

处理:性激素治疗有效。疼痛明显时可选用镇痛抗炎类药物如布洛芬(芬必得)、双氯芬酸(扶他林)等。补充钙剂有助于骨健康和改善症状。

6. 其他症状　咽部异物感、耳鸣、眼睛干涩、皮肤干燥、刺痛及蚁走感等症状。有些妇女易感冒、口腔黏膜干燥出现溃疡及胃肠不适等。

处理:先排除各系统器官器质性病变,确定系更年期问题,采用性激素治疗、心理治疗,增加户外有氧运动能改善症状。

（二）更年期功能失调性子宫出血

更年期功能失调性子宫出血（简称更年期功血）是因卵巢功能衰退，卵泡不能发育成熟、排卵所致，是一种无排卵型的月经不调。

更年期功血的阴道出血有各种不同的表现，如月经周期紊乱，可停经数周或数月发生出血，或为经期延长、经量增多。出血多或时间长，常可导致继发性贫血，伴有头昏、乏力、心慌、失眠等症状。

更年期功血前，应先排除生殖系统器质性病变及全身性疾病。血性激素测定提示促性腺激素（尤为促卵泡激素）水平升高，雌激素浓度降低，才能初步诊断。为排除宫腔内病变，还须行诊断性刮宫，根据子宫内膜病理检查结果才能确诊。

处理：更年期功血的治疗原则为止血，调整周期，减少经量，纠正贫血。①止血：诊断性刮宫：通过刮宫可立即制止子宫出血，又可通过子宫内膜病理检查，明确病变性质，决定治疗方案；药物止血：黄体酮每日 20 mg，肌内注射，共 5 日；也可用甲羟孕酮（安宫黄体酮）每日6～8 mg，口服，共 7～10 日。若估计病人出血量可能较多，可加用丙酸睾丸酮每日25～50 mg，肌内注射，共 3 日。②调整周期：口服短效避孕药：避孕药Ⅰ号或Ⅱ号均可选用，均能控制月经周期；雌、孕激素联合治疗：妊马雌酮（倍美力）0.625～1.25 mg 及甲羟孕酮（安宫黄体酮）4 mg，于出血第 5 日起，两药并用，每晚 1 次，连服 20 日，停用药物后出血，血量较少。③纠正贫血：轻度者给予铁剂及维生素 C，严重者可少量多次输新鲜血。

更年期功血经诊断性刮宫确诊后，应坚持进行调整周期治疗，否则，不久又有可能再次发生更年期功血。反复发作将会严重影响身心健康。

（三）老年性阴道炎

更年期妇女由于卵巢退变、萎缩，雌激素水平下降，出现阴道黏膜变薄、阴道酸碱度变成碱性等改变，使阴道的防御能力下降，容易发生阴道炎。由于老年性阴道炎的主要原因是卵巢功能衰退，这是无法挽回的生理改变，临床表现为阴道干痛，烧灼感。外阴出现皲裂，阴道干燥、潮红，阴道壁可见点、片状出血斑点。有时有不规则少量阴道出血。合并感染可伴有阴道分泌物色黄、量增多、有异味。性交困难、疼痛。

处理：一般的消炎治疗后容易反复发作。发病后应进行正规治疗，在医生的指导下，进行性激素治疗，有助于提高疗效，减少复发。①增加阴道酸度：1%乳酸溶液或 0.1%～0.5%醋酸溶液冲洗阴道，每日 1 次，以增加阴道酸度，抑制细菌生长繁殖。②甲硝唑200 mg或氧氟沙星 100 mg，置于阴道深处，每日 1 次，7～10 次为 1 疗程。③增加阴道抵抗力：炎症较重者，需用雌激素制剂。妊马雌酮（倍美力）软膏 0.5 g，注入阴道，每日或隔日 1 次，共 7 次；也可用尼尔雌醇 2 mg，置入阴道，半个月 1 次。全身用药可口服尼尔雌醇2 mg，半个月 1 次。用药应维持 2～3 个月。乳腺癌或子宫内膜癌患者禁用。

（四）骨质疏松症

绝经后骨质疏松症是绝经后妇女的常见病，与雌激素水平下降有关，累及全身所有骨骼，由于骨质丢失，使骨皮质变薄，骨小梁稀疏、断裂或消失，导致骨骼脆性增加，容易发生骨折。

骨质疏松症对人体的危害是显而易见的。它可引起腰酸背痛、身高变矮和驼背，影响生活质量，更为严重的可导致骨折。骨折不仅带来痛苦，活动受限，而且骨折引起的并发症，如静脉血栓症及继发感染，常可导致死亡。

处理：骨质疏松后，迄今尚未发现安全有效的重建骨质的方法，药物治疗只能缓解或中止骨质丢失，因此，预防比治疗更重要。①从青少年时期就应保证有足够的钙摄入，努力提高骨量的峰值，有利于减轻或延缓骨质疏松的发生。绝经后妇女每日应摄入1 000～1 500 mg钙，除从食物中补充外，还可补充钙制剂和维生素D；②适当运动可改善骨骼血液供应，有利于骨量的增加；③适当的日光浴有利于皮肤合成活性维生素D，促进肠道吸收钙质；④性激素补充疗法是防治绝经后骨质疏松的有效方法，由于绝经后的前5年内，骨质丢失最明显，因此绝经后应尽快补充性激素；⑤服用抑制骨吸收的药物，如降钙素和双磷酸盐类制剂，有助于抑制骨吸收，增加骨量；⑥日常生活中，注意自我保护，防止跌跤、碰撞导致骨折。

（五）妇科恶性肿瘤

更年期妇女是妇科恶性肿瘤的好发年龄，常见的恶性肿瘤有宫颈癌、子宫内膜癌、卵巢癌及乳腺癌。早期的恶性肿瘤常无症状，一旦出现症状常已是较晚期的癌瘤了，晚期癌瘤的治疗效果常常较差。所以，对恶性肿瘤做到早发现十分重要，只有做到早发现，才有可能做到早诊断和早治疗，获得较好的疗效。要做到早发现，最重要的措施是定期进行妇女病普查，千万别被“良好”的自我感觉给贻误了。

1. 宫颈癌　子宫颈癌是妇科最常见的女性生殖器官恶性肿瘤，发病率占女性生殖系统恶性肿瘤第一位。新中国成立以来，经过连续大面积的妇女病普查普治，发病率明显下降。近年来，不少退休后妇女，由于单位不再组织她们普查，而自己也不进行普查，因此，宫颈癌时有出现，应引起重视。

宫颈癌的病因尚未明确，但与以下因素有密切关系：①早婚（包括婚前过早性生活）、早育、多产、性紊乱；②宫颈病变，如宫颈糜烂、外翻、裂伤；③阴茎包皮垢；④病毒感染，主要为人乳头瘤病毒（HPV）、单纯疱疹病毒Ⅱ型（HSV-2）及巨细胞病毒（CMV）；⑤吸烟。

早期宫颈癌无症状，无明显体征，与慢性宫颈炎无明显区别，早期发现须依赖普查，定期进行宫颈刮片细胞学检查（简称宫颈刮片）。宫颈刮片是早期发现宫颈癌及癌前病变的首选方法，宫颈刮片报告采用“巴氏5级分类法”：Ⅰ级正常，Ⅱ级炎症引起，Ⅲ级可疑，Ⅳ级可疑阳性，Ⅴ级阳性。Ⅱ级者可按炎症治疗后重复刮片检查，Ⅲ、Ⅳ、Ⅴ级者应重复刮片检查，并行宫颈活组织检查以确诊。近年来，有些医院已采用国际上推荐应用的Bethesda系统做宫颈/阴道细胞学报告的依据。

宫颈癌是可以预防的癌，预防应从以下几方面着手：①定期参加妇女病普查普治，通过宫颈刮片筛查，及时诊断和治疗早期宫颈癌及癌前病变；②宣传和落实晚婚、晚育、计划生育，加强性卫生和外生殖器卫生，治疗男方包茎和包皮过长、尖锐湿疣等宫颈癌致病因素；③积极治疗宫颈糜烂，重视分娩期保健，预防宫颈裂伤，发现宫颈裂伤应及时修复；④重视宫颈癌的早期信号——性交后出血、血性白带，及时就诊，有助于发现早期癌瘤及争取良好预后。

2. 子宫内膜癌　子宫内膜癌又称子宫体癌，也是常见的女性生殖系统恶性肿瘤，好发于50岁以上绝经前后的妇女，近年来发生率持续上升，似有与宫颈癌一比高下的趋势。

子宫内膜癌的病因尚不明确，现公认与以下因素有关：①雌激素的长期持续的刺激，如子宫内膜增生过长、多囊卵巢及绝经后长期服用雌激素等；②未婚、未育、少育；③肥胖、高血压、糖尿病；④遗传因素，约有20%的子宫内膜癌患者有癌症家族史。

子宫内膜癌早期症状是绝经后不规则阴道出血，出血量较少，应及时就诊。尚未绝经者，则常表现为经期延长、经量增多，或非月经期间出血。对这两类阴道出血者，都应进行诊断性刮宫检查或宫腔镜检查，有助于早发现、早诊断、早治疗，争取较好的预后。

子宫内膜癌的确切病因尚不明了，但以下措施有助于预防子宫内膜癌：①加强防癌宣教，重视早期症状，出现阴道不规则出血，不论出血量多寡，尤其是绝经后妇女，应及时作分段诊断性刮宫，以明确诊断；②高危人群如未婚、未育、少育、肥胖、高血压、糖尿病及有肿瘤家族史等妇女，应格外警惕。若出现阴道不规则出血应及时就诊，认真检查，严密随访，并可每年做一次B超检查，检查子宫内膜厚度，有助于早期发现子宫内膜癌；③重视对子宫内膜增生过长、多囊卵巢、卵巢女性化肿瘤等疾病的治疗，以调整体内雌激素水平；④严格掌握雌激素使用适应证，尤其是绝经前后妇女，更应从严掌握，必须应用时应加用孕激素。

3. 卵巢癌　卵巢癌也是常见的女性生殖系统恶性肿瘤，至今缺乏有效诊断方法，治疗后的5年生存率较低，徘徊在25%～30%。随着宫颈癌和子宫内膜癌诊断、治疗技术的进展，卵巢癌成为对妇女健康和生命威胁最大的癌瘤。卵巢癌可发生于任何年龄，其发病率又随着年龄增长而增加。

卵巢癌的确切病因尚不清楚，可能与以下因素有关：①与遗传和家族因素有关，20%～25%患者有家族史；②初潮早、绝经迟、未婚、未育；③不良饮食习惯与发病有关，高脂肪、高蛋白质、高热量的饮食与卵巢癌发病呈正相关。

卵巢癌位于盆腔深处，不易早期诊断，常常到晚期才发现，影响治疗效果。腹部自查和定期妇女病普查是早期发现卵巢癌最有效的措施。除进行盆腔检查外，B超检查是发现卵巢肿瘤的重要帮手，尤其在腹壁过于肥胖的妇女，妇科盆腔检查结果不满意时，更需要B超协助。腹腔镜检查也已成为诊断卵巢肿瘤的重要手段。

腹部自查是发现卵巢肿瘤及子宫肌瘤等盆腔肿块的简便、有效的措施。具体方法为：清晨醒后，先莫解尿，借助充盈的膀胱将子宫、附件顶举出盆腔，进入腹腔，为自查创造条件。然后，屈曲双膝，使腹壁放松，用手指掌面触摸下腹壁，仔细体会有无包块、包块大小、质地及活动度。中等大小(约成人手拳大小)的卵巢肿瘤等盆腔肿块，大多能通过腹部自查而发现。建议每月自查1次，有助于及时发现盆腔肿块。

由于卵巢癌的病因不明，故难以预防。以下措施可能对卵巢癌的预防有所裨益：①科学、合理的饮食，改变高脂肪、高蛋白质、高热量的“三高”饮食；②高危妇女建议口服避孕药，有助于预防卵巢癌；③积极参加定期妇女病普查，30岁以上妇女应每年进行一次，高危妇女应半年一次，并作B超检查；④对卵巢实性肿瘤、囊肿直径大于5 cm者，应及时剖腹探查或腹腔镜手术，予以切除，高危妇女尤应及早切除；⑤对绝经后可触及的卵巢应予重视，结合CA125等检测结果异常者，应予剖腹探查。

4. 乳腺癌　乳腺癌是妇女常见的恶性肿瘤。我国以往乳腺癌的发病率并不高，但近年来，由于社会节奏加快和生活方式的改变，乳腺癌发病率呈上升趋势，已居妇女恶性肿瘤的首位，高于子宫癌，且发病年龄提前。

乳腺癌的病因尚未完全了解，调查资料显示，以下因素与发病有关：①遗传因素与发病有关；②初潮早、绝经迟、初产年龄大、产后不哺乳者；③高动物脂肪的饮食者及肥胖的妇女；④乳腺良性疾病，如乳腺小叶增生、乳腺纤维瘤等，发病机会可能增加。

乳腺癌发生于体表，为早期发现提供了可能。乳腺癌的临床表现有：①乳房肿块是乳腺癌出现最早的症状，大多可通过自查发现。早期表现为患侧乳房出现无痛性肿块、表面不光滑、边界不清楚、活动度小。②乳头溢液的发生率较低，约为10%，乳头溢液为唯一症状者少见，大多伴有乳房包块。溢液的性质可为血性，也可为浆液血性或水样溢液。③乳头内陷，俗称"瞎乳头"，系因癌灶侵及乳头，牵拉乳头，使乳头回缩、内陷所致。④局部皮肤因与肿瘤粘连可出现凹陷，酷似酒窝，称为"酒窝征"。癌细胞侵犯、堵塞皮下淋巴管，出现真皮水肿，呈橘皮状，称"橘皮样变"。⑤癌瘤转移者，腋窝及锁骨上淋巴结较大、质地较硬、活动性较差、有时可相互融合。⑥乳头湿疹样乳腺癌者，可表现为乳头、乳晕皮肤粗糙，糜烂或溃疡，有时表面覆盖黄褐色鳞屑样痂皮，有的乳晕区可触及肿块。

发现乳房包块后，可通过B超检查及X线钼靶检查等协助诊断，乳房包块细针穿刺细胞学检查及活检有助于进一步确诊。

乳腺癌的病因虽未清楚，但以下措施有助于对乳腺癌的预防：①建议初产年龄不宜过大，以30岁以内生育为宜，产后尽量哺乳；②合理膳食，改变"三高"饮食，适当锻炼，防止肥胖；③加强乳腺病普查，每年应进行一次，乳腺癌高危人群半年普查一次为宜；④养成每月对乳房自查一次的习惯，发现异常，及时到医院就诊。

乳房自查的方法：利用沐浴时自查最为方便。裸露胸部，站立于镜前，仔细观察两侧乳房、乳头是否对称，有无"瞎乳头"、"酒窝征"及"橘皮样变"，乳头有无分泌物、糜烂或溃疡。接着，将左手上举放于脑后，用右手中间三个手指的掌面，紧贴左侧乳房皮肤，以乳头为中心，慢慢由内向外顺时针方向，边触摸，边移动，仔细体会有无包块及其性质，查完左乳房，再查左侧腋窝有无包块。然后，同样方法检查右侧乳房和腋窝。最后，挤压两侧乳头，观察有无溢液及其性质。

（郑惠芳）

第六节 节育和避孕保健

节育和避孕是属于同一范畴又略有区别的两个概念。节育是一个总概念，是节制生育，包括阻断妊娠各个环节的避孕绝育，也包括终止胚胎或胎儿发育的人工流产。避孕是节育的一部分，即避免受孕的预防措施，包括采取避孕药具和手术方法达到暂时或永久阻止受孕的目的。人工流产作为避孕的一种补救措施，但不能代替避孕。为做好计划生育工作和保障生育期年龄妇女的身心健康，应加强节育和避孕保健。

一、节育和避孕保健的内容

1. 节育和避孕方法的咨询与指导　详细了解服务对象的要求与问题，帮助其对节育方法进行"知情选择"，并指导正确使用，做好随访与反馈。

2. 开展以社区群体为对象的生育调节保健服务　深入社区、家庭进行生育调节方法的主动服务，并对社区群体中推行各种节育方法的可接受性、安全性及副反应进行流行病学调查研究，为保健服务提供理论依据。

3. 对“高危”人群重点提供生育调节服务　对“高危”人群如哺乳期妇女、剖宫产术后、多次人工流产史、有子宫手术史、子宫畸形、严重全身性疾病者等，及时提供重点服务，避免意外妊娠所造成的不良后果。

4. 健康教育和节育方法保健服务　通过各种形式，传播有关生育调节的科学知识，改变不科学的生育观、不正确的态度和行为，提高自我健康能力，及时评估教育效果。对各种节育方法进行技术服务及技术质量管理。

二、避孕方法及副反应和并发症处理

(一) 药物避孕

1. 适应证　健康的育龄妇女均可服用。

2. 禁忌证

(1) 严重的心血管疾病；

(2) 急、慢性肝炎与肾炎；

(3) 血栓性疾病与血液病；

(4) 糖尿病、甲亢等内分泌疾病；

(5) 恶性肿瘤、癌前病变及子宫、乳房有肿块者；

(6) 哺乳期；

(7) 月经稀少；

(8) 年龄大于40岁，或大于35岁的吸烟妇女。

3. 常用制剂类型

(1) 复方短效口服避孕药：国内常用的制剂有复方炔诺酮片(口服避孕片1号)、复方甲地孕酮片(口服避孕片2号)和复方18甲基炔诺酮，它们都是不同类型的雌、孕激素复方制剂。自月经周期第5日开始，每晚口服1片，连服22日，不能间断。若中间漏服应于次日晨补服1片。一般在停药后3日左右发生撤药性出血。

(2) 长效口服避孕药：国内常用长效避孕药有复方炔雌醚-18-甲基炔诺酮、复方炔雌醚-氯地孕酮和复方炔雌醚-氯地孕酮-18-甲基炔诺酮。自月经周期第5日服第1片，第10日服第2片，以后每月月经第5日服1片。长效避孕药停药时，应在月经周期第5日开始服短效避孕药3个月，作为停服长效避孕药的过渡。

(3) 长效避孕针：常用的长效避孕针剂有复方己酸孕酮(避孕针1号)、复方甲地孕酮等，第1个月于月经周期第5日和第12日各肌内注射1支，以后在每次月经周期第10～12日肌内注射1支，一般于注射后12～16日发生月经样出血。月经频发或经量过多者不宜采用。

(4) 速效避孕药(探亲避孕药)：速效避孕药主要是通过改变子宫内膜形态和功能，不利于受精卵着床；使宫颈黏液变稠，不利于精子穿透；月经前半期服用药物还有抑制排卵的作用。服药时间不受经期限制，适用于短期探亲夫妇。常用制剂有：①炔诺酮片：每片5 mg。探亲期在14日以内，于性交当晚及以后每晚服1片；探亲期超过14日，可改服口服短效避孕药1号或2号至探亲结束，停药后7天发生撤药性出血；②甲地孕酮：性交前8小时服1片，当晚再服1片，以后每晚服1片，直至探亲结束的次日晨加服1片；③事后探亲片(53号避孕药)：性交后立即服1片，次日晨加服1片。服药时间不受月经周期限制，也不需要连续服药，但副反应发生率较高，多用于性生活后的紧急避孕；④ 甲醚抗孕丸：探亲当日中午含服1丸，以后每次性交后服1丸。

4. 药物副反应的处理

(1) 类早孕反应：表现为胃纳差、恶心、呕吐及乏力等。轻者不需处理，数日后可自行缓解；较重者需1～3周后消失。可口服维生素 B_{12}、维生素C、山莨菪碱10 mg，每日3次，连续服用1周。

(2) 月经影响：服药后月经变规则、经期缩短、经量减少、痛经减轻或消失。用药过程中，出现闭经应停药。服药期间，少数人可出现阴道不规则出血，量少。出现于前半期者，系雌激素不足所致，可每晚加服炔雌醇0.005～0.015 mg，加服至与避孕药同时停药；出现于后半期者，系孕激素不足，可每晚加服避孕药1/2片～1片，同时服至第22日停药。出血量多如月经，应即停药，于出血第5日开始下一周期服药。

(3) 体重增加及色素沉着：少数服药者可出现，系药物所致，建议避免日光照射，必要时可更换单纯孕激素制剂。

(二) 宫内节育器避孕

宫内节育器(简称节育器)，一次置入宫腔，可避孕数年，是一种相对安全、简便、有效、经济、长效的可逆节育方法。目前，节育器种类繁多，大致可分为惰性及活性节育器两大类。活性节育器又可分为带铜节育器和药物释放节育器两类。

1. 适应证　要求放置节育器的育龄妇女。

2. 禁忌证

(1) 月经过多、过频；

(2) 急性生殖道炎症；

(3) 生殖器官肿瘤；

(4) 宫颈口松弛、重度陈旧性宫颈裂伤及子宫脱垂；

(5) 子宫畸形；

(6) 严重全身性疾病等。

3. 放置时间　月经干净后3～7日放置；人工流产后可立即放置；产后3个月及剖宫产术后半年放置；哺乳期应排除早孕后放置。

4. 放器术后注意事项　术后休息3日，2周内忌性交及盆浴，放器后必须定期随访，最好放器后1个月、半年及1年复查环位1次，以后每年复查1次。

5. 宫内节育器取出术　因副反应治疗无效或出现节育器嵌顿、感染者；改用其他避孕措施或绝育者；计划再生育者；节育器已满放置年限者；绝经半年至1年者，均为取器适应证。取器时间为月经后3～7日。

6. 宫内节育器的副反应及处理

(1) 月经异常：异常常发生于放置节育器后1年内，尤其是最初3个月内。表现为经量过多，经期延长或周期中点滴出血。月经过多者应补充铁剂和有关止血药；对治疗2～3个周期仍未见成效者，应考虑更换节育器或改用其他节育措施。

(2) 腰痛及下腹疼痛：应复查节育器位置，若节育器过大或下移者，劝其取出节育器；若节育器正常，可酌情给予颠茄或阿托品治疗，治疗无效者可劝其取出节育器，改用其他避孕措施。

(3) 感染：可因放置时无菌操作不严或因节育器尾丝导致上行性感染。若生殖道本身存在感染灶，亦是促使感染急性或亚急性发作的原因。一旦发生感染，应立即取出节育器，并用抗生素积极治疗。

(4) 节育器异位或嵌顿：如节育器放置时部分器体嵌入子宫肌层、异位到肌层及子宫外或在放置时子宫穿孔。出现异位和穿孔应立即转诊至上级医院手术取出。

(5) 取节育器困难：因放置节育器时间长，部分节育器陷于子宫内膜基底层，或绝经后子宫萎缩，取节育器困难，应在B超诊断或X线诊断后，先经阴道搔刮后取出。绝经后子宫小者可先用尼尔雌醇2 mg，每2周1次，共6次，待子宫稍大后取节育器。

(6) 脱落及带器妊娠：节育器脱落，多发生于放器后第一年，约半数发生在前3个月，且常在月经期脱落。因此，放器后第一年内应定期随访；带器妊娠易致流产，若未发生应人工终止。节育器能有效地防止宫内妊娠，却无防止宫外妊娠能力。

(三) 输卵管绝育术

输卵管绝育术是通过手术阻断输卵管，达到永久性节育的措施，这是一种安全的、可逆性较高的节育方法，对于因种种原因需要复孕的妇女，可行输卵管吻合术，其复孕成功率可达80%左右。

1. 适应证

(1) 自愿要求行绝育手术，无禁忌证；

(2) 患有严重的全身性疾病，不宜生育者，可采取治疗性绝育术。

2. 禁忌证

(1) 各种疾病的急性期；

(2) 全身情况不良，不能胜任手术者；

(3) 腹部皮肤有感染灶；

(4) 急、慢性盆腔炎及盆腔有粘连者；

(5) 严重的神经官能症者；

(6) 24小时内两次体温达到或超过37.5℃。

3. 手术方式

(1) 经腹输卵管结扎术：阻断输卵管方法有：①手术结扎或切除，如抽芯近端包埋法、双折结扎切除法、峡部切除结扎法、输卵管切除术等。②金属夹阻断用不锈钢夹或银夹。③电灼或激光使输卵管腔闭塞。

(2) 经腹腔镜输卵管绝育术：阻断输卵管的方法有：①电灼法烧灼2 cm左右，取下烧灼后的一段输卵管。②金属夹法则以铁夹钳夹于输卵管。③硅橡胶环套法，将输卵管峡部提起套以硅橡胶环。

(3) 经宫腔输卵管绝育术：目前我国使用较广的是高分子黏合剂黏堵法。黏合剂注入输卵管腔后破坏黏膜，引起管壁组织肉芽增生，形成纤维疤痕组织，闭塞管腔。以后如需再通，成功可能性极少。

4. 输卵管绝育术并发症及处理原则

(1) 脏器损伤：常见有膀胱损伤、肠系膜损伤和肠道损伤。一旦发生应于手术时立即进行修补术，术后用抗生素预防感染，放置保留尿管或腹腔引流器。

预防：术前一定要按常规操作，术前排空膀胱，放置尿管，切口不宜过低，以在耻骨上

3 cm为宜，手术中找输卵管时要轻柔，必要时延长切口。

(2) 出血：常见有切口血肿、输卵管系膜血肿。如系膜血肿，应延长切口，打开输卵管系膜之腹膜层缝合止血。腹壁切口出血时应以预防为主，即切口应仔细止血，手术后仔细检查有无活动出血，再行缝合切口。

预防：术前检查出凝血时间，手术中找输卵管要操作轻柔，找管困难时应延长切口以暴露充分。

(3) 感染：多见切口感染及盆腔炎两种。术后一旦发现，则应积极治疗，除给以大剂量抗生素外，应及时作病灶处理。

预防：严格操作规程和掌握适应证和禁忌证，术前应作好盆腔检查。

(4) 月经紊乱：如结扎术前月经正常，术后月经紊乱持续3个周期以上，则可能与绝育术有关。一般临床表现为周期短、经量多，妇科检查无阳性体征。可给予口服避孕药如复方炔诺酮、短效复方18-甲基炔诺酮等作周期治疗，共3～6个周期。结扎输卵管引起的月经紊乱治疗困难，应以预防为主。

(5) 盆腔淤血症：是较少的并发症。病人常感腰痛、下腹不适、性生活疼痛等症状，双合诊时附件区压痛，B超下可见静脉怒张影像，病人膝胸卧位后症状减轻，站立时加重。该症状较轻时可对症治疗，如少站立、减轻劳动量；重时需作手术切除淤血侧附件，或作子宫切除，应注意保留卵巢。

预防：作结扎手术时，注意不伤及输卵管系膜血管，结扎后注意将输卵管、卵巢恢复正常位置。

(四) 其他避孕方法

其他避孕方法，包括阴茎套、阴道隔膜、阴道避孕海绵、外用避孕药等方法，一般使用安全，但应正确使用，以提高使用效果。

1. 阴茎套　阴茎套又称安全套、避孕套。它是唯一由男方使用的避孕工具，是一种对男、女双方都没有明显副反应的避孕工具。它是筒状优质薄型乳胶制品，顶端有小囊，为性生活中贮存精液之用。避孕套有4种规格，其直径(mm)分别为35(大号)、33（中号)、31(小号)、29(特小号)，可根据阴茎大小选用。避孕套若能坚持正确使用，效果可靠。阴茎套还具有防止性传播疾病传染的作用。

使用方法：①性生活过程中，应全程使用，切忌至性高潮期方始应用；②阴茎套大小应适宜，过小影响性感，过大容易脱落；③使用时，应将顶端小囊捏瘪，排出小囊内空气；④使用前，应吹气检查阴茎套有无漏孔；⑤每次性交时均应更换新的阴茎套；⑥射精后，应于阴茎软缩前，捏住套口，与阴茎一起抽出。

2. 阴道隔膜(子宫帽)和阴道避孕海绵　是一种由女性使用的避孕工具。但女性患子宫脱垂、膀胱或直肠膨出、急性阴道炎、重度宫颈糜烂时不宜使用。阴道隔膜的使用者，应由医务人员指导选择合适的阴道隔膜，并指导掌握放置和取出方法。使用阴道避孕海绵应在性交前用水浸湿海绵后放入阴道深部，性交后6小时再取出。

3. 外用避孕药　由阴道给药，使精子灭活或杀精以达到避孕目的。目前常用的有乐乐迷药膜和胶冻。使用药膜避孕者，于性交前5～10分钟将药膜揉成团，放置于阴道深处，待其溶解后即可性交。使用胶冻避孕者，胶冻注入阴道后，即可性交。

三、避孕失败后补救措施

（一）人工流产

1. 人工流产负压吸引术　方法以负压吸引术为主，适用于妊娠10周以内者。

2. 人工流产吸宫术

（1）适应证：因避孕失败妊娠10周以内，要求终止妊娠而无禁忌证者，或因某种疾病不宜继续妊娠者。

（2）禁忌证　①各种疾病的急性期或严重的全身性疾患需治疗好转后，住院手术；②生殖器官急性炎症；③术前相隔4小时两次体温在37.5℃以上者；④妊娠剧吐酸中毒尚未纠正者。

（3）术后注意事项　①2周内或阴道出血未净前禁止盆浴；②1月内禁止性生活；③指导避孕方法；④1月内应随访1次，有异常情况随时就诊处理。

3. 人工流产并发症　人工流产并发症有：子宫穿孔，人流综合征，吸宫不全，漏吸，术中出血，术后感染，栓塞，宫颈裂伤，宫颈管，宫腔粘连，子宫内膜异位症，人流后月经失调以及人流术后再次妊娠并发症。

人工流产手术只能作为避孕失败的补救措施，不能用此作为节育方法。由于人工流产手术施行时或施行后存在发生上述并发症的危险性，因此，每对育龄夫妇应尽量避免意外妊娠，每位医务保健工作者要严格执行人工流产操作常规，预防并发症的发生。

（二）药物流产

现我国临床普遍使用的是米非司酮加前列腺素。

1. 应用指征　停经不超过49天，妊娠试验呈阳性，或B超看到宫腔内孕囊直径少于3 cm。需强调药物流产必须在有急救措施和急诊刮宫设备的医疗单位进行。

2. 禁忌证　有心血管、血液、呼吸、神经系统、内分泌和肝肾疾病，特别是高血压、心脏病、哮喘、青光眼、严重吸烟（每天多于10支）、近3个月内用过避孕药、子宫内有宫内节育器等。

3. 用法　米非司酮每次25 mg，每日2次，共3日，于第4日上午配伍米索前列醇400～600 μg，一次服完。

4. 观察及监护　大部分胚胎于用米索前列醇后6小时内排出。必须在医生监视下使用前列腺素，严密观察绒毛排出及流血情况，以及心血管系统反应和过敏反应。应事先告诉服务对象，如流产后出血多于月经量、出血时间超过2周或严重腹痛、发烧等，应及时到医院就诊。对药物流产后未见绒毛排出者应高度警惕异位妊娠，应适时进行B超或血、尿HCG测定以协助诊断和处理。对于上述情况诊断和处理若有困难，应及时转往有条件的医院以免延误病情。

（三）紧急避孕

1. 宫内节育器　经医生检查无放置节育器的禁忌证的情况下，无保护性生活后5日内放置节育器可防止受精卵种植，达到避孕目的。

2. 激素避孕

（1）53号避孕片法：无保护性生活后即刻或次日晨（最晚不超过48小时）口服53号避孕片1粒，再连续服3晚，继之隔日晚连续服4次，共8片。

(2) 雌孕激素：无保护性生活后 7 小时内服炔雌醇 0.1 mg，左旋 18 -甲基炔雌酮 0.5 mg，12 小时后，再重复服一次。

(3) 单纯孕激素：无保护性生活后 7 小时内服左旋炔雌酮 0.75 mg，12 小时重复一次，共 2 次。

四、不同时期节育方法的选择

在节育期保健服务中，医师应十分注意运用人际交流和咨询技巧，通过宣传、教育、培训、咨询、指导等途径，使育龄夫妇了解常用避孕方法的避孕原理、适应证、禁忌证、正确使用方法、常见副反应及其防治方法，在医疗保健人员的帮助下，选择满意的、适合自己的避孕方法。

（一）新婚夫妇

1. 避孕工具。
2. 短效避孕药。
3. 婚后 2～3 个月，可选用外用杀精剂、阴道避孕药环、阴道隔膜等。
4. 不宜选择宫内节育器。
5. 不宜采用长效口服避孕药或长效避孕针。

（二）产后、哺乳期

1. 节育器可于分娩后立即放置，也可产后 42 天放置。
2. 单纯孕激素、长效避孕针、皮下埋植剂。
3. 哺乳闭经避孕法或自然避孕法。
4. 屏障避孕法及某些易溶解的外用杀精剂。
5. 不宜使用复方口服避孕制剂。

（三）生育后阶段

1. 宫内节育器。
2. 皮下埋植剂。
3. 长效、短效避孕药。
4. 各种屏障避孕法和外用杀精剂。
5. 两个孩子以上可选绝育术。

（四）更年期

1. 原使用宫内节育器无副反应者，可继续使用至绝经后一年左右取出。
2. 屏障避孕法。
3. 阴道避孕药环。
4. 自然避孕法。

（五）分居夫妇

1. 探亲避孕药、短效口服避孕药。
2. 避孕套。
3. 杀精制剂。
4. 不宜使用自然避孕法。

(六) 不同健康状况下的人群

1. 月经量过多、周期不规则或痛经者可选用短效口服避孕药。

2. 子宫肌瘤或乳房肿块的妇女可选用单纯孕激素类避孕方法。

3. 有心、肝、肾等内科疾病患者，宜用屏障避孕法，外用杀精剂、自然避孕法或绝育术、节育器等。

4. 有生殖道炎症、盆腔感染史者可选用避孕套、口服避孕药或皮下埋植剂等。

(郑惠芳)

第七节 妇女病普查普治

妇科疾病普查普治是为了早发现、早诊断、早治疗妇女常见病、多发病，是一项贯彻“预防为主”的保障妇女健康的措施。通过定期普查可以及早发现和诊断疾病，做到治病于“萌芽”状态，从而取得满意的治疗效果，有效提高妇女的健康水平。

妇科疾病普查普治，以防治宫颈癌和乳腺癌等女性生殖系统恶性肿瘤为重点，同时对其他妇科疾病进行及时诊治。通过对妇科常见病、多发病的普查普治，了解不同地区的发病情况，有利于掌握发病规律及发病因素，制订防治措施，降低发病率，提高治愈率。

妇女病普查普治的对象是广大妇女，包括在职的职工、个体经营者、外来打工者、下岗失业的妇女，还包括自由职业者、专职家庭妇女等，对象复杂，情况各异。有单位的职工可由单位组织，其他对象大都无人过问此事，这部分妇女常常是被妇女病普查普治遗忘的角落。要她们主动地去进行妇女病普查普治，首先得使她们认识其重要性和必要性，因此，社区应利用各种形式对她们宣传教育，提高她们的保健意识，自觉参加普查普治。其次，要向普查单位领导宣传，使他们认识到重视并组织妇女病普查是“为民办实事”和落实“三个代表”思想的体现，如个体工商户的管理部门、社区等都可以组织普查普治。

以往普查对象常常局限在已婚的、年龄在35岁以上者，这种做法使未婚及35岁以下妇女失去了早期发现和治疗疾病的机会。事实上，不少疾病在这部分妇女中也时有发生，如阴道炎、卵巢肿瘤等。因此，只要是妇女，都是普查普治的对象，包括在校的学生(如卵巢畸胎瘤、生殖道发育异常等都常发生于青少年学生中)。未婚者及青少年参加普查，可以不计入受检率和发病率。

一、普查普治的组织工作

普查普治工作量大，涉及面广。组织工作很重要，必须依靠各级领导及有关方面。在工厂要取得工会、医务室的帮助；在农村要依靠妇联、妇女队长和乡村医生；在学校要得到卫生老师的配合。

1. 宣传发动群众，明确普查对象　普查工作也是一种特殊的群众工作，要想取得预期的效果，必须要让群众特别是普查对象懂得普查普治的重要意义。在普查前要利用各种宣传工具大力宣传发动，做到家喻户晓，使工作得以顺利开展，提高受检率。

普查的对象在同一地区、同一阶段，应有统一的规定以便正确统计受检率和发病率。

目前普查对象为各年龄阶段的已婚妇女。有条件的地方，40 岁以上妇女应每年普查一次。在农村，每年至少要对 1/3 以上的应检人数（已婚妇女）进行普查。以保证农村已婚妇女每 3 年至少能接受一次检查。

2. 组织培训普查队伍　要做好普查工作，必须要组织一支精干的普查队伍。普查队的组织方式可根据各地区具体条件决定。目前大多数地区都组成临时的或相对固定的普查队，常见形式有：①医院普查队由医院派出专业普查队深入工厂、农村、街道协助进行普查。②联合普查队由几个单位如几个工厂或几个街道联合起来，或由县、乡两级抽调一定的专业人员组成联合普查队，到各单位进行普查。③单位普查队有基础有条件的单位，可单独组织普查队。为保证普查质量，普查队必须配备一定数量有经验的妇科临床或妇女保健中、高级医师，同时应配备检验人员。有条件时还应配备乳房专科或外科医师。队伍组成后，应进行必要的业务技术培训。统一操作常规和诊断标准，保证普查质量。如果没有乳房专科或外科医师，应派专人进修乳房专科或接受短期培训。同时还应包括阴道脱落细胞检查（宫颈刮片）、滴虫、霉菌检验，常见妇科病防治知识，以及消毒隔离、资料统计、随访制度等。

3. 普查的物资准备

(1) 药品：有清洁消毒用和医疗用两种：①清洁消毒用肥皂粉、苯扎溴铵、硫柳汞；②医疗用石蜡油或肥皂水、止血剂、消炎粉、明胶海绵及常用妇科药。

(2) 敷料：纱布、棉球、棉签、消毒垫单。

(3) 器材：检查手套、窥阴器、宫颈刮片、试管、玻片、活检钳、鼠齿钳、存放标本的瓶子、显微镜等。

(4) 化验制剂：生理盐水、苏木素染液、伊红染液、1%盐酸酒精。

(5) 其他病史表格、统计表格、各种登记本、化验单等。

4. 普查方式　一般采用集中一段时间深入一个单位进行检查。在农村，应注意避开农忙季节，可以组织妇女到村卫生室接受检查，亦可有计划地分期分批地组织群众去就近基层卫生组织（如街道卫生院或乡卫生院）进行检查。

二、普查内容和方法

1. 简要病史　应包括月经史（初潮、周期、经期和经量）、孕产史和既往史（尤为妇科肿瘤和其他肿瘤史）、家族肿瘤史及计划生育措施。

2. 生殖器检查　按照妇科检查常规，顺序对外阴、阴道、宫颈、子宫及附件逐一仔细检查，并同时进行阴道、直肠及腹壁的“三合诊”检查，在全面了解盆腔内情况的同时，了解肛门直肠情况。未婚者不作阴道妇检，改作直肠-腹壁的“双合诊”。妇科检查前，应先解去小便，排空膀胱，以免充盈的膀胱影响检查的准确性。月经期原则上不作妇检，阴道不正常出血则不在此规定中。

在妇检过程中，应常规取白带作滴虫、霉菌检查。用窥阴器扩开阴道，暴露宫颈，在仔细观察宫颈后，用特殊的尖角刮板刮取宫颈鳞柱状上皮交界处的脱屑细胞，作细胞学检查。操作时，将刮板的尖角轻轻插入宫颈口，刮板轻轻旋转 360°，不要过分用力，以免造成损伤、出血，影响检查结果。如宫颈上白带过多，应先用干棉球轻轻擦去后再刮片。然后，将刮板上的脱屑细胞均匀地涂布于载玻片上，并立即放入 95%酒精缸内固定，送脱落细胞室染色检查。

3. 乳房检查　妇女病普查中应把乳房检查列为常规检查内容。乳腺癌是女性常见的恶性肿瘤，在我国其发病率为23/10万，仅次于子宫颈癌，而居于第二位。乳癌发病高峰在44～55岁之间。近年，老年妇女的乳癌发病率有所提高。普查时应先观察乳房的皮肤颜色，有无凹陷、橘皮症或溃疡等，乳头有无血性液体溢出。触诊时，检查者的手指和手掌必须平置在乳房上，轻轻向胸壁按压，并做圆形抚摸，切不可用手指将乳房提起来触摸，避免将乳腺小叶误为包块。检查时以乳头为中心作一垂直和水平线，将乳房分为四个象限。在外上象限有一突出部分，称为乳房尾，触诊时应特别注意，不可遗漏。发现病变应记载其准确部位。触诊时应注意乳房组织的硬度及弹性，有无压痛、包块。如有包块应注意数目、大小、外形、界线、硬度、压痛、移动性、与周围组织皮肤有无粘连。目前在乳房疾病普查时亦常用冷光透照仪进行乳房冷光透照检查，使用该方法的诊断正确性一般在70%～80%。近年来，逐步推广使用乳房液晶热图及红外线热图检查乳房疾病。

为了提高早期发现、早期诊断的水平，采用各种方式(电视、科普作品、宣传品等)教会广大妇女对乳房作自我检查。妇女定期自我检查，可能是最有益的普查方式。据统计大约95%的乳癌可以定期自我检查发现。乳房自我检查最好每月月经干净后做一次。现以美国癌肿学会推荐的三步检查法为例：

(1) 第一步可在洗澡时检查乳房。皮肤潮湿后检查手易于在皮肤上滑动。擦了肥皂使皮肤润滑则效果更好，注意乳房内有无肿块、结节或局部增厚感。

(2) 第二步在镜子前检查乳房。检查时将两侧上肢举起，注意乳房有无局部肿起，局部凹陷(像一个小酒窝)以及乳头有无改变。然后将两侧手掌用力撑于腰髋部，使胸肌紧张后检查乳房有无隆起、凹陷等变化。视诊时要充分利用对比原则，但要注意，妇女的两侧乳房不会完全对称，关键是这种不对称或其他乳房变化是一直存在的，还是近期内才有的，如果是近期内才有的，必须引起警惕。

(3) 第三步平卧。先检查右侧乳房，在右肩部垫一小枕头，将右手枕在头后，这样可使乳腺组织比较均匀地靠在胸壁上，便于检查。用左手检查，切忌提捏乳房，而应将手指靠拢、放平，轻轻按压乳房作小的圆周运动。按一定的方向顺序检查乳房各部分。最后挤压乳头，注意有无液体流出，尤其是血性液体，则应高度警惕。以同样方法检查另一侧乳房。另外，用同样手法检查两侧腋窝淋巴结，可将手指伸到腋窝最高处，然后向下滑动，若有淋巴结增大即可触及。

在作乳房自我检查的同时，还应定期去医院检查。40岁以上妇女应每年由专科医师检查一次。

4. 填表登记　将询问的病史和专科检查结果准确无误地填写登记在普查表上。整理、分析后作出诊断，提出治疗意见及建议。

三、普治内容和方法

普查是为了及早发现疾病，发现疾病后就要治疗，因此，普查必须结合普治。普查是条件，普治是目的，通过普查普治才能确保广大妇女的健康。所以，普查中发现疾病后，要组织、安排普治和随访。

1. 普查中即时治疗　一些较简单的不需特殊器械、设备的疾病，如宫颈息肉、阴道炎症等可以在普查过程中给予治疗。

2. 普查后治疗　对普查中发现的疾病，有的已确诊的、有手术指征的疾病，可介绍去医院手术治疗，不需手术者介绍去有关专科治疗。有的疾病需进一步检查、确诊，也可介绍至有关专科诊治。

普查中最常见的多发病有阴道炎、宫颈糜烂、宫颈息肉、子宫肌瘤及卵巢肿瘤。

(1) 阴道炎：可采用口服药进行全身治疗和阴道局部用药治疗，一般每月连用 7～10 天为一疗程，连用三个疗程。三个疗程结束后，经白带复查阴性，作为治疗痊愈。

(2) 宫颈糜烂：是常见妇科病，与宫颈癌的发生有一定关系，治疗后有利于宫颈癌的预防。要求治疗的患者，必须宫颈刮片阴性，白带阴性，并于月经干净后 3～7 天，方可进行宫颈糜烂的治疗。中、重度宫颈糜烂采取手术治疗，治疗的方法有冷冻、激光、微波等方法，均有较好疗效；轻度者可定期随诊，或采取奥平栓等药物治疗，但效果常不理想。

(3) 子宫肌瘤：为 30 岁以上妇女的常见的生殖器官良性肿瘤，具有发展慢、恶变率低的特点。若肌瘤不大、子宫小于 2 个半月妊娠大小，又无症状者，不需要药物或手术治疗，可定期随诊。若超过以上标准，或伴月经过多、继发贫血者，应嘱受检妇女去医院进一步诊治。

(4) 卵巢肿瘤：是女性常见的生殖器官肿瘤，卵巢是发生恶性肿瘤种类最多的器官。由于深居盆腔深处，恶性肿瘤早期较难发现，发现时常已是癌症晚期。所以，对卵巢肿块的处理应格外谨慎。若卵巢实性肿块或囊性肿块直径大于 5 cm，应予手术治疗。对直径小于5 cm的囊性卵巢肿块，可以 3～6 个月复查一次，若随诊中发现肿块增大，也应及时手术。

(5) 乳房发现肿瘤应转外科或乳腺科做进一步诊治。

四、普查普治后的随访

随访对了解和掌握普查普治的效果十分重要。随访应有计划地定期进行，以便了解普查后治疗落实的情况及治疗效果如何，尤其是对可疑恶性肿瘤和恶性肿瘤患者的随访，可以早期发现复发，对争取及早得到治疗十分重要。

(1) 宫颈刮片是早期发现宫颈癌重要的辅助检查方法，已普遍用于筛查宫颈癌。普查后，宫颈刮片结果的分析、处理是一项工作量大而重要的工作。目前常用的检查为巴氏分级法，结果分 5 级：Ⅰ级正常，Ⅱ级炎症，Ⅲ级可疑，Ⅳ级可疑阳性，Ⅴ级阳性。Ⅲ、Ⅳ、Ⅴ级者应重复刮片，并行宫颈活组织检查，Ⅱ级者先行炎症处理后，再重新刮片复查。

(2) 生殖器官恶性肿瘤患者治疗后需定期随访。一般在治疗后分别于 3 个月、6 个月及 1 年各随访 1 次，以后每年 1 次。随访中，若发现复发应及时治疗。

(3) 子宫脱垂是老年妇女较常见的疾病，脱垂Ⅱ、Ⅲ度者需手术治疗。术后有可能复发，应定期随访，时间以半年至 1 年为宜。

（赵维英）

第四章 社区老年保健

第一节 社区老年保健的目标和原则

一、老年保健的概念

WHO 老年卫生规划项目认为，老年保健是指在平等享用卫生资源的基础上，充分利用现有人力、物力，以促进和维持老年人健康为目的，发展老年保健事业，使老年人得到基本的医疗、康复、保健、护理等服务。

国际老龄联合会提出 21 世纪世界养老新理念：①养老的概念由满足物质需求向满足精神需求方向发展。②养老的原则由经验养生向科学养生发展。③养老的目标是动态的，由长寿到目前的健康，再到 21 世纪老龄化社会的尊严；由追求生活质量向追求生命质量转化。④21 世纪的养老将彻底摆脱功利色彩，养老的意义由安身立命之本向情感心理依托转变。

二、社区老年保健的目标

"老有所养、老有所医、老有所教、老有所学、老有所为、老有所乐"是我国老龄事业的发展目标，也是老年保健的目标和策略。社区老年保健就是充分利用社区内医疗卫生及其他相关资源，最大限度地延长老年期独立生活自理的时间，缩短功能丧失及在生活上依赖他人的时段，达到延长健康预期寿命、提高老年人生命质量的目的，进而实现健康老龄化。为达到这一目标，应构建以社区卫生服务为平台的多渠道、多层次、全方位的老年保障体系，即包括政府、社区、家庭和个人共同参与的老年保障体系，进一步形成老年人口寿命延长、生活质量提高、代际关系和谐、社会保障有力的健康老龄化社会的老年保健服务网络。

三、社区老年保健的原则

社区老年保健是以社区为中心来组织实施老年保健服务，应遵循以下原则。

1. 多层次原则　要为老年人提供多层次的保健服务，不仅要重视躯体健康，还要重视老年人的心理卫生和精神健康，以及老年人在社会适应和生活质量等方面的问题。

2. 多维原则　要为老年人提供多维度的保健服务，既包括疾病或障碍的治疗，也包括预防和康复，以及健康的促进。

3. 个体化原则　老年保健实施的个体化原则是指采用多学科的不同方法，对老年人的健康进行多方面、个体化的综合评估，并在此基础上制订适合个体的医疗保健计划和具体措施。

4. 功能分化原则　老年保健的功能分化，是指在对老年健康的全面性充分认识的基础上，对老年保健的各个层面都有足够的重视，并在老年保健的计划、组织、实施以及评价方面均有所体现，包括组织机构的建立和人力的配备等。

5. 方便快捷原则　主要通过家庭、邻居与社区建立医疗保健和生活照料服务，便于帮助老年人及照顾者克服困难，满足其需要。

6. 费用分担原则　老年保健服务的实施关键在于费用的筹集。解决这一问题的原则是“风险共担”，即政府税收承担一部分，社会保险金承担一部分和个人承担一部分。

第二节　老年人的解剖、生理功能和心理特点

一、解剖特点

了解老年人的解剖和生理功能变化，有利于对机体所处的状态，包括健康、亚健康和疾病状态的认识，有助于老年病的防治。

1. 骨骼、肌肉　由于椎间盘结构改变、脊柱弯曲、椎骨扁平化以及下肢弯曲等可导致身高下降，一般情况下，35 岁以后每 10 年约下降 1 cm。此外，随着年龄的增长，老年人常有不同程度的骨质疏松，因而出现“驼背”。老年人指距与身高之比常大于 1，女性较男性更明显。全身的骨骼肌有不同程度的萎缩。因钙磷代谢异常导致的骨质疏松，细胞和组织器官萎缩、脱水，使得体重逐渐下降。有的老年人在 40～50 岁后由于皮下脂肪的堆积而逐渐发胖，男性主要是腹部脂肪堆积明显，被称为“苹果形”肥胖，女性主要是腰部及臀部脂肪堆积明显，被称为“梨形”肥胖。

2. 容貌变化　头发有不同程度的脱落、变白，首先出现在两鬓，其次为额部、顶部，最后枕部，由少变多，有的出现半秃或全秃。老年人的眉毛一般比较疏松，部分或全部变白，个别会出现眉毛全秃。毛发变白不是由于色素改变，而是由于老年人合成黑色素所需的多巴过氧化酶及酪氨酸酶减少所致。面部皱纹是由于失水、皮下脂肪及弹性组织减少，肌肉牵拉皮肤而造成的。一般 30 岁在眼外眦即可见放射状鱼尾纹。35 岁时耳前明显皱褶。50 岁时眼睑、耳及颊部皮肤逐渐向下松垂，下眼睑肿胀下坠，局部脂肪向皮下膨起，并伴有水分潴留，呈“袋状眼睑”。眼窝内的脂肪组织减少，眼球凹陷，角膜周围有类脂性浸润，成为所谓的“老年环”，可逐年加重。老年人头发及面部皮肤的改变，构成所谓的“老年面容”。

3. 皮肤变化特点　外观上，老年人的皮肤干燥、皱纹多，表面缺乏弹性，没有光泽，并伴有程度不同的皮损。常出现的皮损有：①老年色素斑，是一种界限清楚的棕褐色圆形扁平斑点，大小不等，可相互融合，常见于体表暴露部位，如面部、颈、手背、前臂等。②老年性白斑，属于老年皮肤变性，一般出现在胸、背、腹等处，多见于 60 岁以上老年人。③老年疣，又称脂溢性角化症，也就是所谓的寿斑，是一种椭圆形的扁平的褐色丘疹。老年疣大小不等，有的数毫米，有的数厘米，可单发或多发。好发于脸面、头皮、上肢及躯干等部位。④老年性血管瘤，是一种鲜红色或暗红色小瘤，大小不等，小的如针尖，大的如豌豆，是毛细血管扩张及内皮细胞增生所构成，分布于躯干及四肢。

4. 神经系统　在中枢神经系统中，大脑体积缓慢变小，重量减轻，脑回缩小，以额叶、颞叶和顶叶最为明显。脑沟增大，脑膜增厚，侧脑室扩大，脑脊液增多，灰质变硬萎缩。神经细胞减少，以大脑皮质的颞上回、中央前回、纹状体、蓝斑核、海马等部位减少最为显著。脂褐素（老年色素）的出现是脑变化的又一大特点。神经细胞中脂褐素含量增多，将会导致神经细胞的死亡。在周围神经系统中，神经束内结缔组织增生，神经内膜增厚、变性，因而神经传导速度减慢，感觉迟钝，信息处理功能和记忆能力减退。

5. 循环系统　有功能的心肌细胞逐渐减少，健在的心肌细胞通过细胞肥大来实现功能代偿；心肌间质的胶原纤维和弹性纤维随年龄而增加，心内膜出现局部或弥漫性纤维化。此外，心脏瓣膜的钙化、心包变直而僵化，左心房扩大。外周血管的管壁硬化，使得外周血管的功能受到明显影响。

6. 呼吸系统　呼吸道黏膜因萎缩而变薄，润化气体的功能减弱；气道肌力减退，熟睡时易致塌陷，舌后缩，腭脱垂，形成解剖学狭窄，可导致打鼾或阻塞性睡眠呼吸暂停综合征。肺组织弹性纤维的数量减少和变性，使肺弹性回缩力减弱。肺泡表面积逐年减少。肺小动脉硬化，血管内膜胶原纤维增生，使肺循环血流灌注减少，肺泡壁的毛细血管减少。胸腰椎弯曲变形，椎骨脆性增加；肋骨从前倾位变为水平位，胸廓前后径增加，由扁平变为桶状；呼吸肌纤维变细，脂肪组织增加，导致肌肉收缩力下降，呼吸运动效力减退。

7. 消化系统　食管黏膜上皮萎缩，黏膜固有层弹性纤维增加，食管腺体周围亦出现弹性纤维。老年人下括约肌的长度与年轻人相比无明显差别，但部分老年人食管下括约肌位置上移，压力降低，易发生反流性食管炎。胃黏膜萎缩，肠上皮化生，主细胞减少。小肠黏膜上皮细胞数目减少，肠绒毛变粗、变短，形成叶状或迂曲状绒毛。老年人肠绒毛的高度、宽度的变化与黏膜表面积减少相一致。小肠吸收功能低下很可能是这些形态学变化的结果。大肠形态变化主要为肌纤维萎缩，肌层变薄。肝细胞数量减少，肝脏重量逐渐下降。但肝细胞容积增大，胞质线粒体和胞核容积增加，胞质脱水，内质网空泡化，内质胶原合成增加。胆管系统黏膜萎缩，肌层弹性纤维及胶原纤维增加，胆囊壁张力降低，奥狄括约肌张力减退。总胆管近十二指肠乳头部位随年龄增加逐渐变窄。胆汁分泌减少，胆汁富含胆固醇，无机盐减少。老年人胰腺有纤维化，腺体中有脂褐素沉积，脂肪组织浸润，腺泡萎缩，导管增生，小叶内纤维增多，小叶结构不清，胰腺分泌的酶均随增龄呈线性下降，下降最明显的是脂肪酶，因此老年人的脂肪吸收延迟。

8. 泌尿系统　肾脏的体积和重量逐渐减少，肾皮质减少更明显。肾小球数目逐渐减少。青年人每侧肾有 60 万～120 万个肾小球，到 80 岁只有原来的 1/2～2/3。肾小球内每单位面积的毛细血管袢减少。肾小球丛分叶丧失，滤过的表面积减少。肾小管数目减少，上皮细胞萎缩，基底膜增厚，甚至整段肾小管可萎缩或消失。远端肾小管常有管腔扩张。

青年人肾血流量每分钟有 1 000～1 200 ml，占心输出量的 20%～25%，40 岁以后开始减少，肾皮质血流减少最明显，髓质血流保持较好。老年人肾血流量减少与肾血管床减少、老年人心输出量减少等因素有关。肾小球滤过率也逐年下降。肾小管功能变化较肾小球功能的变化出现早且明显表现为尿浓缩稀释功能下降、尿酸化能力明显减退和肾小管最大转运能力下降。

9. 造血系统　随增龄骨骼中的红骨髓逐渐减少，同时脂肪组织相应增加，胸腺、淋巴组织和脾也逐渐萎缩。虽然红骨髓在老年人有所减少，但健康老人的红细胞数并无显著变化。红细胞内2,3-二磷酸甘油酸及ATP随年龄增加而减少。外周血白细胞总数不随增龄而变化,但白细胞中的中性粒细胞核分叶过多,可有4个或更多叶的核。粒细胞中颗粒减少,提示溶酶体减少。总之,老年人的细胞功能有一定程度的减退。老年人T细胞总数不变,但其亚型分布有改变,辅助性T细胞与抑制性T细胞比例失调。血小板数无明显减少,有功能的改变。体内血小板的激活与释放增强。

由于造血的代偿功能减弱,发生贫血后对治疗反应相对缓慢。粒细胞的功能也减退,抗感染能力下降,且感染时粒细胞数量的增加反应较差。

10. 生殖系统　男性精囊和前列腺重量减轻,睾丸逐渐萎缩、纤维化,生精小管上皮变薄,管腔变窄,生精子能力下降,精子数减少,异常精子数增多,活力下降。睾丸的内分泌功能减退,雄激素减少。女性外阴皮下脂肪减少,弹性纤维消失,大阴唇变薄,皮肤皱缩;阴毛稀疏灰白,时有脱落;表皮组织感觉迟钝,阴道壁弹性变小,阴道变短变窄;盆腔支持组织松弛无力,易出现阴道脱垂。子宫变小,内膜萎缩,子宫腺体数量减少,子宫韧带松弛,肌肉萎缩无力。输卵管变短、变薄,弹性下降,黏膜逐渐萎缩,卵巢萎缩,重量减轻,原始滤泡明显减少,卵母细胞完全消失,到更年期,初级卵母细胞消失。

11. 内分泌系统　脑重量减轻,下丘脑-垂体轴的反馈受体敏感性降低。肾上腺皮质发生退行性改变,摄取利用胆固醇的能力下降,皮质醇的分泌与排泄均降低。甲状腺、甲状旁腺及胰岛的分泌功能下降,葡萄糖耐量降低。

二、老年人的生理功能特点

1. 全面减退　老年人的生理特点表现在全面衰退下降。感觉器官老化是衰老的开始和表现。视力减退,如老花眼。酸、甜、苦、咸味觉的降低。老年人因感觉和知觉功能减退,对外界各种刺激往往表现出反应迟钝、动作缓慢。老年人因脑功能下降,近记忆力显著减退。老年人容易出现心悸气短,活动量稍大,心跳就会加快;胃肠蠕动、消化和吸收功能减退,容易腹胀、便秘;体力减退,肢体容易疲乏;内分泌、免疫力、交感和迷走神经的功能等都有不同程度的下降;生殖系统男性表现为生育能力减退,性兴奋缓慢,性欲反应不灵敏,性器官组织弹性降低且力度不够,不应期延长,阴茎勃起所需时间较长,且要有直接刺激,勃起时硬度减弱,射精强度降低,性高潮出现缓慢。女性月经停止,生育与性功能下降。

2. 反应速度慢,动作迟缓　老年生理功能的第二个特点是反应速度变慢和反应迟缓。由于反应速度变慢,所以老年人极易受到伤害,例如行走在高低不平的路面上或踏空阶梯时,由于肌肉收缩反应速度慢,极易失去平衡而摔跌。无论在思维或行为上都表现反应迟缓,例如思考问题有时要想很长时间,遇到熟人有时一下子会想不起名字来,跌跤受伤除了反应速度慢以外,动作迟缓、迟钝也是原因之一。

3. 生理补偿功能　老年人生理虽有减退等弱点,但有以下几点足以补偿其缺陷:①心理成熟稳定:老年人心理相对稳定,考虑问题比较仔细周到,判断力好;②生活经验积累:老年人已走过漫长的生活历程,碰到过不少崎岖曲折,这无疑加强了补偿功能;③习惯惯性力量:人们在做一件生疏的事情或思考一个新的问题时,往往要花费加倍的功夫,而对常常做和常常想的东西则费力不多,这就是习惯惯性的力量。如果人们能熟悉和充分调动和利用这些补偿功能,那么就有可能在一定程度上抵消老年生理衰退的缺陷。

三、老年人的心理精神变化

1. 老年人情绪、情感的变化　情绪、情感是人对客观事物是否符合自己的需要而产生的态度和体验。人在认识世界和改造世界的过程中，与周围环境不断互动，与现实事物产生多种多样的联系，对现实事物也会产生一定的态度。这些态度总是以带有某些特殊色彩的体验形式表现出来的，如喜、怒、哀、乐、惧、爱、恨等，情绪、情感指的就是这种内心的主观体验。

进入老年期后，老年人生理功能老化和健康状况变差，离退休后脱离了原有的工作岗位，家中子女又逐渐独立并成家立业，老年人的生活环境、角色、地位发生了较大改变，因此，老年人的情绪和情感也呈现出新的特点：①老年人关切自身健康状况的情绪活动增强。随着年龄增长，健康状况日益下降，老年人变得更加关注自己的身体，对于疾病较为重视。尤其是老年女性，怀疑自己患病和有失眠现象者显著多于男性。②老年人对于自己的情绪表现和情感流露更倾向于控制。老人在日常生活中常常会掩饰自己的真实情感：如遇喜事，他们不再欢呼雀跃；如遇悲事，也不易痛哭流涕。③消极悲观的负性情绪逐渐开始占上风。例如，提及社会中的腐败和不道德现象，老年人常抱怨今不如昔；谈到舒适享受，老人往往只感叹"只是近黄昏"。一项调查显示，在描述自己情感的用词中，老年人用以表达喜悦情绪的词语明显少于中青年人。

一般来说，老年人比较多地表现出下列消极的情绪和情感：

(1) 失落感：失落感即心理上若有所失、遭受冷漠的感觉。离退休后，老年人的主导活动和社会角色发生了改变，从工作单位转向家庭，他的社会关系和生活环境显得陌生，加上子女"离巢"，过去那种热闹的氛围一去不复返，对新的生活规律往往又不能很快适应，一种被冷落的心理感受便会油然而生。

(2) 孤独感：从客观上讲，由于子女逐渐独立，老年人又远离社会生活，自己体力渐衰，行动不便，与亲朋好友的来往减少，信息交流不畅，因此容易产生孤独感。在主观方面，老年人具有自己既定的人际交往模式，不易结交新朋友，人际交往的范围逐渐缩小，从而引发封闭性的心理状态，这是老年人孤独情绪形成的重要原因。

(3) 疑虑感：尽管年岁日增，但老年人常常自觉经验丰富，才能不凡，一旦退休就无从发挥，自尊心受挫，大有"英雄无用武之地"的感叹，于是空虚、寂寞、受冷落之感袭上心头，往往误以为自身价值不复存在，久而久之就会低估自己甚至认为自己已经无用了。这种自卑感一旦形成，老年人就会经常对自己产生怀疑，忧心忡忡，表现出过分的焦虑。

(4) 抑郁感：以上失落、孤独、自卑、疑虑的情绪情感对于老年人的心理都会产生负面的影响，而且老年人在现实生活中容易遭受挫折，不顺心、不如意之事时有发生，例如，遇到家庭内部出现矛盾和纠纷，子女在升学、就业、婚姻等方面有困难，自己的身体日趋衰弱，疾病缠身等，许多老人就会变得长吁短叹、烦躁不安、情绪低落或者郁郁寡欢。这些都是抑郁的表现。

(5) 恐惧感：随着身体的老化，老年人变得越发害怕生病，一方面是担心生病后生活难以自理，给家人和晚辈带来麻烦，变成家庭的累赘；另一方面，一旦生病，特别是重病，老年人似乎就感觉离死神不远了。老年人对疾病和死亡通常会产生恐惧感。

2. 老年人需要的变化　人的需要可以分为生物性的需要和社会性的需要两种。一般来说，进入老年期以后，人的生物性需要降低，表现在老年人对衣、食、住、行等方面的物质需求减少，性欲也有所减弱，但在社会性需要或心理需要方面，却出现了一些新的特点。我们把老年人的心理需要归纳为以下几点：

（1）老有所养：《论语》有云："老者安之，朋友信之，少者怀之。""老者安之"，即让老人过上安定的生活，使之老有所养。老有所养是指人年老后丧失全部或部分劳动能力和经济来源时有子女等后代赡养和照顾，具体来说，就是无衣食之忧，无住行之虑，生活上有人给予照顾和扶助。老有所养是老年人最基本、最底层的心理需求。

（2）后继有人：在中国人的传统观念中，儿孙满堂被认为是老人幸福的标志之一，即所谓"多子多福"，相反，"无后为大"，无后为不孝之最。在当代老年人中，仍有不少人希望家庭人丁兴旺、枝繁叶茂，而且，随着年龄的增大，越接近生命历程的尾声，这种愿望就越强烈。这种愿望常常反映在许多民俗之中，例如，在儿孙结婚时必备红枣、花生、桂圆、莲子，取其"早生贵子"的谐音。自从计划生育政策实施以后，"多子多福"的传统观念已在逐渐改变，许多老年人更注重于后代的素质，而不再是数量的多少。因此，不少老年人在退休后甘心为照顾下一代而充当家庭教师和保姆的角色，虽操劳辛苦，但乐在其中。他们希望能给儿孙以最好的照顾和教育，希望他们长大后能有出息，以实现其后继有人的心愿。

（3）老有所归：按照马斯洛的需要层次理论，人作为一个社会性的人存在，有归属的心理需求。青少年时，家庭完整，父母在世，这种需求表现为对家庭的依恋和对父母的依赖；而进入老年期后，子女纷纷"离巢"，家庭被分割，老人的孤独感悠然而起，这时的老人需要的是一种精神上的归属感以排解孤独。正所谓"少小离家老大回，乡音无改鬓毛衰。儿童相见不相识，笑问客从何处来。"许多老人在退休后都渴望回到自己的家乡，安度晚年。这体现的就是老年人叶落归根的心理。

（4）老而有爱：爱是人与人之间关系的一种重要的表现形式，体现了老年人的一种精神追求。从夫妻关系来看，老年人对爱情的需求并不比年轻人少，只是他们用老年人特有的更深沉的依恋方式取代了年轻人那种轰轰烈烈的热恋。俗话说"少年夫妻老来伴"，对于老年人来说，爱情在老年夫妻之间更多地表现为相敬如宾、相互扶持和照顾。当然，老年人不仅需要夫妻之爱，也需要子女的关爱。子女过于投入自己的事业和小家庭，疏忽了老人，往往会使老人产生孤独感和失落感。充分享受天伦之乐，拥有亲情的精神支持，是老人最大的幸福和欣慰。

（5）老而受尊：老人都有受他人尊重的心理需要，但与中青年人那种因能力、业绩、财富而受他人羡慕和认同的心理需要不同，老年人更需要的是别人能够听取他的意见、看重他的经验、肯定他的过去。实际上，这种尊重经常反映在日常生活中。例如，出门让老人先行，坐车为老人让座，赴宴时让老人就上座等，对于这些照顾，老人其实可能并不真正在乎，重要的是从这些细节中老年人获得了一种受人尊重的心理满足。但是，老人也应该正确对待自己和尊重年轻人，不能倚老卖老。

3. 老年人兴趣的变化　兴趣是人们对事物特别是新事物表现出的热情探究的一种心理倾向。老年人兴趣方面的变化主要表现为对事物的淡化，对事物的关注面趋于狭窄，对新事物缺少激情。由于老年人见多识广、经历复杂，加之高级神经活动反应减慢，一般来说，老年人的兴趣范围随年龄增长而逐渐缩小，好奇心逐渐减弱，对各种事物的态度变得冷淡，对新鲜事物的探索欲望也逐渐下降，表现出心理上的"惰性"。

4. 老年人性格的变化　一般而言，性格是一种表现在对现实的态度和相应的行为方式中的一种比较稳定而持久的心理特征。人到老年，性格也会发生较大的变化。例如，有些老人会变得固执、刻板、退缩、墨守成规，对人或事产生明显的偏见，也不听从任何劝说；有些老人会变得自私，出现以自我为中心的倾向，对周围亲友很淡漠，不再体贴关心别人，甚至要求别人服从他，按他的需要行事；还有些老人变得好猜忌、多疑，总怕儿女算计自己，对周围人也不信任。所以，我们经常说一些老人年纪越大，脾气越怪，这实际上就是因年老而出现的性格老化现象。

5. 老年人自我意识的变化　所谓自我意识，就是自己对自己的看法，它具体包括自我感觉、自我观察、自我观念、自我分析和自我评价等方面。老年人的自我意识，主要体现在他们如何看待自己和人生、如何正确对待即将走完的人生历程。关于老年人的自我意识，我们研究较多的是老年意识。老年意识指的是一个人自己感到自己的确老了的一种意识状态。当老年人上楼梯时气喘吁吁，穿针引线时找不见针孔，照镜子时发现皱纹爬满脸，他的意识反应就是感叹："我老了！"而回顾自己的一生，悲喜交织，有些老人非常自豪，有些老人却万分悔恨。一方面，经过长时间的磨炼和洗礼，老年人对社会、对人生和对自己的认识逐渐丰富和深刻，对事物的看法往往入木三分，可以说，一个老人就是一部活的历史书；但是，另一方面，老年人的自我意识中也有明显的丧失感，不管过去拥有过多少财富或荣耀，生命的老化却毫不留情，年轻与风光不再。"夕阳无限好，只是近黄昏"表达的就是这种矛盾复杂的心情。

第三节　老年人健康状况和生活质量的评价

一、健康老年人的标准

1. WHO 的 5 条标准(1991 年)

(1) 形体健康，体格指数标准，躯体无畸形，五官端正。

(2) 有一定体力，肢体灵活，步态稳健，声音洪亮，视力良好，重要脏器功能正常。

(3) 未发生病理性改变，无器质性疾病。

(4) 心理健康。

(5) 有良好的社会适应能力，适度的人际关系。

2. 祖国医学身体健康的 8 条标准

(1) 精气神、耳聪目明。

(2) 声音洪亮、呼吸从容不迫。

(3) 排尿正常。

(4) 肛门括约肌紧张度好，排便正常。

(5) 标准体重，不肥胖。

(6) 牙齿坚固。

(7) 腰腿灵，活动自如。

(8) 血管硬化程度轻，血压不高。

3. 心理健康标准　老年人的心理健康比身体健康更重要，更值得关注。

（1）认知功能基本正常：感知觉、记忆尚好，思维健全，想象力较丰富，学习能力不衰，尤其是有自知之明。

（2）性格开朗乐观：遇事想得开，知足常乐，不钻牛角尖。

（3）情感反应适度：善于调整情绪，不压抑，也不过分表现。

（4）社会适应良好：能应对大事件，如老化、退休、丧偶；人际关系和谐，有一定的交往能力。

二、老年人健康状况和生活质量评价内容

老年人健康状况和生活质量的评价包括生理功能评估、生活能力评估、心理评估、社会评估以及老年时期特殊问题的评估。

1. 生理功能评估

（1）评估内容：①生命体征；②体表特征；③视力；④听力；⑤味觉；⑥嗅觉；⑦语言；⑧其他。

（2）评估方法：应用体格检查方法，即视诊、触诊、叩诊、听诊进行评估。

（3）目的和功能描述：确定老人有无老化和疾病的阳性体征，如皮肤粗糙而干燥、老年斑、老花眼、耳鸣、耳聋、口干、味觉减低、牙齿缺失、呼吸音减弱、主动脉瓣舒张期杂音、肠鸣音减少、神经反射变慢等。

2. 生活能力评估

（1）评估内容：①日常生活活动能力；②独居生活能力；③高级日常生活活动能力（与生活质量相关的活动，即文化娱乐、职业工作、社会活动等）。

（2）评估目的：了解老人的起居、生活状况，判断其身体功能缺损情况，以制订相应的保健、护理计划，帮助老人完善功能，增强生活独立性（自理能力），提高生活质量。

（3）评估方法：应用观察法、询问法和自述法等进行评估。评估工具包括日常生活活动能力量表、工具性日常生活活动能力量表：

①日常生活活动能力量表（activities of daily living scale, ADLS）：日常生活活动能力（ADL）是指满足个体自身每日的更衣、洗澡、如厕、摄食、行走（移动）及大小便控制的能力。常用的是 Katz ADLS，又称日常生活功能指数评估表，包括 6 项躯体生活自理功能，可用作自评和他评（见表 4－1）。

表 4－1　Katz ADLS（日常生活活动能力量表）

功能项目 在相应的□内打“√”	独立完成 1	部分帮助 0.5	依赖（不能） 0
1 洗澡（擦浴、盆浴或淋浴）	□	□	□
2 更衣（取、穿，扣扣子，系带）	□	洗背或腿□	□
3 如厕（进厕排便，后自洁、整衣裤）	□	系带□	□
4 移动（起、卧床，从椅站立、坐下）	自如□使用手杖	偶失禁□	失禁□尿管
5 控制大、小便	□	备餐□	□管喂
6 摄食（备、进餐）	□	□	□

注：帮助指监护、指导及协助。

评定标准：6 分功能完好，日常生活能力良；4 分轻度受损；2 分明显受损，需要护理照顾。

②工具性日常生活活动能力量表：工具性日常生活活动能力，又称独居生活能力或日常生活操作能力，包括老年人能否拨打、接听电话，购物，操作家用电器，做家务（清扫、洗衣），应用交通工具，服药，理财等，常用 Lwon 1969 年编制的 IADL（instrumental activities of daily living）（见表 4－2）。

表 4－2　Lwton IADL（工具性日常生活活动能力量表）

功能项目 在相应的□内打"√"	独立完成 3	需要一些帮助 2	完全不能 1
1 打电话	□	□	□
2 走一段路	□	□	□
3 购物	□	□	□
4 做饭（使用电器）	□	□	□
5 做家务	□	备餐□	□管喂
6 洗衣	□	□	□

注：总分 27 分，评分随增龄减少，表示老人工具性日常生活活动能力不同程度丧失，该老人不能独居生活。

将上述 2 种量表综合应用，评估老年人的自理功能状态：

（1）量表结构与内容：14 项，2 部分。躯体生活自理部分 6 项：如厕、进食、穿衣、梳洗、行走、洗澡；工具性生活能力部分 8 项：打电话、购物、做家务、做饭、行走、应用交通工具、服药、理财。

（2）评分标准：4 级。自己完全可以完成 1 分，有些困难 2 分，需要帮助 3 分，完全不能自己做 4 分。

（3）判定可按总分和单项分进行分析。总分＜16，完全正常；＞16，不同程度功能下降，最高 6 分。单项 1 分正常，2～4 分功能下降。14 项中，2 项以上≥3 分，或总分≥22，为自理功能明显障碍。

ADL 受年龄、视力、听力、运动功能、疾病、情绪等因素的影响，判定时应结合老人的身心健康和社会健康状态，综合、谨慎评估。

3. 心理评估

（1）评估内容：老年人的心理健康评估主要为 2 项内容，即量化测定认知能力及其影响（抑郁症）。认知状态的评估范围和内容见表 4－3。

表 4－3　认知状态的评估范围和内容

评估范围	评估内容
外观与行为	意识状态，姿势，穿着，打扮等
思考与知觉	音量，速度，流畅性，理解力，复述能力等
语言	判断力，思考内容，知觉
记忆力与注意力	短期记忆，长期记忆，学习新事物的能力，定向力
认知功能	知识，计算能力，抽象思考能力，结构能力等

（2）评估目的：认知是人们认识、理解、判断、推理事物的过程，并通过个体的行为和语言表达出来。老年人认知的定量评估可监测其认知能力受损的程度。

（3）评估方法：使用量表进行评估，包括认知状态评估量表和抑郁量表。老年人常用的认知状态评估量表有：

①简易智力状态检查表 MMSE（mini-mental state examination）是 1975 年 Folston 编制的，用于评估老人的定向、记忆、注意、计算及语言能力，评估时逐一询问，避免老人灰心

或放弃。适于社区评估，检出需进一步评估的老人（见表 4－4）。

表 4－4 Folston MMSE（简易智力状态检查表）

问题	答对 1 分	答错 0 分
时间		
1. 今年的年份？	□	□
定向		
2. 现在是什么季节？	□	□
3. 今天是几号？	□	□
4. 今天是星期几？	□	□
5. 现在是几月份？	□	□
地点		
6. 你能告诉我现在我们在哪里？	□	
例如：现在我们在哪个省？	□	□
现在我们在哪个市？		□
7. 哪个区（县）？	□	□
8. 哪个街道？	□	□
9. 哪层楼？	□	□
即刻记忆：现在我说 3 样物品，我讲完后，请您复述一遍（每样物品 1 秒）如“篮球”“红旗”“电视”。		
10. 篮球	□	□
11. 红旗	□	□
12. 电视	□	□
注意力和计算能力：请您用 80 减去 7，得数再减 7，连续 5 次的得数告诉我		
13. 73	□	□
14. 66	□	□
15. 59	□	□
16. 52	□	□
17. 45	□	□
短期记忆：现在请您告诉我，刚才我说过、让您复述过的 3 样物品是什么？		
18. 篮球	□	□
19. 红旗	□	□
20. 电视	□	□
物品命名：请问		
21. 这是什么？（手指手表）	□	□
22. 这是什么？（手指铅笔）	□	□
语言复述：我说一句话请您重复，吐字清楚为答对。	□	□
23. “四十四只石狮子”	□	□
阅读理解：将写有“闭上您的眼睛”大字的卡片交给老人。请照卡片上的要求做		
24. 闭眼睛	□	□
语言理解：请用右手拿这张纸，再用双手把纸对折，然后把纸丢在地上		
25. 用右手拿纸	□	□
26. 把纸对折	□	□
27. 把纸丢地上	□	□
语言表达：请您说出或写出有意义的完整一句话（必须有主语和谓语，不计拼写错误）		
29. 句子合乎标准	□	□
30. 请照着图形画出来	□	□

注：图形为 2 个五边形，交叉处形成 1 个四边形。

评定标准：总分30，该量表总分与受教育程度有关，文盲组17分；教育年限≤6，20分；≥6，24分，低于分界值的老人，有认知功能障碍。如受教育6年以上的老人，总分低于24分，提示有严重的抑郁症，也可能有痴呆或谵妄。

②简短操作智力状态问卷SPMSQ(short portable mental status questionnaire)：由1975年编制，共1个问题，易操作，费时少。侧重于定向力的评估，适宜变化前后的比较(见表4－5)。

表4－5 简短操作智力状态问卷

1. 今天星期几？	对	错
2. 今天几号？	对	错
3. 您在哪儿出生？	对	错
4. 您家的电话号码是？	对	错
5. 您今年高寿？	对	错
6. 您的家庭住址？	对	错
7. 20减3等于多少？	对	错
8. 17减4等于多少？	对	错
9. 13减5等于多少？	对	错
10. 8减6等于多少？	对	错

注：满分10，对为1分，错为0分。≥8分认知功能完整；6～7分轻度损害；3～5分中度损害；≤2分严重损害。

③生活满意度指数(the life satisfaction index，LSI)(表4－6)：用于测量老年人心情、兴趣、生理上与主观完美状态的一致性。生活满意度指个人对生活总的观点及现在实际情况与希望之间、与他人之间的差距。它从对生活的兴趣、决心和毅力、知足感、自我概念及情绪5方面，利用20项问题反映生活的满意程度，其中12项为正向指标，8项为负向指标。LSI是主观完美状态评估表面测量，是老年研究中的一个重要指标。

表4－6 生活满意度指数

问 题	同 意	不同意	无法确定？
1. 我老了以后发现事情似乎要比原来想象的好			
2. 与我所认识的多数人相比，我更好地把握了生活的机遇			
3. 现在是我一生中最沉闷的时期 *			
4. 我现在和年轻时一样幸福			
5. 我的生活原本应该更好些 *			
6. 现在是我一生中最美好的时光			
7. 我所做的事多半是令人厌烦和单调乏味的 *			
8. 我估计最近能遇到一些有趣的和令人愉快的事			
9. 我现在做的事和以前做的事一样有趣			
10. 我感到老了，有些累 *			
11. 我感到自己确实上了年纪，但并不为此而烦恼			
12. 回首往事，我相当满足			
13. 即使能改变自己的过去，我也不愿有所改变			

续表 4-6

问　题	同　意	不同意	无法确定?
14. 与其他同龄人相比,我曾做出较多愚蠢的决定 *			
15. 与其他同龄人相比,我的外表较年轻			
16. 我已经为一个月甚至一年后该做的事制订计划			
17. 回首往事,我有许多想得到的东西未得到 *			
18. 与其他人相比,我惨遭失败的次数太多了 *			
19. 我在生活中得到了相当多我所期望的东西			
20. 不管人们怎样说,许多普通人是越过越糟 *			

评分标准:同意 2 分,不能确定 1 分,不同意 0 分;有"*"号者为反序计分项目,即不同意 2 分,同意 0 分。

常用量表有 Yesacage 简式老年抑郁量表(表 4-7)和 Zung 抑郁自评量表(表 4-8)。

表 4-7　Yesacage 简式老年抑郁量表

1. 您是否基本上满意您的生活? *	是	否
2. 您是否放弃了许多活动和兴趣爱好?	是	否
3. 您是否感到生活空虚?	是	否
4. 您是否感到厌烦?	是	否
5. 大多数时间里您是否精神好? *	是	否
6. 您是否害怕有对您不利的事情发生?	是	否
7. 大多数时间里您是否感到快乐? *	是	否
8. 您是否常常有无助的感觉?	是	否
9. 您是否宁愿待在家里而不愿外出干些新鲜事?	是	否
10. 您是否觉得你的记忆比大多数人的差?	是	否
11. 您是否觉得现在还活着真是太奇妙了? *	是	否
12. 您是否觉得现在一无是处?	是	否
13. 您是否感到精力充沛? *	是	否
14. 您是否觉得您的处境没有希望?	是	否
15. 您是否认为大多数人的处境比您好?	是	否

评分标准:是 1 分,否 0 分,有"*"反序记分(否 1 分,是 0 分)。总分 15 分,3±2 正常;7±2 轻度抑郁;12±2 重度抑郁。10 分以上应做进一步的精神检查。

表 4-8　抑郁自评量表

问题(希望引出的症状) 在相应□打"√"	没有或 很少时间	小部分 时间	相当多 时间	大部分或 全部时间	工作人员 评定
1. 我觉得闷闷不乐,情绪低沉(忧郁)	□	□	□	□	□
2. 我觉得一天中早晨最好(晨重晚轻) *	□	□	□	□	□
3. 我一阵阵哭出来或觉得想哭(易哭)	□	□	□	□	□
4. 我晚上睡眠不好(睡眠障碍)	□	□	□	□	□
5. 我吃得跟平常一样多(食欲减退) *	□	□	□	□	□
6. 我和异性接触跟以往一样愉快(性兴趣减退) *	□	□	□	□	□

续表 4-8

问题(希望引出的症状) 在相应□打"√"	没有或很少时间	小部分时间	相当多时间	大部分或全部时间	工作人员评定
7. 我发觉我的体重在下降(体重减轻)	□	□	□	□	□
8. 我有便秘的苦恼(便秘)	□	□	□	□	□
9. 我心跳比平常快(心悸)	□	□	□	□	□
10. 我无缘无故地感到疲乏(易倦)	□	□	□	□	□
11. 我的头脑跟平常一样清楚(思考困难)*	□	□	□	□	□
12. 我觉得经常做的事情并没有困难(能力减退)*	□	□	□	□	□
13. 我觉得不安而平静不下来(不安)	□	□	□	□	□
14. 我对将来抱有希望(绝望)*	□	□	□	□	□
15. 我比平常容易生气激动(易激惹)	□	□	□	□	□
16. 我觉得做出决定是容易的(决断困难)*	□	□	□	□	□
17. 我觉得我是有用的人,有人需要我(无用感)*	□	□	□	□	□
18. 我的生活过得很有意思(生活空虚感)*	□	□	□	□	□
19. 我认为若我死了别人会生活得好些(无价值感)	□	□	□	□	□
20. 平常感兴趣的事我仍然感兴趣(兴趣丧失)	□	□	□	□	□

有"*"反向评分。评分标准:4 个等级。正向评分题,依次评为粗分 1、2、3、4。反向评分题,则评为 4、3、2、1。将 20 个项目的粗分相加,得总粗分 x,通过公式 $y = 1.25x$ 转换,得标准总分 y。中国常模,SOS 的分界值,x 为 41 分,y 为 51 分,即 $x \leqslant 41$,正常;>41,有不同程度的抑郁症。

其中抑郁自评量表(self-rating depression scale,SDS)由 Zung 1965 年编制,使用简便,应用广泛。老人根据近一周的实际情况自行填写,应清楚填写方法及每条问题的含义,独立的不受任何人影响的自我评定。若老人文化程度太低,不能理解或不懂问题的内容,可由评估者逐条念给他听,一次评估在 10 分钟内完成。SDS 有 20 条项目,每条文字及其所希望引出的症状。

4. 社会评估

(1) 评估内容:社会层面较为复杂,涉及多种因素,目前尚无公认的评估量表。一般可从环境、社会功能和角色功能三方面进行评估。

(2) 评估目的:环境功能评估旨在了解老年生存的物理环境对老年健康的影响,从而为老年健康构建好的支持系统;社会功能评估旨在分析老年人社会功能的特性,而社会功能状态与老年人的社会健康相关,即老人适应社会环境时,才能发挥其良好的社会功能;角色功能是指从事正常角色活动的能力(包括工作活动、社会活动和家务活动等),角色功能评估对老年人角色功能下降进行客观的评价,从而让社会和儿女对其出现的角色转换予以理解和适应。

(3) 评估方法

①老年人的物理环境评估:包括生活社区环境和可利用的特殊资源、家庭住房条件、老人对居住环境的特殊要求等。评估老年人的社会环境:同住子女、孙辈、亲戚等人员的支持系统,老伴的健康状况,家庭结构和功能形态,生活社区的人际氛围、文化背景等。

②功能活动调查表(functional activities questionnaire,FAQ)(表 4-9):FAQ 是 1982 年 Pfefer 编制的,用来发现和评估功能障碍不严重的老年早期或轻度痴呆者。

表 4-9 Pfefer FAQ(社会功能活动调查表)

功能项目	0	1	2	9
1. 使用各种票据(正确,不过期)				
2. 按时支付费用(房租、水电费等)				
3. 自行购物(买衣、食、用品)				
4. 参加技巧性游戏或活动(下棋、绘画、摄影、打麻将等)				
5. 使用炉子(或家用电器)				
6. 准备和烧一顿饭(主食、菜和汤)				
7. 关心和了解新鲜事物(国家大事,邻里重要事件)				
8. 持续1小时以上注意力集中的事情(看电视、小说,听广播,并评论或讨论)				
9. 记得重要约定(领退休金,朋友约会,接送幼儿等)				
10. 独自外出活动或走亲访友(公交车3站以上距离)				

注:读出问题询问老人,在相应□打"√",不要遗漏,也不要重复评定。

评分标准:3级。独立完成,无任何困难,记0;需指导或帮助,有些困难,记1(表明功能缺损);本人无法完成,全依赖他人,记2(表明功能丧失);项目不适用,即老人往往不从事该项活动,记9,不计入总分。FAQ总分0～20,单项分0～2。总分越高,功能缺损或丧失越多;总分≤5,2项以上功能丧失、1项功能缺损,或1项功能丧失、2项以上功能缺损,表明老人社会功能有问题,需进一步分析原因。

③角色功能评估:评估采用开放式问题进行老年人的角色功能评估。如您在这个星期内做了哪些事?什么事占去了您大部分时间?对您而言,什么事是重要的?什么事很困难?等等。评估内容:老人目前的社会角色、家庭角色(照料孙辈),老人对自身角色的感知,老伴、子女对老人角色功能的期望,近期的角色改变(地位和作用有无下降)及其对老人的影响,老人的角色活动等。

5. 老年特有问题评估

(1) 跌倒:主要评估引起老年人跌倒的危险因素。

①跌倒发生史:跌倒情景的前、中、后情况。发生前有无头晕、眼花、胸闷、心悸、气短及肢体无力;发生时的情景,突然或缓慢倒下,摔倒时有无支撑,先着地的身体部位;发生后有无意识丧失、大小便失禁、受伤。

②问题评估:即跌倒的倾向因素和环境因素评估。通过体格检查和物理环境评估分析。如视力、血压、神经系统(共济失调)、肌力,光线、地面、台阶、浴室,老人的鞋、衣裤、辅助行走的器具等。也可应用Tinet提出的平衡和步态评估表预测老人跌倒的危险性(表4-10～4-11)。

表 4-10 平衡评估表

试验项目	0	1	2
1. 坐位平衡	倾斜或从椅上滑下	平稳、安全	
2. 站起	无帮助不能站起	用臂帮助站起	不用臂帮助站起
3. 尝试站起	无帮助不能站起	能站起但试1次以上	1次试站就站起
4. 即时站立平衡	不稳(摇动、移脚)	平稳但借助支持(手杖、助步器、他物)	平稳

续表 4-10

试验项目	0	1	2
5. 站立平衡	不稳	稳定，双足跟距≥10.16 cm 平稳（或借助支持）	平稳、足距小，不需支持
6. 轻推 *	开始倾斜	摇摆、手抓	平稳
7. 双眼闭住△	不稳	平稳	
8. 转 360°	不连贯步不稳（摇摆、手抓住）	连贯步稳定	
9. 坐下	不安全（距离判断不对，跌入椅内）	用手臂或动作不顺利	安全、动作顺利

注：* 双足尽量靠近，评估者用手掌轻推老人胸骨 3 次。△双足尽量靠近。指导：老人坐在坚实无扶手的椅子上，试验上述操作。总分 16 分。

表 4-11 步态评估表

指导：老人与评估者站在一起，在走廊步行，先用一般速度，返回时用快而安全的步伐（可借助手杖或步行器）

	0	1	2
1. 开始时步态	有迟疑或多次试步	无迟疑	
2. 举步长度和高度	右脚举步时不能向左脚靠，举步时不能离地板 左脚举步时不能向右脚靠，举步时不能离地板	举步时可向左脚靠 举步时能完全离地板 举步时可向右脚靠 举步时能完全离地板	
3. 举步对称性	右脚和左脚举步长度不等	右脚和左脚举步长度相等	
4. 举步连续性	两步之间停顿或不连贯	举步连续	
5. 走路方向 *	显著偏向	轻、中度偏向	无偏向
6. 躯干	显著摇晃或用辅助器	无摇晃（但膝或背弯曲，或两臂伸张）	均好（3 无）
7. 走路足距	两脚跟分开	几乎在一起	

注：* 走一段约 30 cm 的路程，停止时后一脚的走向。总分 12 分。

评分：平衡与步态的得分相加，总分≥26，基本正常；评分越低，问题越大；＜26 分，表明有问题；＜19 分，表明跌倒的几率增加 5 倍。

（2）压疮：主要是找出危险人群，即压疮的危险因素评估。肥胖、身体衰弱、昏迷、瘫痪、水肿、疼痛、石膏固定、大小便失禁、发热及使用镇静剂的老人属于压疮的高危对象。

通过评分方式，对老人发生压疮的危险性进行评估（表 4-12）。

表 4-12 压疮危险因素评估表

项目/评分	4	3	2	1
精神状态	清醒	淡漠	模糊	昏迷
营养状态	好	一般	差	极差
运动情况	运动自如	轻度受限	重度受限	运动障碍
活动情况	自如	扶助行走	依赖轮椅	卧床不起
排泄控制	良	尿失禁	大便失禁	大小便失禁

续表 4-12

项目/评分	4	3	2	1
循环	毛细血管再灌注迅速	毛细血管再灌注减慢	轻度水肿	中、重度水肿
体温(℃)	36.6~37.2	37.2~37.7	37.7~38.3	>38.3
用药	未用镇静剂或类固醇	用镇静剂	用类固醇	用左述的两类药

评分≤16,易发压疮;评分越低,发生压疮的危险性越高。

(3) 疼痛:老年人疼痛的评估,以其主诉为最主要、最可靠的途径和首要步骤,疼痛的全面评估包括:

①疼痛强度、频率、性质、部位及其加重、缓解的因素、既往疼痛经历等。

②疼痛用药史的评估。

③描述疼痛量法:此法对疼痛的程度做出了具体分级,客观地反映了患者疼痛程度,0级:无疼痛;1级:轻度疼痛,可忍受,能正常生活、睡眠;2级:中度疼痛,轻度干扰睡眠,需用止痛药;3级:重度疼痛,干扰睡眠,需用麻醉止痛剂;4级:剧烈疼痛,干扰睡眠较重,伴有其他症状;5级:无法忍受,严重干扰睡眠,伴有其他症状或被动体位。

对认知损害、语言表达障碍及痴呆的老年人,在疼痛评估时必须给予特殊的考虑,如非言语表述疼痛的行为(烦躁、痛苦表情,身体防卫姿势),声音(呻吟、哭泣或哭闹、叹息)以及行为方式的改变(社交减少,突然终止日常活动,拒绝进餐,入睡困难等)等。

第四节　老年保健的内容与方法

一、老年人的饮食保健指导

1. 老年人的营养评估　在对老年人进行饮食保健指导前,需对老年人的营养状况进行评估,以判断和发现老年人现存的或潜在的营养问题。

(1) 体重及其动态变化:观察体重变化可评估老年人的热能供给是否适宜。标准体重的粗略计算:男性老人体重(kg)=[身高(cm)-10]×0.9;女性老人体重(kg)=[身高(cm)-105]×0.92。体重在计算出的标准值5%内浮动为正常,高于正常体重表明热能摄入多了,应严格控制饮食。

(2) 日常饮食形式和每日液体摄入量:饮食和饮水是否定量、定时和足量、有无不当饮食习惯,如饱餐、偏食、喜甜食和油腻等。

(3) 进食环境:食具选择是否恰当,桌面高低和大小、食品距离远近等以及气氛是否轻松愉快。

(4) 饮食需求:是否存在问题,如存在问题,是精神原因,还是身体原因,包括口腔卫生状况,另外是否存在经济状况方面的问题。

(5) 不论在家庭或老年院,都存在对老年人饮食营养的支持和关怀程度,包括了备食人员对饮食保健知识、食物营养成分的知晓率,食物的烹饪加工能力等。

2. 老年人的营养问题 老年人容易发生的主要营养问题有:超重和肥胖、钙及维生素缺乏和便秘等。

(1) 超重和肥胖:由于老年人基础代谢明显下降,体力活动减少,味觉减退喜甜食,极易发生超重和肥胖。饮食保健应尽量减少热能摄入,即避免摄取热能高的食物,如肥肉、油炸品、糖精及富含糖的甜食。

(2) 钙及维生素缺乏:老年人对膳食钙的吸收率仅为成人的 60%,骨钙丢失加速,容易导致缺钙和骨质疏松;由于老年人牙齿脱落、消化液分泌减少,摄食量不足,往往导致微量营养素的缺乏;饮食保健应注意粗细搭配、多食新鲜蔬菜、水果及富含钙的食物。

(3) 便秘:由于老年人肠蠕动减弱,肠液分泌减少,多有便秘发生。饮食保健应注意增加食物纤维的摄入量。

3. 老年人饮食原则

(1) 养成良好饮食习惯

①食不宜饱,进食七八分饱即可。饮食无节、贪多过饱,容易使血液集中于胃肠,而心、脑等重要器官则相应缺血缺氧,易诱发或加重心绞痛、心肌梗死或脑血管疾病等;如让老年人胃肠经常保持一定的饥饿状态,对大脑、植物神经、内分泌和免疫系统的功能均能产生良好的刺激作用,并促进体内循环的调节与平衡,从而增强人体抵抗力,利于延年益寿。

少食多餐,3 次主餐不可偏废,间隔 4~5 小时,主餐之间加 2 次零食或杂食(点心、奶类、水果或果汁以及坚果类食物)。

②食量合理,3 次主餐食量合理分配,即早吃好、午吃饱、晚吃少。早晨食欲欠佳,宜进餐体积小、质量高(富含蛋白质)的食品;夜间的热能消耗少,晚餐以易消化的糖类和蔬菜为主,利于睡眠。

③科学进食。进食定时定量,不暴饮暴食;愉快进餐;进食宜缓、专心致志;食中细嚼慢咽,以利消化吸收,食后漱口,忌立即洗澡、剧烈运动、吃水果。食前讲究卫生,严防病从口入。

(2) 平衡膳食:所谓平衡膳食就是保证膳食中所含的各种营养素品种齐全、数量适宜、比例适当,达到热能的供给与消耗保持平衡。平衡膳食的基本要求为营养足够,即三高三低(高蛋白质、高维生素和高纤维素,低糖、低脂和低盐),三大营养素提供热能的比例掌握在:蛋白质 25%~30%,糖 55%~60%,脂肪 15%~20%。

(3) 多样化并进行合理搭配:各种食物所含的营养素成分不同、价值各异,食物多样化与合理搭配,可发挥各营养素的互补作用而提高其营养价值。

①荤素菜合理搭配。荤菜即动物性食物,如畜禽肉、奶、蛋、鱼等,蛋白质多为优质的,含钙、维生素 A 和 D 较多,而脂肪却多为饱和脂肪酸;素菜即蔬菜、瓜果类菜肴,除豆类外,虽蛋白质价值不高、人体必需氨基酸含量也少而不齐全,但却含有大量的膳食纤维。老年人荤菜与素菜的比例为 1∶2,杜绝纯素食或只食荤现象,以助营养互补和全面。

②细粗粮合理搭配。细粮即精米、白面;粗粮即杂粮,如玉米、小米、高粱、荞麦、燕麦等;细粮的营养价值和消化吸收率优于粗粮,但粗粮的某些营养素成分比细粮多,如钙含量高 2~3 倍,铁含量高 3~4 倍,B 族维生素含量多几倍,食物纤维含量也高许多。老年人饮食以细粮为主,适当混食粗粮,以调节胃口、增进食欲、预防便秘、提高食物的营养价值,

粗粮与细粮的比例为1∶2。

(4) 高食物纤维：纤维是一种非营养性物质，包括纤维素、半纤维素、戊糖、果胶等。食物纤维的作用：①吸收水分，促进肠蠕动，防止便秘。②抑制肠内厌氧菌，促进需氧菌生长，缩短食物在肠道内的停留时间而清洁肠道，从而预防结肠癌。③改善糖代谢，产生饱胀感，减少胆固醇的吸收，降低血清低密度脂蛋白，而防止肥胖、糖尿病及动脉粥样硬化。一般应摄入10～15 g/d，即进食400 g/d粮食（谷类为好）和500 g/d蔬菜即可。富含食物纤维的食物（含量从多到少）：谷糠、麦麸、豆类、椰子果、燕麦片、炒花生、干红枣、山药、薯类、蔬菜、水果等。

(5) 食物符合老年要求：①清淡易消化。应克服食物过甜、过油和过咸；老年人的咀嚼能力下降，食物应易消化，多食入口即化的软食，忌油腻、过苦、辛辣的食物。②温度适宜。食物宜温偏热，以增加温暖，最好冷热适当，忌过冷、过热食物，冬季怕冷，多食热性食物，如羊肉、狗肉等。③新鲜味美。食物调味得当而鲜美，不掩盖本味；食物原料新鲜，以防中毒，特别是鱼、肉、蔬菜和水果；应现做现吃，不吃剩饭菜，以防胃肠炎。

4. 增进食欲和促进消化的技巧

(1) 讲究食物的色、香、味、形及养。色即食物的颜色，色彩鲜艳、搭配良好；调味香而美，适当应用食醋、芥末、胡椒、香精等调味品；形即食品的外观；养即食物的营养，质地柔软、营养价值高。

(2) 合理搭配粮与菜，使饭菜品种花样多、勤更换，多食山楂及其制品，提高老年人的胃口。选择肉、鱼、蔬菜、水果时，多选择柔嫩的部位和种类。

(3) 烹调方法既科学，又照顾老年人的喜好，使食物细、软、松，即切碎煮烂，特别是瘦肉，须将包膜、筋膜和血管剔去，切成末或肉馅。多采取炒、蒸、煮、炖等方式，少应用煎、炸方式。

(4) 进餐环境和谐、情绪好。合家同桌进餐，家庭的天伦之乐有助于进餐的和谐气氛，可促使老年人愉快进餐，如此也能增加老年人的食欲，更利于老年人的消化和吸收功能。

(5) 创造条件，鼓励老年人自己进餐，以免老年人产生拖累家人和子女的不良心理，发挥老年人应有的生命价值。进餐有困难时，家人可自制餐具、桌椅，尽量维持老人自己进餐的能力，以增加食欲，促进消化。

(6) 餐后1小时缓慢散步，有利于食物的消化和吸收。

5. 老年人的饮食不宜

(1) 不宜饮用浓茶。

(2) 不宜汤水泡饭。

(3) 不宜长期食粥。

(4) 不宜食入油腻点心、油炸糕、糯米糕、粽子，以及冰箱放过的凉菜和水果，生、硬的水果。

6. 老年人功能食品

(1) 改善睡眠食品

①葵花子30 g/d，去壳嚼服；

②桂圆肉或红枣15～30 g，加白糖适量，煎后饮服；

③带心莲子30个，水煎加盐少许，睡前服，或莲心1～2 g泡饮；

④苹果。

(2) 养眼明目食物

①清补适用于阳热者、体胖者。多饮绿茶;多食鲜蔬菜,如胡萝卜、白萝卜、绿豆芽、西红柿、菠菜、芹菜、蘑菇、木耳、韭菜、油菜、大白菜、红心薯、梨、莲藕等;多食鲜水果,如梨、荸荠、柑橘、苹果等;多食核桃仁。

②荤补适用于阴虚者,即食动物肝脏、猪脊髓或脑髓、瘦肉、鱼虾、牡蛎等。

(3) 延年健身食物:主要有黄豆、黑豆、花生、芝麻、板栗、薏米、沙棘果、白木耳、蜂蜜、酸奶、洋葱、松子仁、红枣、花粉、龟肉、猕猴桃等。如健脑益智食方:核桃仁 15 g 打碎,与小米 100 g 一同煮粥,粥成后加入蜂蜜少许搅拌,即食。

二、老年人的运动指导

1. 老年人活动能力评估

(1) 了解老年人的病史,评估老年人现存的活动能力,评估其活动耐受力。

(2) 进行基本的身体检查,包括心血管系统、骨骼系统、神经系统,特别是老年人身体的协调情况及步态。

(3) 收集老年人的用药情况,有助于作为老年人活动后计划的准备。

2. 老年人运动的原则

(1) 简便易行和趣味性:应"一看就懂","一学就会",运动设计应符合老年人的兴趣并且是在其能力范围内的,运动目标的制定必须考虑到他们对自己的期望。

(2) 全面锻炼、个别对待:不能单打一,但应有所侧重和有针对性,因人而异。应根据个人的年龄、体质状况、锻炼基础、兴趣爱好及场地条件等,选择适当的运动项目。有条件时由懂得运动医学的医生制定合理的运动处方,在运动锻炼之前,对锻炼者进行健康检查和运动医学的检查,包括心肺功能、肌力、体能等,根据检查结果制定出适合每个人需要的运动处方。

(3) 渐进性和经常性:应从易到难,从简到繁,在开始锻炼前做一个"递增运动负荷试验";机体对运动有一个逐步适应的过程,所以运动锻炼不能急于求成,而应该有目的、有计划、有步骤地进行。通过锻炼增强体质、防治疾病,也要有一个逐步积累的过程,且取得疗效以后,仍需坚持锻炼,才能保持和加强效果。

(4) 交替性,并与呼吸相配合:应上、下、左、右肢体相交替,屈曲与伸展相交替;运动应有呼吸配合,减少和避免闭气。

(5) 动静结合:运动后应有一段休息时间。

(6) 量力而行:老年人运动应根据年龄、身体状况、有无疾病(特别是心脑肺方面的疾病)和疾病严重程度,情况允许运动时也应开始先选择不费力的活动,再逐步增加运动的量、时间、频率,减少每一次的间隔时间;每次进行新的运动内容时,都应当评估老年人对于这一项活动的耐受性,是否出现间歇性跛行、不正常的心率增加、疲倦、胸闷、气短、全身酸困无力、精神萎靡、动作不够协调的表现,如果遇到这种现象须立即停止锻炼,以免造成不良后果。

(7) 禁忌性:有出血倾向、疾病急性阶段或活动期均不宜进行运动。

(8) 运动环境与地点:运动环境好坏直接影响着效果。空气不良会加重体内污染而致病；视觉上的环境不良影响人的锻炼情绪；噪声使人心烦意乱；某些花草树木释放的有害物质会致人病症；室内一些家具异味（如甲醛、苯、二甲苯等有机物）也可导致身体脏器及组织器官的慢性中毒等。在当今污染十分严重的生存空间中，如何最大限度地减少污染，获得最好的运动效果是非常重要的。运动锻炼时，首先应选择空气清新、含负离子多的环境，选择在能够吸收二氧化碳、净化空气的树木、花草附近。

3. 运动指导

（1）老年人运动项目的选择：老年人运动宜选择有氧运动。

①有氧运动的特点：有氧运动是低强度或中等强度的运动。有氧运动时，糖可以被完全分解为二氧化碳和水，并释放出大量能量，所以这种运动可以持续很长时间，也被称为耐力练习。有氧运动的特点是强度低、有节奏、不中断、长时间。科学研究表明，如按照运动处方进行有氧运动锻炼，则能够以较低的强度进行运动而收到提高机体心肺功能的效果，所以较安全，容易被老年人接受并能长久地坚持下去。

②有氧运动项目的种类：老年人可选择的有氧运动项目很多，如走、慢跑、跑、游泳、跳舞、爬山、爬楼梯、健身操、骑自行车、打太极拳以及一些小球类活动都属于有氧运动。这些运动共同的特点是强度低，可以持续较长的时间，或者可做较长距离的活动。其中大部分还属于“周期性运动”，即活动时只需要重复一定的动作，对技巧的要求不高，容易控制运动强度。有条件者还可打门球、网球、保龄球、高尔夫球，也可选择太极剑、木兰拳、木兰扇等传统体育项目。

③老年人进行医疗体育项目锻炼应在医护人员指导下进行。

（2）老年人运动强度的掌握：运动强度是指单位时间内的运动量。适宜的运动量与运动强度不仅是老年人进行锻炼的安全保障，也是取得锻炼效果的核心。锻炼要求有足够而又安全的运动强度，这对心血管疾病、呼吸系统疾病和其他慢性疾病患者尤为重要。

①“靶心率”监测运动量：“靶心率”，即运动后最宜心率，是指锻炼时应当达到和保持的心率水平，当人体在靶心率范围内进行运动时，一般都能收到最佳的锻炼效果，并保证锻炼的安全性。老年人，特别是患有心血管疾病的患者进行运动，应注意以监测“靶心率”来控制或掌握合适的运动量。

其监测方法为：

以运动后心率作为衡量标准，即：运动后最宜心率（次/分钟）＝170－年龄；身体健壮者则可用：运动后最宜心率（次/分钟）＝180－年龄。

可以在活动几分钟后，暂时停下来，在桡动脉处测数30秒的脉搏，再乘以2。对照测定结果与靶心率比较，调整运动强度，使心率保持在靶心率的水平。

②观察运动强度的方法：观察运动强度是否适合的方法有：a. 运动后的心率达到最宜心率；b. 运动结束后在3分钟内心率恢复到运动前水平，表明运动量较小，应加大运动量；在3～5分钟之内恢复到运动前水平表明运动适宜；而在10分钟以上才能恢复者，则表明活动强度太大，应适当减少。

③自我感觉综合判断：如运动时全身有热感或微微出汗，运动后精力充沛、心情愉快、食欲增进、睡眠良好，或稍有疲劳，经休息后就恢复正常，说明运动强度适当；如运动时身体不发热或无出汗，脉搏次数不增或增加不多，则说明活动强度不够，应增加；如果运动后感到很疲乏、头晕、胸闷、气促、心悸、食欲减退、睡眠不良，说明运动量过大，应减低；如果

在运动中出现严重的胸闷、气喘、心绞痛或心率反而减慢、心律失常等应立即停止运动，并及时就医。

(3) 老年人运动时间的选择：老年人运动的时间以每天30～60分钟为宜，一般每周坚持锻炼3～5次。上午8～10点，下午4～6点都是进行运动的适宜时间，一般应在饭后60～90分钟后再进行。如果习惯早起锻炼，也不宜太早，应在日出后再进行。因为植物只有在阳光照射下，才能进行光合作用，这时空气中的氧含量相对较高，有利于进行锻炼。另外，从人体生理学的角度看，傍晚锻炼更有益于健康。因为此时人的体力、身体反应的敏感性和适应力都处在最佳的状态，因此能达到良好的健身效果。

每次锻炼的全过程包括：准备活动、基本部分和整理活动三部分。总的持续时间为半小时到1小时，但其中在基本部分起码要有20～30分钟，使心率保持在靶心率的水平。

(4) 运动环境与地点的选择：运动环境好坏直接影响着效果。空气不良会加重体内污染而致病；视觉上的环境不良影响人的锻炼情绪；噪声使人心烦意乱；某些花草树木释放的有害物会致人病症；室内一些家具异味(如甲醛、苯、二甲苯等有机物)也可导致身体脏器及组织器官的慢性中毒等。在当今污染十分严重的生存空间中，如何最大限度地减少污染，获得最好的运动效果是非常重要的。运动场地尽可能选择室外，如空气新鲜、安静清幽的公园、操场、庭院、海滨、湖畔、河边及清洁宽敞的绿化地区等地。如在室内锻炼，要注意开窗通风，以便呼吸到新鲜空气。此外，老年人对气候变化的适应调节能力较差，应随时注意气候的变化；夏季户外运动要防止中暑，冬季防止受凉感冒。

(5) 防止在锻炼中发生意外：老年人在运动时要配合呼吸，并学会正确的呼吸动作，尽量避免憋气或急剧用力，以防有动脉硬化的老年人血压突然升高，发生脑血管意外。应避免做急剧的低头、弯腰、头颈绕环动作以及跳跃动作，特别是对身体肥胖、冠心病、血压较高、内脏下垂和慢性腰痛者更不适宜。此外，老年人不适合参加比赛和竞技性强的体育项目。因为这常常会加重老年人的精神负担，从而引发种种不良后果或意外。

(6) 不带病锻炼：年老体弱、患有多种慢性病或平时有气喘、心慌、胸闷或全身不适者，应请医生检查，并根据医嘱进行运动，以免发生意外。下列情况应暂停锻炼：患有急性疾病，出现心绞痛或呼吸困难，精神受刺激，情绪激动或悲伤之时。此外，如感到有点感冒、头痛、发烧、腹泻、睡眠不足等，即凡是在身体不舒服时，都要停止运动或只做些轻微的活动。需要说明的是，运动不能代替药物治疗。例如，糖尿病患者在按照适宜的强度规律锻炼时，服药也是必需的，并应在运动期间监测血糖；药量的确定一定要遵从医生的意见。当然，通过一段时间的有效运动后，心肺功能得到了提高，以致医生认为某些长期服药的患者可以减少药量的情况也是正常的。

(7) 患病老年人的活动：老年人常因疾病困扰而导致活动障碍，特别是卧床不起的病人，如果长期不活动很容易导致失用性萎缩等并发症。因此，必须帮助各种患病老年人进行活动，以维持和增强其日常生活的自理能力。

①瘫痪老年人：对这类老年人要借助辅助器具进行训练，包括助行器、手杖等。一般说来，手杖适用于偏瘫或单侧下肢瘫痪患者，前臂杖和腋杖适用于截瘫患者。步行器的支撑面积较大，较腋杖的稳定性高，多在室内使用，选择的原则是：两上肢肌力差、不能充分支撑体重时，应选用腋窝支持型步行器；上肢肌力较差、提起步行器有困难者，可选用前方有轮型步行器；上肢肌力正常，平衡能力差的截瘫患者可选用交互型步行器。

②因治疗而限制活动的老年人：此类老人由于处于制动状态很容易导致肌力下降、肌肉萎缩等并发症，因此应确定尽可能小范围的制动或安静状态，在不影响治疗的同时，尽可能地做肢体的被动运动或按摩等，争取早期解除制动状态。

③不愿甚至害怕活动的老年人：担心病情恶化而不愿活动的老人为数不少，对这类老人要耐心说明活动的重要性以及对疾病的影响，让其理解"生命在于运动"的意义，并可鼓励一起参与活动计划的制订，尽量提高其满意度而愿意自己实施。

④痴呆老年人：人们常期望痴呆老年人在一个固定的范围内活动，因而对其采取了许多限制性的方法，其实这种活动范围的限制，只能加重病情。护理人员应该认识到，促进痴呆老年人的活动能力，增加他们与社会接触的机会，可以延缓病情的发展。

三、老年人心理健康维护

1. 老年人心理健康维护的基本原则

(1) 人与环境和谐一致的原则：环境包括自然、社会与人际关系等方面，对人来说最有意义的是人际关系的协调，人的心理适应主要是指人际关系的适应。应帮助老年人营造良好人际关系环境，指导老年人学会协调人际关系。

(2) 适应与改造相结合的原则：适应是个体为满足生存的需要而与环境发生调节作用。适应，不仅仅是简单的顺应和妥协，一方面要帮助老年人自觉适应环境的变化，另一方面，要鼓励老年人积极、主动地改造和利用环境，以利于自己身心健康。

(3) 发展原则：人和环境都是在发展变化的，每个人的心理健康状态都不是静止的，而是动态发展的过程。健康可以因个体内部心理状态和外部环境条件的变化转变为不健康。在进行老年人心理健康维护过程中，要充分考虑到不同个体内部心理的可变动性及现实环境所能提供的条件和变化。

2. 老年人心理健康维护的措施

(1) 帮助老年人树立正确的健康观、生死观：老年人对自己的健康往往有两种态度，一种是不服老，仍像年轻时那样生活，不重视防治疾病，更不注意自己的身体；另一种则是对自己的健康状况持消极评价，常常怀疑自己得了什么不治之症，生病后还会产生濒死的恐怖感。不管哪一种态度，对健康十分不利。因此，应当树立正确的健康观、生死观，正视现实，正确认识衰老和对待疾病，克服对人生的生与死的恐怖，采取适当的求医行为，保持乐观、豁达的心境，养成良好的生活方式，注意身心健康。

(2) 帮助老人树立"老有所为、老有所用"的新观念：老年人是社会的财富，老年人健在是儿女子孙的幸福象征和团结的纽带。年老并不等于无为、无用，老年人阅历丰富、知识广博，是社会宝贵的资源。社会应为老年人发挥余热提供条件，帮助老年人实现其老有所为、老有所用的理想，获得心理的满足和平衡。

(3) 帮助老年人摆脱消极情绪，学会心理调节：老年人离退休必然会带来社会角色、地位、人际关系等一系列的变动。离退休后易有失落感、孤独感和无用感，当有病时可产生恐惧感或自悲感。这些消极情绪均影响健康。应帮助老年人摆脱消极情绪。

①环境调节：回忆过去愉快、喜悦的情境，包括检阅过去的照片，或者参观游览，探亲访友，参加社会活动，与老友谈心与老同学谈心。回忆往事，可以冲淡消极情绪。

②语言调节：用名人格言警句或别人的忠告来克服不好心情。

③合理宣泄，将积聚在心里的愤怒、痛苦、忧愁、委屈等情绪发泄出来的方法。宣泄的形式主要有倾诉、哭喊、呼吸法、移物法(借物出气)等。此法多以隐蔽自行为宜。

④情趣转移：是指遇到不愉快的人和事时，有意识地运用各种方法，将注意力转移到自己平时感兴趣的事情上去的方法。

⑤适度让步：有限度的让步，可以使自己在心理上获得解脱，缓解紧张关系，减轻精神压力和心理负担。

⑥自觉遗忘：要学会理智地控制情绪，努力忘记不愉快的人和事，较快地从负性情绪中解脱出来。

⑦克制欲望：要自找欢乐，不要自寻烦恼；不与他人比享受、比待遇，使自己有一个合理的期望值，从而心安理得，活得自在和洒脱。

(4) 鼓励老年人的兴趣爱好：兴趣爱好不仅能开阔视野，扩大知识面，丰富生活，陶冶性情，充实生活，而且能有效地摆脱失落、孤独、抑郁等不良情绪，促进身心健康。因此，老年人应有意识地培养多种兴趣爱好，如琴棋书画、上老年大学，用以调节情绪，充实和发展自己，让晚年生活丰富多彩，在自娱自乐、自由自在中充分地享受人生乐趣。在兴趣爱好活动中，使老年人积极保持脑力活动，以增强中枢神经系统的张力，提高大脑皮质的正常机能。

(5) 帮助老年人和家人共同妥善处理家庭关系

①老年人方面：a. 要改变观念，不要把子女看成是自己的私有财产、自己的附属物，而要求子女对父母必须绝对服从；b. 对青年一代要理解，要尊重年轻人的权利和选择，在处理问题时要表现出一种宽容和高姿态；c. 应正确面对子女成家立业离开家的现实，不过高期望和依赖子女的照顾，善于利用现代通信工具与子女沟通；d. 对丧偶老年人，要冲破习俗观念，大胆追求，积极再婚。

②子女辈方面：a. 应多关心和体谅老年人，遇事主动与老年人商量，对于不同意见，要耐心听取，礼让三分，维护老年人的自尊；b. 要为老年人提供表达情感的机会，促进其与家人的沟通理解；c. 要为老人在食、住、行、学、乐等方面创造条件，为老人提供便利和必要的情感、经济和物质上的帮助，不要勉强改变和制止他们无害的生活习惯和特殊爱好，尽量满足其各种有益的兴趣和合理的要求，共同建立良好的亲情；d. 应经常看望或联系父母，让父母得到心理上的慰藉；e. 对丧偶老年人，子女要理解、支持老年人再婚，使老年人晚年不再孤寂。

③老年夫妻间要互相尊敬、互相爱惜、互相帮助、互相宽慰、互相勉励、互相体谅、互相谦让。

(6) 积极营造良好的社会支持系统

①大力弘扬尊老敬老的社会风气。

②尽快完善相关立法，现行的《老年人权益保护法》在维护老年人权益中个别条款操作性还不够强，应加强老龄问题的科学研究，为完善立法提供依据，尽快完善相关法律，为增强老年人安全感、解除后顾之忧、安度晚年提供社会保障。

③政府及一些社会团体应为老人提供休息、学习、娱乐、休养的服务场所和福利设施，提供社会保险和良好的医疗服务，解除后顾之忧。社会和社区应为老人建立老年活动中心、老年公寓、老年心理诊所等等。如社区服务人员经常上门为老人进行各方面的服务，

志愿者上门陪老人聊天，医务人员指导家庭成员关心老人，为老人营造一个宽松、愉快的氛围。

四、老年人用药安全与指导

用药安全与指导是老年保健的重要内容。

1. 老年人用药安全特点

（1）发生率高：老年人药物不良反应发生率通常比年轻人高2～3倍，其发生率与下列因素有关：①年龄愈大，发生率愈高，这与老年药动学和药效学的改变有关；②用药种类愈多，药物不良反应发生率愈高，老年人多病共存，常常是多药合用，从而增加了药物之间相互作用的机会，此是老年药物不良反应发生率高的重要原因之一；③许多药物上市前的临床研究中，受试对象限定在青壮年，老年人一般排除在外，但药物一旦被批准上市，这种年龄限制自然取消，只要有适应证，老年人照常使用。由于对老年人药动学和药效学的研究不足，导致用药的风险增大，药物不良反应发生率增高；④不必要的长期药物治疗在病情控制或治愈后，未及时停药。

（2）病情重：老年人由于组织器官的老化和慢性病长期对组织器官的损害，在药物治疗中可以发生严重的不良反应或后果，甚至使病情急转直下而不可挽救。

（3）特有的药物不良反应：由于老年人内环境稳定机制减弱等原因，容易产生老年特有的药物不良反应，这些药物不良反应在年轻人中极少见到。如服用抗高血压药物不但可引起体位性低血压，还可表现为老年病五联征（跌倒、精神症状、大小便失禁、不想活动及生活能力丧失），服西咪替丁引起老年人的精神症状，服硝基安定导致老年人尿失禁，营养不良及活动减少等副作用。

2. 老年人用药原则

（1）严格掌握用药指征，合理选择药物：用药前必须了解老年人的病史、用药情况及各器官的功能情况，要有明确的用药指征，要求用药的受益/风险比值大于1，若有适应证而用药的受益/风险小于1时，不应给予药物治疗。如：无危险因素的非心脏瓣膜性心房颤动患者，使用抗凝治疗并发出血的危险性为每年13%，而不抗凝治疗每年发生脑卒中的危险为0.6%，受益/风险比值小于1，可不用抗凝治疗。老年性便秘可通过多食粗纤维食物和加强腹肌锻炼来治疗，尽量不用泻药。老年人失眠、抑郁可通过调整生活习惯、环境及人际关系而得到改善。

（2）尽量减少用药种类：老年人常一身多病，多科就诊，几种药物同时并用。由于药物种类太多，药物之间常可发生相互作用，致使药物不良反应的发生率增加。在治疗过程中要抓主要矛盾，分析老年人现阶段的病情变化，解决主要疾病，病情危重时，可适当放宽用药种数。应重视非药物治疗，非药物治疗仍然是许多疾病有效的基础治疗。早期糖尿病以饮食治疗为主，轻型高血压通过低盐、运动、减肥等保守治疗为主，即使中晚期患者也要在非药物治疗的基础上，药物才能发挥预期疗效。

（3）推崇小剂量原则：由于老年人特殊的药代动力学特点，使得用药后会出现较高的血药浓度，因此，主张大多数药物在开始时，只给成人剂量的一半。老年人用药应该遵守剂量个体化原则，根据老年人的年龄、健康状态、体重、肝肾功能、临床情况、治疗反应等综合考虑。不同药物的小剂量侧重点也不同，当病情需要时，首先可用成人剂量的下限，有效后改为半量维持。小剂量主要体现在开始用药阶段，即开始用药就从小剂量（成人剂量的1/5～1/4）开始，缓慢增量，以获得最大疗效和最小副作用为准则。

（4）选择最佳用药时间：服用药物的效果与人体的生物钟有着密切的关系。人体生物钟支配着人体的血压、脉搏、心率、神经兴奋、激素分泌等生理活动，人体器官都有自己的节律，形成不同周期性的生理波动。药物与这些周期性的生理波动相吻合，药效才能更佳。

药代动力学亦呈昼夜节律的变化：白天肠道功能相对亢进，白天用药比夜间用药吸收快，血药浓度高。药物的蛋白结合率在4：00最高，而在16：00最低。健康人的血压是早晨升高，上午10：00以后和下午4：00以后有两个小高峰，夜间自行降低。多数高血压病患者都是如此，因而在清晨好发脑出血，夜间易发生脑血栓，因此，传统的用药方法（每日3次），往往清晨血压控制不理想，夜间用药又使血压下降过低，造成靶器官损害。对高血压病可根据血压水平分型指导降压药使用，非构型高血压主张晚上用长效降压药；构型高血压主张早晨用长效降压药。变异性心绞痛多在0：00～6：00发作，主张睡前用长效钙拮抗剂；劳力型心绞痛多在6：00～12：00发作，应在早上用长效硝酸盐。胰岛素的降糖作用上午大于下午，以4：00为最强。夜间胆固醇合成快、胃酸分泌多，睡前服用他汀类药物能发挥药物最大效用。

（5）及时停药或减量：用药时间过长，过疗程或剂量过大，都可发生医源性疾病，造成严重后果。因此，当病情好转或治愈后，或用药达到疗程时，应遵照医嘱及时减量或停药。

五、老年人自我保健

老年自我保健是指健康或罹患某些疾病的老年人，利用自己所掌握的医学知识和科学的养生保健方法，简单易行的康复治疗手段，依靠自己和家庭或周围的力量对身体进行自我观察、诊断、预防、治疗和护理等活动。通过不断地调适和恢复生理和心理的平衡，逐步养成良好的生活习惯，建立一套适合自身健康状况的养身方法，达到增进健康、防病治病、提高生活质量、推迟衰老和延年益寿的目标。可有以下具体措施：

（1）自我观察：是通过"看、听、嗅、触"等方法观察自身的健康状况，及时发现异常或危险信号，做到能够早期发现和及时治疗疾病。

自我观察内容包括：①观察与生命活动有关的重要生理指标，如体温、脉搏、呼吸、血压等；②观察疼痛的部位和特征；③观察身体结构和功能的变化，如体重、视力、听力、颜面、淋巴结、乳房以及呼吸、循环等各系统功能的变化等。

（2）自我预防：建立健康的生活模式，养成良好的生活、饮食、卫生习惯，调整和保持最佳的心理状态，坚持适度运动、锻炼身体是预防疾病的重要措施。此外，为了能早期发现尚未被察觉的症状和疾病，应每年定期进行健康体检，这是预防和治疗疾病最有效的行为处方，也是自我保健的好方法。同时，老年人应妥善保管重要检查项目结果等的医疗文件。

（3）自我治疗：是指对轻微损伤和慢性疾病病人的自我治疗，包括吸氧，如患有心肺疾病的老年人在护理人员的指导下，在家中用氧气袋、小氧气瓶等吸氧；糖尿病病人自己进行皮下注射胰岛素；常见慢性疾病的自我服药等。

（4）自我护理：增强生活自理能力，运用家庭护理知识进行自我照料、自我调节、自我参与及自我保护等护理。

（5）自我急救：老年人应熟知急救电话，外出时应随身携带自制急救卡，写明姓名、联系电话、指定医院、病例号、血型及主要疾病的诊断等关键内容。以备老年人疾病突发或遇到意外时，路人和医务工作人员可按急救卡的内容进行救治。患有心绞痛的老年人应随身携带备有硝酸甘油等急救药的急救盒；患有心、肺疾病的老年人，家中应常备氧气袋。

另外，老年人自我保健中应注意以下问题：

（1）明确自我保健的目的，根据身体情况选用适当的自我保健方法。常用的自我保健方法有：精神心理卫生保健、膳食营养保健、运动保健、生活调理保健、传统医学保健、物理疗法保健、药物疗法保健等。

（2）自我保健中应采用非药物疗法和药物疗法相结合，以非药物疗法为主。对急性传染病、慢性病的发病期或感染性疾病等，应以药物疗法为主，而老年人的一些慢性病以非药物疗法如生活调理、营养、运动、物理、心理治疗等为主，效果不明显时再采用药物进行治疗。

（3）体弱多病的老年人，在自我保健时常需采用上述的综合性保健措施，但要分清主次，合理调配，起到协同作用，提高自我保健效果。

（4）使用药物自我保健法时应慎重，应根据自身的健康状况、个体的耐受性及肝肾功能情况合理使用，以非处方药为主，如需治疗用药，应根据医嘱用药。注意掌握适应证、禁忌证、剂量、用法和疗程，以免产生不良反应。

第五节　老年人的家庭护理

一、老年人的家庭护理操作

1. 怎样看室温计　室温计可测定室内、室外的气温，常用的有水银室温计和酒精室温计两种。水银室温计较准确，测定温度的范围很广；酒精室温计虽然不太准确，但价格较便宜，一般测定室温也可用。

室温计应悬挂在一定地点，不应拿在手中，以免人体温度影响其准确性。室温计应避免直接日晒或火炉烤，不要放在穿堂风口处或窗户附近。测定空气温度时，应适当选点多次进行测量。读取室温计时，应将室温计在测定点放置 10 分钟后进行，眼睛应与毛细管内液柱顶端在一个平面上，应先读小数再读整数。

2. 怎样观察体温、脉搏、呼吸　体温、脉搏、呼吸的变化，能及时反映出一个人的健康状况，每位住院病人的病历首页就有体温、脉搏、呼吸记录表。对体温、脉搏、呼吸进行测量也是家庭医疗护理最基本的手段。

（1）测量体温：体温表有口表、腋下表、肛表之分。一般采用口表及腋下表。腋下测体温简便、安全又卫生舒适，老年人较常用。肛表测温仅在病人昏迷、谵妄、不能合作的特殊情况下应用。

测量体温目前仍用水银体温表，使用方便。近来已有电子测温表，是应用传感器将体温直接地以数字反映出来，其原理和意义基本是一样的，可根据说明书应用。测体温前，应用拇指、食指握紧水银体温表上端，用手腕急速向下、向外甩动，将水银柱甩到 35 ℃以下，再用乙醇棉球将体温表消毒擦净备用。测量完毕，将水银柱的顶端与视线保持同一水平正确地读数，也可横握体温表缓慢转动，观察水银柱顶端所指的刻度数，即为所测体温。

口腔测温时，应在进食、喝水或吸烟后半小时进行。将体温表放在舌下，让老人紧闭口唇，3 分钟后取出，读出水银柱所指示的刻度数。如老年人闭合口唇不紧可由护理人员帮助将口唇闭紧。应向老年人强调说明，牙齿不能咬表，以免咬断体温表造成水银逸出或断端损伤口腔黏膜。如果确实不能很好配合者，改用其他方法测体温。

腋下测温时，让老人解开胸前衣扣，将体温表置于腋窝深处并夹紧，10 分钟后取出表读数；如腋下有汗，先用干净毛巾擦干腋下后，再将体温表放在腋下。

肛门测温时，应先在体温表的水银端涂上少许凡士林等油类润滑剂，再将体温表水银端慢慢插入肛门 3～5 cm，并轻轻手持体温表上端，3 分钟后取出读数。测试过程中用手轻轻扶好肛表，防止老人突然改变体位，发生意外。取出肛表后，先用手纸擦净，再以乙醇棉球擦拭读数，用后甩下水银柱，放置于瓶底内垫薄纱布的瓶子中，再加入少量 20%肥皂水浸泡。瓶子和肥皂水至少每两周更换消毒 1 次。使用前用清水冲洗干净后，浸泡于 70%乙醇中 30 分钟备用。肛表应固定专用。

正常人体温：口测法为 36.2～37.2 ℃，肛测法较口测法高 0.3～0.5 ℃，而腋下法通常较口测法低 0.5 ℃。

(2) 测脉搏：通常选动脉表浅的腕部桡动脉(手腕拇指侧)，耳前上方的颞动脉，颈部外侧的颈动脉，足背第一、第二跖骨间的足背动脉测脉搏。

用食指、中指、无名指并起放在桡动脉上，用指尖细心体察脉搏搏动，数 1 分钟的脉搏数。在数脉搏前应让被测者安静，避免兴奋或过度活动，以免使脉搏加快。在安静状态下，脉搏均匀和缓，有节律地搏动，每分钟为 70～80 次。老年人脉搏稍慢，但不应低于每分钟 55 次。

(3) 观察呼吸：呼吸频率的快慢、幅度的深浅、节律均匀或不规则，都对病情的判断有着重要意义。但呼吸容易受情绪、外界因素的影响，因此需细心观察呼吸状态。通常在安静状态下，注意不与被测者说话，使其保持自然放松。观察者边看自己手表，边数 1 分钟的呼吸次数。一呼一吸为呼吸一次，平静状态下每分钟呼吸 16～20 次。同时还要观察呼吸快慢是否均匀，深浅是否一致，有无呼吸困难等情况。

(4) 测量血压：血压计有水银柱血压计、弹簧血压计和电子血压计三种。日常诊疗和家庭护理中都采用水银柱血压计。让老人或被测者取坐位或卧位，露出一侧上臂，伸直肘部，手掌向上舒展自然平放，上臂不要被袖口或衣服勒紧。血压表水银柱的"0"点与腋中线相当于心房位置在同一水平，排出血压表袖带内气体，在老人肘窝上 3 cm 处将袖带缠绕在上臂上，固定好袖带末端。将听诊器放在肘窝部肱动脉搏动点上，关紧气门并捏气球向袖带内充气，当水银柱(或弹簧血压计的指针)上升到 180 mmHg 左右，然后轻轻放开气门，让水银柱(或指针)缓慢下降，突然听到清脆响亮的"咚"、"咚"声，这时(第一声)水银柱所在高度(或指针所指刻度)即为收缩压；接着水银柱(或指针)继续慢慢下降，当第一声音调突然改变或消失，此时水银柱(或指针)所指的刻度即为舒张压。正常人收缩压为 90～140 mmHg，舒张压为 60～90 mmHg。

3. 怎样进行空气清洁消毒

(1) 定时开窗通风:要经常开窗通风,使空气流通,每次通风不应少于30分钟。

(2) 熏蒸法:房间每平方米用食醋5～10 ml,加水1～2倍或福尔马林40 ml加水60 ml,紧闭门窗,加热蒸发完为止。

4. 怎样进行物品清洁消毒

(1) 清洗法:用肥皂及去污粉刷洗,用清水冲净。

(2) 日晒法:日光含有紫外线,照射3～6小时可达到消毒目的。

(3) 煮沸法:煮沸能使细菌的蛋白质很快地凝固变性,经过15～20分钟,能杀死一般病菌。消毒的时间要在水沸后开始计算。物品要全部浸没在水中。有条件的可用家用高压锅消毒,从控制阀开始冒出蒸气时算起,消毒20分钟能杀灭所有的病原微生物,适用于不怕湿热、耐高温的物品。

(4) 浸泡法:将物品浸泡于2%煤酚皂(来苏儿)溶液、70%乙醇或0.1%～0.2%苯扎溴铵溶液中30分钟。

(5) 老人的呕吐物、排泄物可洒一倍的石灰搅拌,2小时后再倒入厕所;肺结核老人的痰,可吐在纸盒或包在纸内烧掉。

(6) 擦拭法:用1%～3%的漂白粉上清液(即漂白粉沉淀后上面的清水)擦拭,使细菌体内的酶失去活性而死亡。

5. 怎样为卧床老人整理床铺

(1) 关好门窗,移开床旁桌、椅。如病情许可,放平床头,便于彻底清扫。

(2) 协助老人翻身至对侧,用床刷从床头至床尾扫净床单上的渣屑,应注意将枕下及老人身下彻底扫净,然后将床单拉平铺好。协助老人翻身,卧于扫净的一侧。用以上方法清扫,并将床单拉平铺好。

(3) 整理被盖,将棉被拉平,为老人盖好。

(4) 将枕头揉松,放于老人头下。

6. 怎样为卧床老人更换床单

(1) 酌情关好门窗,移开床旁桌、椅。

(2) 放平老人,帮助老人侧卧在床的一边,背向护理人。

(3) 将脏污床单卷起,塞入老人身下,扫净垫褥上的渣屑。

(4) 将清洁床单铺在床的一边(正面在内),将床单的缝中线与床中线对齐,将远侧的半幅卷起塞入老人身下,靠近侧的半幅自床头、床尾、中间先后拉平边缘塞入床垫下;帮助老人侧卧于清洁床单上,面向护理者。护理者转至对侧,将脏污床单从床头至床尾边卷边拉出,然后将清洁床单拉平,同上法铺好,帮助老人取仰卧位。

(5) 盖好棉被,拉平,使老人舒适平卧。

(6) 一手扶住老人的头颈部,另一手迅速将枕头取出,更换枕套,给老人枕好。

7. 怎样协助卧床老人向床头移动

(1) 放平靠背架,取下枕头放于椅上,使老人仰卧,屈起双腿。

(2) 护理人一臂伸入老人肩下,一臂托住老人的臀部,在抬起老人的同时,嘱老人用双手握住床头栏杆,并指导老人用双足抵住床面挺身上移。放回枕头,再支起靠背架,使老人卧位舒适。

8. 怎样协助卧床老人翻身

(1) 仰卧老人要向一侧翻身时,先使老人两手放于腹部,两腿屈曲,护理人一前臂伸入老人腰部,另一臂伸入其股下,用臂的力量将老人迅速抬起,移近床缘,同时转向对侧。

(2) 抬起老人头肩部,并转向对侧。在老人的背部放置软枕,以维持体位,胸前放一软枕,支持前臂,使老人舒适。

(3) 将老人大腿弯向前方,小腿微屈,两膝之间垫以软枕,防止两腿之间相互受压及摩擦。

9. 卧床老人的口腔护理　正常人口腔内有多种微生物寄生。口腔的温度、湿度和食物的残渣都适宜微生物生长繁殖。在正常情况下,身体具有一定的抵抗力,如唾液中溶菌酶的杀菌作用,刷牙、漱口、饮水及进食等机械作用,对细菌有一定的清除作用,故很少发病。老年人机体抵抗力减弱,唾液腺分泌减少,溶菌酶杀菌作用降低,为口腔内细菌的大量增殖创造了有利条件。此时细菌增多,分解糖类、发酵、产酸作用增强,若不注意口腔卫生,不仅容易发生口臭及口腔炎,影响食欲及消化功能,甚至可因口腔感染导致腮腺炎等并发症,所以对口腔的护理很重要。

(1) 器具:镊子一把、棉球若干、压舌板一块(或用竹筷代替)、漱口药液(常用生理盐水、1∶5 000 呋喃西林或 3%硼酸溶液)。

(2) 方法:让老人侧卧,面向护理者。护理者用压舌板轻轻撑开颊部,以镊子夹取浸有漱口液的棉球,由内向外,沿牙齿的纵向擦净牙齿内外两侧、咬合面及舌、口腔黏膜和硬腭等处。擦洗毕,帮助老人漱口,擦干面部。若口腔黏膜有溃疡,可涂锡类散或青黛散。如有假牙,应帮助老人取下,用冷水刷洗,让老人漱口后戴上。

10. 怎样协助老年人排痰　老年病人长期卧床,因体质衰弱、咳嗽无力、痰液黏稠,痰不易咳出,易引起呼吸道感染和肺炎。有时因黏痰壅塞咳不出来,病人可出现青紫及呼吸困难,甚至影响生命。因此保持呼吸道通畅,可减少呼吸道并发症。

(1) 适当多饮水。

(2) 经常改变体位,定时给予拍背。在清晨和晚上病人阵咳前,要鼓励其做深呼吸,以便将痰咳出。

(3) 蒸气吸入:将开水倒入茶杯或倒入装有菊花、青果、胖大海等中药的茶缸中,病人口对杯中吸入热蒸气,每次 15～30 分钟,每日 2～4 次,可湿润咽喉,稀释痰液,有利排痰。

(4) 简易吸痰器吸痰:用一根较粗的消毒导尿管一端接在 100 ml 的注射器上,将导尿管的另一端插入病人口腔深部,吸出痰液。另置一碗清水,随时冲洗导尿管,以防止黏痰堵塞。

(5) 病人突然被黏痰堵塞、影响呼吸时,要分秒必争,立即用手绢或纱布包住食指,伸向病人咽部,掏出痰液;或口对口吸出痰液。

11. 怎样为卧床老人擦澡

(1) 器物:清洁衣裤、大浴巾、热水、水桶、毛巾、肥皂、脸盆。

(2) 方法:关好门窗,移开桌、椅,盛热水 3/4 盆,掀开盖被,将大浴巾半垫半盖在老人擦洗部位。先用湿毛巾擦洗,然后用蘸肥皂的毛巾擦洗,再用湿毛巾反复擦净,最后用大浴巾擦干。擦洗的先后顺序如下:①松开领口,给老人洗眼、鼻、脸、耳、颈部等处,注意洗净耳后。②脱去老人上衣(先洗健康一侧,后洗患侧),擦洗两臂。注意洗净腋窝部。帮助老人侧卧,面向护理者,将脸盆放于床侧的大浴巾上,为老人洗净双手。③解开老人裤带,擦洗胸腹部，注意乳房下及脐部。帮助老人翻身，擦洗背及臀部。④脱去长裤，擦洗两腿、两侧腹股沟、会阴。将盆移于足下，床上垫大浴巾，洗净双足，穿好裤子。⑤整理床铺，按需要更换床单，清理所用物品。

二、老年人排泄的护理

在老年人中，便秘、大便失禁等排便问题不仅影响老年人的正常生理功能，还影响了其生活质量，甚至导致心、脑疾患患者的病情变化。因此，重视老年人的排便护理非常重要。

1. 便秘　便秘是指正常的排便形态改变，大便次数减少，粪便干硬，排便困难。在护理的过程中，护理人员首先要协助寻找便秘的原因，如为器质性便秘，应积极治疗原发病；如为功能性便秘，则针对原因采取相应的护理措施。

(1) 寻找便秘的原因：老年人的躯体疾病会导致或加重便秘，药物、低饮食纤维、摄食的总热量减少是常见的原因。活动减少、肌肉无力、肛门内括约肌因年龄增加而松弛、神经肌肉疾病会造成排便困难。精神状态改变、抑郁症、长期服用泻剂等因素也会导致便秘。

(2) 合理安排膳食：应多摄取一些可促进排便的食物和饮料。如多食蔬菜、水果、粗粮等高纤维食物；餐前提供开水、柠檬汁等热饮料，促进肠蠕动，刺激排便反射；多饮水，病情许可时每日液体摄入量不少于 2 000 ml；适当食用油脂类的食物。

(3) 鼓励适当活动：指导老年人按照个人的需要制订规律的活动计划，加强体育活动，如散步、慢跑、太极拳等。鼓励患病的老年人尽可能地活动，不能活动的应定时被动活动，如床上被动活动，一般每日至少运动 15～20 分钟。

(4) 协助建立正常的排便习惯：指导老年人锻炼腹肌、膈肌、盆腔肌等力量，预防便秘。按时给予卧床病人便器，创造适当的排便环境，如用屏风遮挡，还可根据排便习惯，维持自然排便姿势。对手术病人，在手术前应有计划地训练其在床上使用便器。

(5) 腹部环形按摩：按摩腹部前排空膀胱，按结肠走行方向适当加压，按升结肠、横结肠、降结肠、乙状结肠的顺序，顺时针做环行按摩，可增加腹内压，刺激肠蠕动，促进排便。指端轻压肛门后端，也可促进排便。

(6) 协助排便：老年人便秘时可口服蜂蜜、番泻叶、果导等缓泻剂。便秘严重者可给予开塞露、甘油栓等粪便软化剂，必要时遵医嘱给予灌肠。当发生粪便嵌塞时，早期可使用栓剂、口服缓泻剂来润肠通便，必要时行油类保留灌肠，无效时需进行人工取便。操作时注意动作轻柔，切忌暴力硬挖，以免损伤肠结膜，增加病人痛苦。心脏病、脊椎受损者用人工取便易刺激迷走神经，须特别留意。操作中病人心悸、头昏时须立刻停止。

2. 大便失禁　大便失禁是由于某种器质性病变或支配肛门括约肌的神经作用失常，造成肛门括约肌的控制功能发生障碍的表现。任何引起肛门括约肌功能完整性受损的情况均可导致大便失禁。其护理如下：

(1) 心理护理：大便失禁常造成焦虑、恐惧、尴尬、自卑，对老年人的活动和社交产生重要影响。护理人员应协助病人清洗、沐浴，更换衣物、床单、被套；便盆清洗干净后，置于易取处，方便病人使用；定时开窗通风，除去不良气味；给予病人心理安慰与支持，帮助树立信心，配合护理治疗。

(2) 卧床休息：腹泻老年患者，易使营养大量流失，应注意腹部保暖，必要时观察血压和皮肤弹性，注意有无脱水及电解质失衡现象。

(3) 饮食原则：进食营养丰富、容易消化、吸收、少渣少油的食物。当饮食所含营养不能满足身体的需要时，应从胃肠外补充营养。腹泻老年病人，如无禁忌，应鼓励饮水，口服补盐液或静脉输液，保持水及电解质平衡；酌情给予清淡的流质或半流质饮食，避免油腻、辛辣、高纤维食物；必要时可短期禁食；止泻后由软食过渡到普通饮食。

(4) 保护皮肤：床上铺橡胶单和中单或一次性尿布，每次便后用软纸揩拭以减少机械刺激，并用温水洗净肛门周围及臀部皮肤，保持会阴部及肛门周围皮肤干燥。必要时，肛门周围可涂氧化锌软膏，避免皮肤破损感染。注意观察周围皮肤变化，定时按摩受压部位，预防压疮的发生。

(5) 帮助病人重建控制排便的能力：掌握卧床老年患者排便的规律，及时给予便器，使患者按时自己排便；教会病人进行肛门括约肌及盆底部肌肉收缩锻炼。指导病人取立、坐或卧位，试作排便动作，先慢慢收缩肌肉，然后再慢慢放松，每次 10 秒左右，连续 10 次，每次锻炼 20～30 分钟，每日数次，以病人感觉不疲乏为宜。

(6) 密切观察病情：观察排便的性质、颜色、次数、味道、量等，必要时正确留取标本送检。病情危重者，注意生命体征的变化。

(7) 怀疑有传染病的腹泻老年人，按消化道隔离进行处理。

3. 尿潴留　尿潴留是指尿液大量存留在膀胱内而不能自主排出。护理尿潴留的老年患者时，首先应查找原因，如为机械性梗阻，应积极治疗原发疾病。如为其他原因，可采取以下措施。

(1) 心理护理：安慰患者，消除其紧张与焦虑的情绪。

(2) 保证充足的液体摄入：除限制液体摄入的疾病外，老年人每日摄入液体量至少为 1 500 ml。若有液体额外丧失如发热、大量出汗，或有呕吐腹泻及液体引流则需增加摄入，以保证机体的生理需要。

(3) 调整体位与姿势：尽可能保持患者原有的排尿习惯，协助维持男性站姿、女性坐姿排尿。如因疾病需卧床时，协助病人取适当体位，如扶病人坐起或抬高上身，尽可能使其以习惯姿势排尿。某些手术病人，需在术前练习床上小便，尽可能在排尿前解除病人不适。

(4) 提供隐蔽的排尿环境：病人排尿时，采取必要的遮挡，尽可能让无关人员回避，夜间要在床边放置便器，使其自我放松，减少顾虑心理。

(5) 暗示诱导：排尿对于尿潴留老年患者，首先让其听流水声，轻揉大腿内侧，采取温水冲洗会阴部、热敷等措施促进其排尿。

(6) 经以上处理不能解除尿潴留时，可采用导尿术。

4. 尿失禁　尿失禁指排尿失去控制，尿液不自主地流出。对于尿失禁的老年患者，除进行内外科的治疗外，需做好以下护理：

(1) 心理护理：尊重患者，给予安慰和鼓励，使其树立恢复健康的信心，积极配合治疗和护理。

(2) 摄入适量的液体：如无禁忌，鼓励老年病人每日摄入液体量应为 2 000 ml，以增加尿量，稀释尿液，防止结石的形成和泌尿系统的感染。但入睡前应限制饮水，以减少夜间尿量。

(3) 引流尿液：女患者可用女式尿壶紧贴外阴接取尿液；男患者可用尿壶接取尿液，也可用阴茎套连接尿液引流袋接尿，但只能短时间使用，每天取下阴茎套，防止造成尿液浸泡龟头，引起糜烂。接尿时便壶口与皮肤接触处垫以较软的卫生纸或棉布类，以防壶口长期刺激局部皮肤引起不适；每次尿后及时倾倒，冲洗便壶，控干后再用。

（4）重建正常的排尿功能：掌握老年病人排尿的规律，每隔 2～3 小时给便器一次，有意识地掌握排尿时间。加强膀胱功能训练，每隔 1～2 小时让老年患者排尿，以手掌用柔力自膀胱上方持续向下压迫，使膀胱内尿液被动排出。指导病人锻炼骨盆底部肌肉，促进排尿功能恢复。具体方法为：病人取立、坐或卧位，试做排尿动作，先慢慢收缩盆底肌肉，再缓慢放松，每次 10 秒左右，连续 10 遍，每日进行数次。

（5）皮肤护理：床上铺橡胶单和中单，经常用温水清洗会阴部皮肤，勤换衣裤、床单、衬垫，保持局部皮肤清洁干燥。

（6）留直导尿管引流：对长期尿失禁的老年病人，给予留置导尿管持续或定时放尿，避免尿液浸湿床褥，刺激皮肤发生褥疮。

三、老年人的安全护理

1. 跌倒　跌倒是老年人最常见也是最严重的安全问题之一。老年人跌倒后，可引起脑部组织损伤、骨折和脱臼等损害，影响了其身心健康，成为诱发老年人死亡的重要因素之一。

（1）协助老年人熟悉环境：加深对方位、布局和设施的记忆，增强感觉器官的感受，使其对环境能够更好地感知、判断和理解。

（2）穿着适宜：衣、裤、鞋不宜过于长大，尤其是裤腿不宜过长，否则将直接影响行走。走动时应穿合脚的布鞋，尽量不穿拖鞋，穿脱袜子、鞋、裤应坐着将脚抬高进行。

（3）创造安全的环境：在老年人居住和活动的范围内，创造安全舒适的环境。

（4）指导：老年人从椅子、床上或蹲位站起时，应缓慢或有人搀扶，站稳、站直后再起步。小步态行走时，应有人搀扶或自拄拐杖。提醒老年人生活起居做到 3 个 30 秒，即醒后 30 秒再起床，起床后 30 秒再站立，站立后 30 秒再行走。对反应迟钝、有体位性低血压、服用冬眠灵类药物以及用降压药的老年人，夜间尽量不去厕所，如夜尿较频，应在睡前准备好夜间所需物品和便器，必须下床或上厕所时，一定要有人陪伴。

2. 压疮　老年人是压疮发生的高危人群。年老、瘫痪、大小便失禁、营养不良是压疮发生的主要个体因素。压疮最常见于长期卧床、困于椅中或自己不能更换位置的老年人。

（1）对有压疮高度危险的老年人，应经常更换体位，检查和按摩受压部位，以减小局部压力，促进血液循环。

（2）用温水轻轻擦洗任何潮湿或受刺激的部位。

（3）及时更换衣物，保持皮肤清洁和干燥。

（4）对有发生压疮危险或已有皮肤破溃的病人，监测和纠正营养缺乏。

（5）对于已经发生压疮的老年人，应积极采取局部治疗为主、全身治疗为辅的综合护理措施。

3. 烫伤　老年人由于动作迟缓，反应慢，感觉功能减退，对冷热刺激的反应较为迟钝，在日常生活中易被开水、热油、燃火烧伤或烫伤。

（1）为老年病人进行治疗性用热时，应鼓励病人及时反映不适，必要时有专人陪伴，并采取相应措施，避免烫伤。如使用热水袋，水温应调至 50 ℃，附近设有可触及的呼叫装置，以便随时求援之用。

（2）患有糖尿病、脉管炎或卒中后遗症的老人，因其末梢循环障碍，神经功能受损，所以感觉较迟钝，对热和痛觉不敏感，以致热水袋烫伤了皮肤还未察觉，这类老年人应该特别注意。

（3）老年病人自己使用的设备，如电动按摩器，护理人员要耐心讲解使用方法，直到病人熟练掌握为止。

4. 呛咳

（1）老年人的饮食原则为少量多餐，进食速度不宜过快，食物宜软且便于消化，保证足够的营养。

（2）老年人进食时不仅要注意环境安静、气氛轻松、精神集中，勿谈笑，还应细嚼慢咽，以防食物误入气管。

（3）喝稀食易呛咳者，应把食物加工成糊状。进食干食发噎者，提前准备水或饮料。

（4）进食的体位要合适，尽量采取坐位或半卧位，卧床病人需将床头抬高，防止呛咳造成吸入性肺炎。

（5）对于吞咽困难的病人，应给予鼻饲。

5. 损伤与意外

（1）坠床：对于活动不便的老年人床铺不宜太软。软床不易翻身和移动体位，应避免老年人移动身体时失去重心而造成坠床，必要时加床档。如果没有专用设备，可在床两侧备置有靠背的木椅，使老年人便于手扶靠背移动体位，同时起到床档的作用。对意识障碍的老年病人，用床档保护，必要时可用约束带；睡眠中翻身幅度较大或身材高大的老年人，应在床旁用椅子护挡；老年病人常用的东西，置于容易取放处，以免取用时发生坠床。

（2）化学性损伤：化学性物质可能造成人体烧伤、中毒或出现刺激性反应。化学性损伤可能因用药不当或误食药物、油漆、清洁剂，以及吸入有害气体造成。因此，护理人员应熟悉各种药物的应用知识，适时对老年人进行用药指导，规定适当的用药时间与服药间隔，避免漏服误服药物，加强血液药物浓度检测，以保证用药的安全。

（3）心理性损伤：心理性损伤是由于神经系统或精神受到打击，遇到不愉快引起的。老年人由于安全、爱与归属、尊重等方面的需求增加，心理极易受到外界的影响。护理人员应尊重老年病人，重视其心理护理，注意自己的言行和保护性的医疗措施，防止不准确的信息传递，使老年病人心理上有安全感，避免发生各种意外。

（4）意外伤害：老年人单独外出活动时，家属或护理人员应注意检查衣服、鞋帽穿着是否适宜及需用物品是否齐备，并了解其去向、离去时间及预计返回的时间。外出活动时间不宜太长，高龄老年人最好有人陪伴。外出活动可以借助手推车或手杖协助行走，注意避开人多拥挤的高峰时间，以免人多冲撞而发生危险。

6. 交叉感染　老年人免疫功能降低，对疾病的抵抗力弱，应注意休息，增加睡眠，避免过度劳累，加强营养，有规律地进行体育锻炼，增强机体免疫能力，预防感染性疾病。病人之间应避免互相走访；在感染性疾病流行期间，减少在公共场所的活动，尤其是避免接触呼吸道感染病人，必要时戴口罩。

（任利群　孔庆芳）

第五章　社区特殊人群保健

第一节　职业人群的社区保健

一、概述

人类在改造自然、创造财富的生产劳动中，经常会接触到各种有害因素，如毒物、粉尘、高温、噪声等，它们可能威胁着人类健康，若不加以控制和预防，就可能损害职业人群，甚至影响至下一代的健康。据统计，我国有近7亿劳动人口，接触职业危害的劳动者数以亿计。20世纪90年代世界卫生组织(WHO)就指出，职业卫生保健是人类享有的基本权利。职业人群保健的重要性已为越来越多的人所认识。因此职业人群保健是社区人群保健的重要内容，其目的是通过改善劳动条件、消除和防止职业危害，从而保障职工身体健康、促进经济建设。由于职业人群保健是人生四个保健期(儿童保健、青少年保健、职业保健和老年保健)中时间最长的，按我国目前情况，职业保健期平均长达35年或以上。为此，职业人群社区保健已成为社区保健中必不可少的重要工作。

回顾半个世纪来，在"预防为主"的卫生工作方针的指引下，我国职业人群保健工作取得了举世瞩目的成就，建立了一套较系统的保护职业人群健康的全国性网络，制定、颁布、实施了一系列法律法规，如《中华人民共和国劳动法》、《中华人民共和国安全生产法》、《职业病防治法》、《工业企业设计卫生标准》和《工作场所职业病危害因素职业接触限值》等，强调了职业危害的宏观控制和企业法人与劳动者的责任、权利、义务，将控制职业危害的责任赋予劳动者。这些法律法规的颁布和实施为保护职业人群健康作出了贡献。但近年来，随着工农业特别是乡镇企业的迅猛发展，职业危害呈上升趋势。据最新资料，我国有近7亿劳动人口，接触职业危害的人数以亿计。2000年，卫生部共收到各类职业病报告11 718例，较1999年增加了14.5%。其中尘肺发病人数居职业病之首。全国接触有害物质的工人有1 900万人，但接触者中受检率仅有20%，乡镇企业工人受检率更低。据卫生部对15个省、市的30个县区的乡镇企业职业病危害情况的调查发现，83%的乡镇企业存在不同程度的职业危害，几种主要职业病和疑似职业病人检出率高达15.8%。慢性职业中毒以铅、苯、二硝基甲苯、汞、锰等为主；急性职业中毒以有机磷、氯气、硫化氢等为主。此外，我国每年发生急性农药中毒达10万例。

随着社会和科技的进步，人们的文化素质和健康认知水平也相应地提高，这必然给以保障职业人群健康为目的的职业保健工作带来了新的挑战。首先，科学技术的进步在某些情况下可能给职业人群带来不利影响，甚至对健康造成危害。例如，为提高生产效率将现有乡镇工业中的手工操作普遍改为机械化生产或先进的流水作业，此时如果组织不当，就会给劳动者造成精神高度紧张或由于单调乏味的操作造成心理障碍而产生各种疾病。

又如，随着新技术、新材料、新工艺的使用，在使用人员不了解或不认识其危害性时，很可能对其健康产生不良影响。其次，产业结构的改变，第三产业中可能产生的特殊职业卫生问题以及社会主义市场经济条件下用工制度的频繁变动也带来许多职业人群保健问题。再则，由于医疗水平及社会生活条件的不断改进，劳动者的职业寿命也在相应地增加，职业人群老龄化带来的特殊保健问题也迫切需要加以研究和解决。为适应新的形势，目前职业人群保健领域的某些观念也需要加以转变，即逐渐实现由预防职业病向更为积极的确保职业人群身心健康方向转变；由强制性的卫生监督管理方式向提高职业人群自我保健意识，主动促进职业人群健康的方式转变。因此职业人群的社区保健任务将是十分繁重的。

2002年5月1日实施的《职业病防治法》，通过规范用人单位、职业卫生技术服务机构、卫生行政部门及其他有关部门在职业病防治中总的权利、义务、应承担的法律责任以及规范一系列法定管理制度，为职业人群的保健工作提供了法律保证。可以相信只要我们励精图治，不懈努力，一定会迎来21世纪我国职业人群保健工作美好的明天，为全国亿万劳动者造福。

二、影响职业人群健康的因素

与职业因素有关的不良因素都可能影响职业人群的健康。按其来源可以分为：

（一）生产过程中的影响因素

1. 化学因素　生产过程中的各种有毒物质可以以多种形态（固体、液体、气体、蒸气、粉尘、烟或雾）及各种形式（原料、中间产品、辅助材料、成品、副产品及废弃物等）出现。①金属、类金属及其化合物，如铜、汞、铬、锰、镉、砷等；②有机金属化合物，如有机铅、有机汞、有机锡等；③有机溶剂，如苯及苯系物、四氯化碳、三氯乙烷等；④高分子化合物单体，如氯乙烯、丙烯酸、有机氟化物等；⑤刺激性气体，如二氧化硫、二氧化氮、氯气、酸雾等；⑥窒息性气体，如硫化氢、一氧化碳、氢氰酸气体等；⑦农药类，如目前使用最多的有机磷类农药、有机氮类农药等。大多数有毒物质可通过呼吸道吸入，有些能通过皮肤进入人体内，也有小部分从消化道摄入。

2. 物理因素　异常的气象条件，如生产过程中释放出大量热量和水蒸气，形成高温、高湿环境；异常的气压，如潜涵、高山作业环境所致的高、低气压；噪声、震动；电离辐射及非电离辐射产生的α、β、γ、X射线和紫外线、红外线、微波以及激光等。据调查，噪声性耳聋在乡镇企业患病率达79.3%。

3. 生物因素　如附着于动物皮毛上的炭疽杆菌、甘蔗渣上的霉菌等。

（二）劳动过程中的影响因素

劳动过程中如果劳动组织和劳动制度不合理，劳动强度过大或生产定额不当，长时间处于某种不良体位或使用工具不合理，个别器官和系统过度疲劳或紧张等，均可对劳动者健康造成不利影响。例如：①长期站立作业：如售货员、理发员、外科医生等，由于重力作用可引起下肢静脉曲张、痔疮、内脏下垂等。②引起视力疲劳的作业：如镜下光刻、绕丝作业可引起视力下降、头痛、头晕等。③手动作业：如铆工、打字员、钢琴师等，可引起腱鞘炎或手指和腕关节的损伤。④强迫体位作业：如缝纫、刺绣等，长期弯腰可使脊柱、胸廓变形及腹、背肌损伤。⑤搬运作业：由于负荷姿势不正确或负荷过重而使关节肌肉产生损伤，同时由于过重体力劳动消耗大量能量，可使机体抵抗力下降，此时易受外来有害因素侵袭，或使“内在”的疾病“发作”。⑥局部振动作业：如磨削工、抛光工、风钻工、伐木工等所从事的工作可引起以肢端神经、血管功能障碍为特征的局部振动病。⑦视屏（VDT）作业：近年来随着计算机及视屏技术的发展，该职业人群不断扩大。由于长期在荧光屏前工作，同时还要操作键盘，因此不仅可引起视力疲劳，还可引起“颈、肩、腕”综合征及皮肤干燥、神经衰弱等症状。⑧“办公室综合征”：其已成为困扰脑力劳动者的主要因素。现代办公设备，如复印机、电脑和激光打印机在使用中，会产生高浓度臭氧和有机废气；办公室内的装饰材料、空调系统会产生多种污染物质。这些污染物质可使人们一上班就出现头痛、晕眩、嗜睡、疲倦，甚至出现呼吸不畅、心律不齐、精神紊乱等症状。加上长期持续不变的坐位工作，特别是不良坐姿下的坐位工作，会给颈、背部造成持续的负荷，使背部肌肉、韧带长时间受到过度牵拉而受损，并由此产生颈部酸胀、腰背疼痛、全身疲乏症状。而当人们一旦离开办公室，上述症状就会减轻或消失，这就是所谓的“办公室综合征”。WHO 将它称为“建筑物综合征”。最明显的例子是在白领工作人群中普遍的视力下降、精神紧张、压力增大使人体免疫力下降。临床调查表明，科研人员、设计人员、公司管理人员、媒体工作者等长期坐办公室的人容易罹患多种与职业或工作有关的疾病，主要有颈椎病、肩周炎（俗称漏肩风）、肱骨外上髁炎（俗称网球肘）、腱鞘炎、慢性腰肌劳损、慢性疲劳综合征等。调查还发现，坐办公室的人群心脑血管疾病的发生率达到 13%～14%，而在一般人群中的发病率只有 4%～5%。

（三）生产环境中的影响因素

厂房建筑或布置不合理，甚至与工艺流程相悖；生产环境中缺乏必要的防尘、防毒、防暑降温等设备，造成职业有害因素对生产环境的污染。

在实际生产场所中常同时存在多种职业危害因素，对人体健康产生联合作用。

（四）社会经济因素

一般来说，人类 15～65 岁的 50 年是劳动年龄，也叫劳动寿命。据世界卫生组织的统计，29 个最不发达的国家职业人群劳动寿命为 38 年，减少 25%；一些不发达国家劳动寿命为 43 年，减少 15%；发达国家的劳动寿命为 48 年，仅减少 5%。说明职业人群健康和劳动寿命与经济水平有密切关系。

（五）心理行为因素

职业人群由于受城市化及企业工业化紧张状态的影响可导致健康损害。如噪声不仅可造成耳聋，也是一种紧张源，职工长期处于高水平噪声下，易引起大脑注意力不集中，引起类似高亢激动的生理反应，如血压上升、对外界反应迟钝。

引起精神紧张或心理疲劳的职业或工作很多，尤其在目前激烈竞争的社会环境中。常见的易引起精神紧张或精神疲劳的工作和因素主要有：①长期从事简单重复的作业，如各种流水线作业，司机、记录员的工作等。②长期与社会、家庭隔离的工作，如远洋航运、捕捞，天文观测与极地考察等。③上班时间经常变动的工作，如医务人员、火车司机的工作等。④精神高度集中的工作，如高空作业、宇航与导航、监听与监视作业等。⑤企业管理者的管理工作。⑥拥挤也可影响职业人群的工作能力，影响人际关系，增加传染病的流行等等。⑦工作环境中不良的人际关系也是导致职业人群精神紧张的因素之一。

职业人群工作时精神紧张不仅可引起神经症状，同对也可以是身心疾病的病因或促成因素。精神紧张首先使植物神经功能或内脏功能发生变化，当这种变化是可逆性的生理反应时，称之为"心理生理反应"；当这种变化为持续性或器官组织已发生病理变化时，则成为"身心疾病"，如神经性厌食、溃疡病、心律不齐、高血压、冠心病、甲状腺功能亢进、糖尿病、哮喘、神经性皮炎、湿疹、脱发、月经不调、流产及神经性头痛等。

行为是人类对不断变化的环境做出的反应，是心理活动的外在表现。研究行为与生活方式特别是异常行为及不良生活方式对职业人群健康的影响，可采取预防、保健、矫正措施来降低心理行为因素对他们的不良影响，以促进他们的身心健康。

（六）企业管理因素

企业管理的优劣可直接影响职业人群的安全与健康。日本曾有学者分析了企业死亡事故原因，其中人为因素占88%，主要是不符合安全要求，如穿着服装不合理、操作动作错误、工作姿势不正确、工作前准备不足、不熟悉安全规章制度、管理人员缺乏管理经验、不进行动机诱导等等；物质因素占10%，如设备、工作环境、工具器件不符合要求，缺乏安全装置等；只有2%是不可抗拒的原因，如水灾、火灾、地震等。发生重大伤亡事故与轻伤事故及事故隐患之比为1∶29∶300。由此可见，企业职业人群的健康与企业安全管理有着密切的关系。

（七）职业卫生服务

我国企事业单位拥有全国近1/3的卫生资源，对保护和增进职业人群健康起着举足轻重的作用。近几年来乡镇企业迅速发展，为了有效地保护乡镇企业职工的身心健康，应尽快建立以县疾控中心为技术指导中心，以乡卫生院、村卫生所及企业保健站为基础的职业人群三级卫生保健网。另外，我国劳动保护及福利费用也在逐年上升，为职业人群的劳动保护及安全提供了根本的保证。

2002年5月我国公布的职业病共10类115种。

(1) 职业中毒(occupational poisoning)；

(2) 尘肺(pneumoconiosis)；

(3) 物理因素职业病(occupational disease due to physical factor)；

(4) 职业性传染病(occupational infectious disease)；

(5) 职业性皮肤病(occupational dermal disease)；

(6) 职业性眼病(occupational eye disease)；

(7) 职业性耳鼻喉疾病(occupational ENT disease)；

(8) 职业性肿瘤(occupational cancer)；

(9) 其他职业病；

(10) 职业性放射性疾病。

三、职业人群保健内容

根据WHO"人人享有职业卫生"的全球战略，社区应和职业病防治研究所、疾病控制中心等有关部门一起做好职业人群保健工作。职业人群保健应遵循三级预防原则。第一级预防，即从根本上消除或最大可能地减少职业人群对职业性有害因素的接触。如改变工艺，改进生产过程，制定职业接触限值，使作业环境或生产过程达到安全卫生标准要求，对易感者制定就业禁忌证等。第二级预防，指当第一级预防未能达到要求、职业性有害因素开始损害到职业人群健康时，应尽早发现，采取补救措施。它的任务就是早期检测，及时处理，防止职业性损害进一步发展。第三级预防，是对已发展成职业性疾病或工伤的职业人群，正确诊断，及时处理，防止病情恶化，预防并发症，延长寿命；对已丧失劳动能力或残废者，采取康复保健、心理治疗等综合性保健措施。具体内容包括：

（一）生产环境监测

生产环境监测是识别、评价职业人群接触职业有害因素水平的一个重要依据。其目的是：①掌握生产环境中职业危害的性质、种类、强度（浓度），在时间、空间的分布状况及消长规律，为评价职业环境是否符合卫生标准提供依据。②为研究接触水平-反应关系提供基础资料。③鉴定预防措施的效果等。为此应根据生产实际情况及监测目的建立定期监测制度及卫生档案制度。如以粉尘为例，可根据一个工作班中工人不同活动点、多次采样测定每个点的平均浓度（C），由工人在该点逗留时间（T），计算出时间加权平均浓度（time-weighted average，TWA），以了解工人接触粉尘的情况。

（二）健康监护

健康监护是通过对接触生产性有害因素职业人群的健康状况进行系统检查和分析，掌握其健康状况，早期发现职业人群健康损害征象，以评价职业性有害因素对职业人群健康的影响及其程度，以便及时采取预防措施，控制职业损害的发生和发展。健康监护还可为评价生产环境提供资料，有助于发现新的职业性有害因素。同时健康监护可用于探索早期检测指标，探索具有较高的敏感性、特异性和可靠性，并兼有简便、快速、费用低等优点。因此，健康监护是社区职业人群保健的重要任务之一，对防止职业危害具有重要意义。健康监护的基本内容包括健康检查、健康监护档案建立、健康状况分析和劳动能力鉴定等。

1. 健康检查　包括就业前健康检查、定期健康检查和职业病普查。

（1）就业前健康检查：指对准备从事某种作业人员进行的健康检查，其目的是掌握职业人群就业前的健康状况及有关的基础数据，特别是与从事该作业可能产生的健康损害有关的生理、生化参数，如检查苯作业工人血象、粉尘作业工人胸部 X 线摄片等，以供今后定期检查时进行对照。就业前健康检查的另一个重要目的是发现职业禁忌证（occupational contraindication）。职业禁忌证是指不适合从事某种作业的疾病或解剖、生理状态，即在此种状态下接触某种职业性有害因素，可导致原有病情加重，或诱发某些疾病，或对某些职业性有害因素有易感性，甚至有时还可能影响子代健康。我国《职业病范围和职业病病人处理办法》中，对一些作业的职业禁忌证做出了规定（表 5－1）。

表 5－1　某些接触职业有害因素的作业的职业禁忌证

有害因素名称	职业禁忌证
铅	神经系统疾病、贫血、高血压病、肝及肾疾患
汞	神经系统、肝、肾器质性疾患，内分泌疾病，植物神经功能紊乱，精神病
锰	神经系统器质性疾病，明显的神经衰弱综合征，各种精神病，明显的内分泌疾病
砷	严重的呼吸道疾病，肝、肾疾病，血液病，外周神经系统疾病，皮肤病
苯	就业前检查时，血象指标低于或接近正常值下限者；各种血液病；严重的全身性皮肤病，月经过多或功能性子宫出血

续表 5-1

有害因素名称	职业禁忌证
甲苯、二甲苯	神经系统器质性疾病，明显的神经衰弱综合征，肝疾患
一氧化碳	各种中枢和周围神经器质性疾患，器质性心血管疾患
硫化氢	明显的器质性心、肝、肾疾患，神经系统器质性疾病及精神疾患，明显的呼吸系统疾病
氰化氢	肾、呼吸道、皮肤、甲状腺等慢性疾患，精神抑郁症，嗅觉不灵者
苯的氨基、硝基化合物（不包括三硝基甲苯）	中枢神经系统器质性疾病，肝、肾器质性疾患，血液病，植物神经功能紊乱，明显的内分泌疾病
三硝基甲苯	乙型病毒性肝炎表面抗原携带者、肝脏疾病、血液病、各种原因的晶状体浑浊或白内障、严重的全身性皮肤病
有机磷农药	神经系统器质性疾病，明显的肝、肾疾病，明显的呼吸系统疾病，全身性皮肤病，全血胆碱酯酶活性明显低于正常者
粉尘	活动性结核病，慢性肺疾病，严重的慢性上呼吸道或支气管疾病，显著影响肺功能的胸膜、胸廓疾病，严重的心血管系统疾病
高温	心血管系统器质性疾病，高血压病，溃疡病，活动性肺结核、肺气肿，肝、肾疾病，明显的内分泌病，中枢神经系统器质性疾病，患病后恢复期及体弱者
噪声	明显的听觉器官、心血管及神经系统器质性疾病
振动	明显的中枢或周围神经系统疾病，末梢血管性疾病，尤其是雷诺病，严重的心血管疾病，明显的内分泌功能失调

（2）定期健康检查：是指按一定时间间隔，对从事某种有害作业工人的健康状况进行常规检查。其目的是及时发现生产性有害因素对职业人群健康的早期损害和可疑征象；检出高危人群作为重点监护对象；采取预防措施，保护其他职业人群。检查的时间间隔可根据有害因素的性质和危害程度、工人的接触水平等而定。如接触矽尘的工人，最主要的是胸部 X 线摄片，临床体格检查也应以呼吸系统为主。

定期检查的筛检内容有：①呼吸系统疾病：可定期问诊、体检、肺功能检查及摄 X 线胸片。对矽尘接触者，一年进行一次检查；接触煤尘或其他致病作用小的粉尘，可每 2～3 年进行一次。②听力损伤：如定期测定工人听力变化。③有毒物质作用：对毛发、血尿等进行生物学检测。④职业性肿瘤：肺、膀胱、皮肤肿瘤可通过 X 线、细胞学、膀胱镜检查来进行筛检。⑤腰背损伤：可通过患病率、缺勤率等资料分析而获得。

（3）职业病普查：是在接触某种职业性有害因素的人群中进行健康检查，以检出职业病病人。通过普查还可以检出职业禁忌证的职业人群。

2. 建立健康监护档案　为了搞好职业病防治工作，便于整理与分析资料，应建立职业人群健康监护档案。健康档案主要包括职业史和病史；家族史（重点是遗传性疾病史）；个人基础健康资料特别是就业前有关指标的水平；接触有害因素及水平；与职业有关的监护项目；其他，包括嗜好及生活方式等。健康监护卡应每个工人一份，编号保管。职业人群监护资料应及时进行分析、整理，早期发现问题并进行处理和采取预防措施。

3. 健康状况分析　健康状况分析常需计算与工作有关的疾病和外伤的检出率、发病率、平均发病工龄及病伤缺勤率等等。为此必须具备完整可靠的资料，特别是关于工作性质、劳动条件、环境监测和健康检查的详细记录。

4. 劳动能力鉴定　在健康检查的基础上，应对已有职业损害的职业人群进行劳动能力鉴定，根据其伤残程度和代偿功能予以妥善安置，并采取相应的医疗保健措施促进其体力上和精神上的康复。

（三）实验室测试

测试职业性有害因素，包括动物实验和体外测试系统，是评价危害程度的依据。但是在使用动物实验资料时，应注意动物种属之间存在易感性的差异、其寿命的不同、接触方式和环境差别等，尤其当动物样本数量不足时易产生推导偏差。

（四）危害控制咨询

危害控制咨询是社区和疾病控制中心针对不同性质的有害因素和作业条件，为职业人群提供保健咨询服务和适宜技术，以达到识别、评价、预测、控制生产性有害因素的目的。

（五）职业流行病学调查

职业人群的职业损害虽有明确病因，但由于现场存在众多干扰因素、混杂因素，如个体危险因素、毒物联合作用等，要找出疾病与有害因素间的联系，常常需应用流行病学方法加以确定。职业流行病学(occupational epidemiology)调查是研究劳动条件对劳动者健康的影响，研究职业性疾病在职业人群中发生、发展、分布和控制的规律，以探讨并确定职业有害因素对职业人群的安全接触水平。职业流行病学调查还可为有关法规、标准的制定提供依据。

职业流行病学调查，需要搜集相当数量的资料，特别在研究有害因素的慢性影响时，需长期的观察累积资料才能进行分析、评价。职业流行病学调查多为分析性流行病学调查，常用的有横断面调查、队列调查、病例对照调查等。

（六）卫生监督

卫生监督包括预防性卫生监督和经常性卫生监督。

1. 预防性卫生监督　指在对生产设施的新建、改建、扩建及技术改造、技术引进项目时，要求职业卫生设施与主体工程同时设计、同时施工、同时验收，并应符合国家卫生标准。

2. 经常性卫生监督　包括对生产环境有害因素和劳动者接触水平的监测，对健康监护制度、安全操作规程、个人防护及安全设备维修的常规监督。

（七）控制职业有害因素的作用条件

职业有害因素的作用条件是能否引起职业病的决定性因素之一，其中最主要的是接触机会和作用强度(剂量)。决定接触机会的主要因素是接触时间。因此，在保护职业人群健康时，应首先考虑作用条件，通过改善环境措施，严格执行卫生标准来预防和减轻职业危害。包括以下方面：①预防职业有害因素的发生。采用适当的生产工艺，包括加料、出料、包装等，减少空气污染。用无毒、低毒物质代替高毒物质。②控制职业有害因素的扩散。对产生粉尘、有毒蒸气或气体的操作应在密闭的环境中进行，辅以局部吸风。有热毒气产生时，可采用局部排气罩。③避免直接接触有毒有害物质。可采取远距离操作、自动化操作，使用个人防护用品等。

（八）人员培训、领导层开发和自我保健

1. 加强对从事职业人群保健的专业人员培训，更新观念和知识，提高其业务水平。

2. 重视对企业和社区领导的开发，使他们树立“企业经济效益与职工安全卫生同步发展”的观念，给职工以“知情权”，以保障职工“人人享有职业安全与卫生”的合法权益。

3. 提高职业人群自我保健意识，积极参与危害控制，并做好个人卫生和培养良好的卫生习惯，如不在车间内吸烟、用膳。加强个人防护，个人防护用具包括呼吸防护器（防尘防毒用的口罩、面罩）、面盾（防紫外线）、防护服（防酸、碱、高温）、手套（防振动）、鞋等，应根据危害接触情况而选用。

（九）保健膳食

为增强职业人群机体抵抗力，保护靶组织、靶器官（即职业危害主要作用损害的组织或器官），对职业人群应加强营养，除了生理需要外，还应根据接触有害因素的作用性质和特点，提供保健膳食，适当补充某些特殊需要的营养成分。保健膳食除可供给特殊的营养外，还可发挥某些营养成分的解毒作用。因而职业人群保健膳食对预防职业危害有重要的辅助作用。①蛋白质及某些氨基酸：如半胱氨酸、胱氨酸、甲硫氨酸和甘氨酸，除有合成功能外，还参与某些毒物的解毒过程。膳食中适当增加蛋白质，可提高机体对有机砷、某些重金属、氯甲烷、氯仿、四氯化碳、二氯甲烷、六六六、硝基苯和三硝基甲苯等毒物的抵抗力；但在2,4-二硝基甲苯、铅和滴滴涕等中毒时，膳食中过多的蛋白质反而是不适宜的。②糖：除了提供热能外，还可提供重要的解毒剂——葡萄糖醛酸，因而可以提高机体对苯、卤代烃类和磷等毒物的抵抗力。但是过量的糖对慢性硒中毒有不良的影响。③维生素：是许多重要酶的组成成分，参与体内一系列物质的中间代谢过程，特别是氧化还原反应，故职业人群应多补充维生素。④某些元素在体内代谢中存在着相互作用、相互制约的关系，在职业人群的保健膳食中注意调整这种关系，就可以减少毒物的吸收，促进毒物的排出。如大量给予铁剂可减轻锰的损害。

各类职业人群的保健膳食应根据职业有害因素对机体损害的特点，按以下原则供给：

1. 接触损害神经的毒物　在膳食中增加蛋白质，并适当增加含有维生素C、维生素B_1、维生素B_6的食物，供给足量的胆碱、磷脂、钙和磷。

2. 接触损害肝脏的毒物　应给予护肝的膳食，主要增加优质蛋白质，增加甲硫氨酸、胆碱和卵磷脂的摄取量，供给易于消化吸收的糖（如单糖或双糖），并适当控制脂肪。多种维生素有保护肝脏的作用，尤其是B族维生素和维生素C，应给予补充。

3. 接触损害造血器官的毒物　除增加蛋白质、维生素C和B族维生素如叶酸、维生素B_2等以促进骨髓的造血功能外，还需补充铁。如苯的慢性作用主要损害造血系统，需补充优质蛋白质（保肝）、铁、维生素C和维生素B_6，并应适当控制膳食中的脂肪和总热能。

4. 高温作业　冶金、砖瓦等高温作业者，因大量出汗而失去盐分、水分、水溶性维生素等，易出现疲乏无力、食欲下降、睡眠困难等症状。故应补充水分，少量多次；无机盐包括氯化钠、钾、钙、镁等，尤其是氯化钠，每天随汗可损失20～25 g；蛋白质，特别要增加优质蛋白质的摄取，如多吃鱼、瘦肉、禽蛋及豆制品等；水溶性维生素，维生素C每日150 mg、维生素B_1每日5 mg、维生素B_2每日3～5 mg。食物以清淡为主。

此外，从事脑力劳动又缺乏锻炼的职业人群要防止摄食过多，营养过剩。

（十）各类职业人群保健

1. 粉尘作业人群　生产性粉尘是危害面最广、接触人数最多、危害程度也最严重的职业性有害因素。如各种矿山采选、隧道开凿、建材生产、机械铸造、陶瓷制造等行业的粉尘多为含游离二氧化硅较高的无机粉尘，其危害较大。其他如皮毛生产与加工、棉麻及羽毛生产与加工、塑料制品加工，甚至农业生产中所产生的粉尘多为有机粉尘。我国各地厂矿企业职工创造了一些行之有效的防尘方法，总结出八字经验，即“革、水、密、风、护、管、教、查”，使得许多厂矿的粉尘浓度下降或接近国家规定的最高容许浓度，有效地控制了尘肺的发生。但是有些企业特别是乡镇企业防尘措施不完善，劳动条件较差，达不到国家防尘的标准。因此，抓好企业的防尘工作已成为粉尘作业人群保健中刻不容缓的任务。

2. 接触化学毒物的人群　化学毒物种类繁多，分布也很广。大多数化学毒物对神经系统都有损害，其中有些毒物还有明确的靶器官。因此，应使职业人群了解化学毒物的理化性质、侵入人体的途径及主要损害等特点，以提高他们的个人防护能力。

3. 接触物理性有害因素的人群　物理性有害因素很多，如异常的气压与气温、噪声、振动及各种有害光线及放射线等。对物理性有害因素的治理比较困难，主要是将物理性有害因素控制在正常范围内，并对职业人群采取个体防护措施。

4. 办公室人员　办公室人员一般指企事业单位、各类公司的行政和业务管理人员、秘书、会计、电脑操作员等。他们容易发生“办公室综合征”。预防“办公室综合征”的方法有：

（1）改善工作环境和工作条件：在有空调系统的计算机房内配置一台空气清洁器，不仅可以吸附过滤空气中绝大部分的粉尘粒子，对空气中的病毒和细菌也有一定的杀灭作用，同时还能发出负离子类的再生空气。适时打开门窗进行通风换气也十分有效。

（2）保持良好的坐姿，选择“人性化”设计的办公设备：阅读时用双手拿着阅读材料，双肘支撑于桌面，以便使阅读材料竖直面对自己，避免低头阅读。选择可调节的计算机工作台和坐椅，使操作者可以根据自己的身高和体型来调节工作台和坐椅的高低位置，使躯干挺直，保持脊柱三个自然弯曲不受影响，营造出一个属于个人的舒适空间。如果条件许可的话，可以选用液晶平板显示器，不仅可以避免电磁辐射对人体的影响，而且改善了操作者的视觉条件和视觉效果，减少对眼睛的刺激。

（3）自我保健：办公室人员在工作和生活中应当注重自我保健，不要长时间工作和熬夜，工作一段时间后，应离开一下，舒展身体，放松四肢，让眼睛得到休息。平时要多吃鱼肝油，注意补充维生素 A。

5. 职业妇女　妇女享有与男子同样就业和参加各种职业活动的权利，这是男女平等的重要标志。由于女性自身的解剖生理特点，劳动条件对妇女身体健康的影响是不容忽视的。特别在职业妇女的经期、孕期、产期和哺乳期时应进行特殊的劳动保护和保健。

中国现有职业妇女人数 1 亿人左右。妇女在从事职业活动过程中，可接触多种有害环境因素。早在 20 世纪 60 年代，我国学者就从铅作业女工的胎盘、乳汁中均检出高浓度铅。近年来的研究表明，孕期接触氯乙烯、己内酰胺、铅、苯混合物以及物理因素如高强度噪声，会使职业妇女妊娠高血压发病率增高。对孕期职业接触各类化学物质与先天缺陷的关系进行的流行病学研究发现，接触汞、苯、二硫化碳以及在塑料工业、橡胶工业从事有害作业女工中子代先天缺陷发生率增高。

我国《劳动法》第七章中就规定了对女职工要进行特殊的劳动保护，为维护我国妇女的合法权益提供了重要的社会保障。然而，如何贯彻、执行这些法规，在现实生活中还有差距。特别在市场经济大潮中，有些企业要裁员首先减少妇女职工；女工工作环境中有害物质常常超过国家卫生标准；一些企业中还存在违反劳动安全制度的现象等等。妇女肩负着养育第二代的任务，做好职业妇女的经期、孕期、产期和哺乳期保健不仅是保护妇女本身健康的需要，更关系到下一代的健康成长和家庭幸福，是关系未来人口素质的大问题，因此应切实加以重视。

四、职业健康促进

职业健康促进是根据不同职业人群的职业特点，除一般性健康教育外，重点针对所接触的职业因素所进行的卫生保健和防护知识的教育，使职业人群树立和提高自我保健意识，从而自觉主动地采取预防措施，防止职业危害因素对健康造成损害。同时，动员政府、社区、企业及社会有关方面共同参与，对企业管理政策、劳动环境、职业卫生服务及医疗保障制度等方面采取综合干预措施，保护和促进职业人群身心健康，提高健康水平和劳动生产效率，进一步推动企业与国民经济持续发展。

不同的职业环境和条件对人体健康产生的影响不同，安全舒适的劳动环境、良好的作业条件、和谐的人际关系，或已经适应了的工作，或认为能充分发挥自己聪明才智和体现自己劳动价值的工作，都有利于职业人群的身心健康。与此相反，则有害于他们的身心健康。因此，对不同的职业人群进行不同的职业健康促进具有重要的意义。

中国职业健康促进的机构或组织可分为两类：一类是各级疾病控制中心或职业病防治院（所）的卫生宣教科，或各级健康教育所；另一类是大中型企业的医疗卫生专业机构中的卫生宣教科（组），或由企业直接管理的安全卫生机构。他们所开展的工作一般都属卫生知识的宣传与普及，尚未达到健康教育的目的和要求，离健康促进的目标和要求则相差更远。在乡镇企业，职业健康教育与健康促进几乎还是空白。据20世纪90年代初卫生部组织的调查结果，有25%的乡镇企业厂（矿）长和45%的工人对本单位或本岗位存在的职业危害一无所知。可见职业健康教育在乡镇企业的覆盖面还很小，然而其职业危害远比国有大中型企业严重。

（一）职业健康促进的意义

1. 是职业人群的特殊需要　职业人群是富有生命力、创造力和生产力的宝贵社会资源，他们的身心健康、社会适应能力都将直接影响国民经济的发展，同时也影响着企业的生存与发展。我国职业人群的年龄构成一般在18～60岁，这一年龄是人们一生中从事生产活动精力最旺盛的阶段。他们要同时承担生产劳动、家庭生活、社会活动等多方面的压力和负担，他们既面临着与一般人群相同的公共卫生问题，又面临着特殊的职业保健问题，尤其那些从事有毒有害作业的人们，可能会因为职业因素对健康的影响而丧失正常的劳动能力。因此，对职业人群开展职业健康促进，对提高整个国民健康水平，实现WHO“人人享有卫生保健”的战略目标，具有重要的现实意义。

2. 是提高国民整体素质和生产力水平的重要措施　职业人群在社会经济发展中具有重要的地位和作用，人类社会的一切物质财富和精神财富都是由职业人群创造的。因此，一切有远见的政治家、经济学家和企业家都把人力资源作为最重要的社会资源，对这种资源不仅要使用，还要加以保护。历史和现实的经验表明，职业人群的文化素养、心理状态、传统观念、生活方式以及健康水平等，都直接影响着一个国家、一个社区、一个企业乃至一个家庭的社会经济发展水平和生活质量水平。

（二）职业健康促进的内容

1. 提高职业人群保健能力与防护技能　职业人群保健能力与防护技能的范围很广，其内容比其他卫生知识更繁杂、深奥，有很强的职业特点。它不仅包括各种有害因素的特点和对健康危害的特点，还应包括如何进行个人防护及如何改造环境和改善劳动条件等。

（1）消除职业精神紧张，预防身心疾病：减轻或消除精神紧张的办法与措施应从多方面入手。首先要求企业的管理者采用先进的管理模式，合理地组织劳动与生产，正确地处理管理者与职工之间的关系，同时也要对职工不断地进行生产技能与思想认识的培训与教育，尤其对新职工应尽快使之适应快速的劳动生产节奏。其次是进行心理卫生的健康教育，即根据职工的心理生理特点，教育职工摆正自己的位置，充分认识自己的能力、作用和价值，和谐地处理人际关系，使之感到劳动和工作是人生的需求。

（2）改变不良作业方式，预防与工作相关的疾病：不良作业方式一方面由客观的劳动生产或工作条件所决定，同时也与个人主观的习惯有关。因此，消除不良作业方式的措施主要是如何采取正确的作业方式及坚持工间操制度，同时也要合理组织和安排劳动生产或工作时间。

（3）改善劳动环境，治理职业有害因素，预防职业病的发生：在几乎所有的工农业生产及科学研究过程中都会产生这样或那样的有害因素。因此，治理职业有害因素不仅是职业人群保健的重点，也是职业健康促进的重要环节。

2. 提倡健康的个人行为与生活方式　职业人群的健康不仅受职业因素的影响，同时受到生活环境因素、个人行为与生活方式等因素的影响。这是社区所有人群所共同面临的问题。因此，对职业人群也需要进行一般性健康教育。

（1）戒烟教育：吸烟是导致心脑血管病、呼吸道疾病及肺癌的重要危险因素，而某些职业因素恰好也是这些疾病的重要危险因素，当这些职业与非职业危险因素同时存在时，其危害将是协同作用。例如，吸烟可刺激和破坏呼吸道黏膜，使之排出异物的功能下降，而粉尘也有类似的作用，某些粉尘作业工人如果同时又吸烟，则使吸入到肺泡的粉尘颗粒更难排出体外，因而可促进尘肺病的发生。吸烟的工人如同时接触刺激性气体，则可使慢性气管炎的发病率升高，呼吸道症状也可明显加重。职业流行病学研究证明，吸烟可使从事铬、镍、铀、石棉作业工人的肺癌增加几倍甚至十几倍。而接触粉尘的行业对烟火的管理较松，因此，该职业人群的吸烟率往往比一般人群更高，可见戒烟教育的重要性。

（2）饮酒教育：酗酒是导致工伤交通事故的重要因素之一，因此驾驶员必须禁酒。在其他职业中，例如接触铅等金属类化学毒物及卤代烃类等有机化学毒物的职业人群，饮酒可使毒物损伤肝的作用加强，同时也可使中毒症状加重或更易引起中毒。这是因为吸收到体内的铅可暂时储存在骨骼中，饮酒后可将骨骼中的铅“动员”出来，当血铅达到一定浓度、由肝解毒时，就可出现铅中毒症状。有机化学毒物包括乙醇，都要在肝脏进行分解代谢，因此饮酒可加重肝脏负担，更容易加重化学毒物对肝脏的破坏作用，例如 TNT（三硝基甲苯）有明显的肝脏毒性，饮酒可使其肝脏毒性作用更加明显。另一方面，饮酒后血液中乙醇含量上升，同样有利于脂溶性有机化学毒物进入体内，从而引起毒物中毒，可见节制饮酒教育对某些职业人群具有重要意义。

(3) 卫生习惯教育:经常洗手、洗脸、刷牙和洗澡,保持良好的卫生习惯,对所有人都是必要的,而对某些职业人群则更具有特殊意义。职业卫生学与毒理学研究表明,化学毒物进入体内的主要渠道是呼吸道、消化道和皮肤,因此不在有毒物危害的现场吃喝、休息,可减少毒物进入体内的机会。经常洗手可以防止铅等金属毒物从消化道进入体内;农药、有机化合物、金属毒物粉尘等可污染皮肤及衣物,经常洗澡不仅可防止本人吸收后中毒,也可以防止给家庭成员带来危害;保持劳动现场的清洁对预防毒物危害也有明显效果。此外,金融业业务人员、售票员、售货员等经常接触现金货币者,其消毒洗手对防止肝炎等肠道病的传染也是十分重要的。

3. 提高职业卫生法制意识　职业卫生问题是职业人群在从事某种工作过程中"被动"接受的,因此企业负责人应对此负有责任。有关的法律法规已规定了企业负责人应当向工人说明有关职业危害,工人也有权知道其危害性,以保护自身的合法权益。因此,职业安全卫生法规教育也应作为职业健康促进的重要内容之一。

4. 动员政府、企业及社区多方面参与　职业健康促进应超越健康保健的范畴,应积极动员政府、企业、社区各级领导、各个部门参与此项工作。要加强管理层对职业保健工作的领导,协调各部门的工作,健全健康促进网络和组织,培训各级健康促进人员,开发健康促进资源;营造支持健康促进的环境,出台有关法规,采取干预措施;进行职业卫生服务体系改革,将以医院为主导、以疾病为中心、以个体为对象的卫生服务模式转变为功能合理、方便群众的预防、保健、临床、康复、健康教育一体化的职业卫生服务体系。

(三) 职业健康促进的实施与评价

职业健康促进的实施与评价与其他健康促进具有共性,但因为职业人群保健是一项政策性很强的工作,因此又具有自己的特性。

1. 实施

(1) 提高认识,争取领导支持:职业健康促进项目的投入一般比较多,尤其在作业环境改造过程中,企业较多的投资往往在一段时间内见不到效益,因此政府和企业管理部门往往积极性不高。这就需要卫生保健人员对领导层进行宣传教育,争取政府将职业保健问题纳入初级卫生保健考核指标和当地社会经济发展总体规划,这样才能从政策、法规及经费等方面得到支持。

(2) 推广适宜技术,改善作业环境:职业人群健康水平的提高,关键在于作业环境的改善及有害作业点的技术改造。因此各级领导部门需要根据不同行业、不同作业的特点,在健康促进策略的指导下,实行跨部门协作,总结和推广各种适宜的治理技术。

(3) 计划实施的主要原则:①生动而准确的原则:生动是指教育方法应具有艺术性,这样才能让职业人群容易接受;准确是指教育内容的科学性。由于职业卫生内容繁杂、特殊,健康促进工作者自己要首先充分掌握各种职业保健知识和防护技能,才能准确有效地对职业人群进行指导。②职业安全教育与健康教育相结合的原则:安全问题是企业突出的问题,许多职业安全与职业卫生问题往往交叉在一起,将职业安全教育与职业健康教育有机地结合起来,将会节约人力、物力、时间,并收到良好效果。③分类教育的原则:健康促进工作的任务是既让职工知道职业有害因素对健康的危害及防护措施,又避免过分强调职业危险因素的存在而影响正常的生产。对企业而言,则应以健康促进的策略促使企业严格执行国家的有关法规,积极改造劳动环境及条件,改进生产工艺,最大限度地减少职业危害对职工健康的影响，保护职业人群健康。

（4）计划实施的具体方法：①面对全社会的职业健康教育：即通过电视、广播、书报、杂志等媒体广泛传播职业保健知识。政府官员、企业领导、社区群众都可随时随意收听、收看和阅读，以提高全社会职业健康知识水平。②直接对企业的教育：根据不同行业或企业的职业卫生问题，可采用不同形式对企业的领导和工人进行不同内容的教育，其形式如板报、漫画、宣传手册等。有条件的大型企业可在车间休息室播放录像，或充分运用企业、社区的闭路电视播放健康教育节目。还可利用企业领导举行工作会议的机会，发放宣传资料、播放录像或进行小讲座等。对新上岗或换岗工人要进行有关的职业健康教育培训，使其一开始就掌握必要的自我防护技能。医务人员可利用职业病病人在住院、门诊时给予教育，然后通过他们再教育其他的职业人群。

2. 评价　根据职业卫生和职业人群保健的特点，一般可分为以下几类：

（1）职业健康教育的效果指标：①企业领导和工人对所接触的职业危害认识程度，包括职业卫生知识，尤其是防护知识水平的提高。②企业领导和工人预防职业危害的行为改变，包括企业对改善环境的经费投入、技术改造项目的数量、防护用具的配备程度以及工人参与改善环境的程度、防护用具的使用率和正确使用率等。

（2）企业环境质量变化指标：①企业大环境卫生状况的改善：企业大环境卫生状况与车间内卫生状况具有高度的一致性，卫生状况的好坏是企业文化的重要组成部分，优美的环境会使人们精神振奋，激发人们的热情和积极性。② 作业点有害因素的浓度（或强度）是否符合国家卫生标准等。这需要定时定点进行监测。

（3）职业卫生服务指标：包括有害作业点环境监测覆盖率、从事有害作业工人的职业性健康检查覆盖率、职工患病（包括工伤职业病）后的诊治率等。

（4）健康水平变化指标：这类指标是职业健康促进效果的最终观察指标，可体现在职业相关疾病的减少和职业人群健康水平普遍提高方面，主要包括职工一般疾病发病率的下降比例、职工因病伤缺勤工时下降比例、职业病发病率下降比例、职工平均期望寿命及死亡率变化。

（5）劳动生产率与经济效益提高的指标：这类指标意义较大，但是需要其他多方面的数据资料才能比较准确地进行统计分析，在少数企业可以试行研究。该效果指标对教育领导、促使政府更加重视职业健康促进工作具有重要意义。

（范群）

第二节　残障群体社区保健

一、定义

（一）残疾

残疾（disability）是能力的减弱或消失，译为弱能、失能，社会用语中，多译为残疾。残疾是指因外伤、疾病、发育缺陷或精神因素造成明显的身心功能障碍，以致不同程度地丧失正常生活、工作和学习的一种状态。广义的残疾包括残损、失能和残障，成为人体身心功能障碍的总称。

（二）残疾人

人们常使用“残疾人”（disabled person）一词来指生理功能、解剖结构、心理状态的异常或部分或全部失去以正常方式从事个人或社会生活能力的人，包括视力残疾、听力残疾、言语残疾、肢体残疾、智力残疾、精神残疾、内脏残疾、多重残疾和其他残疾的人。其后，人们感到用残疾人不够全面，而且带有一定贬义。20 世纪 90 年代中期，联合国相关文件改用 people with disability（PWD），即“带有弱能的人”，强调以人为先，我国也将其改称为“残障人”。

（三）残疾的分类

1. 国际残疾分类　传统的疾病模式是：病因 → 病理 → 表现。1980 年 WHO 组织有关专家对多种疾病的过程做了大量调查研究后提出，这一模式未能说明与疾病有关的全部问题，应考虑器官系统及人体的功能状态，因而制定了 ICIDH[《国际残损、失能、残障分类》（international classification of impairments, disabilities & handicaps）]模式（图 5－1）。

疾病 ⟶ 残损 ⟶ 失能 ⟶ 残障

（内在环境）（外向性）（客观性）（残障）

图 5－1　ICIDH 模式

ICIDH 将残疾划分为三个独立的类别，即残损、失能、残障。

（1）残损（impairment，编码为 I）：是指心理上、生理上或解剖结构或功能上的任何异常或缺失。其影响在生物器官系统水平，包括智力残损、其他心理残损、语言残损、听力残损、视力残损、内脏（心肺、消化、生殖系统）残损、骨骼（姿势、体格、运动）残损、骨骼畸形、多种综合残损。每一类残损又细分许多项目。

（2）失能（disability，编码为 D）：现改称“活动受限”，是指由于残损而造成的以正常方式和在正常范围内进行正常活动的能力受限或缺失。其影响在个体水平，包括行为失能、交流失能、生活自理失能、运动失能、身体姿势和活动失能、技能活动失能、环境适应失能、特殊技能失能、其他活动方面失能。每一类失能又细分多个项目。

（3）残障（handicap，编码为 H）：现改称“参与限制”，是由残损或失能而限制或妨碍了个体根据性别、年龄、社会和文化因素不同而应当进行的正常的社会活动。其影响在社会水平，包括定向识别（时、地、人）残障、身体自主残障（生活不能自理）、行动残障（不能步行，利用轮椅或交通工具）、就业残障、社会活动残障、经济自立残障、其他残障。1～6 类残障又分成 9 个等级，第 7 类中分 4 个等级。

注意：①残损或残障可能是明显的，也可能是不明显的，永久的或暂时的，日趋严重的或逐渐好转的；②残障不一定都是失能造成的，有时残损也能造成残障，不一定非得经过失能这一中间阶段；③除了残损和（或）失能造成的个人因素外，社会和环境因素也能加重或减轻残障程度。

2000 年 12 月，WHO 对残疾的分类标准作了修改，提出了“国际功能、失能和健康分类”（international classification of functioning, disability & health, ICFDH-2）标准，简称

《国际功能分类》(ICF)，并于2001年5月22日第54届世界卫生大会讨论以决议WHA5421通过，正式公布并与《国际疾病分类》(ICD)配套使用。ICD确定所患疾病种类、名称，ICF确定病人实际的功能状态。ICF使用先进的编码方法，摒弃了一些贬义、负面的词语，强调以功能为基础，强调环境与内因的重要性。将原来的disability改用“活动受限”，handicap改用“参与限制”。

ICF认为疾病与异常的诊断，虽然对临床和公共卫生都很重要，但还不足以描绘个人的功能状况及预测、指导和计划个人的各种需求。ICF强调人们(包括带有残疾者)应如何生活，怎样充分发挥其生活潜能，从而有助于结束与周围隔绝，消除歧视。ICF强调生活的含义，即在患病的情况下如何生活、怎样改善其功能，以享有活力、发挥潜能地生活。ICF提供一种比较框架，使疾病和健康问题处于平等地位。

ICF的基础是人体功能而不仅仅是残疾，是整体模式而不是单一局部模式，是综合模式而不是单一的医学或社会模式，是互动模式而不是线形发展，是适合各种文化而不是只适应西方观念，是操作性的而不是仅仅理论性的，是适用所有人群而不是仅对成人的。

2. 中国残疾分类　1987年全国残疾人抽样调查时，将残疾分为视力残疾、听力语言残疾、智力残疾、肢体残疾和精神残疾，以及上述两类或两类以上综合残疾。

二、脊髓损伤病人的社区康复保健

脊髓损伤(spinal cord injury，SCI)是由各种不同的伤病因素(例如交通事故、工伤事故、运动创伤、枪伤以及脊髓炎症、肿瘤或其他病变等)引起的脊髓结构和(或)功能损害，造成损伤平面以下运动、感觉、自主功能的改变。常见的肢体运动功能障碍有截瘫和四肢瘫。脊髓损伤病人主要存在的问题有肌肉瘫痪、关节挛缩畸形、肌肉痉挛、感觉障碍、疼痛、压疮、膀胱直肠功能障碍、自主神经功能障碍、性功能和生育功能障碍、日常生活能力下降、心理或情感障碍等。

(一) 目标

改善身体健康状况，增强体质，预防各种合并症，加强功能训练，尽可能发挥残余的身体潜能，调整和适应家庭与家居环境，鼓励病人参与社交活动，做到日常生活自理，能够从事力所能及的家务劳动和工作。

(二) 内容

1. 在家中进行功能锻炼，增强健全肌肉的力量，发挥代偿功能，练习用新的方式进行日常生活活动。
2. 提供必要的康复器械(如轮椅)、用具、用品的信息和资源，并指导其使用。
3. 提供家居建筑及设施、环境改造的建议，使其适合病人的功能情况。
4. 指导、监督和落实有关预防压疮、预防呼吸道和泌尿道感染的措施。
5. 开展心理咨询及辅导，鼓励病人保持正常心态，正确对待残疾，调整情绪。
6. 教育和指导病人家属正确对待病人，支持他们进行全面康复。

(三) 方法

1. 预防尿路感染，训练膀胱功能　脊髓损伤后病人因排尿障碍和持续性导尿，引起尿路感染，反复发作可以导致肾脏实质性损害，造成严重的后果。另外，排尿障碍和持续性导尿还会降低病人日常生活自理能力，影响康复训练效果，加重病人思想负担。因此，训练膀胱功能、预防尿路感染有着重要意义。

(1) 持续导尿(一周以内):①目的:使膀胱保持空虚状态,避免膀胱肌肉在无张力状态下过于牵拉和疲劳,避免膀胱和输尿管中的尿回流到肾脏,引起尿路感染。②方法:在严格无菌操作下插入导尿管,留置开放,使尿自然流出。导尿管每隔一周更换 1 次,引流管每天更换 1 次。当神经反射开始恢复后,改为间歇导尿。

(2) 间歇导尿(伤后一周):①目的:使膀胱保持一定容量,防止膀胱挛缩,养成节律性充盈和排空的习惯,促使膀胱反射性收缩,使膀胱功能早日恢复。②方法:用夹子把导尿管夹住,每 3～4 小时开放 1 次,排空尿液。

(3) 清洁导尿:是预防尿路感染较为理想的方法。每 4～6 小时导尿 1 次,尿量不要超过 500 ml。优点:尿路不会长期受导尿管刺激,减少尿路感染的机会,加强了膀胱功能的训练。

(4) 手法排尿:①目的:避免反复插导尿管,增加尿路感染的机会。②方法:拔除导尿管,自行排尿,不能自行排尿者,可用手定时按摩下腹部,力量由轻到重,使尿液排尽为止。

(5) 反射性排尿训练:经过以上几个步骤的训练,大部分病人能自行排尿,但它不受大脑控制,因此,必须将排尿训练成一个条件反射,在每次排尿时应进行排尿意识训练,做正常排尿动作。如每当排尿时就刺激大腿内侧或下腹部,经过一段时间训练,就会形成条件反射,即膀胱充盈时刺激大腿内侧或下腹部就能排出尿来。有部分病人膀胱充盈时会有先兆,如出汗、心跳加快等,每当出现先兆时,即可刺激大腿内侧或下腹部,引起排尿。

(6) 经常保持尿道口和会阴部清洁。

(7) 多饮水,每天饮水不少于 1 500～1 800 ml。

(8) 出现尿路感染时,尿液浑浊,尿中有大量红细胞和白细胞时,每天用呋喃西林溶液冲洗膀胱 1～2 次,加用抗生素治疗。

(9) 尽早进行康复锻炼,增强体质,改变身体的体位,使之从卧位变为坐位或站立位,坚持下肢康复锻炼对防止尿路感染有积极作用。

2. 直肠功能的训练　脊髓损伤后肠麻痹,引起排便困难,即便秘,影响病人日常生活及腹部不适。可采用以下几种办法解决:

(1) 定时排便:最好在每天早晨排便,如排不出,可戴手套按摩肛门及直肠,帮助大便排出。

(2) 注意饮食搭配:多吃纤维素类含量高的食物,如蔬菜和水果。

(3) 适当服用缓泻药如果导、石蜡油等,增加肠蠕动,使大便容易排出。

(4) 大便干燥者可用甘油栓、开塞露塞入肛门,必要时用肥皂水灌肠。

3. 压疮的预防和处理　脊髓损伤病人常不能自动变换体位,使局部长时间受压、血液循环障碍而产生压疮,轻者影响康复,重者引发骨髓炎、败血症,甚至危及生命。因此,压疮的预防和处理十分重要。

(1) 压疮产生的原因:①垂直压力:可由体重或外力作用引起。病人损伤平面以下感觉、运动功能障碍,坐卧位时,如不能及时变换体位,骨突部皮肤及其他组织局部长时间受压,血液循环障碍,产生压疮。②剪力:不正确地翻身、搬运和不适当地将病人抬起,从倾斜的床滑下,产生剪力,可撕破深层组织并导致血液循环障碍,产生压疮。③摩擦:皮肤突出部位受到反复摩擦,可破坏皮肤的完整性。

(2) 压疮易发部位：压疮最常发生于缺乏肌肉或脂肪组织的骨骼突起部位，包括枕部、肩胛部、肘部、骶部、腓骨小头部、外踝及足跟部等。

(3) 压疮形成过程：病人由于肢体局部受压、血流不畅，首先出现受压部位皮肤变红，表皮肿胀、起泡或溃疡。溃疡继续发展，可向内和向周围蔓延，损伤深层皮肤，随着组织破坏过程加快，损伤处感染，伤口面积扩大、加深，关节受到影响，可引起骨髓炎。

(4) 加剧压疮恶化的因素：①压疮已形成，如不能立即解除压力，坏死区域可逐渐扩大、加深；②营养不良；③大小便失禁，加重压疮感染；④真皮感染：长期服用类固醇药物，血液循环较差；⑤神经功能障碍：感觉丧失，运动障碍。

(5) 压疮的预防：常用的方法是“一平整”、“二翻身”、“三清洁”、“四按摩”、“五撑起”、“六检查”。一平整：经常保持床铺平整、干燥、无皱折，软硬适中。二翻身：必须每两小时翻身1次，防止局部受压，发生压疮。翻身时不能拖、拉、推病人，以免损伤皮肤。三清洁：经常用温水擦洗患处皮肤，大小便后必须清洗腹股沟处和会阴部的皮肤并擦干，扑上爽身粉。四按摩：皮肤受压部位要经常用少量乙醇按摩，然后扑上爽身粉。五撑起：坐轮椅时每隔20～30分钟用手臂撑起身体一次，使臀部离开坐垫，每次坚持5～10秒或更长时间。六检查：经常检查受压部位，特别是背部、臀部和足跟，发现局部皮肤发红或破损，要及时处理。

(6) 压疮的处理：①解除压迫；②改善营养，纠正贫血及低蛋白血症；③伤口换药；④理疗创面：用红外线、紫外线等照射局部。

4. 转介和上送　如有下列情况，应把病人转送到上级有关康复机构进行检查、评估、咨询，做进一步的康复治疗和训练。

(1) 出现并发症，如泌尿系感染，难以控制的压疮，或合并有心、肺、肝、肾疾患，应转送至省市医院、康复中心进行检查、诊断和治疗。

(2) 如需制作矫形器具或定做、购置残疾人用品、用具，可到省、市矫形支具及假肢厂进行测量、订制，或介绍到残疾人用具、用品供应部购置。

(3) 如需进行较高层次的就业前评估、培训，可介绍到省市残疾人职业培训中心。

三、中风病人的社区保健康复

脑血管意外(cerebro vascular accident，CVA)，又称脑卒中，俗称中风。WHO定义，脑血管意外是指“发展迅速、具有血管源性脑功能局灶性障碍，并且持续时间超过24小时的临床综合征”，包括脑出血、脑梗死、脑栓塞、蛛网膜下腔出血等。

脑卒中的急性期(通常指2～3周内)后，约2/3病人残留某些大脑功能障碍，如运动障碍、感觉障碍、言语障碍、认知障碍、心理或情感障碍等。常见的肢体运动功能障碍有偏瘫。

脑血管意外病人主要存在的问题有肌肉瘫痪、关节挛缩畸形、肌肉痉挛、感觉障碍、运动协调和控制障碍、疼痛、压疮、膀胱直肠功能障碍、日常生活能力下降、心理或情感障碍等。

(一) 目标

调整饮食结构、生活方式、精神情绪，合理用药，预防二次发作；加强功能训练，促进功能恢复，促进日常生活自理；调整和适应家庭与家居环境，鼓励病人参与社交活动，从事力所能及的家务劳动和工作。

（二）内容和方法

1. 医疗问题　长期卧床的病人大多为高龄或中风时大脑损害严重，或中风再次发作，或伴有严重的心肺疾病，要按医嘱定时给予服药。在日常活动，特别是在家庭康复治疗时，要多注意病人的反应，如出现头晕、头痛、心跳加速、出冷汗和其他明显的不适时，应停止所有活动，让病人平卧休息，并测量病人的心跳和血压，每隔30分钟复测1次。

无论在任何时候，如病人出现病情加重的表现，如神志不清、不能讲话、肢体不能活动、头痛剧烈、眩晕伴有恶心呕吐、心前区剧痛或心悸等，要及时请医生诊治或送医院急诊。

2. 预防并发症

（1）肺部感染：对长期卧床、特别是有慢性肺部疾病的病人，要训练病人掌握腹式呼吸和适当的咳嗽动作，让分泌物能尽量咳出。当病人咳嗽排痰有困难时，让其侧身卧位或坐起，并协助拍打背部。

饮水呛咳或吞咽困难者，易得吸入性肺炎，在进食和喝水时要特别小心，让病人细嚼慢咽，不要同时进行其他活动，以免分散注意力。可配制糊状食物。当出现呛咳时停止进食，并尽量吐出口中的食物。必要时可请医护人员插鼻饲管进食。

（2）尿路感染：老年人常有前列腺炎、尿路结石、膀胱炎等问题，要及时在医院处理。平时要保持足够的饮水量，尽可能选择病人习惯和方便的排尿方式，保持小便通畅。

3. 预防压疮　长期卧床病人，不能自如翻身，身体重量压在骨突部位，容易产生压疮。压疮的预防见脊髓损伤的社区康复保健。

4. 大小便问题

（1）排便问题：长期卧床的病人易出现便秘，要逐渐进行训练排便，排便的最好时间是饭后不久，特别是早餐后。如果情况许可，不要强迫病人改变以前的排便习惯。

鼓励病人多做床上运动，特别是腹部的活动和自我腹部按摩；常吃含有粗纤维较多的食物，多吃水果和蔬菜以及清淡易消化的食品，每天要饮足够的水分。大便干燥、便秘时可喝点蜂蜜，吃些香蕉。若便秘多日仍不能解决，病人觉腹胀、烦躁时，可服导泻药或戴上手套将大便挖出。

（2）排尿问题：如果病人不能完全控制小便，有尿床现象，男病人可用尿壶，女病人可用塑料软便盆或用能吸水的垫子，及时处理掉。上述用具应预先准备好，放在病人能拿到的地方。

5. 预防中风再次发作　①有中风发作的危险因素如高血压、高血脂、糖尿病、肥胖和动脉硬化者应定期去医院检查，并按医嘱服药以控制病情；②戒烟戒酒；③肥胖者要减重或防止超重；④劳逸结合；⑤保持情绪稳定，缓解精神压力；⑥如果突然出现口角歪斜、口齿不清、听力障碍或肢体无力，不能随意活动，要立即去医院。

四、脑瘫儿童的社区康复保健

婴儿大脑尚未发育成熟，在出生前、出生时或出生后不久受到损害或损伤，可引起以运动障碍和姿势障碍为主要表现的综合病症，称为脑性瘫痪。脑瘫按运动障碍特征分类有痉挛型、手足徐动型、软瘫型、共济失调型和混合型；按瘫痪部位分类有单侧瘫、双侧瘫、四肢瘫和单肢瘫；按运动障碍程度分类有轻、中、重度。

除运动障碍和姿势障碍外，部分患儿常伴随智力障碍、视力障碍、听力障碍、知觉缺失、语言障碍、情绪及行为障碍、学习障碍、癫痫等。

（一）目的

早期预防、早期发现、早期诊断、早期治疗和训练，使脑瘫患儿身心等功能早期得到全面康复，生活能够自理，能与同龄儿一起游戏、学习、运动，今后能参加劳动和工作。

（二）内容和方法

1. 脑瘫的预防　①坚持优生优育；②定期产前检查；③保证孕妇营养；④孕期避免滥用药物；⑤鼓励母乳喂养；⑥婴儿出生后要定期去医院检查，早期发现脑发育迟缓的症状，给予早期指导及治疗；⑦定期预防接种，防止传染病发生；⑧教育家长识别脑膜炎早期症状，及时送医院诊治。

2. 脑瘫的早期发现

(1) 出生后窒息明显，呼吸延迟出现，头围异常，体重增加不良，哺乳无力。

(2) 运动方面：身体松软无力或特别僵硬，自发运动减少，照顾困难；运动发育延缓，如双手活动、支撑、抬头、翻身、爬行、起坐、站立或行走等动作均较同龄儿晚，且姿势异常，或出现固定姿势如角弓反张、蛙位、倒U字形姿势等；出现不自主运动，表现为不受控制的肢体和面部的怪异动作，身体扭转，精细运动不能。

(3) 语言表情方面：出生后，异常安静，不爱哭笑，反应淡漠，终日酣睡，不会发音或发音极少，或易哭闹、易激惹、睡眠差。

(4) 智力方面：反应迟钝及叫名无反应，不理解外界的声音和语言。

(5) 视力方面：斜视及眼球运动不良。

(6) 进食方面：吸吮、咀嚼和吞咽困难，易呛咳，舌头常将奶和食物推出，流口水，闭嘴困难。

发现有以上症状，就要怀疑小儿是否有脑瘫，应马上去医院就诊，通过医生的检查、评估来确诊。

3. 癫痫　在刚入睡时或清晨时容易发作，发热、腹泻会加重发作。发作时双眼呆滞、全身僵直、口吐泡沫、四肢抽动。经常发作会影响孩子的智力发展，降低学习能力，多见于痉挛型和四肢瘫儿童，手足徐动型发作癫痫相对较少。

癫痫的应急处理：一般要有规律地服药，以便控制发作，一旦发作应及时采取以下方法处理：

(1) 保持镇静，解开紧身衣。

(2) 将儿童移离危险的区域，如火或尖锐物体。

(3) 不要束缚患儿，一旦发作而又不能阻止者，可让其发作完毕。

(4) 将患儿侧卧，使唾液易于流出、易于呼吸。

(5) 在患儿嘴张开时，放置毛巾之类的软东西在其上下牙之间，注意不要放硬物。

(6) 发作时，不要以任何方式干扰他的动作。

(7) 当发作停止后，让患儿多休息。

4. 脑瘫患儿的康复　训练脑瘫虽然是一种不能根治的疾病，但通过康复训练，特别是早期进行强化训练，可不同程度地改善患儿的功能。

（1）脑瘫患儿错过最佳康复时机的主要原因有：①家长或医师未早期发现患儿的异常；②过分相信药物的疗效，盲目等待脑损伤的自然恢复而拒绝康复治疗；③认为是不治之症，必留残疾，而放弃治疗，甚至抛弃患儿。

（2）康复训练的目的：①改善坐、立平衡能力，改善身体姿势的控制；②改善步行能力，鼓励多活动；③通过日常生活活动的训练，提高生活自理能力；④训练说话交流能力，改善与家人的相互沟通；⑤通过心理辅导和行为训练，增强信心，克服畏难情绪。

（3）康复训练的方法：主要是通过视、听及皮肤感觉接受适当刺激。①用鲜艳的玩具和声音引导患儿向各个方向注视，加强视觉和听觉追踪；②父母语音是最好的听觉刺激，应每日多与患儿说话，鼓励患儿发音，对听觉定向反应不好的，可用带响玩具或放有豆子的塑料瓶等给予声音刺激；③用温暖的手抚触婴儿全身的皮肤，轻柔按摩，可促进脑损伤康复；④爬行训练是脑损伤康复的重要方法，可纠正错误运动姿势，调节肌张力，改善感知觉；⑤按照发育规律及时进行坐、站、走、平衡能力等训练和手的精细动作训练；⑥矫治视觉、听觉和口面功能障碍，改善和发展认知功能，进行咀嚼和吞咽训练、语言训练；⑦矫治情绪和行为异常，培养良好心理素质，增加克服困难的信心，培养社会交往能力；⑧促进智力发育，接受教育，学习文化，为将来参与社会活动创造条件。

要注意的是，无论任何被动训练都不能代替主动运动，要引导患儿正确的主动运动及多说话，这是脑损伤康复治疗的核心。

5. 转介和上送

（1）如合并有视觉障碍和听觉障碍，要送上级医院或康复中心做检查及评估，及早佩戴合适的助听器或眼镜。

（2）肢体早期出现挛缩者，要及时送医院或康复中心检查，决定是否需要佩戴矫形支具，防止挛缩；如果挛缩和畸形严重，可转外科评估是否要做外科手术，手术后继续进行功能锻炼。

（3）脑瘫儿童要及早进行教育和训练。如有条件，在3岁前就可在医务人员和社区康复员的指导下进行家庭训练；3～6岁可在社区残疾儿童训练班学习；7岁，轻度脑瘫的儿童可送普通学校学习，同时继续配合家庭训练。

（4）脑瘫儿童如遇有复杂的情绪及行为问题，要到医院或康复中心诊治，进行心理咨询，及时纠正不良行为，同时也需要家长配合进行心理辅导。

五、小儿麻痹症病人的社区康复保健

小儿麻痹症，简称“儿麻”，是一种由脊髓灰质炎病毒引起的急性传染病，多见于婴幼儿，85%在6个月至3岁之间发病，成年人比较少见。病毒经过口腔进入人体，通过血液循环而影响全身，主要损害脊髓前角灰质的运动神经细胞，所以又叫脊髓灰质炎。其表现为非对称性下运动神经元瘫痪、运动功能障碍，无感觉障碍，严重者可因延髓受损，导致呼吸肌及吞咽肌麻痹或呼吸中枢麻痹而危及生命。病毒也可以影响脑干、脑膜等神经组织，但不会影响智力。

小儿麻痹症根据病程可分为急性期、亚急性期、恢复期、慢性期（后遗症期）和综合征期。社区康复保健的重点是恢复期、慢性期（后遗症期）和综合征期。

小儿麻痹症后遗症病人存在的主要问题是肢体瘫痪无力，运动功能障碍，多伴有不同

类型和不同程度的畸形。常见的畸形有：髋关节屈曲挛缩畸形、膝关节外翻与反曲畸形、马蹄内翻足、外翻足、跟行足、高弓足、锤状趾等，往往与膝关节屈曲、下肢短缩、脊柱侧弯并存。此外，也可出现上肢瘫痪、上肢畸形。

（一）目的

改善运动功能，增强肌肉力量，防止肌肉萎缩，减轻挛缩畸形，并防止其进一步发展，最大限度地提高病人的生活自理能力，促进其重返社会。

（二）内容和方法

1. 三级预防　其中最重要的是一级预防，即预防该病的发生。WHO 提出 2000 年要在全球消灭小儿麻痹症，并提出四点策略：①坚持常规免疫，提高免疫接种率；②开展全国性免疫日活动，给 5 岁以下（在中国是 4 岁以下）儿童加服脊髓灰质炎减毒活疫苗；③改善监测系统，使每个病例都能被发现和随访调查，并通过实验室技术确诊；④利用检测资料发现高危人群，以开展新的免疫活动。其次是二级预防和三级预防，即通过一切康复手段预防小儿麻痹症病人的失能和残障。

2. 康复治疗　康复治疗的方法很多，不论哪一种康复治疗都必须循序渐进，持之以恒。

（1）被动运动：从恢复期开始，就要在关节活动允许范围内，缓慢地进行关节被动运动，同时对挛缩的肌腱、萎缩的肌肉进行按摩、推拿，以防止肌肉细胞变性、纤维化，失去细胞的生理功能，甚至会使关节挛缩变形。对紧张或挛缩的肌肉、韧带给予热疗、牵拉等。

（2）保持患肢功能位：在瘫痪出现早期就要注意把患肢保持在功能位置上，即踝关节保持在 90°（预防足下垂），膝关节保持在伸直位（预防膝屈曲），髋关节保持在伸直和中立位。生活应用支具以对抗重力影响，支持和保护肢体，使肌力减退的肌肉不受牵拉，防止因肌力不足而产生畸形。要教会家人在日常生活中注意帮助和监督患儿摆正肢体功能位置，坚持进行功能锻炼。

（3）主动运动：主动运动更为重要，应根据肌力评定的结果，从助力运动逐渐向主动运动、抗重力运动、抗阻运动过渡。肌力训练应考虑肌力平衡问题，避免加重畸形。必须注意不要用较强肌取代弱肌的活动，而且运动必须控制在出现疲劳前结束，尽量避免出现代偿性或替代性动作。待疼痛消退后，可逐渐练习坐、站和行走能力。开始在支持下坐，然后自由坐，再至功能性坐位。恢复站立也应从支撑站至加支具站，再至自由站。恢复行走也同样。要求有足够肌力，在疲劳阈下进行，姿势良好。千万不要在没有支持的情况下，过早让软弱无力的膝关节直接负重步行，否则身体的重量会把膝关节压向后弯，久之会成畸形。

（4）矫形器的选配：矫形器在小儿麻痹症患儿下肢应用较多，上肢应用很少，暂时性使用较多，永久性使用较少。其目的是防止和矫正畸形，防止畸形继续发展，代偿瘫痪肌力，控制关节活动，支撑软弱的关节，以改善患肢功能，补充短缩的肢体高度，使双下肢长短均衡，减少跛行。

（5）小儿麻痹症后遗症矫治手术前后的功能锻炼：①术前：牵拉挛缩组织，训练软弱肌群的肌力。②术后固定期：进行固定肢体的静力性运动锻炼，以防止肌肉萎缩，促进手术愈合。进行非固定关节的主动运动或助力运动，以避免关节僵硬。下肢手术后在石膏固定期，可借助腋杖练习床边站立及行走。术侧下肢从不负重逐渐过渡到部分负重、完全负重。③石膏拆除后：手术部位的肢体先从被动运动开始，逐渐过渡到助力运动、主动运动。下肢手术后步行训练的重点是从使用腋杖的部分负重到完全负重，然后换手杖助行，最后不用手杖步行。此外，尚需练习下蹲、上下台阶、跨门槛、越过障碍物等实用动作。上肢手术后，还要增加生活自理能力的训练，如自己穿衣、吃饭、用手取物、手的各种精细功能练习，以进一步改善功能。

（6）小儿麻痹症综合征期要特别注意减轻和预防疼痛；减小软弱肌肉的高负荷工作；提供非疲劳性功能活动，提供能量节约技术，减少不必要的活动和能量消耗；从力学上纠正和减小姿势和步态的偏差。另外，要注意改变饮食种类，预防吞咽困难；严格戒烟，控制体重，预防感染；适当地进行有氧练习，以预防呼吸困难。

（7）小儿麻痹症后遗症病人的心理康复：小儿麻痹症病人大多幼时起病致残，随着年龄的增长，多数病人会逐渐出现一系列的心理变化，如沉默、苦闷、自卑、悲观、抑郁等。应对其家属进行教育，使他们能够真诚地去理解、关心、爱护和帮助病人。对病人进行心理治疗，鼓励病人参加一些有针对性的作业活动和文娱活动，消除其自卑心理，增强战胜疾病和困难的信心。

（8）小儿麻痹症后遗症病人的教育康复：家长、学校以及全社会都应关心学龄期患儿，残疾程度轻、生活能自理者，应送入普通学校，接受正规教育；残疾严重者，则应送入特殊学校，给予特殊照顾。

（9）小儿麻痹症后遗症病人的职业和社会康复：患儿成年后，应对他们进行职业能力评定和训练。鼓励病人参加力所能及的工作，增强病人的自信心，克服自卑心理，使其在经济上独立，为家庭创造收入，为社会增加财富，获得应有的家庭和社会地位。鼓励病人同健全人一起参加社区组织的文化活动和社会活动。

（王蓓蓓）

第六章　社区亚健康人群保健

第一节　亚健康及其表现

一、亚健康的定义

从20世纪80年代中期开始，越来越多的研究证实，除了健康状态和疾病状态之外，人体还存在着一种非健康非患病的中间状态，称为“亚健康状态”。世界卫生组织的一项全球性调查表明，真正健康的人仅占5%，经医生检查，诊断为有病的也只有20%，处于“亚健康状态”的占75%。亚健康状态在经济发达、社会竞争激烈的国家和地区中普遍存在。处于亚健康状态的人数一直呈逐年增加的趋势，亚健康状态已经越来越引起广大医学工作者的关注。

亚健康（sub-health）状态又称第三状态或灰色状态、病前状态、亚疾病状态、潜临床状态、隐匿状态等，是指介于健康与疾病之间的一种状态，是机体虽无明确的疾病，但在躯体上、心理上出现种种不适应的感觉和症状，从而呈现活力和对外界适应力降低的一种生理状态。

健康与疾病是对立的两极，两极之间没有一条明确的分界线，而是存在着各种级别的过渡谱，即亚健康状态。作为过渡谱中的一点，亚健康状态是不断发展变化的，它既可以向疾病状态发展，也可以向健康状态转化。究竟向哪方面转化，取决于自身的免疫力水平和自我保健防范的力度。

亚健康状态的范畴包括以下方面：①泛指身心上不适应的感觉所反映出来的各种症状，在相当长的时间内往往难以确定的状况；②某些疾病的临床前的表现，如已有心血管、脑血管、呼吸系统、消化系统和某些代谢性疾病的症状，而未形成确凿的病理改变；③一时难以明确其病理意义的“症”，如疲劳综合征、精神紧张综合征、忧郁症、更年期综合征等；④某些慢性病、重病临床治愈进入恢复期，而表现为虚弱和种种不适；⑤在人体生命周期中由衰老引起的组织结构老化和生理功能减弱所出现的虚弱症状。

亚健康概念的提出，是现代人注重健康、重视在疾病前防范其发生和发展的健康新思维的充分体现。亚健康在症状上表现的是医学领域的问题，但从整体上看，它与社会环境、经济文化、心理因素及自身体质等密不可分。

二、亚健康的症状

由于人们在年龄、适应能力、免疫力、社会文化层次等方面存在着差异以及亚健康过程有着较大的时空跨度，亚健康的表现错综复杂。亚健康的症状主要表现在以下5个方面：

1. 身体亚健康(躯体症状)　主要表现为人体总感到自己的身体有些不适,最常见的有乏力困倦、记忆力下降、反应迟钝、头昏头痛、胸闷心悸、失眠多梦、汗出异常(多汗、盗汗、偏身汗出等)、食欲不振、口中异味、便秘或便溏不爽、腰酸膝软、性欲减退、性功能下降以及其他一些功能紊乱、功能低下的表现。

2. 心理亚健康　主要的表现有烦躁、焦虑、妒忌、恐惧、猜疑等。

3. 情感亚健康　主要表现为冷漠、自闭、无望、溺爱、疲惫、机械以及婚外恋、早恋等。

4. 思想亚健康　是指人们在世界观、人生观、价值观上存在着不利于自己和社会发展的偏差,如迷信、信仰邪教、修练邪功等。

5. 行为亚健康　表现为行为的失常、无序、不当等。这些表现有的是自觉的,有的是不自觉的,是个体自己对行为的管理和控制的失控、错控。如在大众场合大声喧哗、旁若无人,或衣冠不整、行为随便等。

三、亚健康的表现形式

一般认为亚健康的表现形式主要有慢性疲劳综合征、信息过剩综合征、神经衰弱、肥胖症等,其他如空调病、夜班病、离退休综合征、考试综合征等也属于亚健康的范畴。

1. 慢性疲劳综合征　是指一组以慢性或反复发作的极度疲劳时间至少半年为主要特征的综合征。本病好发于20～50岁年龄组,绝大多数为30～40岁的中青年人。其主要的临床表现依次为:疲劳、认知或识别障碍、关节痛、体力活动后全身不适、忧郁、发热、肌痛、头痛、肌无力、咽炎、睡眠障碍、淋巴结肿痛等。

2. 信息过剩综合征　是指由于大脑长期大量接受和处理信息而造成大脑皮层活动抑制所致的各种病症的总称。可分为以下几种类型:①信息消化不良:大量信息在短时间内输入大脑而来不及消化,时间一长,往往会出现偏头痛、头昏脑胀、烦躁不安、注意力分散、忧虑恍惚、精神抑郁、思维和判断能力下降以及神经性呕吐和厌食等消化系统功能紊乱,还会导致高血压、心跳加快、心律不齐,严重者可引起紧张性休克。②信息干扰:大脑中可能贮存着大量的同类信息,对各种信息接触过多,又不善于分析和处理,会变得思维混乱、言语迟疑、行动犹豫不决、判断力下降,同时还伴有心悸、易怒、冷漠、多疑等。③信息恐惧:由于知识更新过快,不得不拼命学习新知识。有些人因此而顾虑重重,出现惶恐不安、失眠健忘、食欲不振、心悸气短,甚至会消极地躲避学习。

3. 神经衰弱　是一种神经系统虚弱而无器质性损害的功能性障碍。个体的素质和人格可能是其发病的基础。人际关系紧张、工作生活环境不适应使神经系统过度紧张,长期的心理冲突和精神创伤引起的负性情感体验等社会心理因素是主要原因。其主要的临床表现为情绪症状、肌肉紧张性疼痛及睡眠障碍三个方面。

4. 肥胖症　体重超过标准体重的20%即为肥胖。肥胖早期属于亚健康状态。肥胖发生的年龄越小,肥胖史越长,成年后引起糖尿病、高血压、高脂血症、冠心病的可能性就越大。

5. 空调病　长时间呆在低温环境里,皮肤血管收缩,汗腺停止分泌,以减少散热,保持体温;同时交感神经兴奋,导致腹腔内血管收缩,胃肠运动减弱,从而出现诸多相应症状。对于女性,可影响卵巢功能,使排卵发生障碍,月经失调。空调病的临床表现主要有:感到疲倦,皮肤干燥,手足麻木,头痛咽痛,神经痛,胃肠道不适。女性还会出现月经提前或延迟、经量稀少、经期缩短等月经失调症状。

6. 夜班病　三班倒的职工，或长期上夜班者，由于生理节律被打乱，体内“生物钟”与自然界昼夜周期的同步关系遭到破坏，因而出现种种不适症状，俗称“夜班病”。其主要表现为：头昏脑胀，精神萎靡，食欲减退。严重者，可发生心悸、气短、恶心呕吐甚至血压下降。偶有低血糖休克现象。

7. 离退休综合征　离休和退休是生活中的一次重大变动，由此，当事者在生活内容、生活节奏、社会地位、人际交往等各个方面都会发生很大变化。由于当事者适应不了环境的突然改变，而出现情绪上的消沉和偏离常态的行为，甚至引起疾病，就谓之“离退休综合征”。本病具体可表现为坐卧不安，行为重复，犹豫不决，整日不知干什么好，有时还会出现强迫性定向行走。由于注意力不能集中，常做错事；性格变化明显，容易急躁和发脾气；对什么都不满意；多疑，当听到他人议论工作时常会烦躁不安，猜疑其有意刺激自己。平时颇有修养的当事者，有时候也会一反常态而不能客观地评价外界事物，常有偏见。大多数当事者有失眠、多梦、心悸、阵发性全身燥热等症状。

8. 考试综合征　由于心理压力过大、心理素质太差或考前连续“开夜车”，过度疲劳而导致考试前夕或临场考试时出现心慌意乱、烦躁不安、思维不能集中、回忆不起学过的知识；或是头晕目眩，手指震颤，无法工整地书写；或是气短、尿频、腹泻，不能自主。严重的可发生呼吸急促，大汗淋漓，血压下降而晕厥。这种“上场昏”现象在生理学上称为“怯场反应”，临床上称为考试综合征。

第二节　亚健康的成因及诊断

一、亚健康产生的原因

人体是一个由许多子平衡系统构成的有机平衡体，各子平衡系统相互制约和协调而达到动态的平衡，这就是健康状态。社会因素、环境因素、生活因素、饮食营养因素、精神及心理因素等均能使人体的一个或若干个子平衡系统的稳态调节出现障碍，进而影响了人体大平衡系统的自我调节或相互调节功能，使其对内外环境变化的适应能力降低。如这种影响尚未对人体大平衡系统的稳态达到破坏程度，只是处于临界状态，则表现为“亚健康状态”。

（一）环境因素

1. 物理性因素　包括噪音、振动、红外线、紫外线、工业或医学激光及迪厅“闪光”、霓虹灯、微波、电磁波、放射线、高热、严寒等。

2. 化学性因素　过量天然物质（臭氧）及环境污染物质（汽车尾气、化工厂的废水及废气）、化工污染物（苯、汞、四氯二酚、五氯酚钠）、有机磷农药以及烟、酒等。

3. 生物性因素　主要有医院或生物制剂工厂等未处理的污水、废物直接污染水源、土壤等，亦可为居室或环境中杂物、灰尘、垃圾中的微生物及寄生虫传染。

（二）生活因素

1. 营养　营养过剩或不足都会影响生长发育、工作学习的精力，促进衰老。

2. 风俗习惯　部分地区不良的风俗习惯如吃饭用手抓、长年不洗澡、重男轻女等会给生理及心理造成一定的损害，进而导致亚健康甚至疾病。

3. 精神状态　喜怒忧思悲恐惊七情的心理活动可直接或间接影响情绪。情绪通过影响神经系统引起生理变化、免疫功能变化；影响内分泌，影响内脏功能活动，甚至引起皮肤病、肿瘤等。积极的情绪有利于健康；消极的情绪易引起心理不良、适应性障碍或不良等亚健康状态，甚至发展到疾病状态。

（三）社会因素

在各种社会因素中，如社会经济、规章制度、竞争上岗、晋级考核、科研创造、发明等会对健康产生一定的影响。社会因素通过心理生理变化而起作用。心理因素和社会因素密不可分，社会因素常可直接影响躯体健康。

（四）综合因素

生物、心理、社会等因素综合影响人体健康，引起亚健康和疾病，而且各种因素之间相互制约或相互促进。

二、亚健康的好发人群

1. 遗传因素　亚健康产生的遗传因素与亲代的体质、病理生理特征、代谢类型、本能行为等有关，好发于有病理信息基因，或有基因突变，或变异者，以及有遗传倾向疾病（糖尿病、高血压等）的家族成员。

2. 免疫及虚弱　免疫异常（亢进、低下）、体质虚弱、阴阳失衡者。

3. 发育阶段　生长发育关键期，如出生时、发育期、生长期、青春期、中老年更年期、妇女分娩围产期、月经期和哺乳期等。

4. 心理不良、心理不成熟　缺乏脑动力定型或动力定势者，或有心理饱和、心理饥饿、心理印迹者，或有灾难应激、意外伤害者等。

5. 营养障碍　营养不良或过剩者，脂肪、蛋白质、糖、维生素、钙等电解质代谢异常者。

6. 嗜好成瘾　如酒、烟、药物成瘾者。

7. 智力　智力低下，对社会环境不适应者。

8. 生活习惯　离退休人员生活变化后的孤独、离异或丧偶者、孤儿、受宠儿、“电脑人”等。

9. 生物钟　生物钟节律紊乱，如值夜班者、生活不规律及一日三餐不能合理安排者。

10. 劳逸安排　工作、运动和休息习惯不良者。

11. 久病、重病、衰竭及疾病康复或有后遗症者。

12. 医源性因素　药物、手术、诊断检查有不良反应或并发症者等。

13. 性障碍　性生活不正常者。

三、亚健康的诊断

（一）健康的诊断标准

世界卫生组织（WHO）给健康所下的正式定义是：健康是指生理、心理及社会适应三个方面全部良好的一种状况，而不仅仅是指没有生病或者体质健壮。据此制定了健康的10条标准：

1. 精力充沛，能从容不迫的担负日常生活和繁重的工作而不感到过分紧张和疲劳。

2. 处世乐观，态度积极，乐于承担责任，事无大小，不挑剔。

3. 善于休息，睡眠好。

4. 应变能力强，能适应外界环境中的各种变化。

5. 能够抵御一般感冒和传染病。

6. 体重适当，身体匀称，站立时头、肩位置协调。

7. 眼睛明亮，反应敏捷，眼睑不发炎。

8. 牙齿清洁，无龋齿，不牙痛，牙龈颜色正常，无出血现象。

9. 头发有光泽，无头屑。

10. 肌肉丰满，皮肤有弹性。

（二）亚健康的诊断

亚健康成因复杂，临床表现繁多，不可能像疾病的诊断那样，找到“金标准”的诊断依据。目前主要是在综合分析的基础上进行诊断。一般要经过如下几个步骤：①根据 WHO 制定的健康标准，确定“非健康状态”（排除健康）；②出现身心情感方面健康低质量的状态及其体验（出现症状）；③通过体检和各种实验室检查、器械检查，排除器质性病变（排除疾病）；④诊断亚健康。

在这四个步骤中，排除疾病最困难也最重要。亚健康是健康与疾病的过渡状态，在接近健康和接近疾病状态时诊断往往是困难的，尤其是接近疾病的亚健康状态与疾病的鉴别较为困难。将亚健康状态诊断为疾病，会使亚健康者承受没有必要的压力、接受没有必要的治疗，增加个人及社会的负担；而将疾病误诊为亚健康状态，则会延误治疗，轻者增加了医疗费用，延长了治疗时间，重者则可能形成后遗症，造成残疾甚至引起死亡。

常用的亚健康诊断方法有量化诊断法和 MDI（多功能显微诊断仪，又称布氏镜）健康评估法：

1. 量化诊断法　即对检查的结果进行综合量化分析。检查分一级检查和二级检查。一级检查即一般的体格检查，如果没有明显的症状，一级检查不能查出病因时，可用二级检查。如运动试验、24 小时动态血压检测、脑电图、标准量表的心理状态测试，还可采用微观手段进行个体化体检，如机体免疫细胞功能检测、血液电子显微镜形态检查、与疾病相关的 DNA 和基因 PCR 检查等，都能发现人体微小的生理改变。如果各项检查结果基本为正常、正常高值或临界状态，起病呈急性或亚急性，任何一种临床症状持续 6 个月以上而难以确诊为某一疾病时，即可诊断为亚健康。

2. MDI 健康评估法　MDI 是 WHO 用于对人类死亡危害最大的疾病所提示的各项指标进行测定，最后量化计分的一种健康评估方法。它包括对心脑血管疾病监测及中风预报、恶性肿瘤征象提示、脏器病变提示、血液及过敏性疾病提示、体内污染测定、内分泌系统检查、肢体损害检测、服药效果检测等指标，以及近年来增加的心理、社交障碍指标等。根据被测者的实际检测结果逐项打分（采取百分制，满分为 100 分），其标准为：85 分以上为健康状态，70 分以下为疾病状态，70～85 分为亚健康状态。

第三节　亚健康的综合防治

亚健康的形成，是生物、心理、社会等综合因素作用的结果，因此对亚健康的防治不能仅仅停留在生物医学水平上，而是要采取医学、哲学、社会学、经济学、心理学、人文科学等多学科交叉的方法，综合防治。

一、构建健康的生活方式和习惯

（一）养成良好的卫生习惯

1. 勤刷牙漱口。

2. 饭前便后要洗手。

3. 多饮水　补充适量水分，要求日补 1 000～1 400 ml。

4. 定时洗澡、更衣、修饰。

5. 起床适应　觉醒后养神 3～5 分钟行心理沐浴，使心境平和。

6. 睡前坐浴、泡足　每晚睡前热水坐浴 15～30 分钟，配合提肛运动，放松心情做深呼吸。睡前用热水（水温 50～60 ℃）泡足 10 分钟。

7. 保持室内外环境卫生。

8. 重视饮食卫生。

（二）建立良好的生活方式

1. 早睡早起，重视午睡，保持足够的睡眠。

2. 一日三餐正常分配　①三餐热量分配：碳水化合物 50%、蛋白质 20%、脂肪 30%，早餐占 25%、中餐占 45%、晚餐占 30%；②早餐吃好，中餐吃饱吃好，晚餐适量，饮食要定时定量，宜素食；③饮食保健强调：多次进餐比少餐重要，食物消毒清洁比食物进补重要，什么时间吃比吃什么重要，均衡营养饮食比限制饮食或偏食好。

3. 和谐的性生活。

4. 改变影响优生的不良行为　如长时间的热水浴、孕妇情绪不良、孕期不恰当的补充微量元素、喝咖啡、睡电热毯、缺乏微量元素、养尊处优等。

5. 正确使用现代化居室设备　警惕“电视综合征”、“电脑综合征”、“空调综合征”等。

（三）按生物钟安排生活

明确个体的生物节律类型。生物节律类型分为：①百灵鸟型（白天精神好，记忆力、创造性强）；②猫头鹰型（夜晚兴奋型）；③混合型（白天、清晨或傍晚随时可以进行创造）。尽量按生物钟节律安排生活、工作、运动和休息。

生物钟的核心是规律生活，要做到：①定时觉醒、定时起床、定时排便、定时进餐、定时步行、定时午睡、定时进行健康锻炼、定时就寝、按时进入睡眠；②生活节律合理，要学会休息，学会生活节律安排，学会用脑，学会用情，学会用体（体格健康）。

（四）合理均衡的饮食营养

食物是维持健康最重要的因素。为避免营养过剩、营养不良及营养不均衡，应按人体工作、学习、运动和生活需要，合理进食，养成良好的饮食习惯。应重点做到：①脂肪和糖类摄入量应限制超标；②每天摄入食盐量不超过 6～8 g；③注意钙的补充，养成饮用牛奶和奶制品的习惯，多吃豆制品；④对缺铁者适当增加动物肝脏、肉类、动物血、鱼类等含铁丰富食物的摄入；⑤多吃维生素类丰富的食物。另外，要少吃刺激性的食物，避免浓茶、浓醋和过冷、过热的食物；进食不宜过快，食物要经口腔充分咀嚼后下咽。

（五）戒烟、限酒、戒毒

1. 戒烟　长期吸烟者，肺癌的患病率比正常人增加 10 倍以上，喉癌的患病率增加 6 倍以上，冠心病发病率升高 2～3 倍，对被动吸烟者也有极大的损害。

2. 限酒　若长期饮酒，则每日不超过 20 g 为好，大于 50 g 易引起高脂血症。

3. 戒毒　鸦片、大麻、可待因等毒品易导致神经精神症状，表现精神颓废，并多有脏器损伤，导致劳动力丧失。

二、正确地调整、控制情绪，保持良好的心理状态

情绪是人类一种极为复杂的心理现象，当客观事物符合并满足人的需要时，人们就会感到愉快、喜悦、满意和幸福。当个体的需要受到阻碍得不到满足时，就会产生沮丧、失望、悲哀、抑郁、焦虑和愤怒等负性情绪。当情绪变化时，各种生物物理信号、生物化学信号将发生变化。情绪尤其是负性情绪能直接影响人的生活和工作效率，影响神经-内分泌-免疫系统，引起各系统生理功能失调，导致亚健康状态乃至心身疾病的发生。因此，在亚健康的预防和治疗过程中，要帮助病人通过正确的方法去调整、控制情绪，保持良好的心理状态。

（一）消除紧张的方法

1. 放松法　如音乐放松疗法、肌肉放松疗法等。通过聆听优美的旋律和大自然之音，使紧张的精神松弛下来，或在肌肉松弛的同时使情绪平静下来。

2. 集中精力，调整身心法　如生物反馈疗法、入静疗法（瑜伽功）等。通过把精神集中在对自身躯体的感受中，调整身心状态。

3. 情感发泄法　如哭、笑、运动等，以发泄自己的情感和过多的精力。

4. 回归自然法　利用空闲时间到大自然中去，让潺潺的流水、婉转动听的鸟鸣、大海的涛声等去平静和放松自己。

（二）情绪理性化

当遭受挫折和失败时，可通过积极的自我支持和合理的思考模式来帮助人们重建认知系统，使情绪理性化，以减低应激反应和消除负性情绪障碍。

1. 目标法　挫折和失败干扰了自己原有的生活，毁灭了原有的目标，重新寻找一个方向，确定一个新的目标，是由消极心态转向理智思索的过程。新的目标一旦确定，人就会产生调节和支持自己新行动的信念和意志力，去努力进行达到目标的行动。

2. 优势比较法　人受挫后，与那些比自己受挫更大、困难更多、处境更差的人进行比较，能使自己失控的情绪逐渐平静下来。

3. 自我暗示法　通过自我的语言或想象，用肯定式的暗示，动员自己最大的身心潜力增加信心，调节不良情绪，使身心功能发生变化。

三、适应社会与和谐交往

（一）适应社会

1. 适应社会的基本要求　①高智能；②懂道德、守法纪、有礼貌；③乐观情绪、目标实际；④良好的社交能力。

2. 社会适应不良综合征防治　社会适应不良包括不良行为和方式，社会适应不良、环境适应不良、工作适应不良、学习适应不良等诸多方面不完满的表现。防治方法主要有提高心理素质，加强文明修养，明确自己对社会的责任、个人应尽的义务，加强养生和道德修养，积极主动投入生活社会实践，改造自己，改造环境，使自己能在新的、理性的统一前提下融洽于社会等。

（二）友好人际交往

1. 人际交往的基本要求　和谐的人际交往是事业成功和家庭幸福的重要条件，其关键是要有良好的心理素质。在交往过程中要真诚、大方；要有信心，具有基本专业知识、基本社会常识，合乎实际的目的计划，及具体实施方案，但对目标期望值不能过高。要注重人际关系的相容性、人与人之间的吸引力以及人际交往的能级互补性。

2. 人际交往困难的解决方法　①善于发现自己优点，给自己正确的估价；②积极主动的参与社交活动；③要真诚待人，与人增加感情交流；④刻苦学习，勤奋工作，积极向上，同时注意培养兴趣、爱好和特长。

四、养生宁心与运动健体

（一）心理养生

心理养生要求做到维护心理健康，保持心境平和，与人为善，淡泊名利，积极自信。常用的养生方法有很多，其中简单的当属我国古代著名的医药学家孙思邈提出的养生"十二少"与"十二多"。十二少为："故善摄生者，常少思、少念、少欲、少事、少语、少笑、少愁、少乐、少喜、少怒、少好、少恶行。此十二少，乃养生之都契也。"与此相反，"十二多"，即"多思则神殆，多念则志散，多欲则损智，多事则形劳，多语则气乏，多笑则脏伤，多愁则心摄，多乐则意溢，多喜则意气昏乱，多怒则百脉不定，多好则长迷不理，多恶则憔悴无欢"。

（二）运动健身

"生命在于运动"，运动要讲科学，要因人而异，持之以恒，循序渐进。适度运动能保持协调的脑力和体力活动，是消除疲劳、防止亚健康、建立健康生活方式的一个重要因素。

1. 运动是保证健康的重要方法　①运动能益智健脑；②运动是积极的休息方式；③运动可以改善不良情绪；④运动能促进生长发育；⑤运动可以预防富贵病；⑥脑力劳动者更需要运动；⑦运动能增加免疫力，增强抗病能力。

2. 选择适当的运动项目　正确运动后人会觉得精神饱满，体力充沛，身体无异常不适感，运动后睡眠好、食欲增加。选择适当的运动方式应因人、年龄、性别、体力等而异。体力劳动者通过工种互补的方法增加部分的肌肉、脏腑、关节的活动；脑力劳动者应积极参加体育运动。常用的比较有价值的体育运动方法有：散步、慢跑、登山、游泳、跳绳、跳舞以及传统的中医导引术如八段锦、易筋经、五禽戏和太极拳等。

五、清除环境污染，改善生存环境

伴随着社会的进步和经济的发展，环境污染在逐渐加剧。各级政府部门都应积极治理环境污染，改善生存环境。个人应尽可能地避免环境污染的影响：①慎用塑料包装用品，杜绝使用塑料容器和发泡塑料餐具加热食品；②避免食用生活在污染的河流、湖泊以及近海的鱼类、虾和其他水产品；③多吃粗粮（糙米、荞麦、玉米等）和黄绿色叶菜（菠菜、萝卜等）；④多食天然食品，减少杀虫剂、催化剂的毒害；⑤养成卫生习惯，食用水果一洗二冲三烫四削皮，饭前、便后洗手；⑥少用化妆品，尽可能用天然护肤品，少用合成洗涤剂，尽量穿用棉布等天然纤维制作的衣物；⑦选用不含铅、锰、镉等重金属毒物的陶瓷餐具；⑧尽量少食包装食品、油炸食品及腌制食品；⑨保证居室及工作环境的通风、采光，避免长期在密闭的空调环境下生活；⑩卧室中不放置电视机、电脑、微波炉、洗衣机等电器，以避免电磁及噪声的污染。

六、亚健康的筛查与干预治疗

（一）亚健康的筛查

及时诊断亚健康有助于摆脱或减轻致病因素的进一步影响和亚健康状态的发展，也有助于病人自己或在医生的指导下进行干预及治疗。

1. 加强亚健康教育　在全民的健康教育中，不断强调“亚健康”的概念，强化国民对亚健康症状及危害的认识，让更多的病人及时就诊，以明确亚健康的诊断。

2. 定期体检，开展亚健康检测　随着对亚健康认识的不断深入，必将对传统的体检项目提出更高的要求。体检的目的不再仅仅是针对疾病，而且还应该包括对亚健康状态的筛查，如增加心理测试、MDI 健康评估等项目。

3. 对亚健康高危人群进行重点监测　除定期体检之外，还应对亚健康高危人群进行重点监测，以便及早发现亚健康。如对面临毕业、升学的学生心理压力的监测，对离退休人员适应程度的监测，对肥胖人群的糖尿病、高血压、高脂血症、冠心病等易患疾病的监测，针对“三班倒”或长期上夜班人群的生物钟节律紊乱的监测等。

（二）亚健康的干预治疗

从疾病角度分析，亚健康有两大类情况，其一为“亚健康状态”，主要有各种不适症状，如疲劳乏力、食欲不振、头痛失眠等，但经过各种检查没有发现异常；其二为“亚临床状态”，即症状和体征已经接近疾病诊断的标准，或已处于正常高值的状态。对于“亚临床状态”，应参见相应疾病的防治方法。这里主要介绍在社区卫生服务平台上如何对“亚健康状态”进行干预。

在社区卫生服务平台上进行“亚健康状态”的干预，应该充分利用社会资源，积极调动社区卫生服务工作者、“亚健康状态”的病人以及家庭成员的积极性，采用个体和群体相结合的方法进行干预，积极寻找行之有效的方法和开发适宜的设备和技术。

1. 聘请“亚健康”问题专家或专业人员深入社区进行专题讲座，提高社区居民对“亚健康”的自我认知程度。由于亚健康好发生于知识分子、“白领”人士等群体，健康教育的形式可多样化，如发放宣传册、利用电子邮件等。

2. 根据亚健康状态“病人”的具体情况，设计干预措施，开出健康处方，布置“作业”，进行主动性干预。

3. 帮助和督促人们建立健康的生活方式，主要从时间管理、合理营养、适度运动等方面对亚健康者进行干预，对有不良嗜好（如抽烟、过度饮酒等）者，要帮助和督促他们改变。

4. 消除或降低产生“亚健康”的应激原，帮助或通过交流让亚健康“病人”直接学习解决问题的策略和方法；增加人际交流和寻找社会支持；通过社会活动将注意力从痛苦或抑制情绪的状态中转移出去；敢于面对，避免消极应对（逃避、退缩、否认、压抑、滥用药物等）。

5. 运用社区一些适宜的设备和技术（如音乐、生物反馈治疗仪、心理咨询和疏导等），通过放松法、集中精力调整身心法、情感发泄法、目标激励法、优势比较法和自我暗示法等帮助亚健康状态“病人”消除紧张和使情绪理性化。

6. 对症状比较多且较重者，可采用非药物疗法，如针灸、按摩、理疗、药膳食疗和功能性食物等，必要时服用一些对症性的药物，使症状得以改善。

（朱欣佚）

第七章 社区临终关怀

由生存到死亡是生命活动发展的自然规律，临终和死亡是人生的必然归宿。随着社会的进步、科技的发展，人们开始重视生命的质量与价值，不仅希望优生，期望健康、长寿，也期望临终阶段能得到最大的舒适、安宁和尊严。

第一节 临终关怀的相关概念

一、濒死与临终

临终是指人的生命本质不可逆转的退化，生命活动走向终结的过程。临终期是指这个过程结束而临床死亡（并可延伸至安葬）这一时期。具体地说临终是指即使采取积极的、治愈性的或姑息性的治疗也无法控制和改善病情的一种状态，病人虽然可能意识清醒，但病情迅速恶化，各种迹象表明生命即将结束。临终者逐渐丧失身体的活动功能，无法完成社会义务，需要他人的帮助和照顾，全身的器官、系统也逐渐衰竭。临终开始于：①没有办法继续维持病人的生命；②病人即将死亡的事实已经确认；③病人已了解或接受这一事实；④这一事实已经传达给病人及其家属。

二、死亡

1. 死亡的概念　死亡是人类生命过程最终的客观表现形式。不同的社会、不同的宗教信仰、不同的学科对死亡的定义有不同的解释。我国《辞海》生物分册中对死亡的定义是：死亡是“机体生命活动和新陈代谢的终止”。人和高等动物的死亡可分为因衰老而发生的生理死亡；因疾病造成的病理死亡；因机体受机械的、化学的或其他因素所造成的意外死亡。死亡的过程分为临床死亡和生物死亡两个阶段。临床死亡指反射消失，心跳、呼吸停止，但组织细胞仍进行着微弱的代谢活动；生物学死亡指机体的生理机能陷于不能恢复的状态，细胞的功能停止。

2. 死亡的标准

（1）传统的死亡标准：从古至今，由于人们一直把心脏列于生命活动中不可置换的主宰地位，因而把心脏停止跳动和呼吸停止作为死亡的标准已有数千年的历史。然而，随着医学科学的发展，心脏的可置换已使它失去了作为死亡标准的权威性，因而，新的死亡标准——脑死亡标准在医学界被提了出来。

（2）脑死亡标准：1968 年，美国哈佛大学医学院特别委员会发表报告，把死亡定义为不可逆的昏迷或“脑死亡”，提出了四项新的标准：①无感受性和反应性；②无运动和呼吸；③无反应反射；④脑电图平直。并要求对以上标准的测试在 24 小时内反复多次，结果无改变，同时其有效性还要排除两个因素来保证：即体温过低（低于 32.2 ℃）和中枢神经系统被抑制。新标准的形成具有十分重要的意义，它为医生实施复苏、确定死亡提供了理论依据，对器官移植的开展也十分有利。但世界各国提出的脑死亡标准有数十种之多，而至今没有世界各国所公认的和统一的标准。目前，从法律上承认脑死亡是死亡标准的也只有美国等 13 个国家；从医学上承认脑死亡是死亡标准的仅有德国 1 个国家。在我国还没有权威性的、通过立法程序确认的脑死亡标准，但社会各界基本上倾向于脑死亡标准。而在临床实践中，由于受多方面因素的限制，人们还是更多地使用心跳、呼吸停止的死亡标准。

3. 死亡的分期　按照传统的观念，死亡被看做是一个逐渐发展的过程。死亡过程可分为濒死期、临床死亡期、生物学死亡期三期。

(1) 濒死期：濒死期又称临终状态或濒临死亡阶段。此期的主要特点是脑干以上的神经中枢功能丧失或深度抑制，而脑干以下的功能犹存，但由于失去了上位中枢的控制而导致意识、心跳、血压、呼吸和代谢方面的紊乱。其主要表现为意识模糊或丧失，各种反射减弱或迟钝，肌张力减退或消失，机体各系统的功能发生严重的障碍，心跳减弱，血压下降，呼吸微弱或发生周期性呼吸等。此期持续时间长短不一，因慢性病死亡的临终者可持续数小时至几昼夜，猝死、严重颅脑损伤等临终者可不经此期而直接进入临床死亡期。

(2) 临床死亡期：临床死亡又称躯体死亡或个体死亡。此期的主要特点是中枢神经系统的抑制已由脑干的上部发展到延脑，表现为心跳、呼吸停止，瞳孔散大，各种反射消失。从表面上看，人体此期的生命活动已经停止，但各种组织内仍进行着微弱而短暂的代谢活动，脑中枢尚未进入不可逆的状态。此期持续时间的长短取决于心跳停止后大脑所能耐受的缺氧时间，常温下一般为 4～6 分钟。超过这段时间，大脑将发生不可逆转的变化，全身各器官逐渐进入生物学死亡期。但在低温条件下，特别是脑部降温脑耗氧量降低时，临床死亡期可延长达 1 小时甚至更久。由于在濒死期或临床死亡期，机体重要器官的代谢过程并没有完全停止，因此，如果死亡过程是因为失血、触电、窒息等意外引起的，及时采取积极有效的抢救措施，其生命活动有可能复苏。

(3) 生物学死亡期：生物学死亡又称全脑死亡，是死亡过程的最后阶段。此时从大脑皮层开始到神经系统各部分和身体各器官的代谢活动相继停止，并发生不可逆的变化，作为整体的功能已不可能复活。机体逐渐出现体温降低、尸冷、尸斑、尸僵等早期尸体现象，直至尸体腐败、分解等晚期尸体现象。

20 世纪 60 年代末以来，死亡概念和标准发生了很大的变化。人们对传统的死亡分期提出质疑。认为濒死者只是处于垂死阶段，并未死亡，而把它归于死亡过程并不合适。以心跳、呼吸停止来作为临床死亡期的标准也不合适，因为有些患者的心跳、呼吸停止后完全可以用人工心肺机和药物来维持生存。因此有人指出，脑死亡标准的提出实际上已宣布了临床死亡期的不复存在。而在以脑死亡标准确定死亡时，脑功能已处于不可逆转的丧失状态。可见，脑死亡的概念是生与死的界限。因此，还有众多学者认为死亡应该说是一个“事变”，而不是一个“过程”。

三、临终关怀

1. 临终关怀的概念　“临终关怀”(hospice care)一词是由英文“Hospice”转译而来，其原意为旅行者、朝圣者、病人休息的地方。医学上应用此词是指对临终者关怀照顾的场所，现译为临终关怀或临终关怀院，有的也称之为临终照料或善终服务。临终关怀的本质是对现代医学无望救治者的临终照护，它不以延长临终者生存时间为目的，而是以提高临终者临终生命质量为宗旨；对临终者采取生活照顾、心理疏导、姑息治疗，并着重于控制临终者的疼痛，缓解痛苦，消除临终者及家属对死亡的焦虑和恐惧，使临终者活得尊严，死得安逸。同时，也为在居丧期的丧亲者提供心理支持、生理关怀和照护等服务。在 20 世纪 50 年代以前，导致人们死亡的主要原因是各种严重的急性传染病。病人要么完全康复，要么死亡，病程很短，临终的时间更短，医生很少去体会临终病人的痛苦和恐惧。而目前导致人们死亡主要原因的慢性病却往往是终身性的，不仅病程很长，而且临终的时间也很长，致使医生接触到的临终病人明显增多，为这些临终病人提供临终关怀服务就显得很有必要了。经过几十年的发展，临终关怀不仅仅是一种服务，已发展为围绕临终者临终期的生理、心理、社会文化等方面的变化和需求进行研究的一门新兴学科。

2. 临终关怀的起源和发展　临终关怀是 20 世纪 60 年代出现的，英国伦敦的圣・克里斯多弗安宁院(St. Christopher hospice)是世界上第一个现代化、专业化的临终关怀机构。它的创始人是戴・桑得斯博士。她致力于提供临终病人全面照料、研究疼痛控制与缓解症状以及为患者与家属设计新的更人道的方法。由于其在服务、研究和教学上的巨大成功，同时她的思想也符合生物-心理-社会医学模式，在世界上受到广泛的重视，并成为世界各国和地区学习的榜样。自 20 世纪 70 年代起，美国、加拿大、日本、澳大利亚、法国、瑞典、荷兰、挪威、以色列甚至南非等许多国家都相继开展了临终关怀的工作。有关的服务机构和临终与死亡问题的研究机构也逐渐发展起来。迄今，世界上已经建立临终关怀组织的国家已超过了 60 个。中国的临终关怀工作起步晚、发展快。1986 年，学者张锺泉首先在《医学与哲学》杂志上刊登译文，介绍 Hospice 及其概念含义等。1988 年 7 月，在美籍华人黄天中博士的大力支持和天津医学院的专家、学者的共同努力下，中国第一个临终关怀研究中心在天津医学院成立。这标志着中国已跻身于世界临终关怀事业的行列。1988 年 9 月，我国第一家临终关怀医院——南汇护理院在上海建立。之后，全国各大中城市也都相继开设临终关怀机构。据不完全统计，目前我国(不包括台湾省)约有 100 多家临终关怀机构，从事这项工作的专门人员达几万人，而且这一数字还在不断上升。有关临终关怀的学术活动也日益活跃起来，我国临终关怀临床实践有了长足的进步。

3. 临终关怀的服务模式和组织形式　目前，国内外临终关怀主要有以下几种服务模式和组织形式。

(1) 临终关怀的服务模式

①以家庭为单位的服务模式：以家庭为单位，为临终病人实施全面照顾并给予家庭温情，这也是临终关怀工作的一个很重要的服务模式。该模式主要通过“居家护理”来体现。

②团队服务模式：即集体合作性服务模式。临终关怀工作在具体实践中是一种集体合作性的服务模式，参加服务的人员包括医生、护士、精神心理专家、营养师、康复师、社会工作者、志愿者、卫生员、牧师(有宗教信仰时还应包括神职人员)等。这种服务是多学科的相互配合和团队各种专业人员的集体合作，共同实施完成临终病人的照护方案。

③非营利性服务模式：临终关怀工作是一种有偿的服务，其耗费的人力、物力都很大，病人的家庭需要交纳一定的费用。但是，临终关怀工作也是一种带有慈善性质的非营利性服务。在一些国家，临终关怀的机构与单位的经费主要来自于民间慈善性捐赠、各种医疗保险、各个学术研究团体等的资金赞助。

(2) 临终关怀的组织形式

①临终关怀专职医院：如英国的圣·克里斯多弗安宁院、美国的新港安宁院、中国上海的南汇护理院、中国北京市松堂关怀院等。这些医院都有比较完善的医疗护理设施，人员配备齐全，照护技术专业化、规范化，组织管理科学，能行使其独立的职能。

②普通医院内的临终关怀病区或病房：有条件的综合性医院、肿瘤医院或老年病院内建立的临终关怀病区或病房，配备必要的设施和固定的专业工作人员，专门为癌症晚期、疾病末期及衰老病危的老年人提供临终关怀服务，如台北荣民总医院和天津第二医院开设的"安宁病房"等。

③居家临终关怀服务：以社区为基础，以家庭为单位开展的临终关怀服务。可以有临终关怀的学术组织(如基金会、防癌协会等)联合医院、社区卫生保健机构共同协作进行；也可由社区保健网络和各医院的临终关怀组织独立推出"居家服务"。服务内容包括：医生和护士的巡诊、治疗、护理、心理支持以及自愿者给予的生活照料等。

不管是哪种服务模式和组织形式，临终关怀服务应以家庭为中心的社区支持性服务体系作支撑，社区卫生服务机构应当提供专业的家庭护理人员作为支持性医疗的骨干及家庭成员护理的指导员。事实上80%的家庭保健护理由家庭成员以各种方式提供，包括伴随定期检查和全天候的护理。通常妇女及配偶是主要的护理提供者，虽然她们经受着巨大的精神压力和伴随的自身健康问题，但家属有责任照顾临终期病人。社区专业护理人员应该根据家庭人员可提供护理的意愿和能力，指导和帮助他们学习护理技能，提供咨询服务，家属的精神健康服务，甚至个人支持。

4. 临终关怀原则和服务理念　病人一旦确定为临终状态，医护人员在临床上应掌握以下原则：①以治愈为主的治疗(cure)转为以对症为主的照顾(care)；②以延长病人的生存时间转为提高病人的生命质量；③尊重临终病人的尊严和权利；④注重临终病人家属的心理支持。临终关怀的服务理念具体应体现在以下几个方面：

(1) 注重于人而不是病：临终关怀是一种以病人为中心的关怀服务，而不是以疾病为中心的医疗服务。虽然病人的疾病已无法治愈，医务人员在诊断、治愈疾病和延续病人的生命方面似乎已经无事可做了，但病人还是一个活着的人，还有痛苦、恐惧和需要，不是不需要任何服务了，而是更需要得到特殊的关心和照顾。在某种程度上，临终关怀只关心病人而不关心疾病，只关心如何解除病人的痛苦，减轻病人对死亡的恐惧，尽可能地让病人平静、轻松、有尊严地迎接死亡。临终关怀是以病人的需要为中心的，病人及家属希望怎么做，医生就尽可能地怎么做；病人需要什么，医生就尽可能地提供什么，不能把医生的意愿强加给病人。另外，对病人的接受也是很重要的方面。常有临终病人抱怨医生已经对他们不感兴趣了，查房时只是转转而已，很少问及病人的感受和体验，也很少再亲手去检查病人，以致医生根本就不了解病人在想什么，需要什么。库布勒·罗斯曾说："临终病人希望得到休息、平静和尊严。而他们得到的却是静脉注射、输血和气管切开。"桑德斯也曾说过："临终病人往往被迫在医院的病床上度过最后一段光阴，身上插满管子，被麻醉得昏昏迷迷，并与家人隔绝。他们也很少得到医务人员的关心和照顾。"在这种情况下，病人是没有机会表达自己的意愿的，只能在医生的一片忙碌中感到无望和恐惧。临终关怀就是要耐心地倾听病人诉说，接受病人的感觉、体验和要求，充分满足病人在临终前的需要，让病人觉得医生正与他一起努力，帮助他战胜死亡的痛苦和恐惧，从而减轻病人的孤独感。

从这方面来看，全科医生应该是提供临终关怀服务的最佳人选。

(2) 尊重临终病人的生命价值和权利：临终病人已经无法为社会做出任何贡献，似乎再为他们付出更多的代价已经毫无意义，消极地停止一切治疗和关心就是这种态度的间接反映。我们不能用当时的社会价值来衡量一个病人的生命意义，生命本身就是无价的，应该得到尊重和爱护，既然临终病人仍拥有生命，我们就应该给予尊重和关心，主要体现在尊重病人的权利上。首先，病人仍有权享受必要的关心和照顾，为临终病人提供适当的服务是社会的一种义务。其次，应该尊重病人的选择，病人希望了解自己的病情，医生就应该如实地告诉病人。病人不希望了解自己的病情，医生就不应该让病人知道。医生应该让病人了解采取某种措施的理由和利弊，并让病人自己做出选择，而不能把自己的决定强加给病人。尊重病人的权利还应该与病人建立平等、合作的医患关系，把良好的医患关系看成是满足病人需要的基本前提。尊重病人的权利更应该维护病人的尊严，要尽一切可能帮助病人在临终时保持安详、平静和庄重。最后，要以维护病人的最佳利益为准则，不能做出损害病人利益的决定和行为。

(3) 重视生命的质量胜于生命的数量：临终关怀的主要目的是要改善临终者的生命质量，而不是盲目地延长生命存在的时间。有时，病人也不愿再延续自己的生命，而要求用人工的方法结束他的生命，其中一个重要的原因就是病人的痛苦得不到解除。如果病人的痛苦能够得到解除，而且能够得到良好的照顾，那么，病人是绝不会选择死亡的。因此，临终关怀的首要任务就是要解除病人的痛苦，这种痛苦大部分是由疼痛引起的，而 90%晚期癌症病人的疼痛用联合止痛的方法可以得到缓解。另一方面的问题是如何评价生命质量。在这方面，很难找到统一的标准，因为它所包含的意义是不断变化的。一个病人因无法忍受剧痛而要求终止生命，另一个病人因失去了生活的所有依靠而不愿再面对现实，希望用死亡来求得解脱。生命的质量主要由病人自己来感受，而不能由任何旁人来评价，它包含病人对身体感受、心理体验和社会生活等方面的主观满意度。从医务人员的角度来看，提高病人的生命质量旨在为病人创造一个舒适、有意义、有尊严、有希望的生活，使病人在有限的时间里头脑清醒，没有不可忍受的疼痛折磨，能与家人共度温暖的生活，并得到无微不至的关怀，最终平静地迎接死亡。

(4) 接受死亡：医务人员不应该把病人的死亡看成是自己的失败，应该像正视疾病、研究疾病那样去正视死亡、研究死亡，只有这样才能使我们更有能力去帮助病人迎接死亡。面临死亡的人比一般的病人更需要医生的同情、关心和照顾，帮助病人安详地迎接死亡与诊断和治疗疾病一样重要，医生应该建立正确的死亡观，并掌握对病人及其家庭进行适当的死亡教育的技能，更应该掌握与临终病人进行交流的技巧。

临终关怀服务的开展就是建筑在以上哲理基础之上的。每一个临终关怀机构都有自己的服务哲理。如美国新港临终关怀病院的服务哲理是：我们相信：将医疗技术、医护专业及社区可利用资源相互结合起来，才能为临终者提供一套周全的服务，使他们及家属都能获得身体、心理及精神上的照顾和支持。

第二节　临终者的生理需要评估

临终者在生理、心理、社会等各方面都发生了一系列的变化，有着特殊的需求。医护人员应进行正确的评估，才能为临终者提供个性化的临终关怀服务，才能最大限度地达到和满足病人和家属的临终需要。

一、临终者的生理需要评估

1. 临终前生理功能的评估

(1) 呼吸系统：肺功能受损、呼吸功能不全直至呼吸功能衰竭。其表现为气促、呼吸困难日益加重、口唇紫绀，可闻痰鸣音或前声呼吸，继之出现间隙呼吸、潮式呼吸、张口呼吸等，最终呼吸停止。

(2) 循环系统：循环功能逐步减退至衰竭。表现为皮肤苍白、湿冷、大量出汗，四肢发冷紫绀、出现斑点，脉搏细速、弱、不规则甚至测不出，血压降低或测不出，最后心脏搏动消失。

(3) 消化系统：胃肠道蠕动逐渐减退，消化功能减弱。表现为恶心、呕吐或有吞咽困难，摄入量日益减少，出现腹胀、脱水、口干等，体重明显下降，人渐消瘦。

(4) 排泄系统：由于病人胃肠功能紊乱、肛门括约肌和膀胱括约肌的控制失调，导致排泄功能异常。表现为大小便失禁或者排尿、排便困难。

(5) 休息与活动：睡眠紊乱，活动能力减退。表现为失眠、易醒、多梦或嗜睡，肌肉张力丧失，无法维持良好舒适的功能体位，肢体软弱无力，不能进行自主的躯体活动。临终者常主诉全身关节疼痛等。

(6) 感知觉及意识：表现为视觉逐渐减退，由视觉模糊发展到只有光感，最后视力消失。眼睑干燥，分泌物多。听觉常是人体最后消失的一个感觉。临终病人的意识改变最初表现为注意力和记忆力降低，意识有时朦胧，昏睡，定向感下降，对他人的依赖性增强，以后逐渐发展为表情淡漠，反应迟钝，甚至呆滞，最后昏迷。

(7) 疼痛：大多数临终者特别是晚期癌症病人都伴有疼痛，可表现为痛苦面容和表情（如紧锁眉头、咬牙、眼睛睁大或紧闭等），烦躁不安，瞳孔放大，不协调的姿势等；心率、血压和呼吸均发生变化。疼痛给他们的临终期生活造成了严重的威胁，甚至产生绝望情绪。同时，疼痛也会使家属感到极度的恐慌和失望。

(8) 死亡临近时的改变：各种深浅反射逐渐消失，肌张力消失，脉搏快而弱，血压降低，呼吸急促、困难，出现潮式呼吸或临死呼吸（双吸气、叹气、点头样呼吸），皮肤湿冷。通常呼吸先停止，随后心跳停止。

2. 主要生理诊断

(1) 疼痛与疾病的性质、体位不适、创伤性检查治疗有关。

(2) 气体交换受损与疾病的性质和呼吸短促、呼吸道梗阻有关。

(3) 清理呼吸道无效与体力减弱、呼吸道分泌物增多有关。

(4) 排便异常与肛门括约肌控制失调有关。

(5) 排尿异常与膀胱括约肌控制失调有关。

(6) 营养失调，低于机体需要量与吞咽困难、消化功能减弱等有关。

(7) 睡眠紊乱与呼吸困难、剧烈疼痛、药物的干扰以及对死亡的恐惧、不利的家庭因素（如经济、遗产纠纷等）有关。

(8) 感知改变与濒死过程有关。

(9) 自理能力丧失与意识障碍、思维过程异常、各脏器的功能衰竭有关。

3. 生理关怀目标

(1) 临终者在临终期间生理、心理需要得到基本满足。

(2) 临终者在临终期间疼痛控制、症状缓解，享有舒适、平和、安详的生活。

二、临终者的心理需要评估

1. 心理评估　临终者在进入生命的最后这段历程时，由于躯体疾病的折磨，以及对生的渴求和对死的恐惧等，会产生一系列复杂的心理变化，甚至行为和人格的改变。美国精神病学家库布勒・罗斯博士将大多数临终者的心理反应分为五个阶段，即否认期、愤怒期、协议期、抑郁期和接受期。无论何期，临终者的心理状态都是多样的、变化莫测的。

(1) 否认期：怀疑、幻想与否认是临终者得知疾病晚期诊断后的最初反应。“不，不是我，这不是真的！”他们表现出极度的震惊和恐惧，并伴有强烈的求生欲望。他们拒绝接受事实，怀疑是医生诊断出了差错。例如，是不是检查单与别人搞错了，医生的判断是不是有误等，抱着侥幸的心理，反复要求医生复查或者四处求医，希望能推翻事实。否认，表示对未来的良好期望等自我防卫、自我激励的防御机制，作为接受危机与致命疾病的早期阶段，可以成为积极的心理屏障。在这个屏障下产生一定的自我防卫和自我激励作用。此期可长可短，大部分临终者都能很快度过，但极度恐慌的临终者往往出现强烈的否认，甚至到死亡仍处于否认期，也有的因为引起心理突变而自杀。

(2) 愤怒期：否认期是短暂的，疾病继续恶化，当求生的愿望无法满足、一切美好的愿望都无法实现时，就产生“为什么是我，不应该是我，上帝不公平！”等心理，引起焦虑、烦躁，容易产生攻击性的行为，甚至将怒气转移到医护人员和亲友身上，抱怨医生“回天无力”，指责家属“照顾不周”，拒绝配合治疗和护理。

(3) 协议期：求生、畏死与希望奇迹发生是这一期的心理特点。临终者自知愤怒、怨恨无济于事，相反可能加剧病程进展，于是试图用合作的态度和良好的表现来换取延长生命或实现其他愿望。此时临终者情绪平静、态度和善，积极配合治疗和护理，希望医护人员能足够重视他，采取更好的治疗方法，期待能出现奇迹，治好他的病。

(4) 抑郁期：病情向恶化方向迅速进展，临终者已经认识到现代医学治疗无望，死亡将至，表现出“好吧，就是我，我……”的一种消极、抑郁、沮丧、绝望的心理。他（她）有时悲痛饮泣，有时沉默无语，想着如何安排后事。此时会感到生命就要结束的痛苦和与亲人诀别的悲伤，被一种强烈的孤独感笼罩着，常常希望自己的亲人陪伴在身边，能得到更多的同情和安慰。

(5) 接受期：死亡已不可避免，临终者被疾病折磨得虚弱无力，面对现实，只有无可奈何地接受了，认为重要的事也已安排妥帖了，表现出“好吧，我已经准备好了”的心理，等待着与亲人分别。此期临终者对死亡已不再恐惧和悲伤，而是一种“命”的感觉，他们喜欢安静或独处。有痛苦的临终者，此时往往祈求尽快离去以免受折磨或给家人增添麻烦，但却又留恋人生，表现出依依不舍之情。

2. 主要心理诊断与关怀目标

(1) 恐惧与现存的或潜在的疼痛、失落、感情紊乱、身体衰竭和莫测的死亡过程有关。

(2) 焦虑与预感到的死亡和离别亲人的失落有关。

(3) 悲哀与即将发生的或现有的身体和功能上的损失以及与亲人的诀别有关。

(4) 绝望与无法控制的剧烈疼痛、身体状况衰竭和恶化、自我概念丧失有关。

(5) 无能为力与必然发生的死亡和自主能力的丧失有关。

3. 心理关怀目标

(1) 临终者能认识生命的价值。

(2) 临终者能调节和适应各阶段的心理反应，平静地面对死亡。

三、临终者的社会需要评估

1. 社会需要评估

(1) 临终者方面：正常的家庭生活不能体现（尤其是住院病人），个人的各种常态角色不能胜任；与朋友、同事交流困难。随着病情的进展，感知觉的改变和活动的受限，临终者接受外界的信息变得越来越少，产生一种与世隔绝的感觉。有时，临终者由于自己的容貌受损，自我形象紊乱，缺少自信心，而不愿与外人接触。

(2) 家庭方面：临终者常给家庭带来生理、心理和社会方面的压力。一般情况下，医生总是将其临近死亡的预测首先告诉家属，因此，家属要承受精神上的打击。国外一些学者的调查显示，家属会和临终者一样经历相似的悲痛心理过程。他们在感情上难以接受即将失去亲人的现实，在行动上四处求医，希望出现奇迹以延长亲人的生命。当看到死亡不可避免时，他们的心情十分沉重、悲伤、忧郁。临终者家庭改变有：

①家庭成员角色和义务的调整与适应：临终者在家庭中常态角色缺如，家庭其他成员必须重新调整角色、分担义务，以维持家庭的稳定。如长兄如父、慈母兼严父等。

②个人目标的改变：家庭中出现临终者，使原本平衡的家庭生活受到严重破坏。家庭成员不仅精神压力增加（有时甚至失去精神支柱），经济负担加重，而且照护任务繁重。他们不得不改变或放弃自己的既定目标，如出国、结婚等，有时甚至错过一次很好的发展机会。

③压力增加：由于长期陪伴照料临终者以及精神的哀伤，家属感到自身心力交瘁、疲惫不堪，正常的工作与生活秩序被打乱或出现一些经济、财产等难以应付的问题，再加上临终者疾病折磨和精神痛苦的刺激，会产生悲观、厌烦、冷漠的心理。有时可能对临终者会有欲其生、又欲其死的矛盾心理，引起家属的内疚与罪恶感。一般都倾向于对临终者隐瞒病情，以免他难以承受打击而加速疾病进展，因此尽管家属的心情极其痛苦，却又要将痛苦埋在心里而不表露出来，在临终者面前强作笑容。而且家属与亲友、同学的交往减少，自我的苦恼无处宣泄。这些，都加重了家属的身心压力。

2. 主要诊断

(1) 社交隔绝与病情进展、容貌受损、自我形象丧失、活动受限、缺少自信心有关。

(2) 家庭正常生活秩序改变与家庭成员面临亲人死亡有关。

(3) 潜在的家庭应对困难与沮丧和悲痛有关。

3. 关怀目标

（1）家属能认识和理解临终者不同的心理反应阶段。

（2）家属能自我调适身心压力。

第三节　临终关怀的内容和方法

不管病人是在医院里，还是在家里，临终关怀都将利用团队合作和耐心倾听来达到以下目的：①解除病人的疼痛和痛苦。②尽可能地使病人安然去世。③帮助丧偶者及其家庭。④探索生与死的意义。

一、环境和护理

1. 提高舒适的环境　临终者就寝的环境要保持整洁干净和安静、适当的照明，灯光要柔和，定时通风换气，保持空气新鲜，有温、湿度的调节装置，避免临终者视觉模糊产生恐惧心理，增加安全感。调节温湿度，避免有刺激性的气味。必要时播放一些临终者爱好和需要的音乐。保持良好及舒适的体位，保持床单的清洁、干燥、平整、无碎屑，大量出汗时，应及时擦洗，勤换衣裤。

2. 加强口腔和眼睛护理　每天于晨起、睡前及每餐后协助其漱口，除去口腔异味，保持口腔清洁卫生；口唇干燥者可适量喂水或用湿棉签湿润口唇，口唇干裂者可涂石蜡油，有破溃或真菌感染时，酌情涂药。及时用湿纱布拭去眼部分泌物，如眼睑不能闭合，可涂金霉素或红霉素眼膏，也可用凡士林油纱布覆盖，以保护角膜，防止角膜干燥及发生溃疡或结膜炎。

3. 注意保暖以改善血液循环　尤其是在冬天或四肢厥冷时，棉被要松软，必要时可给予热水袋，但要注意避免烫伤。观察护理对象的体温、脉搏、呼吸、血压的变化，注意皮肤的色泽和温、湿度等。

4. 保持呼吸道通畅　神志清醒者，可适当采用半卧位改善呼吸困难。昏迷者，应采取仰卧位头偏向一侧或者侧卧位，防止呕吐物或呼吸道分泌物误吸入气管引起窒息或肺部并发症。呼吸道分泌物多时，应使用吸引器吸出痰液，保持呼吸道的通畅。必要时可使用人工辅助呼吸法缓解呼吸困难。可采用低流量低浓度吸氧以改善缺氧。

5. 促进休息与睡眠　采取一切措施促进护理对象舒适，增进睡眠。疼痛者在睡前应使用止痛剂，可与其商议作息时间。各种治疗及护理操作合理安排，尽量减少夜间护理操作。对恐惧、孤独感严重的临终者，护理人员应多巡视，语言交流时应亲切、柔和，语词清楚，适当运用触摸等非语言性交流方式，消除临终者的孤独无助感，减轻其心理负担，促进休息与睡眠。

6. 管理排泄　多数临终的病人有便秘，这是由于不活动、食物少纤维、脱水、麻醉剂的应用等所致。所以应给予缓泻剂以防止发生粪块嵌顿，通常先给粪便软化剂、溶解或不溶解的纤维素或多库酯钠。如果病人正在使用麻醉剂，一般应先给予刺激性泻药，如番泻叶或比沙可啶。多数病人需要一次性粪便软化剂和一次性刺激性泻药。如果病人已 3 天没有排便，直肠检查也有粪便存在，应给予甘油或比沙可啶。如仍没有排便，给予盐水灌肠。

必要时采用人工取便法为其解除痛苦。不能低估定期排便对于使临终病人舒适的重要性。大小便失禁者，注意保持会阴、肛门周围皮肤的清洁、干燥，必要时留置导尿管。

7. 预防压迫性疮（褥疮） 许多临终的病人不能活动、营养不良、恶液质，所以有发生褥疮的极大危险性。最重要的预防措施是每 2 小时翻身一次。翻身可以用特别制造的床褥或用持续充气的空气悬浮床。放置一根导尿管可作为最后的手段。但只有当更换床单引起疼痛或当病人或家属有强烈要求时，才放置导尿管。

二、保证营养

根据病情提供高热量、易消化的饮食，注意食物的色、香、味，少量多餐，并调剂花色品种，以增进食欲。根据临终者的饮食习惯提供家庭式饭菜，鼓励自食。吞咽困难者，给予流质或半流质饮食。必要时应采用鼻饲或胃肠外营养（TPN）等方法，尽量保证其最低营养需要。注意营养状况的观察，监测血液电解质指标。

三、提供必要的心理、社会支持

提供心理、社会支持的目的是为了充分满足临终病人的需要，以避免病人因需要得不到满足而增加痛苦。根据马斯洛的需要层次理论，人类有 5 种不同的需要，最基本的需要是生理需要，然后依次为安全需要、归属需要、自尊的需要和自我实现的需要。医护人员应根据病人不同时期，有针对性地给予病人必要的心理、社会支持。

1. 否认期 要以理解、真诚、关爱的态度对待临终者，陪伴并耐心倾听其诉说，认真回答他的问题。解答病情时，既要点明严重程度以引起临终者和家属的足够重视，又不要急于全部揭穿，以免彻底毁灭他们的希望。有时可顺从临终者意愿给予必要的复查，以缓冲其突然遭受的心理创伤。护理人员可以酌情主动与临终者讨论死亡，建立正确的人生观、生死观，正确看待生命和死亡。要争取家属的合作，注意临终者的行为，防止自杀等意外事件的发生。

2. 愤怒期 给临终者提供一定的空间和时间，让其尽情地发泄内心的痛苦和怨恨，对他们的抱怨、发怒、不合作采取不责怪、不阻止的态度，耐心地倾听、静静地陪伴，表达同情与谅解，以此来缓解临终者的愤怒情绪。注意避免意外事件的发生，如遇临终者出现破坏性行为，应及时制止并采取安全防卫措施。注意对家属的心理关爱，争取他们的支持。

3. 协议期 临终者在这一时期表现出较好的合作态度，对于其提出的种种协议或“乞求”，护理人员可以采取适当的“欺骗”方法来允诺他的要求，有的要求难以实现，医护人员应表现出真诚的关心，提供细致的照顾，调动其积极情绪，更好地配合治疗，减轻痛苦。有时临终者的协议行为具有隐匿性，不被他人所察觉，医护人员要在接触与交流中努力了解他们的想法和愿望，满足其心理需求。

4. 抑郁期 应多陪伴临终者，给予同情和支持，允许和建议亲人陪伴，通过语词性和非语词性的语言与临终者交流，给予安慰和鼓励，消除低沉的情绪。同时，可以使用音乐疗法等转移注意力，疏导抑郁情绪。鼓励和协助临终者保持个人的清洁卫生，以维护自尊，提供舒适。

5. 接受期 给临终者提供更为安静、舒适的环境，不要强迫与其交谈，避免不必要的打扰，需要独处者应提供独处的条件。注意帮助其了却未尽的心愿，如遗嘱处理、召见亲人、交代重要的工作事宜等。一切护理工作应照常进行，不可疏忽，尽量让临终者舒适、无痛苦。亲友应更多地陪伴他们，使其安然地度过生命的最后时刻。

四、特殊痛苦的处理

疼痛可以引起痛苦，而痛苦又可以加剧疼痛。要解除病人的疼痛，首先必须了解疼痛的性质和意义。为了更好地理解病人的疼痛，桑德斯提出了"总疼痛（total pain）"的概念。总疼痛是多种身体疼痛（骨浸润痛、便秘、呼吸困难等）、心理疼痛（对死亡的恐惧等）、社会疼痛（离婚、亲人去世、失业等）、灵魂疼痛（自责）和经济上的疼痛（谁来养活我的孩子，谁来偿还债务）综合作用的结果。因此，要解除病人的疼痛和痛苦，必须采取综合性的措施，以联合止痛和心理、社会支持为主。

1. 疼痛

（1）用药前的评价：准确评价疼痛的原因和性质是有效地解除病人疼痛的前提。疼痛可能由癌症本身引起，也可能由治疗而引起，还可能由与治疗无关的其他原因引起。直接由癌症引起的疼痛包括：有或无肌肉痉挛的骨浸润、神经压迫、褥疮、疱疹性神经疾病。与治疗有关的疼痛包括：术后疼痛、幻觉性肢体痛、放疗后炎症、放疗后骨髓病和化疗后神经疾病。与癌症本身或治疗无关的疼痛包括：关节炎、与心血管有关的疼痛、偏头痛或紧张性头痛和肌肉骨骼疼痛（风湿、痛风等）。对疼痛的全面评价应包括采集病史、准确地测量和持续地观察，而且要及时记录观察和测量的结果、处理情况和病人的反应，可采用分级标准、人体图和流程表。同时，要将上述情况及时报告给合作团队中的所有成员，必要时一起讨论有关的计划。

仔细观察临终者疼痛的部位、性质、程度，明确疼痛的原因，了解临终者对疼痛的认识以及止痛剂应用情况及效果等。协助其选择缓解疼痛的最有效方法。

①引起、加剧或缓解疼痛的因素。

②疼痛的特征和性质。

③疼痛涉及的部位。

④疼痛的时间规律。

⑤疼痛对病人生活和情绪的影响以及病人对疼痛的反应。

⑥伴随或并发的症状。例如呼吸困难、便秘、吞咽困难、排尿困难、活动困难、失眠、抑郁、真菌感染、脱发等。

（2）疼痛控制方法：主要有药物镇痛和非药物镇痛两大类。药物镇痛主要采用 WHO 建议的"三阶梯止痛治疗方案"。为取得最佳用药止痛效果，近年来世界上出现了一些新观点和新的给药法，如根据药物的半衰期按时给药，而不是传统的按需给药，使药物血液浓度长时间维持在一定水平，让镇痛药同时起到"预防为主"的作用。桑德斯建立的联合止痛法通常使用常规剂量的口服麻醉止痛药品，结合辅助性的药物治疗，例如，止吐药、抗抑郁药等。这种方法已被世界卫生组织采用，并在世界范围内证实是十分有效的。联合止痛的基本原则是：

①使用纯显效药如杜冷丁、吗啡、二乙酰吗啡。避免使用安慰剂，避免将显效药与拮抗药混合使用，避免将两种显效药混合使用。

②如果疼痛没有解除，不能停留在仅仅使用弱麻醉剂上，应考虑使用强麻醉剂。

③评价止痛方法是否与疼痛的类型、强度和持续时间相适宜。应该通过摸索确定用什么药合适、用多少剂量、间隔多少时间。可参考以下两种给药方法：

a. 阶梯法：根据病人疼痛的程度来选择止痛药。第一阶段：选用阿司匹林制剂(ASA)。第二阶段：轻至中度疼痛，选用 ASA 和可待因。第三阶段：中至重度疼痛，选用吗啡或盐酸二氢吗啡酮(Dilandid)。第四阶段：严重疼痛，选用吗啡或杜冷丁。

b. 时钟法：按规定的时间而不是必要时给药。先逐次滴定，找到能达到最佳止痛效果的剂量和时间间隔，主要目的是使血中的药物浓度保持在一定水平上，而不是形成一个高峰和一个低谷，只有这样才能保证下一次用药产生理想的效果，从而也减轻了病人对用药效果的焦虑。

④尽量采用口服给药，必要时选用直肠给药、肌内注射、皮下注射、静脉注射，甚至是硬膜下给药。

⑤使用辅助药物，及时预防和处理药物的副作用。对于吗啡诱导的呼吸困难或呕吐，如果症状是由于刺激髓质触发区的化学感受器引起的，则可选用普鲁氯哌嗪或氟哌丁苯。如果是由胃的淤积引起的，则选用灭吐灵。如果是前庭刺激所致，则选用晕海宁。

⑥即使病人的疼痛已经明显或完全缓解，也不能轻易减量或随便停药。因为病人的疼痛只是被抑制而已，并非根除。减量或停药后病人的疼痛将更加剧烈，这会使病人产生恐惧、焦虑、沮丧等不良的情绪。

⑦可以同时采用其他止痛方法，例如，外科减压术、神经切断术、经皮神经电刺激、针灸、类固醇激素、按摩、热敷或冷敷、肢体抬高、夹板、悬吊、松弛训练及其他心理止痛等方法。

(3) 止痛药的给药途径和剂量：吗啡可以经几个途径给药。当口服给药时，宜采用控制性释放，作用时间长。然而，控制性释放剂吗啡常用的最初剂量为每12小时口服 90～120 mg。立即释放的硫酸吗啡常用剂量开始为每 4 小时 10～30 mg。对老年人和病重的患者可给予较小量以减轻初期的嗜睡现象。老年人一般对麻醉剂的止痛作用更敏感。但各人的疼痛敏感性变异很大，如果疼痛持续不退，就需要较快地增加剂量。不管需要解除疼痛的最大剂量是多少，最好不要产生病人不适的不良反应。在调整剂量时应熟知两个规律：第一，能严重地抑制呼吸功能的剂量往往超过稳定的、能耐受剂量的 2 倍；第二，当稳定剂量变得不够时，重新控制疼痛通常需要过去足够量的 1.5 倍。

当口服途径已不可行时，应采用持续性的静脉内滴注或间歇性的肌注或皮下注射。

各种止痛剂的相等剂量转换计算法列表于表 7-1。对任何病人相等止痛剂量是相对的，所以转换时要密切监测并及时纠正，以免过量或剂量不足。

表 7-1 用于慢性疼痛的麻醉剂相等止痛剂量

药物	口服剂量(mg)	注射(肌肉或皮下)(mg)	有效时间(小时)
可待因	180～200	75	3～4
吗啡	30	10	3～4
控制释放吗啡	90～120		12
氢吗啡酮	7.5	1.5	3～4
美沙酮	20	10	6～8
左啡诺	4	2	6～8

氢吗啡酮比吗啡更易溶解。可以应用较小量注射。药师能调配氢吗啡酮为大剂量治疗之用，可高达100 mg/ml，可应用现成的商品粉剂作静脉注射之用。氢吗啡酮也有现成的坐浴，这对在家里的病人特别方便。

有效的吗啡长效替代物有左啡诺（Levorphanol）和美沙酮（Methadone）。喷他佐辛（Pentozocine）和其他激动剂-拮抗剂混合药等，因为作用弱，口服与肌注吸收效率不稳定，以及有较高的不良反应率，特别是精神错乱等不予推荐。此外，激动剂-拮抗混合药禁忌与单纯激动剂麻醉药合用。哌替啶（杜冷丁）也不提倡，因为此药作用短，能产生毒性代谢产物，相对的小剂量就可引起精神错乱和中枢神经系统激动性亢进。

应用芬太尼经皮涂布可代替肌内或皮下注射。这些涂布有固定的剂量，需12～18小时达到其疗效。常常需先用短作用止痛药来“救急”，直到涂布作用稳定。

疼痛改变法，例如催命法、指导性意象法、紧张和焦虑咨询和放松疗法也都有帮助。

2. 呼吸困难　呼吸困难是最令临终的病人恐惧和痛苦的症状之一。缓解呼吸困难最重要原则是寻找病因。如果病因能够明确，都应首先予以治疗。例如，抗生素治疗肺炎或抽胸水治疗胸腔积液。

病人对二氧化碳滞留或氧下降的反应往往是严重的。在这种情况下，可使用脊髓反应变迟钝的方法来阻断症状而不产生不良反应，麻醉剂可用来减慢呼吸次数和减轻呼吸困难。可用硫酸吗啡根据需要每2～4小时静脉内2.5 mg或静脉内持续滴注。苯二氮䓬类药也可帮助解除焦虑，从而在一定程度上减少病人对呼吸困难感受程度。也有用非药物方法包括打开窗子让冷风吹入或在床边用风扇吹；放松疗法也可以使用。另外，要尽量保持安详的环境。

3. 食欲不振　临终病人食欲不振是常见的，应告知病人及其家属接受食欲不振的现实，并且让其理解从食管喂食或静脉内补充营养也是无用的。小剂量皮质类固醇（如地塞米松1 mg或泼尼松5 mg，每日3次），甲地孕酮或三环类抗抑郁药可改善食欲和增加味觉，胃复安（甲氧氯普胺）可促进胃排空和改善胃纳，但由于可能要1～2周才起作用，这对临近死亡的病人显得太慢；哌甲酯（Methlphenidate）能加强病人对食物的兴趣，但它也能引起焦虑性颤抖。

对临终病人应尽量满足病人的饮食要求。建议采用小量专门配置的和经常变化的菜单。丰富的佐料或香味的食品有时可刺激食欲。

临终病人尽量不要应用食管喂食或静脉内补充热量。应该让病人和家属理解在某些情况下，放弃进食和给水会给病人更多舒适和满意。在决定放弃进食和饮水之后，一些支持护理是必不可少的。这些护理包括保持良好的口腔清洁（刷牙，用棉签清洁口腔，涂些唇膏，口干时含些小冰块等）及心理上的安慰措施。

4. 恶心和呕吐　恶心是许多重病患者常见的症状，但往往没有呕吐。对恶心的处理，如果其病因容易去除（如高钙血症或便秘），则应给予特异性治疗，使病人更为舒服。如果病人的呕吐是由消化道梗阻引起的，而且病人临近死亡，可给予保守治疗而不需解除梗阻。有时用吗啡使肠麻痹和以碎冰治疗口干比持续胃吸引或外科解除对病人更舒适。如采用鼻胃吸引仅可作为一种短期的治疗措施。

也可应用一些非特异性治疗，包括：①吩噻嗪：最有效。吩噻嗪可通过对延髓化学受体区域作用，减少恶心程度，但要注意其抗胆碱能的不良反应。②丙氯拉嗪：在每顿饭前口服 10 mg 可起预防作用。如果呕吐影响了口服途径，可给坐药 25 mg 每日 2 次或肌内注射(每 3～4 小时 5～10 mg，最大剂量每日 40 mg)。③胃复安：对因消化道动力减退引起的恶心和呕吐是有用的，它能增加蠕动，放松幽门括约肌。④屈大麻酚(Dronabinol)：是大麻中的主要精神活性物质，主要用于治疗化疗时的恶心和呕吐，但许多老年人不能耐受此药对改变神志状态的影响。⑤其他有用的抗呕吐剂还有抗组胺药，如羟嗪(安太乐)、苯海拉明和皮质类固醇(如地塞米松和甲基泼尼松龙)，这些药都作用于中枢。与止痛药用来控制疼痛一样，抗呕吐药也应该定期服用，以防止恶心发生。

五、抑郁的处理

提供精神上支持并且让病人表达他的想法和感受是最好的也是最简单的方法。帮助病人和家属解决尚未解决的事情可减少焦虑的程度。医护人员应尽力帮助解除导致病人与家庭成员之间产生距离的矛盾。

对持续的明显抑郁的病人可应用抗抑郁药。一般给小剂量，每日一次睡前服用，对改善症状会有帮助。对于焦虑症，可使用镇静性的三环类抗抑郁药。在生命的最后几周，镇静性的抗抑郁药不但可以改善病人的抑郁症状，还可改善病人的睡眠状态。

对有退缩症和自主神经功能紊乱的病人，可选用哌甲酯 5～10 mg，每日一次，调整到出现效果为止。此药比较其他多数抗抑郁药具有作用快和不良反应少的特点，但要注意该药可激发躁动不安。

六、神志模糊和最终措施

在生命的最后阶段，都会出现神志改变。神志模糊可有多种原因，包括药物、低氧、代谢紊乱和内因性中枢神经系统病变。如果原因可以明确，治疗就比较容易，如果能使病人同家属及友人保持有意义的联系，治疗更有价值。如果病人较少意识到周围情况且感觉舒服，不给予治疗可能更好。医师应该小心地均衡在每一种情况中的相对利弊。如果病人有躁动，可给予安定剂(苯二氮䓬类药)或小剂量氟哌啶醇。

生命的最后时刻可以对家庭、朋友和护理人员产生长久的影响。病人应处在平静和安详的环境并保证身体上的舒适。有的病人临近死亡可发生支气管充血或软腭的松弛而有响声，称之为死亡咔嗒声。如果该现象引起家属的紧张，可给予东莨菪碱 0.4 mg，可使患者的分泌物干燥，降低这种响声。病人出现中枢神经系统的激动和不能安静，可应用镇静剂予以缓解。应鼓励家属与病人保持身体的接触，例如握住病人的手。床上的任何污染和遗留的管子应盖住，气味应隔开。如果病人和家属愿意，应鼓励支持组的工作人员和朋友在场。

七、帮助丧偶者(家庭)及死亡管理

家庭面对一个临终者和亲人的去世，由于陷入痛苦和困惑之中，对许多事情往往束手无策，尤其是开始阶段，医护人员应该尽可能给予多的帮助。

1. 向家属解释临终者心理不同阶段的反应，使其理解临终者的情绪；指导家属在临终者不同阶段的心理护理方法。

2. 满足家属照顾临终者的需要　1986 年，费尔斯特和霍克(Ferszt & Houck)提出了

临终者家属的七大需要:①了解临终者的病情、照顾等相关问题的发展。②了解临终关怀医疗小组中哪些人会照顾临终者。③参与临终者的日常照顾。④知道临终者受到临终关怀小组良好的照顾。⑤被关怀与支持。⑥了解临终者死亡后相关事宜(处理后事)。⑦了解有关资源:经济补助、社会资源、义工团体等。

3. 鼓励家属表达感情　医护人员应正确理解家属、同情家属并与之建立情感联系。通过有效的沟通方式(如提供隐蔽环境、认真倾听、交谈、必要适宜的抚摸等)鼓励家属将其内心痛苦和真实想法诉说出来,必要时可提供适当的场所和机会让家属适时宣泄心中悲伤并在其后给予安抚。

4. 满足家属提出的对临终者治疗、护理、生活等方面的合理要求　家属的一些合理要求应尽量满足,有些暂时不能做到的要求,医护人员应耐心解释,以解除疑虑。对于家属的过激言行,要给予容忍和谅解,避免纠纷而加重家属的心理负担。

5. 教育指导家属参与临终者的照料　指导、解释、示范有关护理技术,使家属在照料临终者的过程中获得心理慰藉。

6. 帮助和指导按照风俗习惯适当地举行悼念仪式　悼念仪式可以满足丧偶者的补偿心理,丧偶者提供一个发泄悲伤的机会。帮助丧偶者脱离原来的生活环境,避免睹物思人。

7. 死亡管理　如果死亡是预期的,告诉家属应对之有所准备,医护人员应努力保证问题准备就绪:

(1) 家属应该彻底地被告知谁应请到场(如医生)和谁不必通知(如救护车服务),家属也应被告知关于取得法律建议和殡葬服务的事宜。

(2) 医师应尽快正式作出死亡决定,以减少家庭的焦虑和不确定性。尽快提出正式的完整的死亡证明书给家属或殡葬人。医师应该知道在罕见的场合,死亡可能难以决定,如严重低温拟似死亡。

(3) 医师、护士和其他卫生保健人员应该注意家属心理上的需要,开展合适的交谈,提供舒适的环境,使家属能在一起悼念,并有充裕的时间与遗体在一起。亲友在场以便给家属提供心理上的支持。

(4) 卫生保健系统应保证死亡不是由于工作错误的后果。即使死亡是预料到的,医生有责任将死亡报告给卫生行政管理部门。

(5) 讨论关于尸检问题既可在死前也可在刚刚死后。医生往往不喜欢提起此问题,家属可能对此有强烈的反应。不管是同意或是反对,有关尸体解剖的问题不要遗留给过去没有接触过家属的一般医生。讨论献出内脏,如果合适,应在死之前或在死后尽快进行。

(6) 不要让遗体对公共环境造成危害,通常情况下应让专人尽快地处理。

死亡管理应注意在家属到达时肯定有医护人员与遗体在一起,应重新肯定病人生前是安详的,家庭和医务人员已尽了一切努力。尊重病人及其家属的风俗习惯和宗教信仰。在死亡后几星期内对最亲近的家属进行随访,回答一些家属关心的问题并注意调整家属的情绪,对死者的家庭十分有益。

（陈亚华　孔庆芳）

实习一　儿童预防接种及效果评价

一、目的与要求

1. 能进行儿童预防接种操作,并对预防接种反应正确处理。

2. 能对儿童预防接种工作进行评价。

二、实习内容

熟悉常用生物制品,了解预防接种程序和方法,通过实例,评价预防接种的效果。

三、实习步骤

1. 常用生物制品制剂示教　陈列各种类型的生物制品,如菌苗、疫苗、类毒素、免疫血清、丙种球蛋白等。对照观察各类制剂样本(包括一些过期的、失效的、不合格样本),详细认真地阅读使用说明书。

观察要求:

(1) 外观:瓶壁内部应当清洁,不能有任何污点,瓶体不应有裂缝、破漏,瓶外不能有霉菌生长;瓶塞不应有裂痕、裂缝、破漏。

(2) 标签:应注明试剂名称、规格、生产单位、批号、有效期、含量、保存方法、适应证及禁忌证。标签字迹模糊不清禁止使用,注意防止伪劣商品。

(3) 内容物:不应含任何异物,如玻璃屑和不正常沉淀物等。另外:①液体疫苗如经久搁置可在底部产生沉淀,但经振荡后,能恢复为均匀的浑悬液,无块状、粒状沉淀者仍可使用;②类毒素为澄清液体,除破伤风类毒素有时会形成一种无机盐结晶为正常结晶物仍可使用外,其他类毒素结晶后不可使用;③免疫血清分精制、浓缩、普通三种,精制的不应有任何沉淀物,浓缩的可有少许沉淀物,普通者含较多沉淀物;④丙种球蛋白及胎盘球蛋白应为澄清液体,不应有沉淀。

2. 预防接种参观

(1) 预防接种点工作责任和义务。

(2) 预防接种计划制定:①搜集和掌握哪些人口学资料?如何掌握一个社区的总人数、出生人数以及7岁以下儿童数?②如何掌握免疫接种时间?③怎样计算疫苗需要量?④疫苗的发放、保管方法及注意事项;⑤预防接种卡、证的建立、保管、整理以及统计分析;⑥预防接种组织和宣传工作。

(3) 预防接种操作规程

①检查儿童的接种卡、证及接种记录。详细询问儿童近期健康状况,特别是接种禁忌证。

②确定接种疫苗的种类、用量,取出疫苗并认真检查名称、外观、标签及内容物等。

③嘱家长抱儿童,态度和蔼可亲,消除儿童恐惧心理,配合接种。脱去一侧衣袖,充分暴露接种部位皮肤。

④严格消毒，严格无菌观念和“一人一针一管”制。

⑤轻柔、准确地进行操作。

⑥观察接种后儿童的反应，填写本次接种疫苗的种类、日期、用量、反应，嘱下次接种的时间和疫苗名称。

3. 预防接种效果评价　举例：某社区(镇)有 23 200 人，7 岁以下儿童有 3 215 人。1995 年起麻疹发病率逐年提高，每年均数十例至上百例；同时夏秋季节菌痢患者甚多，结核病的发病率逐年增多，伴随有脊髓灰质炎、白喉、百日咳等散发病例。该社区预防接种率为：麻疹疫苗 91%、百白破疫苗 88%、脊髓灰质炎糖丸疫苗 93%，都完成预防接种任务。但 2000 年县卫生防疫人员随机抽查 1/10 学龄前儿童接种情况，结果：百白破疫苗接种成功率仅为 45%，抽查白喉接种后血清 440 份，阳性为 132 份。

分析讨论：

(1) 计算白喉接种阳转率。

(2) 您认为该社区预防接种工作如何？

(3) 如果由您负责，应如何开展工作？

实习二　儿童生长发育调查和评价

一、目的

1. 掌握常用小儿体格生长发育指标的测量方法。
2. 学习小儿体格发育及营养状况评价方法。

二、仪器设备

1. 杠杆秤、台秤 3～5 台。
2. 量床、身高计各 3～5 个。
3. 软尺 3～5 根。
4. 评价用标准值表：1985 年九市城区儿童按年龄体重、身高、头围、胸围、上臂围评价表。
5. 计算器 3～5 个。
6. 不同年龄组的男女儿童 4～6 名。

三、实习方法

(一) 测量体格生长指标

1. 讲解体重、身高、坐高、头围、胸围及上臂围的测量方法。

(1) 体重的测量：新生儿体重测量可用杠杆秤或新生儿访视秤，最大载重 6 kg，准确读数至 50 g，1 月至 6 岁用杠杆秤或台秤，最大载重 50 kg，准确读数不超过 50 g，7 岁以上的儿童使用磅秤，最大载重量为 100 kg，准确读数至 100 g，每天测量前磅秤应平稳放在地上，并检查零点磅秤是否准确。

测体重前，被测者应排空大小便，脱去鞋袜、帽和外面衣服，仅穿背心、短裤；婴儿则放置在箩筐中或磅秤床面上，1～3岁小儿可蹲于秤台中央，3岁以上小儿赤足站直在秤台中央，两手下垂，不可摇动或接触其他物体，以免影响准确性。测量时先加砝码于横杠的自由端，再调整游锤，直到杠杆呈正中水平位，将砝码与游锤所示读数相加，以kg为单位。记录到小数点后两位。

（2）身高的测量：①3岁以内小儿身长的测量用标准量床或量板，量床（板）两边均应有刻度，准确读数0.1 cm，两边刻度误差小于0.2 cm，足板应较固定，头板应与底板成直角。测量时脱去鞋袜、尿布，冬季应脱去棉衣，测量时小儿仰卧量床底板的中线上，助手将头扶正，头顶接触头板，面向上，两耳在同一水平上，测量者位于小儿右侧，用左手按住小儿两膝，使腿伸直，使两下肢紧贴底板，右手移动足板，使其接触两足跟，读两边刻度数，记录到小数点后0.1 cm；②3岁以上小儿身高的测量采用身高计，身高计的立柱应与术板台成直角，站立的术板应放平稳，滑测板应与立柱垂直，准确读数0.1 cm。测量时脱去鞋、袜、帽 子、衣服，取立正姿势立于板台上，两眼平视，两臂自然下垂，脚跟并拢，两脚尖分开呈60°角，头部正中位置，脚跟、臀部和肩胛间几个点同时靠紧立柱，将滑测板下滑置于小儿头顶部并相接触，读取滑测板与立柱相交点刻度数，记录到小数点后一位。

（3）顶臀长及坐高：①顶臀长：3岁以下小儿平卧于量床上，固定头部，测量者将小儿小腿提起，膝关节屈曲，大腿与底板垂直，小腿与底板平行，推动足板紧压臀部，读两边刻度数，记录到小数点后一位；②坐高：3岁以上小儿取坐位测量，使小儿坐于坐高计坐板上，使骶部紧靠立柱，膝关节屈曲呈90°，足尖向前，两脚平放地面上，两眼平视，挺身下移头板与头顶接触，记录刻度数至0.1 cm。

（4）胸围：3岁以下小儿取卧位，3岁以上小儿取立位，测量时被测者两手自然下垂，两眼平视，用左手拇指将软尺零点固定于被测者胸前乳头下缘，右手将软尺向后经两肩胛下角下缘绕至前面，软尺轻轻接触皮肤，软尺回至零点，取平静呼吸气时的中间读数至0.1 cm。

（5）头围：取坐、立位均可，将软尺零点固定于头部右侧，齐眉上缘处，软尺紧贴皮肤，向后经枕骨粗隆最高处回至零点，读至0.1 cm长发者应将头发分开测量。

（6）上臂围：取立、坐、卧位均可，被测者两手自然下垂，取右上臂自肩峰至鹰嘴连线之中点为测量点，将软尺经此点绕臂一周，软尺紧贴皮肤，不能过紧或过松，读至0.1 cm。

2. 由示教教师进行体重、身高、头围、胸围、上臂围、坐高测量方法的示教。

3. 将学生分成3～5个小组进行操作，每组对一名儿童进行6项指标的测量，并将结果记录下来，同时记录测试对象性别、年龄。

（二）评价

1. 将各项指标的实测值对照体重、身高、头围的评价标准值表进行评价。

2. 评价步骤

（1）用离差法的六等级评价法，评价体重、胸围、身高、头围各位于哪个等级。

（2）计算kaup指数值（按公式计算）。

（3）评价臂围，判断小儿的营养状况。

四、结果分析

1. 将各组结果进行公布。
2. 分析被测儿童体格生长的等级和营养状况属于哪个范围，提出干预措施和建议。
3. 讨论6项指标测量的要点。

实习三　计划生育方面的实习

一、目的与要求

1. 通过实习，能了解各种避孕药具以及这些避孕药具的避孕原理、使用方法、适应证及禁忌证。
2. 根据不同的服务对象，能恰当地推荐适合她们的避孕措施。

二、实习内容

1. 陈列各种避孕药具及使用说明书，通过具体实物示教，使学员对它们有直观的认识。
2. 安排参观放环、取环等计划生育手术，使学员了解具体手术操作过程，有利于日后开展社区计划生育工作。

三、实习步骤

1. 观看各种类型的避孕药具，详细阅读使用说明书，以进一步掌握这些药具的使用方法和使用对象。
2. 参观放环、取环等计划生育手术，从术前准备开始直至手术结束，送走受术者。

(1) 通过参观术前准备白带检查、外阴、阴道冲洗与消毒，以了解术前准备对防止手术感染的重要性。

(2) 注意术中的无菌操作，进一步确定无菌观念。

(3) 注意术前、术后的宣教，了解术前、术后宣教对手术顺利操作及术后保健的重要性。

3. 分析讨论

(1) 你怎样根据不同服务对象如新婚夫妇、两地分居者、更年期夫妇等，向他们推荐适合他们的避孕方法。

(2) 你在开展计划生育工作中，如何做好服务对象的知情选择。

实习四　老年常见病的社区保健与康复计划的制订

一、目的与要求

1. 通过实习使学生能够运用所学过的理论知识与技能对老年常见病做出正确的诊断。

2. 针对不同疾病以及每个个体的具体情况制订出详细的保健与康复方案。

3. 进一步培养学生独立分析问题、解决问题的能力。

二、实习内容

在老师的指导下，根据老年常见病的临床特点做出正确的诊断，再结合患者的具体情况制订合理的保健与康复方案。

三、实习步骤

1. 针对老年人的常见疾病如冠心病、高血压、脑血管病、糖尿病、慢性支气管炎、慢性胃炎、颈椎病、骨质疏松症及骨折、前列腺肥大、骨性关节炎、老年人失眠等，结合具体情况选择一个疾病进行实习。

2. 运用所学过的理论知识及技能进行问诊、简单的体格检查，最后做出正确的诊断。

3. 根据诊断，结合患者的具体情况制订合理的保健与康复方案。

4. 指导病人实施所制订的保健与康复方案。

5. 实施1～2周后，收集相应的资料和数据，并整理、分析。

6. 对该保健与康复方案的临床效果进行总结和评价。

7. 写出总结报告。

四、总结报告的格式要求

1. 报告的题目。

2. 疾病的临床特点及诊断。

3. 详细的保健与康复方案。

4. 治疗后的结果及评价(明显有效、有效、无效、恶化)。

5. 医生签名，单位名称。

主要参考文献

1. 孙振球. 社区医学. 北京：人民卫生出版社，2001.12
2. 邵昌美，孟宪周. 卫生保健学. 北京：人民卫生出版社，2000.9
3. 金宏义. 重点人群保健. 北京：人民卫生出版社，2001.3
4. 陈镜治，陈萍，邓静云. 卫生保健学. 南京：江苏科技出版社，1993.6
5. 王正伦. 社区预防医学. 天津：天津科学技术出版社，1996.10
6. 王莹，顾祖维，张胜年，等. 现代职业医学. 北京：人民卫生出版社，1996.7
7. 华嘉增. 妇女保健新编. 上海：复旦大学出版社，上海医科大学出版社，2001.6
8. 乐杰. 妇产科学. 北京：人民卫生出版社，2000.11
9. 严仁英. 妇女卫生保健学. 北京：学苑出版社，1996.12
10. 李法琦，司良毅. 老年医学. 北京：科学出版社，2002.2
11. 刘汴生，张思雄. 实用临床老年病学. 北京：中国医药科技出版社，2001.1
12. 与普林，袁鸿江，曾尔亢. 老年医学. 北京：人民卫生出版社，2002
13. 王慕逖. 儿科学. 北京：人民卫生出版社，2000.12
14. 祝恒琛，谢成. 亚健康. 北京：中国医药科技出版社，2000.10
15. Defilippi K，Downing J，Merriman A，et al. A palliative care association for the whole of Africa [J]. Palliat Med，2004，18(7)
16. Austin LJ. New directions in endoflife and palliative care in North Carolina[J]. N C Med J，2004，65(5)
17. 孙燕，顾慰萍. 癌症三阶梯止痛指导原则[M]. 北京：北京医科大学出版社，1999.6
18. 王道平，许静. 临终病人及其家属的心理反应及护理对策[J]. 安徽中医临床杂志，2000，(05)
19. 朱丽霞，高凤莉. 癌症病人的临终关怀与护理[J]. 护理研究，2004，(21)